Hans-Ludwig Spohr
Das Fetale Alkoholsyndrom

Hans-Ludwig Spohr

Das Fetale Alkoholsyndrom

Im Kindes- und Erwachsenenalter

Unter Mitarbeit von Heike Wolter

2., aktualisierte und erweiterte Auflage

DE GRUYTER

Autor
Prof. Dr. med. Hans-Ludwig Spohr
FASD-Zentrum
Campus Virchow-Klinikum
Augustenburger Platz 1
13353 Berlin
hans-ludwig.spohr@charite.de

ISBN 978-3-11-044328-8
e-ISBN (PDF) 978-3-11-044466-7
e-ISBN (EPUB) 978-3-11-043621-1

Library of Congress Cataloging-in-Publication Data
A CIP catalog record for this book has been applied for at the Library of Congress.

Bibliografische Information der Deutschen Nationalbibliothek
Die Deutsche Nationalbibliothek verzeichnet diese Publikation in der Deutschen
Nationalbibliografie; detaillierte bibliografische Daten sind im Internet über
http://dnb.dnb.de abrufbar.

© 2016 Walter de Gruyter GmbH, Berlin/Boston
Umschlagabbildung: Fuse/Thinkstock
Satz: le-tex publishing services GmbH, Leipzig
Druck und Bindung: Hubert & Co. GmbH & Co. KG, Göttingen
♾ Gedruckt auf säurefreiem Papier
Printed in Germany

www.degruyter.com

Den Betroffenen, ihren Pflege- und Adoptiveltern gewidmet

Vorwort zur 2. Auflage

Nach Erscheinen der ersten Auflage des Fachbuches „Das Fetale Alkoholsyndrom – im Kindes- und Erwachsenenalter" im Januar 2014 hat sich der Verlag Walter de Gruyter entschlossen, schon nach eineinhalb Jahren im Sommer 2015 eine 2. Auflage in Angriff zu nehmen. Der Erfolg des Buches war nicht vorherzusehen.

Umso erfreulicher ist der Anklang, den das Thema der Schädigung eines ungeborenen Kindes durch mütterlichen Alkoholabusus in der Schwangerschaft und seine lebenslangen Folgen bei Ärzten, Psychologen, Betreuerinnen und Betreuern, Jugendämtern, der Agentur für Arbeit und vor allem bei den Pflege- und Adoptiveltern dieser Kinder gefunden hat.

Die zweite Auflage nach relativ kurzer Zeit bedingt es, dass – bis auf einige Änderungen und Ergänzungen – das Buch im Wesentlichen unverändert neu gedruckt wird. Die neue Auflage wird begleitet von der Hoffnung, dass vor allem auch von Psychiatern und Neurologen die Diagnose bei betroffenen Erwachsenen erkannt und berücksichtigt wird. Das Gleiche gilt in zunehmendem Maße auch für die Rechtsprechung, z. B. für Familien- und Jugendrichter. Viele nicht diagnostizierte erwachsene Menschen werden als Täter bestraft und inhaftiert, sind aber von einem Fetalen Alkoholsyndrom betroffen und damit krank und als Patienten nicht voll verantwortlich für ihr Tun.

Berlin, Dezember 2015   Hans-Ludwig Spohr

Vorwort zur 1. Auflage

Im Gegensatz zur englischen Literatur ist in deutscher Sprache in den letzten zwanzig Jahren, bis auf die Monografie von Hermann Löser 1995, kein wissenschaftliches Buch über das Fetale Alkoholsyndrom (FAS) erschienen [1]. Das Syndrom blieb in der medizinischen Öffentlichkeit, vor allem in Deutschland, jahrelang kaum beachtet.

Die Identifikation, die Behandlung und Prävention der Fetalen Alkoholspektrumstörungen (*Fetal alcohol spectrum disorders*, FASD), verursacht durch mütterlichen Alkoholmissbrauch in der Schwangerschaft, sind eine vordringliche Aufgabe des öffentlichen Gesundheitswesens. Verbesserung in diesen drei Aufgabenfeldern kommen nicht nur den Betroffenen zugute, sondern entlasten auch finanziell das Gesundheitssystem und die Gesellschaft als Ganzes.

Die Häufigkeit aller Erkrankungsformen der FASD wird heute je nach Art der Untersuchung und Diagnosekriterien, auf 2–4 % der allgemeinen Population geschätzt [2]. In Kanada wurde in einer neueren Studie 2008 das Auftreten einer FASD auf 1 % der kanadischen Gesamtbevölkerung geschätzt [3].

Die große Zahl Betroffener ist eine erhebliche finanzielle Last, die die Angehörigen und vor allem der Staat zu tragen haben. In Kanada betrugen die jährlichen *healthcare*-Kosten für die FASD im Jahr 2009 2,1 Milliarden Kanadische Dollar (CAD). Im Vergleich dazu lagen die *healthcare*-Kosten für alle Formen von Krebserkrankungen bei 4,7 Milliarden Dollar und die gesamten Kosten für Erkrankungen der Atemwege, die der kanadische Staat jährlich aufzubringen hat, bei 4,8 Milliarden CAD [4].

Da dieses Syndrom noch immer wenig wahrgenommen und schwer akzeptiert wird und auch heute noch in erheblichem Ausmaß unterdiagnostiziert bleibt, ist eine intensive Aufklärung notwendig.

Erste hoffnungsvolle Schritte sind gemacht. So wird im medizinischen Modellstudiengang an der Charité Universitätsmedizin Berlin seit zwei Jahren im zweiten Semester eine Vorlesung über das Fetale Alkoholsyndrom (FAS) gehalten. Außerdem hat gerade, mit finanzieller Unterstützung durch die Drogenbeauftragte der Bundesregierung, Frau Dyckmans, die Neuropädiatrische Gesellschaft Deutschland (M. Landgraf und F. Heynen), S-3 Leitlinien für das FAS erarbeitet und Ende 2012 erschienen [11] (s. Anhang).

An dieser Stelle möchte ich mich ganz herzlich bedanken bei allen, die mir bei der Entstehung dieses Buches mit Rat und Tat zur Seite standen. Vor allem die betroffenen Mütter und die vielen engagierten Pflege- und Adoptiveltern, die ihre Erfahrungen mit dieser mühevollen Erkrankung eindrucksvoll in „Lebensberichten" beschrieben haben, den Kolleginnen und Kollegen für ihre Mithilfe; den vielen Pflegeeltern und betroffenen Patienten für ihr Verständnis und die Bereitschaft, ein Foto und die Krankengeschichte wissenschaftlich veröffentlichen zu lassen. Der „Stiftung für das behinderte Kind" danke ich für die jahrelange großzügige räumliche und finanzielle Unterstützung. Ich bin meiner Mitarbeiterin und Kollegin H. Wolter für die Durchsicht des Manuskriptes und ihre stets kritische Mitarbeit sehr dankbar, und zum Schluss gilt dem De Gruyter Verlag für die großzügige Unterstützung bei der Erstellung dieses Buches mein herzlicher Dank.

Berlin, Juni 2013   Hans-Ludwig Spohr

Autorenverzeichnis

Autor

Prof. Dr. med. Hans-Ludwig Spohr
FASD-Zentrum
In Kooperation mit dem Sozialpädiatrischen Zentrum (SPZ)
Abteilung Kinder- und Jugendpsychiatrie
Campus Virchow Klinikum
Charité – Universitätsmedizin Berlin
Augustenburger Platz 1
13353 Berlin
hans-ludwig.spohr@charite.de

Redaktionelle Mitarbeit

Heike Wolter (Ärztin)
Klinik für Kinder- und Jugendpsychiatrie
Sozialpädiatrisches Zentrum
Campus Virchow Klinikum
Charité – Universitätsmedizin Berlin
Augustenburger Platz 1
13553 Berlin
heike.wolter@charite.de

Mit Beiträgen von

Dipl. Psych. Gela Becker
Evangelisches Kinderheim Sonnenhof e. V.
Neuendorfer Straße 60
13585 Berlin
sonnenhof-ev@t-online.de
Anhang A

Dr. med. Dipl.-Psych. Miriam N. Landgraf
Ludwig-Maximilians-Universität
Universitätsklinikum München Campus Innenstadt
Dr. von Haunersches Kinderspital
Abteilung für Pädiatrische Neurologie,
Entwicklungsneurologie und Sozialpädiatrie
Lindwurmstraße 4
80337 München
mirjam.landgraf@med.uni-muenchen.de
Anhang B

Prof. Dr. med. Florian Heinen
Ludwig-Maximilians-Universität
Universitätsklinikum München Campus Innenstadt
Dr. von Haunersches Kinderspital
Abteilung für Pädiatrische Neurologie,
Entwicklungsneurologie und Sozialpädiatrie
Lindwurmstraße 4
80337 München
florian.heinen@med.uni-muenchen.de
Anhang B

Dipl. Soz. Päd. Manuela Nagel
Ambulanz für Suchterkrankungen und
Infektionen in der Schwangerschaft
Klinik für Geburtsmedizin
Campus Virchow Klinikum
Charité – Universitätsmedizin Berlin
Augustenburger Platz 1
13353 Berlin
manuela.nagel@charite.de
Kapitel 16

Dr. med. Jan-Peter Siedentopf
Ambulanz für Suchterkrankungen und
Infektionen in der Schwangerschaft
Klinik für Geburtsmedizin
Campus Virchow Klinikum
Charité – Universitätsmedizin Berlin
Augustenburger Platz 1
13353 Berlin
jan-peter.siedentopf@charite.de
Kapitel 16

Betteke Maria van Noort, MSc
Klinik für Kinder- und Jugendpsychiatrie
Campus Virchow Klinikum
Charité – Universitätsmedizin Berlin
Augustenburger Platz 1
13353 Berlin
betteke.van-noort@charite.de
Kapitel 4

Inhalt

Teil II: Wissenschaftliche Grundlagen zum Fetalen Alkoholsyndrom

Teil V: **21 Lebensberichte über und von Patienten mit FAS**

Teil VI: **Anhang**

Teil I: Das Fetale Alkoholsyndrom und seine Diagnose

1 Das Syndrom

1.1 Die Entdeckung des Syndroms

Als 1973 in der renommierten medizinischen Zeitschrift *The Lancet* ein Artikel von Jones und Smith mit dem Titel „Pattern of malformation in offspring of chronic alcoholic mothers" [1] erschien, rief die Vorstellung einer schädigenden Wirkung des Alkohols in der Schwangerschaft in der medizinischen Öffentlichkeit Kopfschütteln und Skepsis hervor, da der chronische Alkoholismus seit jeher eine, in der Gesellschaft weitgehend akzeptierte, männliche Domäne darstellte.

Mit dem noch im selben Jahr, von den gleichen Autoren, folgenden Artikel im *Lancet*: „Recognition of the fetal alcohol syndrome in early infancy" [2] war mit dem FAS ein neues Syndrom beschrieben worden, das in den folgenden 40 Jahren und bis heute unser Wissen um die alkoholbedingten psychomentalen Schäden des noch ungeborenen Kindes radikal verändert hat.

Ann Streissguth, die damals junge klinische Psychologin und Psychiaterin in der Dysmorphology Unit der Universität Washington von David Smith, die dort die dysmorph auffälligen Kinder neurologisch und psychiatrisch untersuchte, erinnerte sich, dass sie kaum glauben konnte, dass diese sich so ähnlich sehenden Kinder wirklich allein durch den Alkohol in der Schwangerschaft ihrer Mütter geschädigt worden sein sollten. Da jedoch deutlich wurde, dass den untersuchten Kindern allein der chronische Alkoholabusus ihrer Mütter gemeinsam war, musste dies der Grund für ihre morphologischen Auffälligkeiten und kognitiven Einschränkungen sein.

Sie habe, so schrieb Streissguth [3], dann bei intensiven Literaturrecherchen in der medizinischen Bibliothek der Universität Washington bis zum damals aktuellen Jahr 1973 feststellen müssen, dass sie nicht eine einzige wissenschaftliche Arbeit über eine mögliche Schädigung der Kinder durch den Alkohol in der Schwangerschaft finden konnte.

Dies ist heute nur noch schwer zu verstehen, denn trotz aller professioneller Skepsis war schon wenige Jahre nach dem *Lancet*-Artikel das FAS als kongenitaler „birth defect" weltweit beschrieben worden und wurde rasch zu einer der häufigsten Ursachen einer angeborenen psychomentalen Entwicklungsstörung, in seiner Häufigkeit deutlich vor der Trisomie 21 und der Spina bifida.

In Frankreich hatten schon 1968 Lemoine et al. aus Nantes als erste über eine große Anzahl von Kindern mit Schäden durch mütterlichen Alkoholismus in der Schwangerschaft berichtet. Da diese Ergebnisse in einer regionalen Zeitschrift (*Quest Medicale*) veröffentlicht worden waren, blieben sie jedoch zunächst über Jahre unbeachtet [4].

1.2 Historische Entwicklung in den USA und Kanada

In den nachfolgenden Jahren wurde das FAS weltweit, in allen Industrienationen, beschrieben, und es folgte eine intensive wissenschaftliche Forschung über die Häufigkeit, die Formen des Syndroms und über mögliche Pathomechanismen des Alkohols auf das sich entwickelnde Kind.

Der *General Surgeon* [5], höchster ärztlicher Repräsentant in den USA, gab schon 1981, wenige Jahre nach der Entdeckung des Syndroms, eine landesweite Warnung vor einem Alkoholgenuss in der Schwangerschaft heraus. Das hatte zur Folge, dass nicht nur alkoholabhängige Frauen beunruhigt waren, sondern vor allem auch jene, die z. B. ohne Wissen ihrer gerade beginnenden Schwangerschaft gelegentlich „ein Glas Sekt" getrunken hatten.

Aus Unsicherheit vor dem neuen und schwierig zu diagnostizierenden Syndrom wurden in der Anfangszeit sicher zu viele Kinder als FAS-Betroffene diagnostiziert, und dies nicht nur in den USA.

1978 publizierten Clarren und Smith [6] im *New England Journal of Medicine* die erste große Studie über 65 betroffene Kinder und machten damit das Ausmaß und die Variabilität des Syndroms bekannt. In der Regel wurde das Syndrom zum Zeitpunkt der Geburt und in den ersten Lebensmonaten wegen des Fehlens klinischer Symptome vor allem des typischen auffälligen Gesichtes, der „kraniofazialen Dysmorphie", häufig nicht erkannt und deshalb vor allem von Geburtshelfern und Neonatologen weiter lange Zeit infrage gestellt [7].

Die ersten acht von Jones und Smith 1973 [1] beschriebenen Kinder waren alle nicht älter als fünf Jahre und dies hatte wiederum dazu geführt, dass das „typische FAS-Gesicht", bei dem man auf den ersten Blick die Diagnose stellen kann, sich zunächst lediglich auf Kleinkinder konzentrierte. Erst viel später sollten wir lernen, die Diagnose auch auf die Adoleszenz und sogar das Erwachsenenalter auszudehnen.

Schon bald nach der Definition des FAS durch Jones und Smith [1] folgten zahlreiche tierexperimentelle Studien über die schädigende Wirkung des Alkohols in der Schwangerschaft auf das sich entwickelnde Gehirn. Die Untersuchungen konnten belegen, dass ein kausaler Zusammenhang zwischen Alkohol in der Schwangerschaft und kindlicher Schädigung in unterschiedlichen Facetten besteht. Damit wurde der anfänglichen Skepsis gegenüber der Teratogenität des Alkohols entgegengewirkt [8].

1981 publizierten Sulik et al. [9] eine überzeugende experimentelle Studie, in der sie anhand von Mäusen, deren Muttertiere in der Schwangerschaft Alkohol zum Futter erhalten hatten, die Störungen in der Embryogenese belegten, die zu den typischen fazialen Dysmorphiezeichen führen (Abbildung 1.1).

Im Tierversuch ließen sich nach intrauteriner Alkoholexposition neben den morphologischen Veränderungen bei den Nachkommen der exponierten Tiere auch lang anhaltende Verhaltensstörungen nachweisen [10, 11].

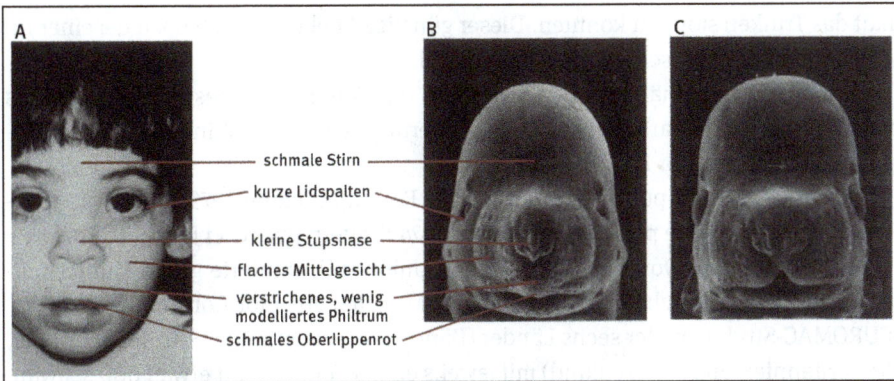

schmale Stirn
kurze Lidspalten
kleine Stupsnase
flaches Mittelgesicht
verstrichenes, wenig modelliertes Philtrum
schmales Oberlippenrot

Abb. 1.1. Darstellung der kraniofazialen Dysmorphiezeichen im Tierversuch. A) Patient; B) 14 Tage alter alkoholexponierter Mausfetus; C) gesunder Kontrolltierfetus [9].

1.3 Die Entwicklung in Europa und Deutschland

In der zuvor erwähnten und unbeachtet gebliebenen französischen Publikation waren von Lemoine und Mitarbeitern [4] schon 1968, noch vor der Beschreibung des FAS durch David Smith et al., bei 127 Kindern auffällige Anomalien durch mütterlichen Alkoholmissbrauch in der Schwangerschaft ausführlich dokumentiert und beschrieben worden. Erst durch die amerikanische Publikation im Jahr 1973 zu diesem Syndrom wurden die bereits vorhandenen wissenschaftlichen Ergebnisse beachtet und gewürdigt.

Erste Veröffentlichungen über das Syndrom aus anderen Teilen Europas erschienen vor allem in Schweden, Finnland, England und in Deutschland.

Bierich und Majewski beschrieben als Erste mit ihrer Arbeitsgruppe in Tübingen bereits 1976 das klinische Bild des Syndroms [12]. Als Humangenetiker in Düsseldorf führte Majewski den in Deutschland lange gebräuchlichen Begriff der „Alkoholembryopathie" ein. 1981 stellte er Spekulationen über die Pathogenese an [13] und konnte 1993 über Erfahrungen an 200 Patienten mit einem FAS berichten [14]. Ebenfalls 1976 hatte der Kinderkardiologe Herrmann Löser zusammen mit Majewski und Bierich die kardiovaskulären Fehlbildungen bei diesem Syndrom beschrieben [15, 16].

Ebenfalls 1976 hatte auch die französische Epidemiologin Kaminski den Zusammenhang zwischen Alkohol und intrauteriner Schädigung vor allem im Hinblick auf intrauterine Wachstums- und Reifungsstörungen, kongenitale Anomalien und Entwicklungsstörungen in der Neonatalperiode, beschrieben [17].

In Schweden wurde man erstmals 1979 durch die Arbeit von Olegard et al. auf das neu beschriebene Syndrom aufmerksam [18]. Wenig später berichteten Larsson et al. 1987 eine allgemein deutlich günstigere Entwicklung bei den Kindern, deren alkoholkranke Mütter während der Schwangerschaft durch eine therapeutische Intervention akut das Trinken stoppen konnten. Dieser günstige Effekt traf auch noch bei einer Intervention in der Spätschwangerschaft zu [19].

Strömland, Augenärztin aus Stockholm, und Mitarbeiter, beschrieben 1996 als erste typische und charakteristische Veränderungen am Augenhintergrund betroffener alkoholexponierter Kinder [20].

Nach dem ersten publizierten Fall eines FAS in Finnland 1979 folgte von Autti-Rämö (1993) eine erste prospektive Studie an 24 Kindern über drei Jahre [21].

1992 wurde eine von der Europäischen Union (EU) initiierte große Multicenterstudie in Europa durchgeführt: „European Maternal Alcohol Consumption study" (EUROMAC-Study), an der sechs Länder (Dänemark, Niederlande, Spanien, Portugal, Großbritannien und Deutschland) mit jeweils einem Zentrum mit etwa 1 000 schwangeren Frauen teilnahmen. In den einzelnen nationalen Zentren wurde prospektiv eine Erhebung der Alkoholanamnese bei gesunden, konsekutiv untersuchten Frauen während ihrer Schwangerschaft oder spätestens kurz nach der Geburt des Kindes vorgenommen und deren Neugeborene ausführlich untersucht. Zusätzlich wurden innerhalb der ersten 18 Lebensmonate in drei Zentren (Dundee/Großbritannien, Århus/Dänemark und Berlin/Deutschland) pädiatrische Entwicklungsdaten mithilfe der Bayley-Scales erhoben.

Die Alkoholmengen (absoluter Alkohol in Gramm pro Woche) wurde entsprechend der durch die Mütter angegebenen Menge in Gruppen von 0 g pro Woche über 30 g-Schritte bis zu einer Alkoholmenge von 150 g absoluten Alkohol pro Woche, eingeteilt. Zusammenfassend ergab sich, dass bei einem Konsum von mehr als 120 g absolutem Alkohol pro Woche (entsprechend einem Glas Wein pro Tag) bei den Neugeborenen erstmals ein diskretes aber statistisch signifikantes vermindertes Größenwachstum („adverse effect on growth in infants") nachgewiesen werden konnte. Dagegen ergaben die pädiatrischen Entwicklungstests bei diesen Konsummengen keine signifikanten Unterschiede [22].

Seit 1977 haben Steinhausen und Spohr in Berlin gemeinsam zahlreiche Kinder diagnostiziert und intensiv untersucht.

Mit Unterstützung der Deutschen Forschungsgemeinschaft (DFG) konnten 60 Kinder retrospektiv und prospektiv nachuntersucht werden.

Zunächst erfolgte 1987 eine Vier-Jahres-Nachuntersuchung [23] und nachfolgend 1993 eine Zehn-Jahres-„Longterm follow-up Study", die im *Lancet* erschien [24].

1994 folgten die Ergebnisse einer weiteren Nachuntersuchung der inzwischen jugendlichen Patienten [25]. Die gleichen Patienten wurden erneut im Erwachsenenalter nachuntersucht und das Ausmaß ihrer bleibenden Schädigungen beschrieben [26].

Bereits 1984 wurden von Steinhausen et al. Untersuchungsdaten zu neuropsychiatrischen Auffälligkeiten bei betroffenen Kindern mit einem FAS in der amerikanischen Literatur veröffentlicht [27]. Als eine der Ersten publizierten Steinhausen und Mitarbeiter 1993 die Langzeitverläufe der psychopathologischen Auffälligkeiten und der kognitiven Beeinträchtigungen und konnten damit zeigen, dass diese Störungen sich nicht zurückbildeten, sondern bis in die Adoleszenz fortbestanden [28].

1996 wurde von beiden Autoren als Herausgeber das Buch *Alcohol, pregnancy, and the developing Child* publiziert [29].

Zusammenfassend handelte es sich bei dem FAS in der Erstbeschreibung zunächst um ein kindliches Dysmorphie-Syndrom, welches damals auf etwa 1–2/1 000 Neugeborene geschätzt wurde. Heute wissen wir, dass es leider nur die „Spitze des Eisbergs" gewesen ist. Es dauerte Jahre, bis das Syndrom in seinem vollen Ausmaß erfasst werden konnte.

So hat sich das FAS von einem reinen Dysmorphie-Syndrom in ein komplexes neurologisches und psychiatrisches Krankheitsbild verwandelt, das wahrscheinlich die Betroffenen lebenslang an den Folgen der intrauterinen Alkoholexposition leiden lässt.

1.4 Inzidenz und Prävalenz des Fetalen Alkoholsyndroms

Der Begriff **Inzidenz** beschreibt die Anzahl neuer Erkrankungsfälle, die in einer umschriebenen Zeitperiode in einer definierten Population auftreten. Sie wird in der Regel auf 1 000 Lebendgeburten pro Jahr bezogen.

In einer der ersten ausführlichen Studie untersuchten Abel und Sokol schon 1987 die Inzidenz des FAS. Sie fassten alle bis dahin publizierten Untersuchungen aus Europa und den USA zusammen und fanden in insgesamt 18 Studien (4 retrospektiv und 14 prospektiv) mit insgesamt 88 236 Geburten 163 Fälle von FAS. Dies entsprach einer Inzidenz von 1,9/1 000 Lebendgeburten [30].

Die Autoren wiesen jedoch einschränkend auf die Tatsache hin, dass die Inzidenzrate erheblich schwankte, in Abhängigkeit vom Studiendesign, der Population und ob die Untersuchung prospektiv mit erwartungsgemäß geringerer Inzidenz oder retrospektiv erfolgt war.

Die meisten dieser Untersuchungen wurden an Frauen einer Bevölkerungsgruppe mit niedrigem sozio-ökonomischen Status, vorwiegend „Afro-Amerikanern" und „Natives", in innerstädtischen Krankenhäusern erhoben, woraus sich deutlich höhere Inzidenzraten als bei Untersuchungen weißer Mittelschichtfrauen ergaben. Die Inzidenzrate betrug in dieser Population 0,26/1 000 Lebendgeborenen [31].

Bei diesen frühen Studien handelte es sich um die Inzidenz des klassischen FAS. Erst in den Folgejahren wurde das ganze Ausmaß der intrauterinen Schädigung durch Alkohol bekannt. Es wurden immer mehr Kinder von alkoholkranken Frauen ohne die klassischen Dysmorphiezeichen eines FAS identifiziert, die schwere bleibende kognitive und psychopathologische Auffälligkeiten aufwiesen. Für diese Fälle wurde der übergeordnete Begriff FASD eingeführt.

Stratton (1996) gab für das Fetale Alkoholsyndrom eine Inzidenz von 1–3(5)/1 000 Geburten pro Jahr in der amerikanischen Bevölkerung an [32].

In einer Studie zur Häufigkeit des Fetalen Alkoholsyndroms wurden 1991 in einer Berliner Frauenklinik konsekutiv die Neugeborenen von 1 002 Schwangeren sonografisch schon während der Schwangerschaft oder spätestens bei der Geburt auf das Vorliegen einer intrauterinen Wachstumsstörung hin untersucht [33].

Die intrauterine Wachstumsstörung gilt als eines der Leitsymptome des FAS und wurde bei 62 von 1 002 Neugeborenen diagnostiziert.

Zum Zeitpunkt der Geburt wurde bei einem Kind FAS diagnostiziert, weil die Mutter betrunken in die Klinik kam und das Neugeborene eine ausgeprägte Entzugssymptomatik aufwies. Von den restlichen 61 Neugeborenen konnten 47 im Alter zwischen 8 und 19 Monaten nachuntersucht werden. Verweigert wurde die Nachuntersuchung von 15 Frauen. Bei den 47 nachuntersuchten Kindern wurden 5 partielle Fetale Alkoholsyndrome (pFAS) diagnostiziert.

Als Ergebnis fand sich eine konservativ geschätzte FASD-Inzidenz von 6/1 000 Neugeborenen (1 FAS und 5 pFAS).

Bei einer Geburtenrate von 662 712 Geburten im Jahr 2011 lässt sich für Deutschland eine Rate von ca. 3 000–4 000 betroffenen Kindern mit einem FASD pro Jahr errechnen.

Der Begriff **Prävalenz** beschreibt die zu einem bestimmten Zeitpunkt in einer Bevölkerungsgruppe bestehenden Erkrankungsfälle. Die Inzidenz wird in der Regel als 1 000 Lebendgeburten pro Jahr berechnet, die Prävalenz dagegen auf 1 000 Menschen in einer definierten Bevölkerungsgruppe.

May et al. [34] haben erste Prävalenzstudien an Schulkindern im Alter von 6–7 Jahren in Südafrika durchgeführt. Neben der ausführlichen Untersuchung der Kinder einschließlich neuropsychiatrischer Testung konnten auch die leiblichen Mütter hinsichtlich ihres Alkoholkonsums in der Schwangerschaft befragt werden.

Die Prävalenzdaten lagen erwartungsgemäß deutlich höher als die zuvor erhobenen Inzidenzdaten, da viele Kinder erst im Schulalter die Diagnose FAS oder eine der unterschiedlichen Formen des Fetalen Alkoholsyndroms erhielten.

Prävalenzstudien an Schulkindern sind bisher in Südafrika, in Italien und in den USA durchgeführt worden und lagen im Ergebnis deutlich über den bisher bekannten Daten. Für Südafrika ergab sich eine Prävalenz für FAS und pFAS von 7 % der Schulkinder, für Italien eine von 3 % und für die USA eine von 1–2 %. Der Autor weist darauf hin, dass es sich auch bei diesen Prävalenzdaten bisher lediglich um Kinder mit der Diagnose eines FAS und pFAS handelte. Das gesamte Spektrum alkoholgeschädigter Kinder lässt sich bis heute nicht sicher schätzen [35].

Das Ausmaß des mütterlichen Alkoholkonsums in der Schwangerschaft wird in der Literatur mit dem sogenannten QFT-Faktor charakterisiert: *Quantity* ist die Menge, die die Mutter während der Schwangerschaft konsumiert hat, *Frequency* die Häufigkeit des konsumierten Alkohols und *Timing* der Zeitpunkt des Konsums. Leider gibt es neben der Menge, der Häufigkeit und dem Zeitpunkt der Einnahme noch eine Reihe weitere beeinflussende Faktoren, die das Erheben der Prävalenz für das FASD erschweren [32, 34]. So gibt es zahlreiche mütterliche Risikofaktoren, die die Entstehung einer Fetalen Alkoholspektrumstörung bei ihrem Kind begünstigen: Ernährung in der Schwangerschaft, genetische Faktoren (v. a. Polymorphismus der Alkohol-Dehydrogenase), rassische und ethnische Unterschiede, demografische, sozioökonomische und psychosoziale Faktoren. Dies alles muss einbezogen werden, um eine annähernd wahrscheinliche Häufigkeit für das FASD zu erhalten.

Die Häufigkeit aller Erkrankungsformen des Fetalen Alkoholsyndroms wird heute weltweit auf 2–4 % der allgemeinen Population je nach Art der Untersuchung und Definition geschätzt [35].

In einer Studie von 2008 kommen Clarren und Lutke [36] auf eine Häufigkeit des FASD von 1 % der kanadischen Gesamtbevölkerung.

Dies bedeutet für die Prävalenz in Kanada (für FAS und pFAS): Bei 33 Millionen Einwohnern ergibt das 330 000 betroffene Menschen, von denen nur ein geringer Anteil (weniger als 20 000) mithilfe der Kanadischen Guidelines diagnostiziert wird [38].

Nimmt man die aktuellen Zahlen aus Kanada mit einer Prävalenz von etwa 1 % und projiziert sie auf die deutsche Bevölkerung von 80 Millionen Menschen, so kommt man auf die unvorstellbar hohe Zahl von 800 000 betroffenen Patienten, von denen, wie auch in Kanada, bisher nur ein Bruchteil die Diagnose eines FASD erhalten hat.

2 Diagnostik des Fetalen Alkoholsyndroms

2.1 Definition

Die Fetalen Alkoholspektrumstörungen sind ein beschreibender Begriff, der eine Reihe verschiedener Syndromausprägungen zusammenfasst, die dadurch charakterisiert sind, dass physische und mentale Störungen sowie Verhaltens- und Lernauffälligkeiten auftreten, die ein Leben lang bestehen können und mit einer pränatalen Alkoholexposition in der Schwangerschaft assoziiert sind (Abbildung 2.4).

Fetales Alkoholsyndrom

Beim FAS handelt es sich um das klassische Syndrombild mit den typischen Charakteristika wie Minderwuchs, Dystrophie, Mikrozephalie, typische faziale Dysmorphiezeichen, mentale Retardierung, psychiatrische, kognitive und soziale Auffälligkeiten bei nachgewiesenem oder vermutetem mütterlichen Alkoholkonsum in der Schwangerschaft (Abbildung 2.1).

So wurden die ersten Kinder 1973 von Jones und Smith beschrieben [1]. Eine „Prima vista-Diagnose" ist bei der klassischen Ausprägung der Dysmorphiezeichen in der Regel möglich, selbst wenn die Information über den Alkoholkonsum der Mutter in der Schwangerschaft fehlt.

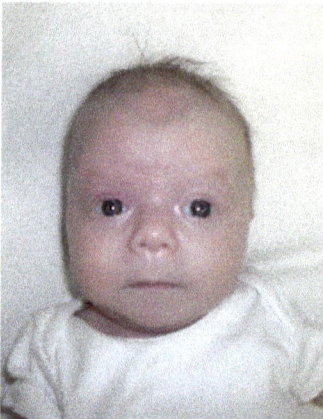

Abb. 2.1. Fetales Alkoholsyndrom (FAS).

Partielles Fetales Alkoholsyndrom

Schon bald nach der Erstdiagnose wurde klar, dass auch bei gesichertem Alkoholkonsum der Schwangerschaft nicht alle Kinder „prima vista" wie ein typisches Alkoholsyndrom aussahen und trotzdem vor allem durch ihre kognitiven, sozialen und emotionalen Störungen auffielen (Abbildung 2.2). Ihnen fehlte das ganz typische Gesicht, welches bei diesem Syndrom als der einzige spezifische diagnostische Hinweis gilt. Nachuntersuchungen im Erwachsenenalter belegen aber, dass es sich hier nicht um eine weniger schwere Form oder eine harmlose Variante des Syndroms handelt, sondern dass für die Betroffenen im Alltag die gleichen Schwierigkeiten, oft sogar größere Probleme als bei den deutlich sichtbaren Syndromformen bestehen, da eine Diagnose seltener gestellt wird [2].

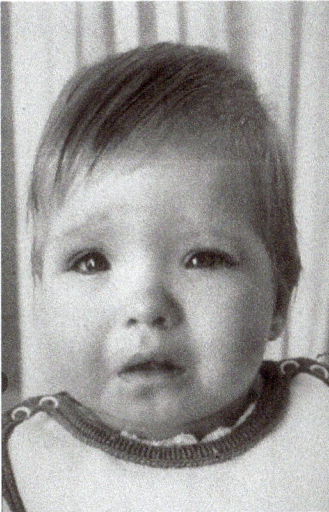

Abb. 2.2. Partielles Fetales Alkoholsyndrom (pFAS).

Alcohol-related neurodevelopmental disorders[1] (ARND)

Der Begriff ARND wurde vom Institute of Medicine (IOM) [7] eingeführt und beschreibt eine Gruppe von Patienten, bei denen der intensive Alkoholkonsum in der Schwangerschaft gesichert ist, die jedoch keine physischen körperlichen Zeichen aufweisen, bei

---

1 Pränatal alkoholinduzierte entwicklungsneurologische Störungen.

denen aber ein komplexes Muster an nicht altersgemäßer Entwicklung, Verhaltensauffälligkeiten und kognitiven Störungen bestehen, die nicht allein durch genetische
Prädisposition, psychosozialen Hintergrund und damit verbundene Belastungen erklärt werden können (Abbildung 2.3).

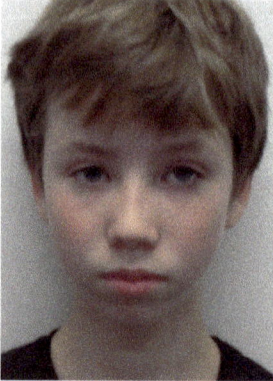

Abb. 2.3. Alcohol-related neurodevelopmental
disorders (ARND).

Alcohol-related birth defect² (ARBD)

Der Begriff ARBD wurde eingeführt, um angeborene Fehlbildungen an anderen Organ-
Systemen als direkte Folge der teratogenen Wirkung des Alkohols zu klassifizieren. Sie
spielen heute bei der diagnostischen Beurteilung in den Leitlinien keine wesentliche
Rolle mehr.

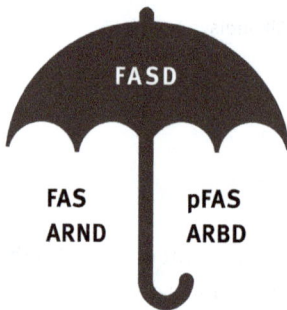

FAS   = Fetal Alcohol Syndrome
pFAS = Partial Fetal Alcohol Syndrome
ARND = Alcohol Related Neurodeveopmental Disorders
ARBD = Alcohol Relate Birth Defects

Abb. 2.4. Übersicht über Fetal Alcohol
Spectrum Disorders (FASD).

---

2 Alkoholbedingte organische Fehlbildungen.

2.2 Historische Anmerkungen zum klinischen Bild des FAS

Mit der Entdeckung des FAS im Jahr 1973 war zwar ein Syndrom wie aus dem Nichts aufgetaucht und hatte die medizinische Welt heftig irritiert, aber es war historisch gesehen keine Neuigkeit.

Seit jeher haben Frauen Alkohol getrunken, vielleicht nicht so offensichtlich und sozial akzeptiert wie die Männer, aber es gibt reichliche Quellen darüber, die bis in die Bibel zurückgehen.

Im Buch der Richter (Kapitel 13:3–4) wird vor der Geburt Samsons seiner Mutter von einem Engel die Geburt eines Sohnes geweissagt:

„Sieh da, du warst unfruchtbar und gebarst nicht und doch empfängst und gebärst du einen Sohn und nun: Hüte dich wohl, und trinke nicht Wein und Rauschtrank und iss nicht vom Unreinen. Denn sieh: du empfängst und gebärst einen Sohn, und ein Schermesser fahre nicht über sein Haupt; denn ein ‚Nazir' ein Geweihter Gottes sei der Knabe von Mutterschoß an bis zum Tage seines Todes."

Dass diese biblische Quelle schon ein archaisches Wissen über eine schädigende Wirkung des Alkohols auf die Nachkommen darstellte, ist eher unwahrscheinlich. Wahrscheinlich stimmt die Interpretation von Abel [2], die besagt, dass Samson vielmehr ein auserwähltes strenges Leben als ein reiner „Nazir" leben sollte und dies schon beginnend im Mutterleib, also von Anfang an.

Ähnlich ist es mit dem bekannten und von Jones und Smith in ihrer ersten Veröffentlichung [1] erwähnten Zitat aus römischer Zeit. In Platons *Nomoi* (Gesetze) wurde eine Verordnung aus Karthago diskutiert, in dem es der Braut und dem Bräutigam verboten gewesen sei, Wein zu trinken.

Die Quelle ist nicht eindeutig festgeschrieben und möglicherweise von Platon nur als wünschenswerte Haltung gemeint. Er hatte dabei nicht nur an die Frau und ihre bevorstehende Schwangerschaft gedacht, sondern er hatte auch den schädlichen Einfluss des Weines auf den Mann im Sinn, aber sicher nicht die im weiteren Verlauf mögliche intrauterine Schädigung des so gezeugten Kindes [2].

In einer der ersten wissenschaftlichen Untersuchungen zu diesem Thema wies der britische Gefängnisarzt Sullivan schon 1899 darauf hin, dass die Kindersterblichkeit inhaftierter chronischer Alkoholikerinnen gegenüber den nicht trinkenden Inhaftierten mehr als doppelt so hoch lag [3].

In einem Kupferstich von William Hogarth sind die Schrecken des zügellosen Alkoholgenusses künstlerisch der Nachwelt überliefert worden (Abbildung 2.5). In „Gin Lane" 1756 werden drastisch und eindrucksvoll die schrecklichen Auswirkungen zügelloser Trinksucht beschrieben, die die Folge eines königlichen Ediktes zur Freigabe des Schnapsbrennens in England im 18. Jahrhundert war. Wie von Abel geschildert, lässt sich diese „Gin-Epidemie" in England nicht besser dokumentieren als durch den Anstieg des jährlichen Ginkonsums, der von 2 Millionen Gallonen im Jahr 1714 auf 11 Millionen Gallonen im Jahr 1750 angestiegen war. Bereits 1736 gab es offenbar allein

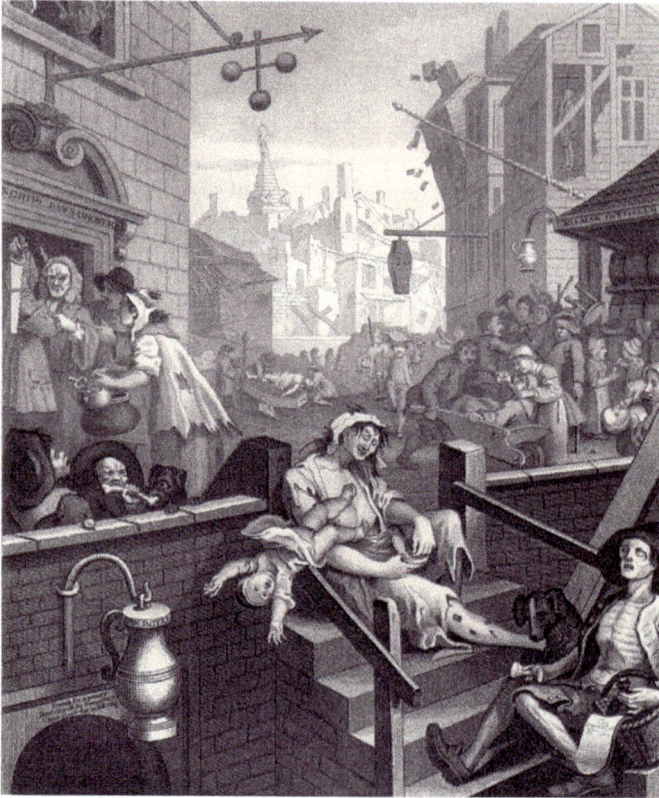

Abb. 2.5. „Gin Lane", Stahlstich um 1756 von William Hogarth (public domain).

in London 7 000 „Gin-Houses", was bedeutete, dass jedes sechste Haus in London ein „Gin-House" gewesen ist [2].

In der Mitte des Bildes von William Hogarth ist eine völlig betrunkene, im Delirium selig lächelnde Frau zu sehen, die symbolisch ihr armes, vernachlässigtes Kind in die Tiefe sozialen Unglücks gleiten lässt. Anstatt ihr Kind festzuhalten, nimmt sie aus einer Dose eine Prise Schnupftabak. Sie ist damit wahrscheinlich die erste belegte historische Darstellung einer alkoholabhängigen Frau mit einem wahrscheinlich intrauterin alkoholgeschädigten Kind und überdies stellt sie den ersten „Prototyp" einer *polydrug*-abhängigen Frau dar; keine chronisch alkoholkranke Frau, die nicht auch mindestens zusätzlich Nikotin konsumiert, so wie Hogarth das vor 250 Jahren schon mit Künstlerblick erfasste.

Als die Erstbeschreiber des Syndroms in Seattle ihre Bilder und die Untersuchungsergebnisse der betroffenen Patienten publizierten, handelte es sich bei den von ihnen untersuchten Patienten ausschließlich um Kinder. Man hielt das FAS für ein pädiatrisches Syndrom, das nur Kinderärzte und vielleicht Kinder- und Jugendpsychiater interessieren sollte. Viele waren der Meinung, dass sich die Symptome vielleicht im Sinne einer „biologischen Nachreifung" bei gleichzeitig intensiver Betreuung wieder normalisieren könnten. Dies glaubten wir anfangs auch, aber eine deutliche und sogar bleibende Besserung war nur selten eingetreten; je älter die betroffenen Kinder wurden, desto deutlicher wurde das ganze Spektrum klinischer Störungen, so dass wir inzwischen längst von einem Syndrom sprechen müssen, das auch ältere Jugendliche und Erwachsene betrifft. Leider wissen die Neurologen und Psychiater bislang noch zu wenig über dieses Krankheitsbild.

2.3 Leitlinienentwicklungen zur Diagnose

Diagnosekriterien nach Sokol und Clarren

Nach der Entdeckung des Syndroms 1973 wurden 1989 in den USA erstmalig von Sokol und Clarren verbindliche FAS-Diagnosekriterien formuliert [5]:

1. Pränatale und postnatale Wachstumsstörung;
2. Dysfunktion des Zentralen Nervensystems (ZNS):
   a) Neurologie
   b) Entwicklung
   c) Intelligenz
3. Charakteristische kraniofaziale Dysmorphie:
   a) Mikrocephalie
   b) Kurze Lidspalten
   c) Schmales Oberlippenrot
   d) flache Maxilla-Region (d. h. flaches Mittelgesicht)
   e) wenig moduliertes Philtrum

Lediglich bei den wenigen Kindern, deren Wachstums- und Gewichtsdefizite augenscheinlich sind, die einen deutlich zu kleinen Kopfumfang im Sinne eines Mikrozephalus haben, psychomental retardiert sind und ganz typische Gesichtsauffälligkeiten zeigen, bei denen also eine „prima vista"-Diagnose möglich ist, ist das Wissen um den mütterlichen Alkoholkonsum in der Schwangerschaft für die Diagnose nicht notwendig. In diesem Fall kann die Diagnose auch ohne diese Information eindeutig gestellt werden.

Bei allen anderen Patienten, und dies ist die erdrückende Mehrzahl der Betroffenen, gehört der Nachweis des mütterlichen Alkoholkonsums in der Schwangerschaft zur Diagnosefindung. Oft muss bei der klinischen Diagnostik akribisch versucht werden, etwas über die mögliche Belastung der Schwangerschaft durch den Alkohol herauszufinden. Häufig wird dies durch mangelnde Informationsweitergabe an die Pflege- oder Adoptiveltern erschwert, sei es, dass sie über die Vorgeschichte aus Datenschutzgründen nicht aufgeklärt wurden, zur leiblichen Mutter jedoch kein Kontakt besteht, oder dass der Alkoholkonsum von der leiblichen Mutter geleugnet wird.

So bleibt die wichtige anamnestische Information für die Diagnosestellung oft im Unklaren und die dadurch heute am häufigsten gestellte Diagnose lautet lediglich: „Verdacht auf FAS".

Damit ist den betroffenen Kindern, Jugendlichen und Erwachsenen nicht geholfen, da weder die Behörden noch die Jugendämter aus einem Verdacht heraus einen Behindertenstatus aussprechen oder entsprechende Hilfen einleiten. Auch eine angemessene schulische Förderung oder Hilfe durch die Agentur für Arbeit ist oft ohne eindeutige Diagnose nicht möglich.

Der Majewski-Score

Neben den amerikanischen Diagnosekriterien von Sokol und Clarren aus dem Jahre 1989 hatte u. a. Majewski schon 1981 in Deutschland damit begonnen, für die Alkohol-Embryopathie, wie das Syndrom in Deutschland genannt wurde, einen Symptome-Katalog mit insgesamt 25 Einzelsymptomen aufzustellen. Mit diesem nach ihm benannten Majewski-Score wurden die Einzelsymptome nach ihrer Gewichtung mit Punkten bewertet und die Alkohol-Embryopathie (AE) je nach Punktzahl in Schweregrade III (schwer ausgeprägtes Syndrom) bis Schweregrad I (leicht Form) eingeteilt (Tabelle 2.1). 1993 beschrieb Majewski mit diesem Score-System in Deutschland anhand von 200 untersuchten Patienten ausführlich die große Variabilität des klinischen Bildes [6].

Mithilfe dieses Score-Systems wurde in Deutschland lange Zeit gearbeitet, jedoch hat es sich aus vielen Gründen, vor allem wegen der mangelnden Vergleichbarkeit bei Nachuntersuchungen, nicht durchsetzen können. Es wird international und inzwischen auch in Deutschland, ebenso wie der Begriff Alkoholembryopathie, nicht mehr verwendet.

Institute of Medicine

Im Jahr 1996 erfolgte dann durch das Institute of Medicine eine ausführliche Beschreibung der unterschiedlichen Ausprägungsgrade der fetalen Schädigung durch Alkohol, die unter dem Oberbegriff der FASD, der synonym zum Begriff FAS gebraucht wird, zusammengefasst und in die Einzeldiagnosen FAS, pFAS, ARND und ARBD unterteilt wurde [7] (Tabelle 2.2).

Diese IOM-Kriterien wurden 2005 noch einmal durch Hoymes auf ihre praktisch-klinische Anwendbarkeit evaluiert und bestätigt [8].

Tab. 2.1. Majewski-Score [6].

Punkte	Symptome	Häufigkeit in %
4	Intrauteriner Minderwuchs	89
4	Mikrozephalus	84
2/4/8	Statomotorische und geistige Retardierung	89
4	Hyperaktivität	68
2	Hypotonie der Muskulatur	58
2	Epikanthus	66
2	Ptosis	38
2	Blepharophimose	11
–	Antimongoloide Lidachsen	37
3	Verkürzter Nasenrücken	49
1	Nasolabialfalten	71
1	Schmales Lippenrot	61
2	Hypoplasie der Mandibula	74
2	Hoher Gaumen	39
4	Gaumenspalte	7
3	Anormale Handfurchen	69
2	Klinodaktylie V	51
2	Kamptodaktylie	16
1	Endphalangen-/Nagelhypoplasie	13
2	Supinationshemmung	14
2	Hüftluxation	9
–	Trichterbrust	28
4	Herzfehler	29
2/4	Anomalien der Genitalien	46
1	Steißbeingrübchen	44
–	Hämangiome	11
2	Hernien	12
4	Urogenitalfehlbildungen	~10
Punkte	*Schädigungsgrad*	*n*
10–29	I	41
30–39	II	32
>40	III	35

Tab. 2.2. IOM-Beschreibung 1996 (modifiziert nach [7]).

FASD	
FAS	*pFAS*
prä- und postnatale Wachstumsretardierung (Länge/Gewicht unter der 10. Perzentile) faziale Anomalien (schmale Augen, wenig modelliertes Philtrum, schmale Oberlippe) ZNS-Schädigung (strukturelle, neurologisch und funktionelle Schädigung)	zwei oder mehr Gesichtsanomalien zwei oder mehrere andere Charakteristika ein komplexes Muster kognitiver Störungen und Verhaltensauffälligkeiten, die nicht der altersgemäßen Entwicklung entsprechen und nicht genetisch erklärt werden können
ARND	*ARBD*
Symptome und Auffälligkeiten durch ZNS-Schädigung assoziiert mit FAS ohne die für das Syndrom typischen Gesichtsanomalien	Fehlbildungen in anderen Organ-Systemen, die als Folge der teratogenen Wirkung der intrauterinen Alkoholexposition entstanden sind (z. B. Herzfehler, Knochen- und Nierenfehlbildungen, Seh- und Hörstörungen)

Anmerkung des Autors: Die Begriffe FAS (Fetales Alkoholsyndrom) und FASD (Fetale Alkoholspektrumsstörungen) sind bisher nicht eindeutig definiert und werden häufig, vor allem in den USA, synonym gebraucht. In der Regel wird FASD als übergeordneter Begriff verwendet.

Leitlinienentwicklung der Canadian Medical Association

Im Jahr 2005 wurde auch unabhängig von den USA von der Canadian Medical Association im Rahmen der Leitlinienentwicklung die Diagnosestellung der FASD vorgenommen und mit ausführlichen Kommentaren versehen [9]. Die Leitlinien sind eingeteilt in sieben Abschnitte:
1. Screening und Überweisung in ein Spezialzentrum;
2. Körperliche ärztliche Untersuchung und differenzialdiagnostische Abklärung;
3. Neuropsychologische Untersuchung;
4. Behandlung und Nachuntersuchungen;
5. Erhebung des mütterlichen Alkoholkonsums in der Schwangerschaft;
6. Diagnosekriterien für FAS, pFAS und andere durch Alkohol in der Schwangerschaft hervorgerufene entwicklungsneurologische Störungen (ARND);
7. Harmonisierung der eigenen kanadischen Daten mit den IOM-Kriterien und dem 4-Digit Diagnostic Code aus den USA.

Im Detail werden in der kanadischen Leitlinie [9] die gleichen Kriterien benutzt wie in dem in Kapitel 3 ausführlich beschriebenen 4-Digit Diagnostic Code [10]. Im Unterschied zum „4-Digit Code" wird bei den Wachstumsparametern für Gewicht, Länge und Kopfumfang als Grenzwert die 10. Perzentile und nicht die 3. Perzentile gefordert.

Bei den charakteristischen Gesichtsmerkmalen werden die gleichen Kriterien wie von Astley im 4-Digit Diagnostic Code benutzt [10].

Für das diagnostische Vorgehen wird in Kanada ein Team vorgeschlagen, das im Idealfall aus folgenden Mitgliedern besteht:

– Arzt, der mit der Diagnose des FASD vertraut ist;
– Koordinator für das Fall-Management (Schwester, Sozialarbeiter);
– Psychologe;
– Ergotherapeut;
– Logopäde.

Im Jahr 2004 folgte die heute international gebräuchliche 3. Edition des 4-Digit Diagnostic Code von Astley [10].

Leitlinienentwicklung in Deutschland

In Deutschland wurde 2012 erstmalig die evidenzbasierte S3-Leitlinie zur Diagnostik des FAS erarbeitet und veröffentlicht. Eine ausführliche Beschreibung findet sich im Anhang B dieses Buches (S. 291–301) [11].

2.4 Warum ist die Diagnose so schwierig zu stellen?

1. Es gibt nicht das eine, die Diagnose beweisende Symptom.
2. Nur wenige Patienten haben ein Vollbild mit einer typischen kraniofazialen Fehlbildung, 70–80 % der betroffenen Patienten haben keine oder nur diskrete Dysmorphiezeichen.
3. Es gibt kein eindeutiges und spezifisches neuropsychiatrisches Profil.
4. Komorbide Störungen sind oft verantwortlich für eine falsche Diagnose.
5. „Polydrug-abhängige" Frauen sind oft auch alkoholabhängig, ohne dass dies zugegeben wird.
6. Alkohol ist in unserer Gesellschaft noch immer ein Tabu-Thema.
7. Ärzte verfügen oft noch nicht über genügend diagnostische Kenntnisse.

Die Diagnose eines FAS ist trotz der großen medizinischen Fortschritte und der deutlich gewachsenen Wahrnehmung dieses Syndroms in der Gesellschaft weiterhin schwierig zu stellen, weil es für die Diagnose kein beweisendes, „pathognomonisches" Symptom außer den typischen fazialen Dysmorphiezeichen, die nur in 20–30 % der Fälle voll ausgebildet sind, gibt. Labortests oder validierte „Checklisten" gibt es bis heute nicht. Die Diagnose ist allein abhängig von der Expertise und Erfahrung des diagnostizierenden Arztes.

Fehlen die typischen fazialen Dysmorphiezeichen, bleiben nur noch richtungsweisende Symptome wie zu kleiner Kopf (Mikrozephalus), Störungen der exekutiven Funktionen, mentale Retardierung und Wachstumsstörungen. Diese Symptome treten oft bei Patienten nach intrauteriner Alkoholexposition auf, finden sich aber auch bei Kindern ohne eine Alkoholexposition.

Begleitende Störungen wie organische Fehlbildungen, kognitive Einschränkungen, Aufmerksamkeitsdefizit-Hyperaktivitätsstörung (ADHS), Impulsivität und Aufmerksamkeitsstörung, Bindungsstörung, emotionale Störungen, Substanzmittelgebrauch etc. können bei den betroffenen Kindern ganz im Vordergrund stehen und die ätiologische Diagnose maskieren.

Es gibt viele klinische Auffälligkeiten, die gehäuft beim Fetalen Alkoholsyndrom vorkommen. Vielfältige Studien und Untersuchungen haben versucht ein spezifisches Profil beim FAS herauszufinden, und es gibt viele Auffälligkeiten, die vor allem bei FAS gehäuft vorkommen. Eine ausreichende Validität gibt es jedoch bislang nicht, so dass eine sehr ausführliche Untersuchung und viel Erfahrung nötig sind um in diesen Fällen eine ausreichend gesicherte Diagnose zu stellen, besonders wenn die Alkoholanamnese in der Schwangerschaft unklar ist.

Das Fetale Alkoholsyndrom ist sicher nicht auf die unteren sozialen Schichten begrenzt, nur ist es dort meist leichter zu erkennen, weil desolate Familienverhältnisse häufig dazu führen, dass betroffene Kinder durch das Jugendamt in Obhut genommen werden müssen und später bei Pflege- und Adoptiveltern leben, die die Kinder dann wegen der vielfältigen Auffälligkeiten oder wegen des Bekanntwerdens der Alkoholproblematik der leiblichen Mütter zur Diagnostik in einem Zentrum vorstellen.

Aber auch in diesen Fällen bleibt die eindeutige Diagnosestellung oft schwierig. Zwar wissen die Jugendämter und Vormünder in der Regel inzwischen, dass in zerrütteten Familien, in denen Gewalt und Vernachlässigung herrschen, der chronischen Alkoholabusus der Eltern der wichtigste und häufigste auslösende Faktor ist, diese Information einer möglichen intrauterinen Schädigung durch mütterlichen Alkoholmissbrauch dringt jedoch selten zu den betreuenden Pflege- oder Adoptiveltern.

Außerdem wird heute ein Anstieg der Zahl von *polydrug*-abhängigen Frauen während der Schwangerschaft beobachtet. Neben der Alkoholabhängigkeit sind diese Frauen fast immer auch nikotinabhängig und konsumieren zusätzlich illegale Drogen wie v. a. Cannabis/Marihuana, Heroin und neuerdings, vor allem im Osten Deutschlands, „Crystal Meth".

Hier ist eine Diagnose besonders schwer zu stellen – in der Regel steht die Drogenabhängigkeit im Vordergrund und wird dementsprechend erkannt und behandelt. Die intrauterine Wachstumsverzögerung und Dystrophie der Neugeborenen wird meist mit dem zusätzlichen Nikotinkonsum der Frauen erklärt. Ein häufig zugrunde liegender zusätzlicher Alkoholkonsum, der oft nicht so offensichtlich ist und verschwiegen wird, wird übersehen.

Zusätzlich erschwert wird die Diagnosestellung, weil Alkohol in der Schwangerschaft weiterhin ein Tabu-Thema ist und die Anamnese über den Alkoholkonsum oft vom Fachpersonal nicht ausdrücklich erfragt oder häufig von den betreffenden Frauen verleugnet wird.

Außerdem verfügen auch heute noch Ärzte über zu wenig Fachkenntnisse. Das Syndrom als Folge von Alkoholkonsum in der Schwangerschaft ist zwar bekannt, aber es gibt noch zu wenig Kenntnis über die weitreichenden und vielfältigen Schädigungen, die der Alkoholkonsum in der Schwangerschaft lebenslang verursacht.

Die „American Academy of Pediatrics", die Berufsorganisation der Kinderärzte in den USA, hat 2006 eine repräsentative Umfrage unter etwa 900 Kinderärzten zum Wissensstand über das FAS durchgeführt. Die Untersuchung ergab, dass der weit überwiegende Teil der Befragten über die Inzidenz, die Teratogenität, die lebenslange Hirnschädigung mit all ihren psychiatrischen Problemen informiert war, dass aber nur 50 % der Befragten sich klinisch sicher fühlten, die Diagnose eines FAS zu stellen und nur 34 % sich imstande sahen, eine Behandlung bzw. eine Koordination therapeutischen Maßnahmen bei diesen Kindern vorzunehmen.

Auf die Frage nach ihren persönlichen klinischen Erfahrungen mit dieser Patientengruppe in den letzten 12 Monaten machten sie folgende Angaben:
- 42 % hatten einen Verdacht auf ein mögliches FAS festgestellt,
- 20 % hatten ein FAS diagnostiziert und
- 18 % hatten Patienten zur Bestätigung der Diagnose eines FAS überwiesen [4].

Die Kinderärzte in den USA, die an dieser Studie teilnahmen, waren also wissenschaftlich gut über das FAS informiert, konnten jedoch nur zu einem geringen Teil ihr akademisches Wissen in eine Diagnose und die Betreuung der betroffenen Kinder in ihrer Praxis umsetzen.

Diese Ergebnisse beschreiben das zentrale Problem und die Schwierigkeiten mit diesem Syndrom auch in Deutschland: Es wird zunehmend unter den Ärzten und in der Öffentlichkeit wahrgenommen, aber im klinischen Alltag werden die betroffenen Kinder noch immer zu selten diagnostiziert und betreut.

2.5 Vorurteile und falsche Vorstellungen von einem Fetalen Alkoholsyndrom

Nach den Erfahrungen der ersten 20 Jahre mit dem Fetalen Alkoholsyndrom und seinen vielen Facetten und Varianten haben sich vor allem in der Öffentlichkeit, aber auch bei Ärzten, Pflegeeltern, in den Behörden und im Gesundheitsdienst viele Vorurteile und falsche Vorstellungen eingestellt, und es bestehen immer noch große Unsicherheiten und Berührungsängste gegenüber den Betroffenen.

Die häufigsten Vorbehalte sind hier zusammengefasst:

- **Menschen mit einem FAS erkennt man an ihrem auffälligen Gesicht.**
  Nur einen geringen Anteil betroffener Kinder, Jugendlicher oder Erwachsener erkennt man an der typischen Gesichtsauffälligkeit (kraniofaziale Dysmorphie). Et-

wa 70–80 % der betroffenen Patienten haben kein typisch verändertes Gesicht. Die wenigen „klassischen" FAS-Patienten sind nur die Spitze eines Eisberges.

– **Menschen mit FAS haben immer eine mentale Retardierung.**
Nicht alle von einer pränatalen Alkoholexposition betroffenen Menschen müssen zwangsläufig unter einer mentalen Retardierung leiden. In einer eigenen Studie [12] hatten von den erwachsenen Patienten 32 % einen normalen IQ und in einer großen amerikanischen Studie hatten ebenfalls 25 % der betroffenen Patienten einen IQ im Normbereich [13]. Nur ausgeprägte, schwer betroffene Patienten mit der typischen Dysmorphie, dem Minderwuchs und Mikrozephalus sind in der Regel von einer unterdurchschnittlichen Intelligenz oder einer Intelligenzminderung betroffen.

– **Die Verhaltensprobleme, die bei FAS auftreten, sind das Ergebnis einer schlechten Erziehung der Eltern, Adoptiv- oder Pflegeeltern oder aber einer schlechten Umgebung.**
Durch die pränatale Alkoholschädigung kommt es oft zu einem nicht anpassungsfähigen Verhalten, weil betroffene Patienten durch Aufmerksamkeits- und Hyperaktivitätsstörungen, Gedächtnisstörungen und Störungen in der sozialen Wahrnehmung nicht so mit Informationen umgehen, wie es das Umfeld von ihnen in der Regel erwartet. Auch die intensivste Zuwendung und bestmögliche psychosoziale Bedingungen können diese Schwierigkeit nicht verhindern. Eltern und Betreuer stoßen oft auf Unverständnis und Kritik, die sie zusätzlich belasten.

– **Einzugestehen, dass Kinder mit FAS eine Hirnschädigung haben könnten, bedeutet, dass diese von ihrem Umfeld und der ganzen Gesellschaft aufgegeben werden.**
Manche glauben, dass das Zugeben einer mentalen Retardierung bei einem FAS dazu führt, jede Hilfe und Förderung für diese „hoffnungslosen" Fälle zu streichen. Erstens gibt es keine „hoffnungslosen" Fälle und Förderung und begleitende Unterstützung ist gerade bei FAS-Patienten nach Ansicht der Wissenschaft langfristig, wenn auch in Grenzen, erfolgreich.

– **Das FAS „verwächst" sich bei einem Kind mit der Zeit.**
Leider wissen wir heute, dass es sich beim FAS um eine mit großer Wahrscheinlichkeit lebenslange Erkrankung handelt. Betroffene Menschen bedürfen gerade in der Adoleszenz und im Erwachsenenalter umfangreicher weiterer Hilfen und Betreuung, dies ist gerade für Pflegeeltern wichtig, da deren Pflegschaft mit dem 18. Lebensjahr endet und deshalb weitere oder anderweitige Betreuungsmöglichkeiten geplant werden müssen.

– **Die Diagnose eines FAS bei einem Kind zu stellen bedeutet eine Belastung und Stigmatisierung.**
Die Diagnose ist der erste Schritt zu einer Therapie und zu unterstützenden Maßnahmen. Mit einer, oft erst nach langen Irrwegen erhaltenen, Diagnose sind Pflegeeltern und Betreuer „angekommen". Die Schwierigkeiten der betroffenen Kinder sind nicht durch falsche oder mangelhafte Erziehung entstanden, sondern

durch eine organische Erkrankung begründet. Ohne Diagnose gibt es nur schwer eine ausreichende therapeutische, soziale und staatliche Hilfe.

– **Die Diagnose eines FAS ist nutzlos, weil es keine „wirkliche" Therapie gibt.**
Eine Diagnose zu stellen, ist gerade bei einer nur klinisch an ihren Symptomen zu erkennenden Störung sinnvoll:

– weil eine richtige Diagnose die Suche nach der Ursache der „Andersartigkeit" des betroffenen Kindes beendet,

– weil die betreuenden Menschen nicht für die krankheitsbedingten Verhaltensstörungen verantwortlich sind,

– weil mit einer Diagnose besser adäquate Therapien eingefordert werden können.

– Trotz des Fehlens kausaler Therapien macht die Diagnose das Krankheitsbild erst sichtbar. Nur eine sichtbare Diagnose macht Lösungen möglich.

– **Menschen mit einem FASD sind verantwortungslos, weil sie unmotiviert und oft interessenlos sind.**
Das ist leider eine weitverbreitete Meinung, stimmt aber mit der Wirklichkeit der Betroffenen kaum überein, sondern ist bedingt durch die vielfältigen Einschränkungen der zugrunde liegenden Hirnfunktionsstörungen. Bei Jugendlichen und Erwachsenen mit einem pFAS/ARND, also einem nur schwer zu diagnostizierenden Syndrom, wird der Betroffene zu Unrecht wegen seines Verhaltens und seiner Fehler kritisiert, weil er mit einem gesunden Menschen verglichen wird (s. a. Streissguth [13]).

3 Der 4-Digit Diagnostic Code

3.1 Einleitung

Weder die allgemeine Beschreibung des Syndroms durch Jones und Smith oder später die Kriterien von Sokol und Clarren, noch der Majewski-Score oder die IOM-Einteilung in die unterschiedlichen Formen der FASD brachte für die betroffenen Kinder den Durchbruch einer sicheren Diagnose.

Erst mit der Entwicklung des 4-Digit Diagnostic Code im Jahr 2000 [1] durch Astley und Clarren in dem Aufsatz „Diagnosing the full spectrum of fetal alcohol exposed individuals: Introducing the 4-Digit Diagnostic Code" (Einführung des diagnostischen „4-Säulen-Codes") kam es, neben den schon erwähnten sehr ähnlichen kanadischen Leitlinien, 2005 [12] nach Ansicht des Autors zu einer deutlich größeren Diagnosesicherheit des FAS und seiner Varianten.

Bisher waren der Begriff und die Diagnose FAS in den wissenschaftlichen medizinischen Veröffentlichungen oder auch in ärztlichen Berichten benutzt worden, ohne zu dokumentieren, welche der Diagnosemethoden oder Diagnosekriterien verwendet wurden.

Detailliertere Informationen über das ganze Ausmaß dieses Syndroms und die Auswirkungen bei den betroffenen Kindern fehlten. Welches Symptom gehört zum Syndrom? Einige Kinder haben einen niedrigen, einige einen normalen IQ, einige leiden unter einer Aufmerksamkeitsstörung, andere nicht, einige haben Gedächtnisprobleme und andere Sprachdefizite.

Eine detaillierte Erfassung des gesamten Spektrums möglicher Defizite ist auch gesundheitspolitisch notwendig, um das gesamte Ausmaß dieser schweren Schädigung zu erfassen und um eine entsprechende Förderung einleiten zu können.

Die Epidemiologin Susan Astley von der Universität Washington untersuchte zusammen mit dem Dysmorphologen und Kinderarzt Sterling Clarren die spezifischen Besonderheiten des Phänotypus dieses Syndroms und stellten fest, dass nach einer intrauterinen Alkoholexposition bis auf ein „typisches Gesicht" (kraniofaziale Dysmorphie) kein Merkmal spezifisch für das Syndrom ist. Dies gilt für den Mikrozephalus, den Minderwuchs, für Entwicklungsdefizite, kognitive Störungen oder Verhaltensauffälligkeiten.

Sie führten Messungen an Gesichtern von Tausenden von Kindern mit FAS durch und reduzierten bei der Vermessung der kraniofazialen Dysmorphie die Vielzahl kleiner Gesichtsanomalien auf drei typische immer wieder auftretende Charakteristika:

1. die kurze Lidspaltenlänge,
2. das schmale Oberlippenrot und
3. das verstrichene, wenig modellierte Philtrum (d. h. der Bereich zwischen der Oberlippe und Nase).

Diese drei Gesichtsmerkmale sind die typischen Charakteristika, die das Gesicht der betroffenen Patienten mit einem voll ausgeprägten Syndrom einzigartig machen und von allen anderen dysmorphen Erkrankungen unterscheiden, so dass man bei ausgeprägten fazialen Dysmorphiezeichen in der Regel eine „prima vista"- Diagnose, d. h. eine Diagnose auf den ersten Blick, stellen kann [2].

Wachstumsstörungen, strukturelle und funktionelle ZNS-Schädigung und mütterlicher Alkoholabusus sind neben der kraniofazialen Dysmorphie weitere Bereiche, die beim FAS untersucht werden.

Daraus formulierten die Wissenschaftler die „4-Säulen-Diagnostik" (4-Digit Diagnostic Code), die die Intensität der Ausprägung in den vier diagnostischen Symptombereichen bewertet.

Die Untersuchung und Bewertung der vier genannten Teilaspekte des Syndroms ist die Grundlage des 4-Digit Diagnostic Codes und ergibt abschließend je nach Symptomausprägung die entsprechende Diagnose.

Der 4-Digit Diagnostic Code wird auch außerhalb der USA inzwischen weltweit verwendet. Seit sechs Jahren ist er in unserem Zentrum in Berlin das ausschließlich verwendete Untersuchungsinstrument zur Diagnosestellung, und auch für die 2012 erstellte deutsche S3-Leitlinie für das Fetale Alkoholsyndrom bildet er die Grundlage für die abschließende Diagnose.

Bevor die einzelnen Symptombereiche ausführlich beschrieben werden, soll zunächst auf die wichtigen Vorteile, aber auch einige Nachteile dieses diagnostischen Instruments hingewiesen werden.

Vorteile
- Es erhöht die diagnostische Genauigkeit durch objektive, quantitative Messungen, einschließlich eventuell einzusetzender Bildanalysen, denen validierte Normwerte zugrunde gelegt sind.
- Es dokumentiert die pränatale Alkoholexposition, ohne seine ursächliche Rolle zu beurteilen.
- Es dokumentiert über die fetale Alkoholexposition hinaus alle prä- und postnatalen Einflussfaktoren und Ereignisse, die einen möglichen Einfluss auf das „outcome" haben, können (wie z. B. Erkrankungen der Mutter oder Geburtskomplikationen).
- Mit ihm kann das volle Spektrum der FASD bei Patienten jeden Alters diagnostiziert werden.
- Obwohl auf den ersten Blick komplex und schwierig, ist das diagnostische Vorgehen durch die Standardisierung und die strukturierte Vorgehensweise doch relativ leicht von Ärzten und Psychologen zu erlernen.

Nachteile
- Es handelt sich bei dem 4-Digit Diagnostic Code um ein aufwendiges diagnostisches Verfahren.
- Es bedarf eines multiprofessionellen Teams.

- Obwohl das Vorgehen standardisiert ist, braucht der Untersuchende sehr viel Erfahrung.
- Die Diagnose ist oft, auch wenn sie mithilfe des 4-Digit Diagnostic Codes gestellt wurde, ohne eine typische faziale Dysmorphie nur sehr schwer zu vermitteln.
- Das Untersuchungsinstrument beschränkt sich bis heute nur auf das Altersspektrum von 0–18 Jahren.

Bewertung der Symptome

Die einzelnen Teilsymptome der vier Bereiche, die beim FAS untersucht werden, werden nach dem Grad der Ausprägung in Vier-Punkte-Kategorien eingeteilt, wobei

Code-Wert von 1 Punkt
- keine Auffälligkeiten oder Störung, z. B. keine Wachstumsstörung oder kein Alkoholkonsum in der Schwangerschaft.

Code-Wert von 2 Punkten
- Auffälligkeit oder Störung ist erkennbar, aber nur leicht ausgeprägt oder „möglicherweise" vorhanden.

Beim Alkoholkonsum gibt es eine Sonderreglung: 2 Punkte bedeuten, dass es zum Alkoholkonsum in der Schwangerschaft keine Angaben gibt oder er aus unterschiedlichen Gründen nicht sicher eingeschätzt werden kann, weil er z. B. von der Mutter abgestritten wird.

Code-Wert von 3 Punkten
- Auffälligkeit oder Störung ist „wahrscheinlich" vorhanden, bzw. deutlich erkennbar,
- für den Alkoholkonsum in der Schwangerschaft bedeutet es, dass der begründete Verdacht besteht, dass ein Konsum stattgefunden hat.

Code-Wert von 4 Punkten
- Auffälligkeit oder Störung ist eindeutig und in vollem Ausmaß vorhanden,
- der Alkoholkonsum wird als hohes Risiko eingestuft, d. h. er ist gesichert und hat in einem definierten hohen Ausmaß stattgefunden.

Daraus ergibt sich für die vier diagnostischen Bereiche die in Tabelle 3.1 dargestellte Beurteilungsmöglichkeit.

Tab. 3.1. Bewertung der Symptombereiche des 4-Digit Diagnostic Codes (modifiziert nach [2]).

Wachstumsstörungen	(keine 1; mild 2; moderat 3; signifikant 4)
Faziale Dysmorphie	(keine 1; mild 2; moderat 3; schwer 4)
ZNS-Schädigung	(keine 1; mild 2; wahrscheinlich 3; definitiv 4)
Pränataler Alkoholkonsum	(keiner 1; unbekannt 2; wahrscheinlich 3; hohes Risiko 4)

3.2 Die Wachstumsstörung

Kinder, deren Mütter Alkohol in der Schwangerschaft konsumiert haben, sind häufig untergewichtig oder zu klein; oft auch beides. Viele kommen bereits als untergewichtige und zu kleine Neugeborene (*small-for-date babies*) oder als Frühgeborene zur Welt und bleiben oft auch über Jahre klein und dystroph. Bei dem Vorliegen einer Wachstumsstörung müssen jedoch auch genetische Faktoren (z. B. elterliche Größe), Erkrankungen der Mutter in der Schwangerschaft und postnatale Erkrankungen des Kindes, die Einfluss auf das Größenwachstum und die Gewichtsentwicklung nehmen können, in Betracht gezogen werden. So kann z. B. ein scheinbar normalgewichtiges Neugeborenes einer alkoholabhängigen Diabetikerin durch die intrauterine Alkoholexposition sehr wohl dystroph sein, da Kinder einer Mutter mit Diabetes in der Regel ein deutlich höheres Geburtsgewicht aufweisen.

Entsprechend dem 4-Digit Diagnostic Code ergibt sich für *Länge* und *Gewicht* folgende Beurteilung (siehe auch Tabellen 3.2–3.4).

Um **4 Punkte** zu erreichen, müssen mindestens einmal im Leben des betroffenen Kindes die Werte für Länge und Gewicht zum gleichen Zeitpunkt auf der 3. Perzentile oder darunter liegen.

Bei einem Wert für Gewicht auf der 3. Perzentile und für Länge zwischen 3. und 10. Perzentile (oder umgekehrt), oder einem Wert über der 10. Perzentile und einem auf der 3. Perzentile oder darunter, entspricht das einem Code-Wert von **3 Punkten**.

Liegen beide Werten zwischen der 3.-10. Perzentile oder ein Wert über der 10. Perzentile und einer zwischen der 3.-10. Perzentile ergibt sich ein Code-Wert von **2 Punkten**.

Liegen die Werte für Größe und Gewicht beide über der 10. Perzentile liegt keine Wachstumsstörung vor und es wird ein Code-Wert von **1 Punkt** vergeben.

Beispiel: Ein Kind ist mit einem Jahr etwas klein (3.–10. Perzentile) und sehr untergewichtig. (< 3. Perzentile). Dafür erhält es einen ABC-Score von B für die Länge und den Wert C für das Gewicht.

Der ABC-Score wird jetzt umgewandelt in den Code-Wert des 4-Digit Diagnostic Code, hier sind verschiedene Kombinationen von Gewicht und Länge dem diagnostischen Schweregrad zugeordnet.

Tab. 3.2. ABC-Score Einteilung für Wachstum.

Perzentile	Länge	Gewicht
≤ 3.	C	C
3. – 10.	**B**	B
> 10.	A	A

In unserem Beispiel (vgl. Abbildung 3.2) erhält das Kind mit dem diagnostischen Score-Wert von **BC** für die Kategorie Wachstumsstörungen den diagnostischen Beurteilungswert von 3 Punkten, d. h. es besteht eine mäßig ausgeprägte Wachstumsstörung.

Tab. 3.3. Umwandlung des ABC-Scores in einen 4-Digit Diagnostic Code für das Wachstum (modifiziert nach [2]).

4-Digit-Diagnostic Code	Ausprägungsgrad der Wachstumsstörung	Kombinationsmöglichkeiten von Länge und Gewicht
4	schwerwiegend	CC
3	mäßig	CB, **BC**, CA, AC
2	leicht	BA, BB, AB
1	nicht vorhanden	AA

Die Ergebnisse werden für die vier untersuchten Bereiche (Wachstumsstörung, faziale Dysmorphie, ZNS-Schädigung und pränataler Alkoholkonsum) in einer Gesamt-Code-Dokumentation zusammengefasst.

Tab. 3.4. Beispiel für die Dokumentation der Wachstumsstörung: 3 Punkte (modifiziert nach [2]).

I – Wachstumsstörungen	II – Faziale Dysmorphie	III – ZNS-Schädigung		IV – Pränataler Alkoholkonsum
schwerwiegend	schwerwiegend	sicher	(4)	(4) hohes Risiko
mäßig	mittelschwer	wahrscheinlich	(3)	(3) mittleres Risiko
leicht	leicht	möglich	(2)	(2) unbekanntes Risiko
nicht vorhanden	nicht vorhanden	nicht wahrscheinlich	(1)	(1) kein Risiko

I   II   III   IV

Anmerkungen zu den Wachstumsstörungen

Der prä- und postnatale Wachstumsmangel ist definiert als Gewicht und Länge unter der 3. Perzentile. Einige variable Faktoren müssen dabei berücksichtigt werden:
– Mögliche Schwangerschaftskomplikationen, die genetische Disposition (Körperlänge der Eltern), der postnatale kindliche Ernährungszustand, Erkrankungen des Kindes.
– Ergänzend zum 4-Digit Diagnostic Code findet sich in den kanadischen Leitlinien der Hinweis, dass die Kinder bei fehlender Alkoholexposition im 3. Trimenon normale Wachstumsdaten aufweisen können und trotzdem ein Risiko für kognitive Einschränkungen, Verhaltensauffälligkeiten und Entwicklungsstörungen besteht.

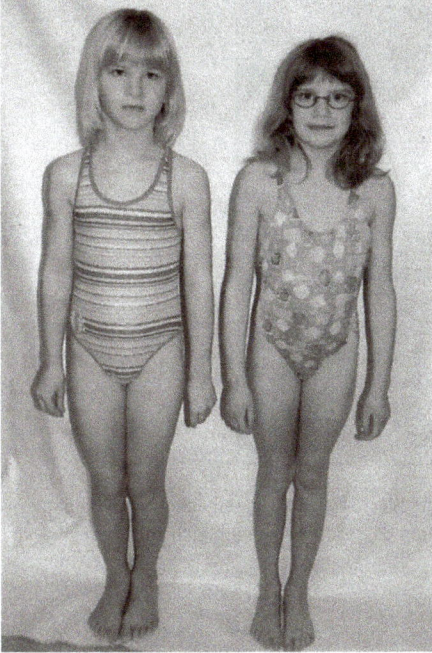

Abb. 3.1. A. (rechts) ist 11 Jahre, das gesunde Mädchen dagegen 7 Jahre.

- Eine teratogen bedingte Wachstumsstörung ist linear, d. h. sie verläuft parallel zu den normalen Entwicklungskurven, nur auf einem niedrigeren Niveau. Sie unterliegt in der Regel keinen ernährungs- oder krankheitsbedingten Schwankungen, d. h die betroffenen Kinder sind bei der Geburt, bezogen auf das Gestationsalter, zu klein und untergewichtig (*small for date*) und werden dies oft, bezogen auf das Gewicht, die Länge und u. U. auch auf den Kopfumfang, ihr Leben lang bleiben.
- Eines der wichtigen Charakteristika der Wachstumsretardierung beim FAS ist das Fehlen eines Aufholwachstums in späteren Jahren [3]. Die Wachstumsstörungen beim FAS sind nach den Untersuchungen von Castells et al. (1981, [4]) nicht Folge eines Wachstumshormonmangels, sondern eher eine Folge der fehlenden peripheren Ansprechbarkeit auf die Hormone.
- Die Wachstumsstörungen müssen aber nicht über die Jahre fortbestehen; besonders bei postpubertären Mädchen kommt es oft zu einer deutlichen Gewichtszunahme und später bei erwachsenen Frauen häufiger zur Übergewichtigkeit oder Adipositas.
- Bei einer erstmaligen Diagnosestellung im Erwachsenenalter fehlen oft Daten zur körperlichen Entwicklung aus der Kindheit.
- Außerdem gibt es im 4-Digit Diagnostic Code keine standardisierten Normen für Länge und Gewicht für Erwachsene.

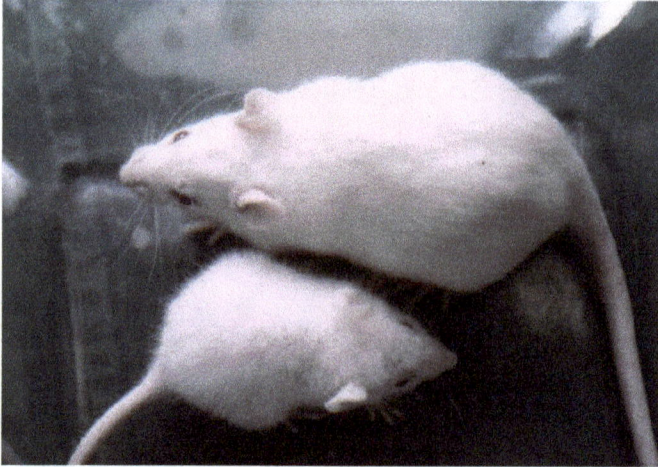

Abb. 3.2. Beispiel für tierexperimentell nachgewiesene Wachstumsstörungen anhand einer ausgewachsenen intrauterin alkoholexponierten 21 Tage alten Wistar-Ratte im Vergleich zu einem Kontrolltier (eigene Untersuchung, 1994).

3.3 Faziale Dysmorphie

Smith, der 1973 den Begriff FAS geprägt hatte, identifizierte 1981 die drei fazialen dysmorphen Auffälligkeiten als diagnostische Schlüsselkriterien für das Syndrom [5]. Durch einige große analytische Studien bestätigten Astley und Clarren 2010 die Sensitivität und Spezifität dieser Kriterien [6]. Außerdem fand sich in empirischen Studien, z. B. von Roussotte et al. 2012 [7], eine bemerkenswerte Korrelation zwischen den beschriebenen fazialen Dysmorphiezeichen und einer zugrunde liegenden Hirnschädigung bzw. Hirndysfunktion: Die Prävalenz einer zugrunde liegenden Hirnschädigung stieg dabei linear mit der Ausprägung der Dysmorphie von Rang 1 bis 4 an.

Die drei für die kraniofaziale Dysmorphie des FAS entscheidenden Kriterien (Abbildung 3.3)

1. Kurze Lidspaltenlänge (≤ 3. Perzentile);
2. Verstrichenes (*smooth*) Philtrum
   Rang 4 oder 5 auf der Likert-Skala;
3. Dünnes Oberlippenrot
   Rang 4 oder 5 auf der „Likert-Skala".

Man kann die *fazialen Auffälligkeiten* im Gesicht der betroffenen Kinder entweder direkt oder mithilfe einer computergestützten digitalen Bildanalyse beurteilen [8]. Wir messen mit der direkten Messmethode, wobei das Bandmaß möglichst nah an das

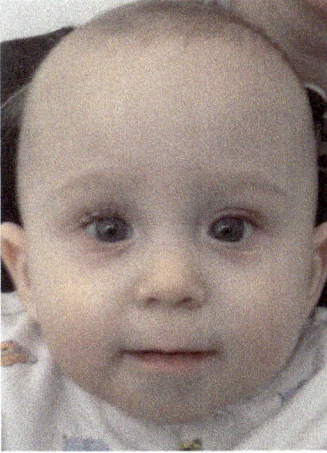

Abb. 3.3. Gesichtsmerkmale bei einem FAS (kraniofaziale Dysmorphie).

Auge gehalten wird, ohne dass dabei das kindliche Auge oder die Wimpern berührt werden. Gemessen wird vom inneren Augenwinkel (Endocanthion) zum äußeren Augenwinkel (Exocanthion; siehe Abbildung 3.4).

Die Lidspaltenlänge wird mit den standardisierten männlichen und weiblichen Perzentilenkurven von Hall et al. 1989 [9] für die kaukasische (also weiße, nordamerikanische oder europäische) Bevölkerung verglichen. Seit 2010 werden für Jungen und Mädchen zwischen dem 6. und 18. Lebensjahr die neuen etwas strengeren Lidspaltenlängen-Perzentilen von Sterling K. Clarren (University of Columbia) benutzt (Abbildung 3.5) [10].

Die Messung der beiden anderen entscheidenden Kriterien, der schmalen Oberlippe und des wenig modellierten Philtrums (*smoothness*), erfolgt mithilfe der fünf Punkte umfassenden fotografischen Darstellung des entsprechenden Gesichtsbereiches anhand eines Lippen-Philtrum-Wegweisers, der Likert-Skala. Beide Kriterien werden dabei unabhängig voneinander beurteilt (Abbildung 3.7 a, b).

Die Lippen müssen bei der Messung leicht geschlossen sein, das Kind darf vor allem nicht lächeln oder lachen und das Auge des messenden Betrachters muss in etwa eine Linie mit dem äußeren Gehörgang und dem unteren Orbitarand des Patienten bilden.

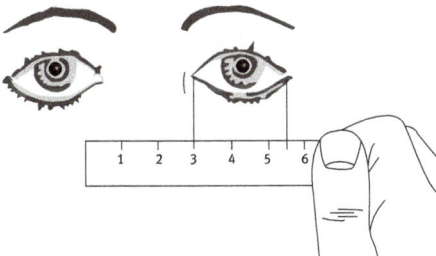

Abb. 3.4. Messung der Lidspaltenlänge: Gemessen wird vom inneren Augenwinkel (Endocanthion) zum äußeren Augenwinkel (Exocanthion) [2].

Perzentilenkurven für Lidspaltenlängen (Mädchen)

Perzentilenkurven für Lidspaltenlängen (Jungen)

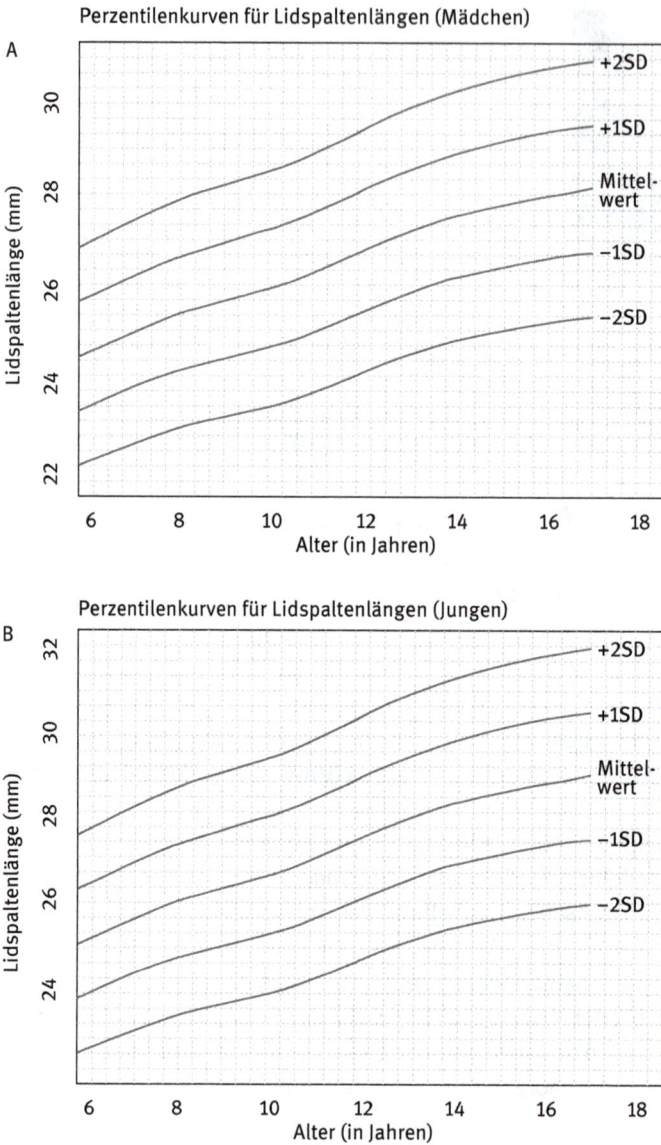

Abb. 3.5. Ergänzend zu den Perzentilen der Lidspaltenlängen aus dem 4-Digit Diagnostic Code gibt es neuere Perzentilen von Hall et al. A) Perzentilenkurven der Lidspaltenlänge für Mädchen von 6 bis 18 Jahren, B) Perzentilenkurven der Lidspaltenlänge für Jungen von 6 bis 18 Jahren [10].

Entsprechend dem 4-Digit Diagnostic Code ergibt sich für die Beurteilung der kraniofazialen Dysmorphie folgende Beurteilung.

Zunächst wird wie bei Länge und Gewicht ein ABC-Score-Wert ermittelt, der anschließend in einen Code-Wert umgewandelt wird. Alle drei Merkmale sollten zum gleichen Zeitpunkt gemessen werden.

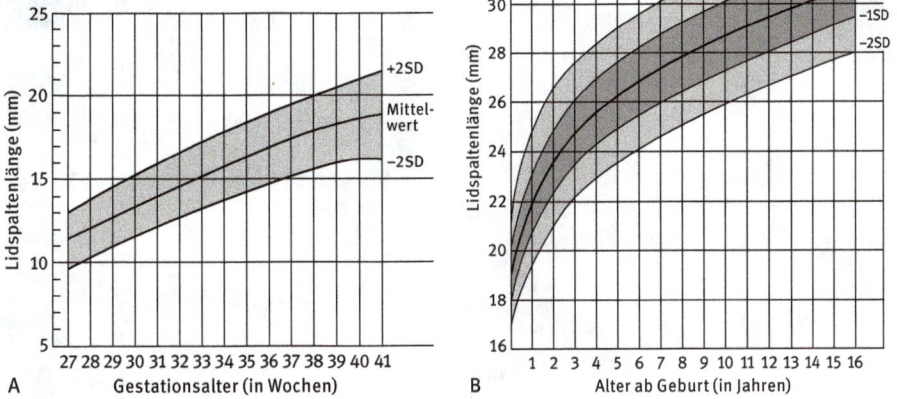

Abb. 3.6. A) Perzentilenkurven der fetalen Lidspaltenlänge von der 27. Schwangerschaftswoche bis zur Geburt, B) Perzentilenkurven der Lidspaltenlänge für Mädchen und Jungen von der Geburt bis zum Alter von 16 Jahren; modifiziert nach [9].

Bei einer Lidspaltenlänge, die kürzer ist als 2 Standardabweichungen (SD) von der Norm, ergibt sich ein Score-Wert C. Bei einer Länge zwischen 2 und 1 SD ist der Score-Wert B und eine Lidspaltenlänge, die weniger als 1 SD von der Norm abweicht, ergibt ein Score-Wert A.

Die beiden anderen Merkmale, das Oberlippenrot und das Philtrum, werden mithilfe der fünf Punkte umfassenden Likert-Scala (s. o.) jeweils einzeln beurteilt.

Das Oberlippenrot, das auf dem für diese Fragestellung entwickelten Lip-Philtrum Guide der Bild-Nummer 5 oder 4 am nächsten kommt, erhält den Score-Wert C, das Oberlippenrot, das am ehesten dem Bild 3 entspricht, erhält den Score-Wert B und Bild 1 und 2 der Likert-Scala ergeben den Score-Wert A, d. h. das Oberlippenrot wird als unauffällig eingestuft.

Das Philtrum wird ebenfalls mithilfe der Likert-Scala beurteilt. Entspricht es am ehesten den Bild-Nummern 5 oder 4, so ergibt sich auch hier der Score-Wert C. Das

Tab. 3.5. Beispiel für die Beurteilung der drei wichtigen Gesichtsmerkmale: die Lidspaltenlänge, das Oberlippenrot und das Philtrum (modifiziert nach [2]).

5-Punkte Likert-Skala Gesicht und Philtrum	Z-Score für die Lidspaltenlänge	ABC-Score für		
		Lidspaltenlänge	Philtrum	Oberlippe
4 oder 5	$\leqslant -2$ SD	C	C	C
3	> -2 SD und $\leqslant -1$ SD	B	B	**B**
1 oder 2	> -1 SD	A	A	A

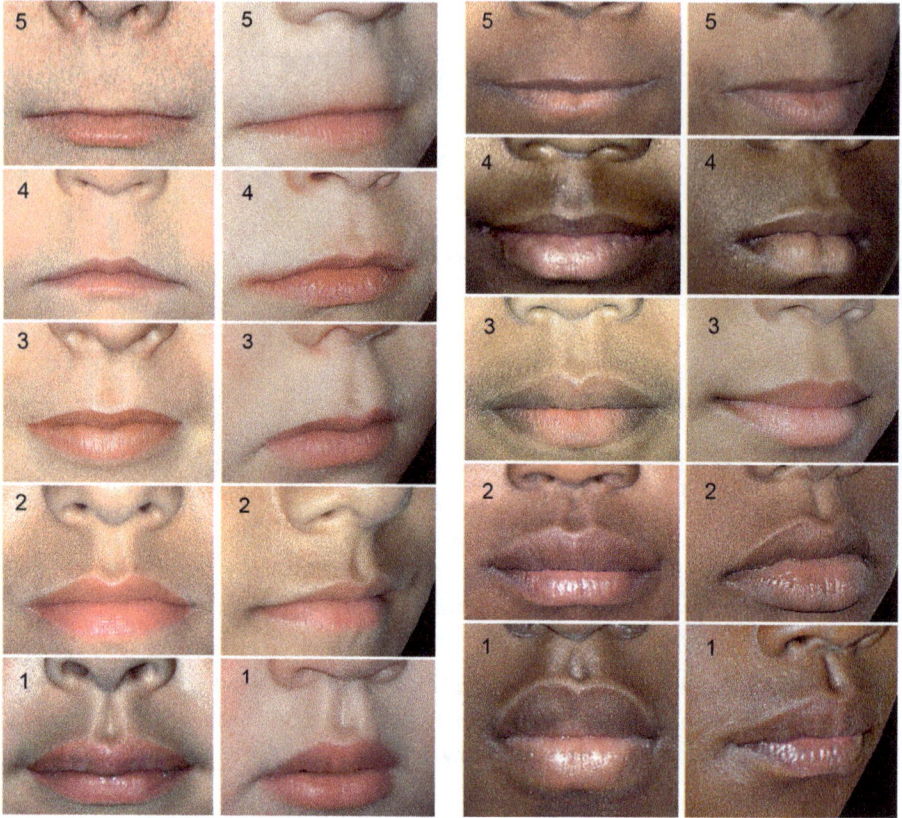

Abb. 3.7. Likert-Skala (Lippen-Philtrum-Wegweiser); links: kaukasische, rechts: afrikanische Ethnizität (© 2013 Susan Astley PhD, University of Washington).

Philtrum, das mehr zu Bild 3 passt, ergibt einen Score-Wert von B, und bei einem normal modellierten Philtrum analog Bild 1 und 2 ergibt sich der Score-Wert von A.

Im Beispiel von Tabelle 3.5 sind die Lidspalten kleiner als 2 SD unterhalb der Norm, das entspricht einem Score-Wert von C, das Philtrum ist wenig modelliert und entspricht

Tab. 3.6. ABC Score-Einteilung für die Faziale Dysmorphie (modifiziert nach [2]).

4-Digit-Diagnostic Rang	Ausprägungsgrad der fazialen Dysmorphiezeichen	Kombinationsmöglichkeiten Lidspaltenlänge – Philtrum – Oberlippe
4	schwerwiegend	CCC
3	*mittelschwer*	**CCB**, CBC, BCC
2	leicht	CCA, CAC, CBB, CAB, CBA, BCB, BCA, BBC, BAC ACC, ACB, ACA, ABC, AAC
1	nicht vorhanden	BBB, BBA, BAB, BAA, ABB, ABA, AAB, AAA

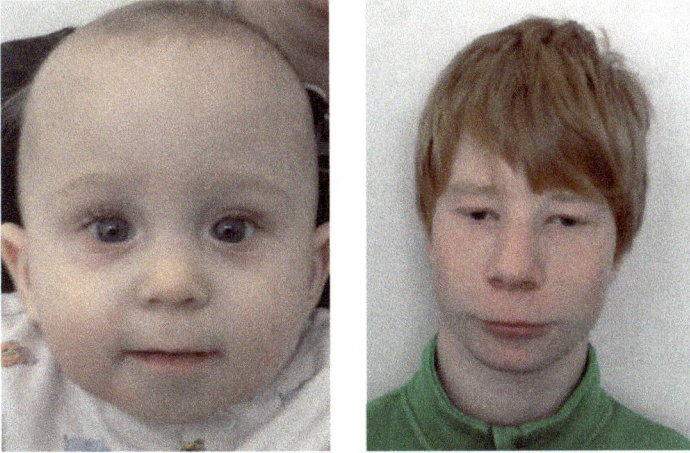

Abb. 3.8. Ausgeprägte Dysmorphiezeichen. links: 9 Monate altes Mädchen, rechts: 16 Jahre alter Junge.

dem Bild 4 oder 5 auf der Likert-Skala, das bedeutet einen Score-Wert von C. Das Oberlippenrot entspricht dem Bild 3 der Likert-Skala und ergibt einen Score-Wert von B.

In einem letzten Schritt werden die erreichten ABC-Score-Werte dem jeweiligen Code-Wert zugeordnet.

In dem oben gezeigten Beispiel erhält das untersuchte Kind mit einem Score von **CCB** den Code-Wert 3 (fett gedruckt; vgl. Tabelle 3.6), dies entspricht einer mittelschweren Ausprägung der Dysmorphiezeichen.

Ein Score-Wert von CCC (Code-Wert 4) entspricht der vollen Ausprägung einer Kraniofazialen Dysmorphie (Abbildung 3.8).

Tab. 3.7. Beispiel für die Dokumentation des 4-Digit Diagnostic Code für die fazialen Dysmorphiezeichen 3 Punkte (modifiziert nach [2]).

I – Wachstumsstörungen	II – Faziale Dysmorphie	III – ZNS-Schädigung			IV – Pränataler Alkoholkonsum
schwerwiegend	schwerwiegend	sicher	(4)		(4) hohes Risiko
mäßig	mittelschwer	wahrscheinlich	(3)	× ×	(3) mittleres Risiko
leicht	leicht	möglich	(2)		(2) unbekanntes Risiko
nicht vorhanden	nicht vorhanden	nicht wahrscheinlich	(1)		(1) kein Risiko
				I II III IV	

Anmerkungen zur Beurteilung der kraniofazialen Dysmorphie

–   Schon mehrfach wurde erwähnt, dass der 4-Digit Diagnostic Code versucht, die Diagnose des Syndroms standardisiert durchzuführen. Die einzelnen Veränderungen wie Minderwuchs, Untergewicht, zu kleiner Kopf, kognitive/emotionale und Verhaltensstörungen sowie Entwicklungsverzögerungen sind typische neuropsychiatrische Auffälligkeiten des FAS, sind aber einzeln betrachtet unspezifisch und können nur im Zusammenhang als Teil des Syndroms gewertet werden.
–   Das Gesicht mit den kraniofazialen Dysmorphiezeichen stellt nach Ansicht der Autoren den einzigen spezifischen Teilaspekt des Syndroms dar.
–   Beim 4-Digit Diganostic Code unterscheidet sich das FAS und das pFAS nur durch die Auffälligkeit des Gesichtes. Erreicht man bei der Beurteilung der Dysmorphiezeichen nur einen Code-Wert von 3, so ergibt sich als abschließende Diagnose immer die eines pFAS – unabhängig davon, wie schwer die klinischen Symptome der anderen Kategorien ausgeprägt sind. Ein Gesamt-Code von (4444) ergibt die Diagnose das klassischen FAS; bei einem Gesamt-Code von (4344) die Diagnose eines pFAS.
–   Da es sich bei den untersuchten Patienten in der Regel viel häufiger um Patienten mit weniger typischen Gesichtsdysmorphien handelt, ist sehr wichtig, darauf hinzuweisen, dass es sich beim pFAS nicht etwa um ein weniger schweres Syndrom handelt, sondern dass lediglich die Gesichtsdysmorphien weniger typisch ausgeprägt sind und der Schweregrad der Gesamtschädigung davon nicht berührt sein muss, auch wenn es Untersuchungen gibt, die auf die Korrelation der Schwere der neuropsychiatrischen Auffälligkeiten mit der Ausprägung der Mittelgesichtsanomalien hinweisen.
–   Auch bei langer Erfahrung mit dem 4-Digit Diagnostic Code ist die Beurteilung der Gesichtsdysmorphie der schwierigste Teil der Diagnose und erfordert viel Erfahrung.
–   Untersuchungen von Patienten im Erwachsenenalter sind besonders schwierig, da der 4-Digit Diagnostic Code für Kinder und Jugendliche konzipiert worden ist und bekannt ist, dass sich die Gesichtsdysmorphie in der Regel zurückbildet und ein Gesicht mit zunehmenden Alter auch intensiv vom Leben selbst geformt und geprägt wird. Häufig muss man den Umweg über die Bewertung der Dysmorphiezeichen anhand von Fotografien aus der Kindheit machen.

3.4 Schädigung des zentralen Nervensystems

Alkohol ist eine teratogene Substanz, die das sich entwickelnde Gehirn auf bleibende Art schädigt, sei es auf neuroanatomischer Ebene, in Form struktureller Fehlbildungen oder auf neurobiochemischer Ebene, wodurch es zu Hirnfunktionsstörungen mit sehr unterschiedlich ausgeprägten Folgen kommt.

Nicht alle strukturellen oder neurobiologischen Veränderungen im Gehirn müssen zu messbaren Dysfunktionen führen und nicht alle funktionellen Störungen sind durch eine zugrunde liegende Hirnschädigung erklärbar.

Es gibt natürlich auch postnatale Umweltfaktoren, die die Entwicklung und das Verhalten von Kindern auch ohne eine pränatale Alkoholschädigung in unterschiedlichem Ausmaß negativ beeinflussen und im ungünstigen Fall zu bleibenden Hirnfunktionsstörungen führen können.

Die Kriterien des 4-Digit Diagnostic Code für die ZNS-Schädigung und die von den Autoren gewählten Code-Werte 1–4 beschreiben die zunehmende und ansteigende Wahrscheinlichkeit, dass eine funktionelle oder strukturelle Schädigung vorliegt.

Schon das Institute of Medicine (Stratton, 1996) charakterisierte das FAS als ein Syndrom mit Verhaltensstörungen und kognitiven Einschränkungen, die durch eine organische Hirnschädigung hervorgerufen werden, nicht durch genetische oder durch Umwelteinflüsse erklärt werden können und bei denen, durch die üblichen, bekannten Interventionstechniken, kaum eine Verbesserung der Symptome erzielt werden kann [11].

Neben der Messung des Kopfumfangs zur Bestimmung eines möglichen Mikrozephalus und der Bewertung der früheren Messdaten des Kopfumfangs werden die nachfolgend aufgelisteten Funktionsbereiche mit standardisierten Test- und Untersuchungsverfahren (s. Kapitel 4) dem jeweiligen Alter angepasst, untersucht und die Ergebnisse in die Gesamtbewertung der ZNS-Schädigung einbezogen:

1. Intelligenz,
2. Schulleistung,
3. anpassungsfähiges Verhalten/soziale Fähigkeiten,
4. exekutive Funktionen,
5. motorische und sensorische Integration,
6. Sprachentwicklung und soziale Kommunikation,
7. psychische Gesundheit,
8. Verhalten/Aufmerksamkeit.

Entsprechend dem 4-Digit Diagnostic Code ergibt sich für die Beurteilung der ZNS-Schädigung eine Wertung wie in Tabelle 3.8 dargestellt.

Code-Wert von 4 Punkten

Dieser Code-Wert bedeutet, dass eine ZNS-Schädigung in Form einer strukturellen Veränderung und/oder neurologischen Störung vorliegt.

Als Kriterien hierfür gelten:

– Ein zu kleinen Kopf (Mikrozephalus) definiert als ein Kopfumfang auf oder unterhalb der 3. Perzentile;

Tab. 3.8. Kriterien für die Vergabe der ZNS-Rangwerte nach dem 4-Digit Diagnostic Code (modifiziert nach [2]).

4-Digit-Diagnostic-Code (Code-Wert)	Wahrscheinlichkeit einer ZNS-Schädigung	Bestätigende Befunde
4	sicher	Mikrozephalus (< 3. Perzentile), pathologische MRT-Befunde, pränatale neurologische Defekte
3	wahrscheinlich	Beeinträchtigung in mehr als 3 Funktionsbereichen (wie z .B. Exekutive Funktionen, Sprache, Intelligenz, Konzentration)
2	möglich	Zeichen von Funktionsstörungen oder Entwicklungsverzögerungen, die nicht die Kriterien für die Vergabe von 3 Code-Punkten erreichen
1	unwahrscheinlich	keine Hinweise auf Funktionsstörungen, die auf eine ZNS-Schädigung hinweisen

und/oder
- Signifikante strukturelle Abweichungen der Hirnstruktur, nachgewiesen durch Bildgebung wie MRT (z. B. Corpus-callosum-Agenesie);

und/oder
- Nachweis eindeutiger pränatal entstandener neurologischer Störungen, z. B. einer Epilepsie.

Code-Wert von 3 Punkten

Dieser Code-Wert bedeutet, dass eine funktionelle Hirnschädigung vorliegt. Diese ist nach dem 4-Digit Diagnostic Code definiert als eine signifikante Hirnfunktionsstörungen in drei oder mehr Funktionsbereichen wie z. B.: Intelligenz, Gedächtnis, Aufmerksamkeit, Entwicklungsstörungen der Motorik, der Sprache oder des Sozialverhaltens.

Damit Auffälligkeiten in den Funktionsbereichen als funktionelle ZNS-Störung eingestuft werden können, müssen standardisierte psychometrische und neuropsychologische Tests durchgeführt werden und die Ergebnisse um zwei oder mehr Standardabweichungen unter der vergleichbaren Altersnorm liegen.

Eine globale Retardierung, bei der per Definition mehrere Funktionsbereiche betroffen sind, kann mit dem Rang 3 bewertet werden.

Code-Wert von 2 Punkten

Dieser Code-Wert bedeutet, dass eine funktionelle ZNS-Schädigung in weniger als 3 Bereichen vorliegt oder die Funktionseinschränkungen, unabhängig davon wie viele Bereiche betroffen sind, nicht die für den Code-Wert 3 geforderte Abweichung von 2 Standardwerten unterhalb der Norm erfüllen.

Code-Wert von 1 Punkt

Dieser Code-Wert spricht für das Fehlen einer erkennbaren ZNS-Schädigung. Es findet sich weder der Hinweis auf eine strukturelle Schädigung noch auf eine Funktionseinschränkung in den einzelnen untersuchten Bereichen.

Im Beispiel (Tabelle 3.9) liegt für den Bereich ZNS-Schädigung neben den ausgeprägten Verhaltensstörungen und der Intelligenzminderung, ein Mikrozephalus vor und der Patient erhält damit einen Code-Wert von 4 Punkten.

Tab. 3.9. Beispiel für die Dokumentation des 4-Digit Diagnostic Code für die ZNS-Schädigung, 4 Punkte (modifiziert nach [2]).

I – Wachstums-störungen	II – Faziale Dysmorphie	III – ZNS-Schädigung		I	II	III	IV		IV – Pränataler Alkoholkonsum
schwerwiegend	schwerwiegend	sicher	(4)			×			(4) hohes Risiko
mäßig	mittelschwer	wahrscheinlich	(3)	×	×				(3) mittleres Risiko
leicht	leicht	möglich	(2)						(2) unbekanntes Risiko
nicht vorhanden	nicht vorhanden	nicht wahrscheinlich	(1)						(1) kein Risiko
				I	II	III	IV		

Anmerkungen zur Beurteilung der ZNS–Störungen

– In der Literatur finden sich eindeutige Hinweise auf den Zusammenhang zwischen einem zu kleinen Kopf (Mikrozephalus) und später festgestellter mentaler Retardierung [12, 13].

– Dieser Zusammenhang zwischen alkoholinduzierter Mikrozephalie und mentaler Entwicklungsstörung konnte auch klinisch nachgewiesen werden [13].

– Signifikante strukturelle Abweichungen der Hirnstruktur (z. B. Hydrozephalus, Veränderung verschiedener Hirnregionen wie Frontalhirn, Corpus callosum) in Form und Größe können Folge einer intrauterinen Alkoholexposition sein, kommen aber auch ohne diese vor und werden aufgrund des zunehmenden Einsatzes von MRT-Untersuchungen häufiger auch als Zufallsbefund festgestellt.

– Der Einsatz bildgebender Verfahren ist in der Regel nicht sinnvoll, da zum einen bei kleinen Kindern sedierende Maßnahmen oder sogar eine Narkose notwendig sind und die Beurteilung von MRT-Bildern in Bezug auf FAS-spezifische Auffälligkeiten nur wenigen Experten möglich ist.

– Die Feststellung eines Mikrozephalus durch die Messung des Kopfumfangs ist dagegen eine klinisch überaus einfache und sehr aussagekräftige Untersuchung.

– In der Regel liegen bei einem Code-Wert von 4 Punkten neben dem Mikrozephalus auch noch funktionelle Beeinträchtigungen vor, die aber nicht extra als eigene Kriterien für die Vergabe für den ZNS-Rangwert erwähnt werden.

Kontrolltier   Alkoholtier

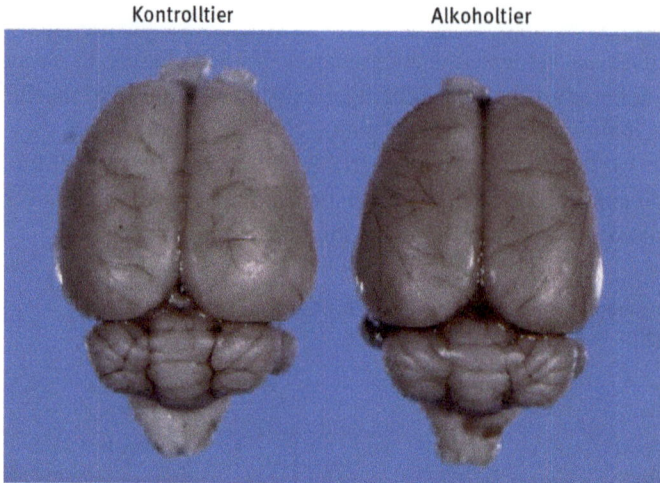

Abb. 3.9. Tierexperimentell nachgewiesene Volumenreduktion des Gehirns anhand einer intrauterin alkoholexponierten Wistar-Ratte im Vergleich zu einem gleichgewichtigen Kontrolltier (eigene Untersuchung).

3.5 Alkoholexposition in der Schwangerschaft

Zuverlässige Informationen über den mütterlichen Alkoholkonsum während der Schwangerschaft zu erhalten ist ein wichtiger Schlüssel für die genaue und eindeutige Diagnosestellung.

Sie müssen aus einer verlässlichen Quelle stammen, z. B. aus verlässlicher Beobachtung, medizinischen Berichten oder Arztbriefen mit dem Hinweis auf einen stationären oder ambulanten Alkoholentzug während der Schwangerschaft oder direkt nach der Geburt des Kindes oder eine Behandlung alkoholbedingter organischer Erkrankungen – am wünschenswertesten jedoch durch die eigenen Angaben der leiblichen Mutter selbst.

Die Anzahl und Art der alkoholischen Getränke, das Trinkmuster, der Zeitpunkt und die Häufigkeit des Trinkens müssen, wenn diese Informationen zur Verfügung stehen, dokumentiert werden.

Informationen allein „vom Hörensagen" oder abgeleitet vom Lebensstil der betroffenen Frau reichen als Beleg für einen Alkoholkonsum in der Schwangerschaft nicht aus.

Es ist wichtig, über die Alkoholanamnese hinaus alle bekannten in der Schwangerschaft auftretende Erkrankungen, signifikante psychosoziale Belastungsfaktoren, vor allem auch andere in der Schwangerschaft konsumierte Substanzen, wie Nikotin und illegale Drogen, zu erheben und zu dokumentieren, da sie ebenfalls die fetale Entwicklung beeinflussen können und zur differenzialdiagnostischen Abklärung oder als zusätzliche belastende Faktoren mit einbezogen werden müssen.

Tab. 3.10. Beurteilung der Alkoholexposition (modifiziert nach [2]).

4-Digit-Diagnostic-Code (Code-Wert)	Prenataler Alkoholkonsum	Beschreibung des Alkoholkonsums in der Schwangerschaft
4	hohes Risiko	Alkoholkonsum in der Schwangerschaft ist gesichert und die Trinkmenge entspricht dem in der Literatur angegebenen hohen Risiko für den Fetus, d.h. hohe Blutalkoholkonzentration mindestens 1x/Woche in der Frühschwangerschaft.
3	mittleres Risiko	Alkoholkonsum in der Schwangerschaft ist bestätigt und Konsummenge ist geringer als bei Rang 4 oder unbekannt
2	unbekanntes Risiko	Alkoholkonsum in der Schwangerschaft ist unbekannt
1	kein Risiko	Alkoholabstinenz in der Schwangerschaft ist gesichert von der Konzeption bis zur Geburt

Im 4-Digit Diagnostic Code gibt es für den Bereich Alkohol in der Schwangerschaft zwei grundsätzliche Probleme:

1. Im klinischen Alltag kann die Information über den Alkoholkonsum nicht verfügbar oder unklar sein.
2. Es gibt bisher keinen kritischen Schwellenwert, d. h., es gibt keine Sicherheit darüber, welche Alkoholmenge toxisch für den Fetus ist.

Was also bedeutet signifikante Alkoholexposition?

1. Institute of Medicine (IOM), 1996
   Ein Muster von exzessivem Alkoholkonsum charakterisiert durch ein konstantes regelmäßiges Trinken von Alkohol oder durch schweres episodisches Trinken [11].
2. National Institute on Alcohol, Alcoholism, and Alcohol Abuse (NIAAA), 2005
   Ein schwerwiegender Alkoholkonsum („heavy alcohol use") liegt vor, wenn fünf oder mehr alkoholische Getränke zu einem Anlass mindestens einmal pro Woche konsumiert werden [14].

Entsprechend dem 4-Digit Diagnostic Code ergibt sich für die Beurteilung der Schädigung durch Alkoholexposition die wie in Tabelle 3.10 angegebene Beurteilung.

Im 4-Digit Diagnostic Code werden folgende Beispiele für die einzelnen Code-Werte gegeben:

Code-Wert von 4 Punkten

– Aussage der leiblichen Mutter oder Angaben aus verlässlicher Quelle, dass sie wöchentlich bis zur Intoxikation getrunken habe und dies mindestens in der Frühschwangerschaft;

Code-Wert von 3 Punkten

- die leibliche Mutter wurde dabei beobachtet oder gibt selber an, dass sie in der Schwangerschaft Alkohol getrunken hat, aber die genaue Trinkmenge ist unbekannt;
- die Trinkmenge ist geringer als die für 4 Punkte geforderte;

Code-Wert von 2 Punkten

- das Kind wurde adoptiert oder in eine Pflegefamilie gegeben und es existieren keine Unterlagen mit Angaben über den Alkoholkonsum der leiblichen Mutter in der Schwangerschaft;
- über die Kindsmutter liegen weder Unterlagen noch direkte Beobachtungen über einen Alkoholkonsum in der Schwangerschaft vor;
- trotz gegenteiliger Vermutung wird ein Alkoholkonsum in der Schwangerschaft von der Kindesmutter verneint;

Code-Wert von 1 Punkt

- bestätigte Abstinenz von der Konzeption bis zur Geburt.

Im Beispiel (Tabelle 3.11) handelt es sich um eine chronische alkoholkranke Mutter, die nach eigenen Angaben täglich Bier und Spirituosen während der gesamten Schwangerschaft konsumiert hat (Code-Wert 4).

Tab. 3.11. Beispiel Alkoholanamnese: Codewert des Alkoholkonsums (modifiziert nach [2]).

I – Wachstumsstörungen	II – Faziale Dysmorphie	III – ZNS-Schädigung		I	II	III	IV	IV – Pränataler Alkoholkonsum
schwerwiegend	schwerwiegend	sicher	(4)			×	×	(4) hohes Risiko
mäßig	mittelschwer	wahrscheinlich	(3)	×	×			(3) mittleres Risiko
leicht	leicht	möglich	(2)					(2) unbekanntes Risiko
nicht vorhanden	nicht vorhanden	nicht wahrscheinlich	(1)					(1) kein Risiko
				I	II	III	IV	

Anmerkungen zur Alkoholexposition in der Schwangerschaft

- Das Erheben der Alkoholanamnese ist oft der schwierigste Moment bei der Diagnosestellung des FAS.
- Natürlich gibt es den einfachen Fall, dass die leibliche Mutter zugibt, z. B. täglich eine „Flasche Korn" während der ganzen Schwangerschaft getrunken zu haben, aber das ist selten.
- Viel häufiger werden die betroffenen Kinder wegen Verwahrlosung und Vernachlässigung aus den Familien genommen, wobei oft der Alkoholmissbrauch die ei-

gentliche Ursache für die familiären Probleme und Mangelversorgung der Kinder ist. Leider wird oft nicht beharrlich genug nachgefragt, die Informationen werden nicht ausreichend gewissenhaft dokumentiert oder die vorhandenen Informationen werden mit der Begründung, sie unterliegen dem Datenschutz, unverständlicherweise nicht an die Adoptiv- oder Pflegeeltern weitergegeben.

- Inzwischen zeigt sich aber auch (zumindest in Berlin) die erfreuliche Tendenz, dass Jugendämter oder Adoptionsvermittlungsstellen vor der Vermittlung der Kinder eine Untersuchung veranlassen.
- Im Rahmen der Diagnosestellung muss vor allem bei Kindern, denen man das Syndrom nicht ansehen kann, mühsam versucht werden, z. B. noch ein Familienmitglied, alte Krankenakten, Gerichtsakten oder Einträge bei Jugendämtern zu finden, die Auskunft über den eventuell stattgefundenen mütterlichen Alkoholkonsum in der Schwangerschaft geben.
- Immer dann, wenn bei diesem diagnostischen Punkt Unsicherheiten bestehen, muss meines Erachtens das gesamte soziale und familiäre Umfeld der leiblichen Mutter in die Anamnese einbezogen werden.
- Des Weiteren muss unbedingt berücksichtigt werden, dass die leibliche Mutter z. B. möglicherweise krankheitsbedingt, aus Schuldbewusstsein oder Scham die Frage nach einem eventuellen Alkoholkonsum in der Schwangerschaft verharmlost und möglicherweise verneint und abstreitet.

Zusammenfassende Beurteilung und abschließende Diagnosestellung

Nach Untersuchung und Bewertung der vier Bereiche des 4-Digit Diagnostic Code ergeben die für den jeweiligen Bereich vergebenen Code-Werte den Gesamt-Code. Anhand dieses Gesamt-Codes, in unserem Beispiel **3344** (Tabelle 3.11), wird mittels einer vorgegebenen Diagnoseliste die abschließende Diagnose vergeben.

Mithilfe des 4-Digit Diagnostic Codes können theoretisch 256 Einzeldiagnosen, die von 1111 bis 4444 gehen, gebildet und in folgende Kategorien zusammengefasst werden: „Fetal Alcohol Syndrome" (Fetales Alkoholsyndrom), „Partial Fetal alcohol Syndrome" (partielles Fetales Alkoholsyndrom) sowie die weiteren Diagnosen: „Sentinentel Physical Findings", „Static Encephalopathy" und „Neurobehavioral Disorder".

Diese im 4-Digit Diagnostic Code von Astley und Clarren angegebenen Diagnosen sind im klinischen Alltag jedoch nicht praktikabel; sie werden von uns deshalb nicht verwendet und sind hier nicht weiter aufgeführt. Die entsprechenden Code-Werte können im Internet nachgelesen werden [15]. Wir beschränken uns daher allein auf folgende Diagnosen:

- Fetales Alkoholsyndrom (FAS)
- Partielles Fetales Alkoholsyndrom (pFAS)
- Alcohol-Related Neurodevelopmental Disorder (ARND)

Tab. 3.12. Tabellarische Zusammenfassung aller Gesamtcode-Werte, die jeweils den o. g. Diagnosen zugeordnet sind.

FAS			pFAS					ARND			
2433	3433	4433	1333	1433	2333	3333	4333	1133	1233	2133	2233
2434	3434	4434	1334	1434	2334	3334	4334	1134	1234	2134	2234
2443	3443	4443	1343	1443	2343	3343	4343	1143	1243	2143	2243
2444	3444	4444	1344	1444	2344	3344	4344	1144	1244	2144	2244
2432	3432	4432									
2442	3442	4442									

Unsere Erfahrung zeigt, dass bei manchen Patienten die Code-Werte nicht ausreichen, um eine der vier oben genannten Diagnosen zu erreichen, obwohl einige klinische Auffälligkeiten vorliegen und der Alkoholkonsum in der Schwangerschaft bestätigt ist. In solchen, relativ seltenen Fällen benutzen wir den übergeordneten Begriff einer Fetalen Alkohol-Spektrum-Erkrankung (FASD) als Diagnose.

Die Kategorie ARND wird im 4-Digit Diagnostic Code nicht gesondert aufgeführt und entspricht weitgehend der Definition der statischen Enzephalopathie (*alcohol exposed*).

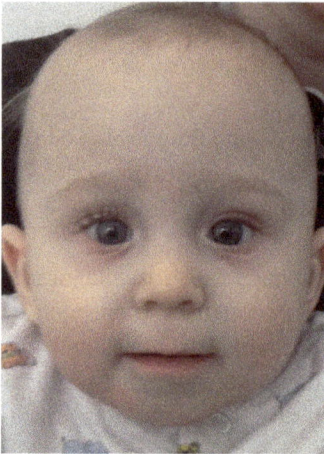

Abb. 3.10. A. S., neun Monate.

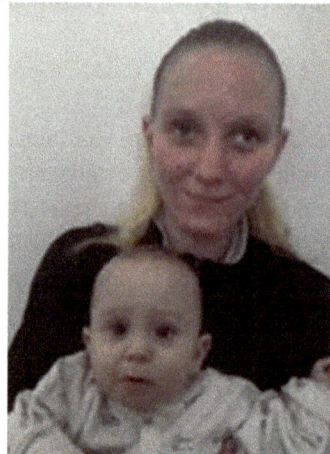

Abb. 3.11. A. S. mit ihrer leiblichen Mutter.

Kasuistik

A. S., geb. Juni 2012 (Abbildung 3.10, 3.11):

Bei der hier vorgestellten kleinen Patientin handelt es sich um ein Frühgeborenes, bei dem bei Geburt eine intrauterine Wachstumsretardierung festgestellt wurde. Postnatal litt das Neugeborene unter einer konnatalen Infektion und die Kinderkardiologen diagnostizierten einen angeborenen Herzfehler (periphere Pulmonalstenose).

Das Kind wurde in den mütterlichen Haushalt entlassen mit der Empfehlung, sich mit ihrem Baby beim Kinderarzt zur Gewichtskontrolle vorzustellen und mit sechs Monaten den Herzfehler überprüfen zu lassen.

Die betreuende ambulante Hebamme empfahl der Mutter, ihr Baby in einem sozialpädiatrischen Zentrum (SPZ) zur weiteren Diagnostik vorzustellen.

Im Alter von drei Monaten und erneut mit sechs Monaten wurde der inzwischen entwicklungsneurologisch auffällige Säugling eingehend untersucht, und mithilfe des 4-Digit Diagnostic Code (Code-Wert 4/4/4/4) wurde die Diagnose eines ausgeprägten FAS mit einem zusätzlichen angeborenen Herzfehler im Sinne eines ARBD gestellt.

In der Geburtsepikrise stand lediglich: Alkoholabusus der Mutter, stationärer Alkoholentzug 2008; auffälliges Gesicht. Auf Nachfrage berichtet die kooperative Mutter, dass sie in der Klinik nicht speziell zum Alkoholabusus in der Schwangerschaft befragt worden und auch über eine mögliche Verdachtsdiagnose eines FAS nicht gesprochen worden sei.

3.6 Grenzen der Diagnostik des FAS

3.6.1 Die Schwierigkeiten bei der Diagnosestellung

Einleitung
Da es sich bei dem Fetalen Alkoholsyndrom und seinen Varianten um ein nur klinisch zu diagnostizierende Krankheitsbild handelt und viele der betroffenen Patienten zu der Gruppe der partiellen Formen zählen, stößt man trotz der S3-Leitlinie für das Fetale Alkoholsyndrom und des 4-Digit Diagnostic Code bei einzelnen Patienten immer wieder an diagnostische Grenzen. Diese sind im Folgenden zusammengefasst und im Detail beschrieben.

3.6.2 „Kein Alkohol in der Schwangerschaft"

Folgende Möglichkeiten sind denkbar:
- Der Alkoholmissbrauch in der Schwangerschaft ist unbekannt oder die leibliche Mutter gibt an, keinen Alkohol in der Schwangerschaft getrunken zu haben. Dies muss man akzeptieren vor allem dann, wenn die Kindsmutter noch das Sorgerecht hat. Nicht selten werden, in einem solchen Fall, Rechtsanwälte und die Gerichte von den leiblichen Eltern bemüht und die Diagnose FAS wird angezweifelt.
- Die Schwangerschaft wird erst im 2. – 4.Schwangerschaftsmonat oder noch später diagnostiziert oder von der leiblichen Mutter festgestellt. Oft ist die Aussage „kein Alkohol in der Schwangerschaft" keine Schutzbehauptung der betroffenen Frau, sondern diese glaubt, dass erst mit dem Bekanntwerden der Schwangerschaft das

Verbot, Alkohol zu konsumieren, gilt. Diese Aussage trifft – oft unbewusst – für viele Kinder mit einer Alkoholexposition in der Frühschwangerschaft zu.

– Manche Frauen werden in der Schwangerschaft wegen einer Drogenabhängigkeit ambulant oder in der Klinik behandelt. Alle möglichen späteren Auffälligkeiten und Entwicklungsstörungen bei diesen Kindern werden von den Ärzten allein auf den Drogenkonsum in der Schwangerschaft zurückgeführt. Es gibt jedoch eine neuere amerikanische Untersuchung, die belegt, dass 86 % der drogenabhängigen Frauen neben den Drogen auch regelmäßig Alkohol konsumieren [21].

– Das bedeutet, dass häufig von den Ärzten der Alkoholkonsum in der Schwangerschaft nicht dokumentiert wird und die Auffälligkeiten und Entwicklungsstörungen bei den Kindern nicht ursächlich mit einer intrauterinen Alkoholexposition in Verbindung gebracht werden.

– Es ist aber wissenschaftlich belegt, dass es bei einem „crack-baby" keine persistierenden Langzeitschäden durch die intrauterine Exposition von illegalen Drogen (z. B. Heroin/Kokain) gibt.

3.6.3 FAS-Phänokopie

In sehr seltenen Fällen können Kinder die gleichen Wachstumsstörungen, fazialen Dysmorphiezeichen, ZNS-Störungen einschließlich eines Mikrozephalus aufweisen wie ein typisches Fetales Alkoholsyndrom (FAS), obwohl die Mütter in ihrer Schwangerschaft mit Sicherheit und glaubhaft keinen Alkohol getrunken haben. Für diese ungewöhnliche Konstellation hat S. Astley (Washington) [1, 2] den Begriff einer FAS-Phänokopie gebraucht.

3.6.4 Seltene und noch unbekannte molekulargenetische Syndrome

Anhand von zwei Kasuistiken eines 16-jährigen Patienten (Kasuistik I, Abb. 3.12) und einer 4-jährigen Patientin (Kasuistik II, Abb. 3.13) soll auf das Problem einer möglichen FAS-„Phänokopie" noch einmal näher eingegangen werden.

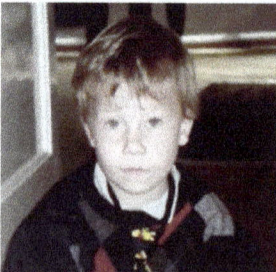

Abb. 3.12. S., geb. 1996

Kasuistik I

S., geb. 1996

Vorstellung in der Klinik für Kinder- und Jugendpsychiatrie, Charité Virchow-Klinikum November 2012:

Eigenanamnese:

- Zwillingsschwangerschaft, 2. Zwilling stirbt in der Frühschwangerschaft; Geburt 40. SSW: 2700 g, 47 cm, Kopfumfang 32,5 cm; allgemeine Entwicklung verzögert (Logo-, Ergo-, Physiotherapie); Epilepsie, Behandlung mit Orfiril bis ca. 2010.
- Von Anfang an: Lernschwierigkeiten, Konzentrationsschwierigkeiten, motorische Unruhe, Impulsivität.
- Humangenetische Untersuchungen mit der Frage nach dem Vorliegen eines Syndroms, waren bislang unauffällig, allerdings wurde keine hochauflösende Chromosomenanalyse (Array-CGH) durchgeführt.

Aktuelle Symptomatik:

- Probleme, anderen Leuten „Respekt" entgegenzubringen, Regeln zu akzeptieren und sich an Vereinbarungen zu halten;
- schlechte Schulleistungen (Förderschule „Lernen"), könne sich Gelerntes nicht merken, verstehe logische Zusammenhänge nicht; erhebliche Konzentrationsschwierigkeiten;
- Er habe Impulsdurchbrüche, raste oft aus und zerschlage dann aus Wut alles in seiner Umgebung; sei distanzgemindert
- schlechte räumliche und zeitliche Orientierung; könne sich nicht altersentsprechend selbständig organisieren und strukturieren; sei leichtgläubig, lasse sich ausnutzen, depressive Phasen

Untersuchungsbefund:

- Gewicht mit 16 J.: 48 kg (< 3. Perz.), Länge: 165 cm (3. – 10. Perz.); Mikrozephalus
- Auffällige faziale Dysmorphie: Kurze Lidspalte, Epikanthus, antimongoloider Lidachse, wenig modelliertes, verlängertes Philtrum, auf Kinderbildern auch eine schmale Oberlippe, die jetzt nicht mehr vorhanden ist.
- Alkohol in der Schwangerschaft nach intensiver Befragung: In der Frühschwangerschaft 2–3 Glas Sekt, Silvester ein Glas Weißwein.

Diagnose

Daraus würde sich nach den S3-Leitlinien oder dem 4-Digit Diagnostic Code ein Gesamtwert von: 4/4/4/2 und damit die Diagnose eines **FAS** ergeben.

Wegen der Glaubwürdigkeit der Mutter zur Frage des Alkoholkonsums während der Schwangerschaft wurde zusätzlich ein erneutes humangenetisches Gutachten durchgeführt.

Humangenetisches Gutachten (PD. S. Spranger, Bremen, 2014)

Vorstellungsgrund: Pränataler und persistierender Kleinwuchs, Mikrozephalus, fazialen Dysmorphiezeichen, unterdurchschnittliche Intelligenz und Verhaltensauffälligkeiten (DD: FAS)

Humangenetische Diagnose: Chromosomenstörung mit Hilfe des Array-CGH: (arr hg: 19; 4q22.3q23 (98,548,239-99,919,100) ×1 (6q25.3 (158,392,208-158, 864, 693) ×3)

Heterozygote Deletion in 4q22.3q23 (sicher pathogen): Es wurden bisher für diese Deletion nur wenige Patienten mit Entwicklungsverzögerung, „floppy infant", auffällige Facies, kognitiven Störungen und Verhaltensstörungen beschrieben [16].

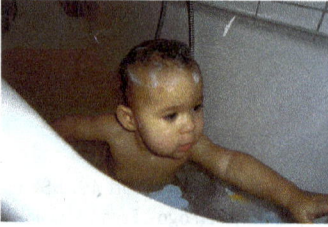

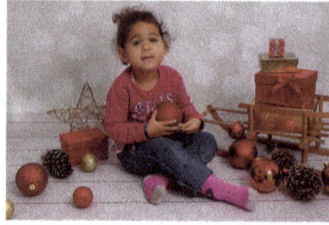

Abb. 3.13. L.-M., geb. 2011

Kasuistik II

Heterozygote Duplikation in 6q25.3 (bisher unklares klinisches Bild) und zusätzlich teratogene Schädigung: Fetales Alkoholsyndrom (FAS).

L.-M. geb. 2011

Anamnese:

Die leibliche Mutter, die Großmutter mütterlicherseits sowie mehrere ihrer Geschwister seien lernbehindert; der Großvater stamme aus Afrika.

Die Kindsmutter habe den chronischen Alkoholkonsum auch in der Schwangerschaft zugegeben. Der Kindsvater sei alkoholabhängig und obdachlos.

L.-M. habe zwei Jahre mit der leiblichen Mutter in einem Mutter-Kind-Heim gelebt. Wegen Vernachlässigung und erneuter Schwangerschaft der Mutter, seit September 2013 in der jetzigen Pflegefamilie.

Das gut 4-jährige Kind ist trotz intensiver Förderung deutlich sprachlich und motorisch entwicklungsverzögert, hat leichte Wachstumsdefizite, einen Mikrozephalus, eine typische kraniofaziale Dysmorphie und deutliche Verhaltensauffälligkeiten.

Daraus ergibt sich nach den S3-Leitlinien oder dem 4-Digit Diagnostic Code ein Gesamtwert von: 2/4/4/3 und damit die Diagnose eines FAS.

Aufgrund der auffälligen Familienanamnese erfolgte eine zusätzliche molekulargenetische Untersuchung.

Humangenetische Diagnose: Es fand sich bei der durchgeführten Mikroarray-basierten Genomhybridisierung bei dem Chromosom 16 eine Mikroduplikation arr [hg19] 16p11.2. Diese Mikroduplikation ist verbunden mit dem Mikroduplikation 16p11.2 Syndrom [17].
Mögliche klinische Symptome: Statomotorische- und Sprachentwicklungsverzögerung, diskrete faziale Dysmorphiezeichen; Untergewicht, Lernstörungen, Verhaltensstörungen, autistische Züge, familiäre Häufung

Fazit: Bei unklarer Diagnosezuordnung ist immer eine humangenetische Untersuchung notwendig; eine Chromosomenuntersuchung allein ohne Array-CGH reicht nicht aus. Es werden fast monatlich neue humangenetische Diagnosen publiziert. Wahrscheinlich ist die Alkohol-Phänokopie ein noch nicht diagnostiziertes molekulargenetisches Syndrom. Bei dem zweiten Kind liegt allerdings neben der molekulargenetischen Störung auch eine teratogene intrauterine Alkoholschädigung vor.

4 Neuropsychologische Aspekte des Fetalen Alkoholsyndroms

Betteke Maria van Noort

4.1 Einleitung

Neben sichtbaren körperlichen Merkmalen, wie kraniofazialer Dysmorphie, Kleinwuchs und Mikrozephalus, ist das Fetale Alkoholsyndrom gekennzeichnet durch funktionelle ZNS-Schädigungen, die u. a. mit mehr oder weniger stark ausgeprägten Störungen der exekutiven Funktionen einhergehen (siehe Kapitel 3).

Exekutive Funktionen ist ein Sammelbegriff für kognitive Fähigkeiten, die es uns ermöglichen unser Verhalten an wechselnde Bedingungen in unserer Umwelt anzupassen. Dazu zählen die Fähigkeiten, unsere Aufmerksamkeit bewusst auf etwas zu lenken, Ziele zu setzen, Handlungen zu planen oder Impulse zu kontrollieren [1].

Die Qualität exekutiver Funktionen und anderer kognitiver Fähigkeiten, wie Intelligenz, Sprache, visuell-räumliche Fähigkeiten oder Gedächtnis, können im Rahmen der Disziplin der Neuropsychologie untersucht werden. Die *Neuropsychologie* ver-

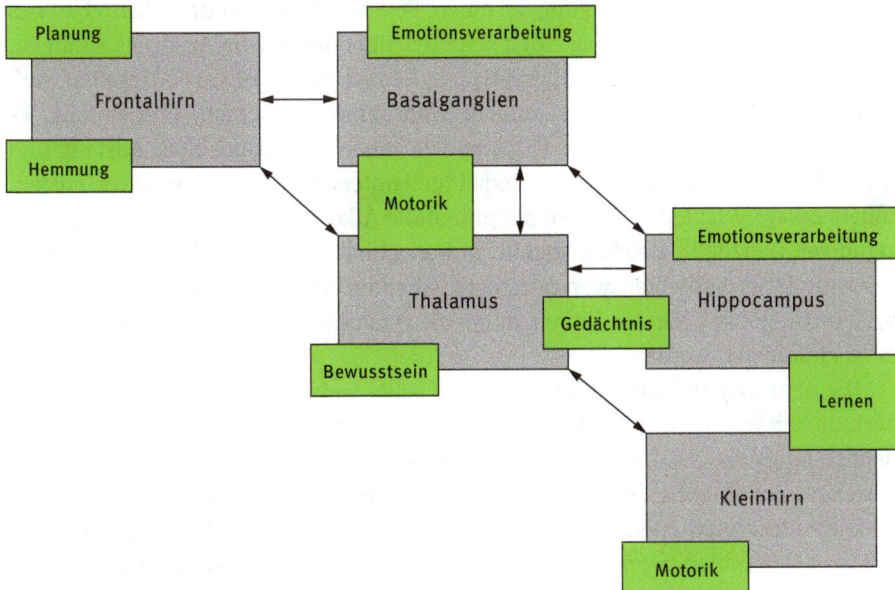

Abb. 4.1. Vereinfachte Darstellung einzelner Hirnareale (grau) und deren kognitiver Funktionen (grün).

sucht Zusammenhänge zwischen biologischen und physiologischen Faktoren sowie dem Verhalten eines Menschen zu finden, um Schlussfolgerungen ziehen zu können bezüglich entstandener Beeinträchtigungen [1].

Im Falle des Fetalen Alkoholsyndroms ist das Gehirn aufgrund der toxischen Effekte der pränatalen Alkoholexposition während der Entwicklung geschädigt worden. Die Alkoholexposition hat nicht bei jedem die gleichen kognitiven Defizite zur Folge, da Faktoren wie Dosis oder Zeitpunkt der Exposition vermutlich zu unterschiedlichen Formen der ZNS-Schädigungen führen.

Die *Neuropsychologische Diagnostik* erlaubt es uns, genau zu untersuchen welche kognitiven Defizite als Folge dieser Hirnschädigung während der Schwangerschaft entstanden sind. Die genauen biologischen und physiologischen Prozesse der Schädigung werden in Kapitel 11 ausführlich beschrieben. Insgesamt scheinen viele Hirnareale in ihrer Entwicklung betroffen zu sein, unter anderem der präfrontale Kortex (Frontalhirn), das Corpus Callosum (Balken), der Hippocampus, die Basalganglien, das Cerebellum (Kleinhirn) und der Thalamus [2, 3]. Die Abbildung 4.1 zeigt die betroffenen Hirnareale und die entsprechenden kognitiven Fähigkeiten (vereinfachte Darstellung).

4.2 Neuropsychologische Diagnostik

Eine funktionelle ZNS-Schädigung bei einem Fetalen Alkoholsyndrom kann laut des 4-Digit Diagnostic Codes in folgenden kognitiven Bereichen zum Ausdruck kommen, im Bereich der kognitiven Leistungsfähigkeit, Gedächtnis, sozialen Fertigkeiten, Aufmerksamkeit, Planung, visuell-räumliche Wahrnehmung, Sprache und Motorik. Es kommt beim FAS, abhängig von Faktoren wie genetische Disposition, Ausmaß und Zeitpunkt der Alkoholexposition, zu individuell unterschiedlichen kognitiven Folgen. Anders gesagt: Nicht jeder Patient mit pränataler Alkoholexposition hat die gleichen kognitiven Defizite in gleichen kognitiven Bereichen mit gleicher Ausprägung [4, 5]. Deswegen ist es empfehlenswert mit jedem Patienten eine ausführliche neuropsychologische Diagnostik durchzuführen, damit die genaue Schwäche und Stärke des Patienten identifiziert werden.

Die neuropsychologische Untersuchung sollte wegen der meist geringeren Aufmerksamkeitsspanne der FAS-Patienten, sowie möglichen Verhaltensschwierigkeiten nicht zu lange dauern. Daher empfiehlt es sich, bezüglich der Tests eine Vorauswahl zu treffen. Zur Orientierung bei dieser Vorauswahl wird im 4-Digit Diagnostic Code ein kurzes Interview (siehe Tabelle 4.1) mit den Eltern oder den Betreuern des FAS-Patienten empfohlen, worin das Ausmaß der Probleme und der Schweregrad der kognitiven Beeinträchtigungen erfragt wird. Als Beispiel eines Testablaufs ist in Tabelle 4.2 eine Auswahl neuropsychologischer Tests für einen 8-jährigen FAS-Patienten aufgeführt. Eine vollständige Liste neuropsychologischer Testverfahren entsprechend der S3-Leitlinien ist in Anhang B, Tab. B3 zu finden. Beim Blick auf die vollständi-

Tab. 4.1. Kognitive Fähigkeiten des Patienten aus Sicht des Betreuers (modifiziert nach [6]).

Fähigkeiten	Beeinträchtigungen	Schweregrad
Planung	Braucht Hilfe bei der Organisation von alltäglichen Aufgaben	0-1-2-3
	Versteht das Konzept von ‚Zeit' nicht	0-1-2-3
	Schwierigkeiten bei komplexeren, mehrschrittigen Aufgaben	0-1-2-3
Verhaltens-regulation	Schwierigkeiten, Wutausbrüche zu regulieren	0-1-2-3
	Stimmungsschwankungen	0-1-2-3
	Unaufmerksam	0-1-2-3
	Sehr aktiv	0-1-2-3
	Lügt/stiehlt	0-1-2-3
Abstraktes Denken	Schlechtes Urteilsvermögen	0-1-2-3
	Ist nicht in der Lage abstrakt zu denken	0-1-2-3
	Kann nicht allein gelassen werden	0-1-2-3
Gedächtnis/Lernen	Kann Gelerntes nicht immer sicher und zuverlässig abrufen	0-1-2-3
	Lernt neue Fähigkeiten sehr langsam	0-1-2-3
	Scheint nicht aus Erfahrungen zu lernen	0-1-2-3
	Schwierigkeiten, Konsequenzen von Verhalten einzuschätzen	0-1-2-3
	Schwierigkeiten bei der Informationsverarbeitung	0-1-2-3
Räumliche Fertigkeiten	Verläuft sich oft	0-1-2-3
	Schwierigkeiten bei der Orientierung	0-1-2-3
Soziale Fertigkeiten	Verhält sich wie ein jüngeres Kind	0-1-2-3
	Schlechte soziale Fähigkeiten	0-1-2-3
Motorik	Schlechte oder verzögerte motorische Entwicklung	0-1-2-3
	Gleichgewichtsstörung	0-1-2-3

Tab. 4.2. Neuropsychologische Testauswahl für einen 8-jährigen Patienten; Testdauer 160 Minuten.

Bereich	Testverfahren	Dauer
Intelligenz	Wechsler Intelligence Scale for Children – 4th Edition (WISC-IV)	90 Min.
Sprache	Untertest „Wortschatz-Test" der WISC-IV	–
	Skala „Sprachverständnis" der WISC-IV	–
Visuelle-räumliche Fähigkeiten	Rey Komplexe Figuren Test und Wiedererkennung (RCFT)	15 Min.
	Untertest „Matrix Reasoning" der WISC-IV	–
Gedächtnis	Skala „Arbeitsgedächtnis" der WISC-IV	–
Exekutiven Funktionen	Testbatterie zur Aufmerksamkeitsprüfung (TAP)	30 Min.
Aufmerksamkeit	Testbatterie zur Aufmerksamkeitsprüfung (TAP)	–
Feinmotorik	Movement Assessment Battery for Children (M-ABC-2)	25 Min.
Soziale Fertigkeiten und Verhalten	Child-Behavior-Checklist (CBCL) für die (Pflege)Eltern/Betreuer	–
	Strengths and Difficulties Questionnaire (SDQ) für die (Pflege)Eltern/Betreuer	–

ge Liste wird klar, wie groß das Angebot an unterschiedlichen neuropsychologischen Tests ist. Es gibt bei der neuropsychologischen Diagnostik eine Diskrepanz zwischen dem Anliegen, einerseits viele verschiedene kognitive Bereiche zu testen, und andererseits den Patienten nicht zu überlasten oder zu ermüden. Wichtig ist es demnach bei der Testung regelmäßig Pausen einzulegen, den Zustand des Patienten im Auge zu behalten, die Reihenfolge der Tests zu notieren, wenn notwendig Tests frühzeitig abzubrechen und die Testung möglicherweise insgesamt zu unterbrechen und zu einem spätere Zeitpunkt fortzusetzen.

4.3 Kognitive Defizite bei Kindern und Jugendlichen mit Fetalem Alkoholsyndrom

Im Allgemeinen haben neuropsychologische Untersuchungen gezeigt, dass Kinder und Jugendliche mit FAS insbesondere eine Schwäche in der Verarbeitung und Integration von neuen Informationen haben. Es werden schwere Beeinträchtigungen in kognitiven Bereichen wie Intelligenz, Lernen und Gedächtnis, Sprache, Flexibilität, Emotionsverarbeitung und Motorik gefunden [7, 8]. Wenn die Komplexität der Aufgaben steigt, nimmt die relative Ausprägung der Defizite der betroffenen Kinder und Jugendlichen zu.

Die Beeinträchtigungen verstärken sich dabei gegenseitig, z. B. erschwert reduzierte Aufmerksamkeit das Lernen von adäquaten Sprachfähigkeiten und diese Sprachdefizite können wiederum die Entwicklung von sozialen Fähigkeiten behindern [4, 9]. Für die wichtigsten kognitiven Bereiche wird im folgenden Abschnitt der aktuelle Forschungsstand genauer beschrieben.

Intelligenz: Das meist untersuchte Konstrukt bei Kindern und Jugendlichen mit FAS, ist die Intelligenz. Anhand eines standardisierten Intelligenztests kann für jede Person ein Intelligenzquotient (IQ) ermittelt werden. Der IQ von Kindern mit pränataler Alkoholexposition kann stark variieren, zwischen einer deutlichen Intelligenzminderung (IQ < 60), einer durchschnittlichen Intelligenz (IQ = 85–115) und wenige Kindern haben sogar eine überdurchschnittliche Intelligenz (IQ = 115–125) [10]. Obwohl FAS eine der häufigsten Ursachen für eine geistige Behinderung darstellt [11], ist nicht jeder Patient mit FAS von einer Intelligenzminderung betroffen [8]. Im Durchschnitt weisen Kinder mit FAS mit einem IQ von ungefähr 70, eine unterdurchschnittlichen Intelligenz auf [12]. Eine pränatale Alkoholexposition führt im Vergleich zu einer pränatalen Exposition mit psychotropen Drogen zu einer signifikant größeren Reduzierung des IQ-Werts [13]. Langfristig scheint diese niedrigere Intelligenz als Folge pränataler Alkoholexposition stabil zu bleiben [14, 15] und assoziiert zu sein mit negativen Folgen für das Bildungsniveau des Patienten, seinem psychiatrischen Zustand und der allgemeine Lebensqualität [16].

Diese negativen und stabilen langfristigen Effekte einer pränatalen Alkoholexposition betonen die Notwendigkeit von präventiven Maßnahmen. Sogar ein relativ moderater Alkoholkonsum der Mutter von zwei alkoholischen Getränken pro Tag, ist mit einer Verringerung des Intelligenzniveaus des Kindes assoziiert [17]. Das Risiko einer Reduzierung des Intelligenzniveaus ist laut May et al. (2013) besonders hoch, wenn die Alkoholexposition im ersten oder zweiten Trimester der Schwangerschaft stattfindet [18].

Sprache: Kinder mit FAS zeigen Schwierigkeiten beim Sprechen und verbaler Kommunikation, unter anderem bei Wortverständnis, Benennungsfähigkeit, Semantik und Syntaktik [8, 19, 20]. Sprachfähigkeiten sind essentiell für soziale Interaktion und das allgemeine Verständnis. Verschiedene Studien haben versucht, die Gründe für die Sprachdefizite zu identifizieren. Ein Teil der Ergebnisse legt nahe, dass basale Sprachprozesse betroffen sind, da Kinder mit FAS Beeinträchtigungen der phonologischen Fähigkeiten (d. h. der auditiven Verarbeitungsfähigkeiten) zeigen [21]. Andere Ergebnisse suggerieren, dass Schwierigkeiten wie Artikulationsstörungen oder Hörverlust die Sprachentwicklung behindern [8, 10]. Alternativ wird diskutiert, ob die Sprachschwierigkeiten eine Folge der häufig vorhandenen allgemeinen Intelligenzminderung der Patienten sind [22]. Eindeutig ist, dass verbale Beeinträchtigungen zu sozialen und allgemeinen Verhaltensschwierigkeiten führen und den Bildungsgrad beeinträchtigen. Im Gegensatz zur Intelligenz, scheint eine moderate Alkoholexposition die Sprachfähigkeit nicht negativ zu beeinflussen, allerdings scheint auch die Sprachentwicklung im zweiten Schwangerschaftstrimester besonders anfällig zu sein [23].

Gedächtnis und Lernen: Das Gedächtnis besteht aus unterschiedlichen Prozessen, unter anderem dem Lernen, Speichern und Abrufen von Informationen (siehe Abbildung 4.2). Wenn das Gedächtnissystem intakt ist, landet Information aus der Umgebung zuerst im sensorisches Gedächtnis. Mittels selektiver Aufmerksamkeit wird gezielt eine externe Information für das Kurzzeitgedächtnis ausgewählt. Im Kurzzeitgedächtnis wird diese Information gelernt (enkodiert) und diese gelernte Information kann danach im Langzeitgedächtnis abgespeichert werden. Das Erinnern von gelernter und gespeicherter Information kann durch freien Abruf oder durch Wiedererken-

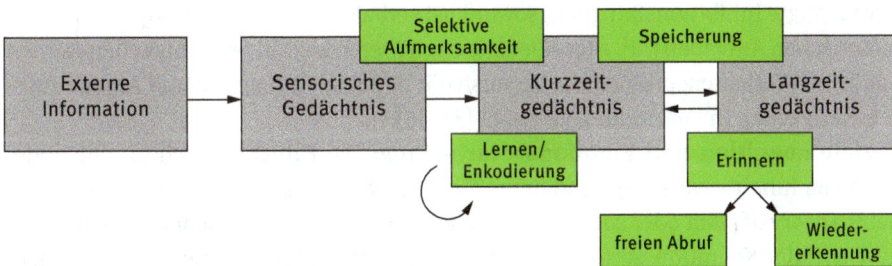

Abb. 4.2. Strukturierte Darstellung der Vorgänge im intakten Gedächtnissystem.

nung stattfinden und wird dafür aus dem Langzeitgedächtnis in das Kurzzeitgedächtnis verschoben.

Kinder und Jugendliche mit FAS zeigen analog zu ihren Sprachschwierigkeiten vor allem Schwächen im verbalen Gedächtnis [19, 24, 25]. Trotz einiger widersprüchlicher Befunde, scheint darüber hinaus aber auch das non-verbale Gedächtnis, vor allem das räumliche Gedächtnis, beeinträchtigt zu sein [25, 26]. Glass et al. (2014) weisen in eine Übersichtsarbeit darauf hin, dass die Speicherung der gelernten verbalen Informationen nicht direkt Folge einer pränatalen Alkoholexposition ist [10]. Dahingegen haben Kinder und Jugendliche mit FASD deutliche Schwierigkeiten neue Informationen zu lernen und später abzurufen [26, 27], und Bildgebungsstudien konnten zeigen, dass die neurophysiologischen Hirnprozesse der Wiedererkennungsfähigkeit vom Gelernten bei Kindern mit FAS sich von denen bei gesunden Kindern unterscheiden [28]. Insgesamt scheint demnach der Großteil des Gedächtnissystems durch pränatale Alkoholexposition beeinträchtigt zu sein.

Flexibilität und Inhibition: Kognitive Fähigkeiten sind in basale Prozesse und in Prozesse höherer Ordnung zu unterteilen. Höhere kognitive Prozesse werden gebraucht, um unser Verhalten unter Berücksichtigung unserer Umwelt zielgerichtet steuern zu können, im Sinne sogenannter *kognitiver Kontrolle*. Basale kognitive Prozesse unterstützen die höheren kognitiven Prozesse. Wenn basale Prozesse beeinträchtigt sind, hat das in der Regel negative Auswirkungen auf komplexere Fähigkeiten wie Flexibilität oder Inhibition. Tatsächlich ist der basale Prozess der allgemeinen Verarbeitungsgeschwindigkeit bei Patienten mit FAS deutlich beeinträchtigt [7]. Im Einklang damit zeigte eine neuere Bildgebungsstudie mittels diffusionsgewichteter Magnetresonanztomographie, die die Darstellung der Nervenfaserbündel ermöglicht, dass Kinder und Jugendliche mit FASD im Vergleich zu gesunden Kontrollprobanden signifikant längere und ineffizientere Netzwerkverbindungen im Gehirn haben [29].

Allerdings scheinen Flexibilitätsprobleme zum Teil unabhängig von Problemen basaler Fähigkeiten aufzutreten. Mehrere Studien zeigen bei Kindern mit FAS Defizite im flexiblen und abstrakten Denken sowie beim flexiblen Wechseln zwischen verschiedenen Aufgaben oder Konzepten [9, 19, 30]. Um zwischen Aufgaben flexibel hin und her wechseln zu können, müssen gleichzeitig konkurrierende Gedanken oder Impulse inhibiert, d. h. gehemmt werden. Kinder und Jugendliche mit FAS zeigen eine beeinträchtigte Inhibitionsfähigkeit, sowohl bei verbalen Aufgaben [19, 30], als auch bei motorischen Aufgaben [31]. Diese Defizite der höheren kognitiven Fähigkeiten werden häufig mit Verhaltensproblemen, Impulsivität im sozialen Umgang und Anpassungsschwierigkeiten in Verbindung gebracht [32–34].

Soziale Kognition und Emotionsverarbeitung: Die Fähigkeit, sich in eine andere Person hineinzuversetzen und deren Gefühlslage oder Beweggründe zu verstehen heißt *Theory of Mind* oder *soziale Kognition*. Bei Kindern mit FAS scheint die Entwicklung sozialer Kognition gestört zu sein [34]. Verhaltensexperimente sowie Beobachtungen der (Pflege)Eltern, Betreuer und Lehrer bestätigen außerdem, dass Kinder mit FAS große Schwierigkeiten bei der Emotionserkennung haben [35, 36]. Diese Fähigkeit liegt laut Kerns et al. (2015) der erfolgreichen Entwicklung von sozialen Kompetenzen zugrunde und berücksichtigt Informationen aus Körpersprache, Satzmelodie und Gesichtsausdrücken [35]. Defizite der sozialen Kognition und Emotionserkennung sind verbunden mit Problemen in den Bereichen Verantwortungsgefühl, Hyperaktivität, Internalisierung von Gefühlen und allgemeinen sozialen Fertigkeiten, gemessen anhand des *Social Skills Rating Systems* [37]. In Übereinstimmung damit haben Kinder mit FAS Schwierigkeiten Probleme in sozialen Situationen korrekt und schnell zu lösen [38]. Insgesamt hat das zur Folge, dass diese Kinder beim Schulunterricht unruhig sind, instabiles Verhalten zeigen und weniger soziale Kontakte mit Gleichaltrigen haben [39].

Motorik: Kinder mit FAS haben sowohl Beeinträchtigungen ihrer Feinmotorik, als auch ihrer Grobmotorik. Defizite in der Feinmotorik äußern sich durch reduzierte Bewegungsgeschwindigkeit, Koordinationsfehler und verzögerte Reaktionszeiten [40–42]. Beeinträchtigungen der Grobmotorik umfassen Gleichgewichtsstörungen, eine ungewöhnliche Gehweise, Abweichungen bei zielgerichteten Armbewegungen und eine schlecht funktionierende Kraftregulierung [43–45]. Allerdings scheint bei Kindern mit FAS die Feinmotorik im Vergleich zur Grobmotorik häufiger und schwerer betroffen zu sein [46]. Da unter *Motorik* die Gesamtheit der Aktionen der Skelettmuskulatur eines Menschen gefasst wird, gibt es viele verschiedene Aspekte, die zu untersuchen sind. Einige Arbeitsgruppen beschäftigen sich z. B. mit der Okulomotorik von Patienten mit FAS und hat gezeigt, dass Augenbewegungen bei Kindern mit FAS im Vergleich zu gesunden Kindern unkontrolliert sind, was zu mehr Fehlern bei visuellen Aufgaben führt [40, 47]. Außerdem sind diese Probleme mit der Okulomotorik assoziiert mit einer schlechteren kognitiven Performanz [47].

Ausprägung der kognitiven Defizite: Einige Befunde lassen einen Zusammenhang zwischen dem Ausmaß fazialer Dysmorphie und dem Ausmaß kognitiver Defizite vermuten, wobei FASD-Patienten mit einer stärker ausgeprägten Dysmorphie, kognitiv schwerere Beeinträchtigungen aufweisen [48]. Andere Studienergebnisse weisen jedoch darauf hin, dass der Schweregrad der kognitiven Defizite eher mit dem Ausmaß der Wachstumsstörung zusammenzuhängt [49]. Gesichert ist, dass das gleichzeitige Auftreten von sowohl fazialer Dysmorphie, als auch der Wachstumsstörung, mit schwerwiegenderen kognitiven Defiziten verbunden ist [49, 50]. In einer Studie von Chasnoff et al. (2010) wurden Kinder mit FAS, pFAS oder ARND miteinander verglichen. Insgesamt zeigen Kinder mit FAS tatsächlich signifikant größere Intelligenzminderungen [13, 49] und signifikant schlechtere Gedächtnisfähigkeiten als Kinder mit ARND. Außerdem scheinen Kommunikationsschwäche und Motorikstörungen bei Kindern mit FAS signifikant häufiger aufzutreten als bei Kindern mit pFAS [46, 49]. Darüber hinaus ist die kognitive Flexibilität bei Kindern mit FAS im Vergleich zu sowohl pFAS-Kindern als auch ARND-Kindern signifikant schwächer [49]. Zusammengefasst, weisen Kinder mit FAS mehr kognitive Schwierigkeiten auf als Kinder mit pFAS oder ARND.

4.4 Behandlung der kognitiven Defizite

Kognitive Beeinträchtigungen haben klare Folgen für den FAS-Patienten im Alltag, sowohl im sozialen Umgang mit anderen Menschen, als auch bezüglich der Schulleistung und der Entwicklung im Berufsleben. Eine ausführliche Beschreibung dieser Alltagsschwierigkeiten als Folge des FAS sind in Kapitel 5 zu finden. Von großem Interesse für den Patienten und auch Angehörige ist die Frage, ob diese kognitiven Defizite möglicherweise behandelt und ob die akuten und langfristigen Folgen damit verringert werden können. Da die Probleme bei FAS-Patienten so vielseitig sind, gibt es viele verschiedene Schwerpunkte bei den aktuell verfügbaren unterschiedlichen Trainingsansätzen [58, 59].

Die bisherigen Therapieansätze für kognitive Defizite im FASD-Bereich trainieren gezielt einzelne kognitive Bereiche, wie Sprache, Aufmerksamkeit, Gedächtnis oder soziale Fähigkeiten. Wells et al. (2012) und Nash et al. (2015) haben die Wirksamkeit des „Alert Programs" bei Kindern mit FAS untersucht [60, 61]. Diese Intervention trainiert die *Selbstregulation*, die mentale Fähigkeit, die es uns ermöglicht mit Emotionen umzugehen, die uns zielgerichtet handeln lässt sowie unsere Aufmerksamkeit und Impulse steuert. Selbstregulation setzt gut funktionierende kognitive Fähigkeiten voraus, die bei FAS-Patienten beeinträchtigt sind. Beide randomisiert kontrollierten Studien haben erste viel versprechende Ergebnisse erzielen können: die Verhaltens- und Emotionsregulation von Kindern mit FAS hat sich laut Fremdbeurteilungen direkt nach der Intervention gebessert [60, 61]. Ein Aufmerksamkeitstraining [62], Sprachkompetenztraining [63], Gedächtnistraining [64] und Mathematik-Training [65] konnten ebenso positive Effekte in den jeweiligen fokussierten kognitiven Bereichen aufweisen. Kinder mit FAS scheinen zusätzlich von einem sozialen Kompetenztraining profitieren zu können, allerdings sind die Effekte eher im Familien- und Wohnumfeld sichtbar und können weniger auf die Klassensituation übertragen werden [66].

Die verschiedenen Therapieansätze haben gemeinsam, dass sie hauptsächlich auf das Kindes- und Jugendalter fokussiert sind. Darüber hinaus gibt es für die verwendeten Ansätze bisher leider keine ausreichenden Ergebnisse bezüglich der Wirksamkeit. Um entscheiden zu können ob ein Therapieansatz effektiv ist, ist eine *randomisiert kontrollierte Studie* mit ausreichend großer Stichprobe notwendig. Bisher gibt es nur wenig randomisiert kontrollierte Studien, momentan werden allerdings einige randomisiert kontrollierte Studien von unterschiedlichen Arbeitsgruppen aus Süd-Afrika, Kanada und den Vereinigten Staaten durchgeführt [67]. Die Evaluation der langfristigen Effekte der verschiedenen Therapieansätze bis ins Erwachsenenalter steht noch aus.

Insgesamt stimmen die ersten Ergebnisse der verschiedenen Trainingsansätze positiv und hoffnungsvoll. Allerdings ist unklar wie lange die Effekte anhalten, ob die positiven Effekte sich auf andere Bereiche übertragen lassen, z. B. auf die akademische Leistung der Patienten, und welche Patienten genau von den Interventionen profitieren können. Da das kognitive Profil eines Patienten mit FAS sehr heterogen ist und die kognitiven Fähigkeiten mancher Patienten sehr gering sind, muss zukünftig untersucht werden, welche Interventionen, mit welcher Frequenz und welcher Dauer, für welche Patienten geeignet sind. Empfohlen wird ein intensives, individuell abgestimmtes Therapieprogramm, das möglichst alle entsprechenden Bereiche abdeckt. Zusätzlich sollte eine regelmäßige Evaluation der Fortschritte durch die Inventionen erfolgen [68].

4.5 Kognitive Defizite bei Erwachsenen mit Fetalen Alkoholsyndrom

Im Vergleich zu Effekten des Fetalen Alkoholsyndroms im Kindes- und Jugendalter, sind die Effekte des FAS im Erwachsenenalter deutlich weniger untersucht worden. In Kapitel 14 dieses Buches werden die bisher bekannten Informationen über diese Patientengruppe ausführlich beschrieben. Wie in diesem Kapitel schon erwähnt, haben kognitive Defizite in der Regel weitreichende Folgen für die soziale, akademische und allgemeine Lebensentwicklung der FAS-Patienten [12, 16]. Dementsprechend ist es auch im Erwachsenenalter empfehlenswert, bei Bedarf, z. B. zur beruflichen Orientierung, eine ausführliche neuropsychologische Diagnostik durchzuführen. In der Liste mit neuropsychologischen Testverfahren in Anhang B (siehe Tabelle B3) werden verschiedene Tests aufgeführt, die im Erwachsenenalter einsetzbar und entsprechend normiert sind.

Die bisherigen Befunde weisen darauf hin, dass das Intelligenzniveau im Erwachsenenalter weiterhin vergleichsweise niedrig ist, auch wenn die Zahl der Studien bisher gering ist [15]. Die Feinmotorik und das Gleichgewicht scheinen weiterhin gestört zu sein [51]; Flexibilität, Aufmerksamkeit, räumliche Fähigkeiten, Gedächtnis, Lernen, Planung und Sprache sind beeinträchtigt [52–54] und die soziale Fähigkeiten bleiben in der Entwicklung zurück [12]. Erwachsene mit FAS haben signifikant reduzierte Alltagsfähigkeiten, auch im Vergleich zur einer Kontrollgruppe mit gleichem Intelligenzniveau [55]. Bildgebungsstudien bestätigen diese Ergebnisse auf der Verhaltensebene und deuten darauf hin, dass FAS-Patienten im Vergleich zur gesunden Erwachsenen, signifikante Auffälligkeiten der Hirnstrukturen und der Vernetzung der Nervenzellen zeigen [56, 57].

Insgesamt scheinen sich die kognitiven Defizite durch die pränatale Alkoholexposition im Erwachsenenalter nicht zu bessern. Demnach ergibt sich neben präventiven Maßnahmen ein großer Bedarf, diese kognitiven Defizite frühzeitig zu identifizieren und so weit wie möglich zu behandeln, um die langjährigen negativen Folge für Patienten, Eltern oder Betreuer möglichst gering zu halten.

5 Die diagnostischen Besonderheiten in den einzelnen Lebensabschnitten

Da das FAS eine lebenslange Störung ist, haben wir es in den verschiedenen Lebensabschnitten mit unterschiedlichen „Krankheitsbildern" zu tun.

FAS wird nur in Ausnahmefällen bereits bei Geburt diagnostiziert [1], so dass potenzielle Pflege- oder Adoptiveltern oft ein Neugeborenes oder ein nur wenige Wochen altes Kind in ihre Obhut erhalten, bei dem fast nie eine Diagnose vorliegt. Informationen über die familiären Hintergründe, soweit sie dem zuständigen Jugendamt überhaupt bekannt sind, werden nur selten an die Adoptiv- oder Pflegeeltern weitergegeben.

Häufig trifft der Informationsmangel einschließlich einer fehlenden Diagnose auch für ältere Kinder zu, die in Familien vermittelt werden.

Dies hat sich in den letzten Jahren mit dem zunehmenden Bekanntwerden des FAS deutlich gebessert, aber solange die Kinder als Neugeborene aus den Geburtskliniken ohne eine richtungweisende Diagnose entlassen werden, sprechen die Jugendämter in der Regel nur von schwierigen Verhältnissen in den Herkunftsfamilien und Vernachlässigung als Grund für die Herausnahme des Kindes.

Diese nur sehr allgemeine Information vermittelt den zukünftigen Eltern, das Kind sei „nur" vernachlässigt und verstärkt den Wunsch der Pflege- oder Adoptiveltern, es besser zu machen und dem Kind eine glückliche Zukunft zu geben.

Kinder mit Alkoholschäden sind aber „anders" und zeigen oft vielfältige und schwerwiegende Entwicklungsdefizite und Verhaltensauffälligkeiten, die für die neuen Eltern rasch zu einer großen Herausforderung werden können. Trotz intensiver Bemühungen, Unterstützung und Förderung kommt es meist nur zu unzureichenden Besserungen. Wenn die gleichen Pflege- oder Adoptiveltern mit der eindeutig gestellten Diagnose FAS/FASD konfrontiert worden wären, die bedeutet, dass das Kind möglicherweise für das ganze Leben geschädigt ist, dann hätten viele die Freiheit gehabt, entweder bewusst ein behindertes Kind zu adoptieren bzw. in Pflege zu nehmen, oder aber sich dagegen zu entscheiden. Dies ist jedenfalls der bedrückende Eindruck, den die Eltern vermitteln, wenn die richtige Diagnose mit großer Verzögerung nach oft vergeblichen Bemühungen und Anstrengungen z. B. erst im Schul- oder Jugendalter gestellt wird (Abbildung 5.1).

> „In der Tat berührt ein Kind mit FASD auch alle anderen Mitglieder der Familie, die Geschwister, die Eltern und Verwandten. Die emotionalen, finanziellen und sozialen Belastungen solcher Familien sind erheblich. Es kann sogar so weit gehen, dass es zu einem Bruch in der Familie kommt und deshalb ist eine frühe Diagnose und Unterstützung der Familien unerlässlich."
>
> Ipsiroglu (2012; [2]), FASD- und Schlafforscher, Vancouver

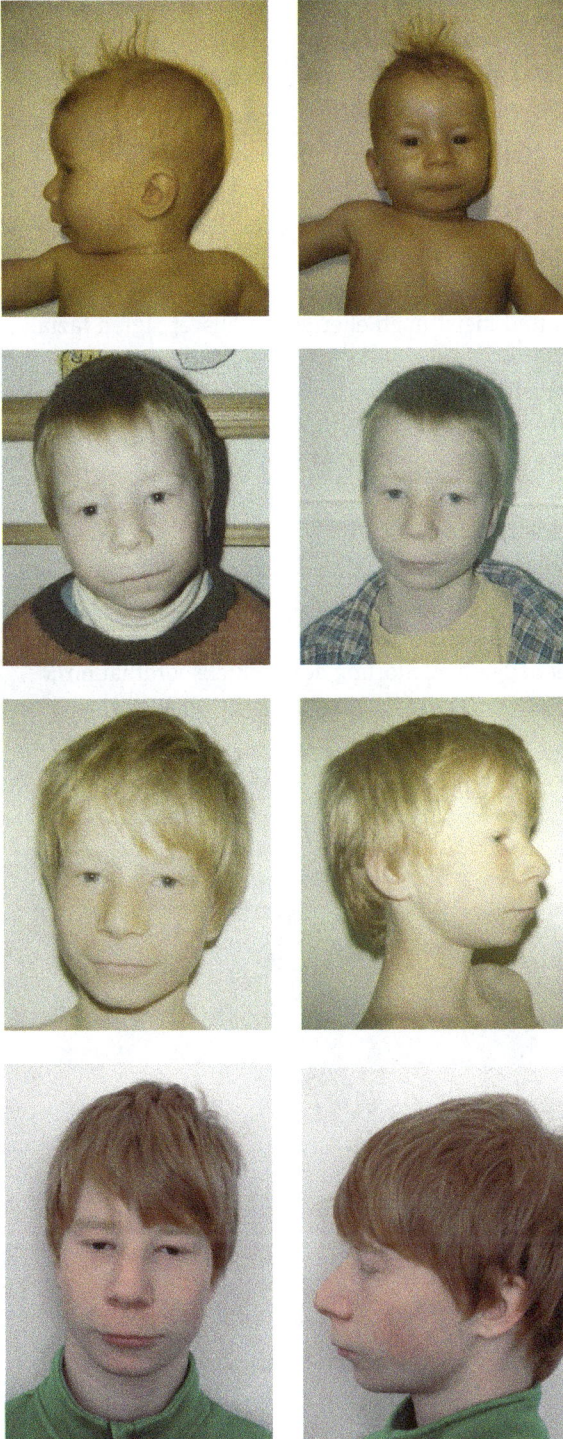

Abb. 5.1. Patient mit FAS in verschiedenen Altersstufen: erste Reihe 8 Monate, zweite Reihe 4 und 8 Jahre, dritte Reihe 11 Jahre, vierte Reihe 16 Jahre.

5.1 Postnatal und frühe Kindheit

Häufige morphologische Zeichen und klinische Auffälligkeiten des FAS nach der Geburt sind (Abbildung 5.2–5.4)

– Früh-/Mangelgeburt (*small for date*);
– zu kleiner Kopf (Mikrozephalus);
– mangelnde Gewichtszunahme (Dystrophie);
– mangelndes Größenwachstum (Minderwuchs);
– auffälliges Gesicht mit kleinen Augen, eingesunkener Nasenwurzel, Stupsnase, nach hinten rotierten Ohren und meist noch eher gering ausgeprägten fazialen Dysmorphiezeichen;
– größere Fehlbildungen an Herz, Nieren und Knochen (am häufigsten sind es angeborene Herzfehler wie Ventrikelseptumdefekt (VSD), Vorhofseptumdefekt (ASD));
– Lippen-Kiefer-Gaumenspalte.

Häufige Zeichen in der frühen Säuglingszeit sind

– Irritabilität besonders bei *polydrug*-Müttern, Alkoholentzugssyndrom (Unruhe, Irritabilität, Schwitzen, Zittern, reizbar und nervöse Schlafstörungen);
– oft lang anhaltende Ein-und Durchschlafstörungen;
– Gedeihstörungen (schwacher Saugreflex, Störung der Schluckkoordination);
– Fütterstörungen;
– vermehrte Infektanfälligkeit;
– allgemeine Muskelhypotonie, wenig Bewegungsaktivität oder auch deutliche Unruhe.

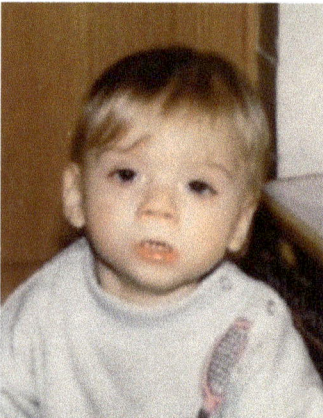

Abb. 5.2. FAS, 13 Monate alter Junge.　　Abb. 5.3. FAS, 3 Monate alter Junge.

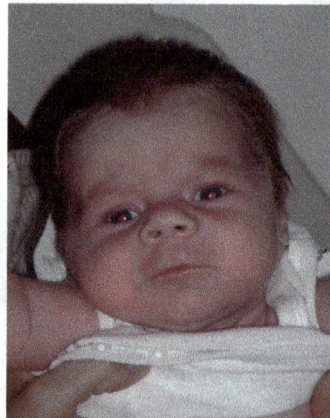

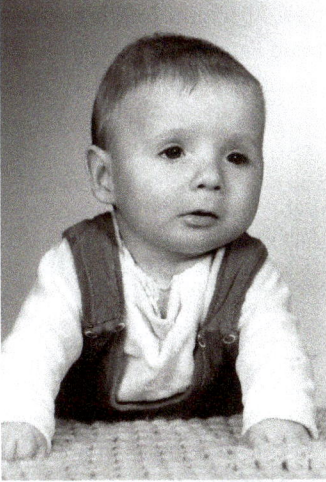

Abb. 5.4. FAS, 8 Monate alter Junge.

Irritabilität/Alkoholentzugssyndrom

Seit Langem ist bekannt, dass alkoholabhängige Frauen nicht nur zusätzlich stark rauchen oder nikotinabhängig sind, sondern manche Frauen im Rahmen ihrer Suchterkrankung auch zusätzlich illegale Drogen konsumieren.

Im Alltag steht aber häufig die unübersehbare und von den Frauen bereitwillig zugegebene Abhängigkeit von illegalen Drogen wegen der ausgeprägten körperlichen Symptome, die diese bei der Mutter verursachen, im Vordergrund des ärztlichen Interesses und Handelns. Der in einer Studie von Singer et al. mit 86 % angegebene zusätzliche Alkoholkonsum bei Drogenabhängigen bleibt häufig verborgen [3]. Diese mögliche Überlagerung wird von der Geburtsklinik und den später behandelnden Ärzten zu oft verkannt und sollte daher immer erfragt und dokumentiert werden.

Die Neugeborenen haben oft ein behandlungsbedürftiges neonatales Drogenentzugssyndrom und müssen intensiv z. T. mit Morphium behandelt werden.

Die möglicherweise unter dieser akuten Symptomatik maskierte intrauterine Alkoholexposition bleibt zunächst verborgen und wird erst nach Abklingen der akuten Entzugssymptomatik im Verlauf der Zeit sichtbar mit den Zeichen von fortbestehender Dystrophie, Minderwuchs, Mikrozephalus, Ernährungs- und Schlafstörungen und allgemeiner Entwicklungsverzögerung.

Einschlaf- und Durchschlafstörungen

Viele Patienten leiden postnatal und im frühen Säuglings- und Kindesalter unter erheblichen Ein- und Durchschlafstörungen. Dies wird verstärkt, besonders durch längere Krankenhausaufenthalte nach der Geburt oder wenn die Neugeborenen zunächst noch einige Monate bei den leiblichen Eltern gelebt haben, bevor sie wegen Vernachlässigung aus der Familie genommen werden mussten (s. Abschnitt 6.1). Insgesamt sind Schlafstörungen eine große Belastung für die gesamte Familie, auch weil sie oft über Jahre bestehen bleiben.

Kasuistik

Der Säugling war entwicklungsverzögert und litt von Anfang an an schweren Schlafstörungen. Er schlief nur schwer ein, wachte nachts oft auf und vergewisserte sich, dass die Pflegeeltern noch bei ihm waren. Dies ging über viele Monate. Er musste zeitweise mit Melatonin behandelt werden, worunter sich die Schlafstörungen besserten.

Gedeihstörungen, Regulationsstörungen und Fütterstörungen

Auch bei gesunden Neugeborenen, Säuglingen und Kleinkindern kommt es häufig phasenweise zu Schlafstörungen und einer altersabhängigen Koinzidenz mit Regulationsstörungen wie exzessivem Klammern, Trotzen, aggressivem Verhalten und Fütterstörungen [4].

Frühkindliche Regulationsstörungen liegen vor, wenn Säuglinge ihr Verhalten in einem oder mehreren Interaktionssituationen nicht angemessen regulieren können. Sie äußern sich bei den Säuglingen durch exzessives Schreien, Schlafstörungen oder Fütterproblemen. Dies kann bei Eltern und Kind zu chronischen Erschöpfungszuständen führen und letztlich die Beziehung zwischen ihnen erheblich belasten. So wiesen in der von Papoussek geleiteten „Münchener Sprechstunde für Schreibabys" z. B. 34,5 % der untersuchten Kinder zwischen dem 7.–24. Lebensmonat deutliche Störungen beim Füttern auf [5].

Säuglinge, die intrauterin durch Alkohol geschädigt wurden, sind oft sehr irritabel und schreckhaft und haben Schreiphasen, die bei manchen Kindern stundenlang andauern und trotz aller ärztlichen und psychologischen Hilfen nicht selten monatelang fortbestehen.

Häufig gibt es Schwierigkeiten bei der Nahrungsaufnahme. Die Säuglinge können nicht richtig saugen und schlucken; sie verschlucken sich oft, da der physiologische Schluckakt aufgrund einer verzögerten neurologischen Reifung noch nicht normal koordiniert werden kann. Sie verweigern deshalb häufig die angebotene Nahrung oder es kommt regelmäßig zum Erbrechen nach der Mahlzeit. Da sie nur kleinste Trinkmengen zu sich nehmen können, führt dies in der Regel zu einer starken Belastung der Pflegemutter, weil dadurch fast stündlich gefüttert werden muss.

Oft nehmen die Kinder, auch bei ausreichender Nahrungsaufnahme, kaum an Gewicht zu und bleiben während der ganzen Kindheit untergewichtig und zu klein.

Die Pflege- und Adoptiveltern unternehmen nicht selten große aber vergebliche Anstrengungen, diese scheinbar unterernährten und zu kleinen Kinder der Altersnorm anzugleichen, weil ein solcher Zustand für sie einen schwer zu ertragenden Makel darstellt. Dieser verständliche Wunsch ist aber kontraproduktiv und vergeudet große Energien; ich kann mich an kein Kind mit FAS erinnern, dessen Untergewichtigkeit eine ernsthafte und akute Gefahr für Leib und Leben dargestellt hätte (Abbildung 5.5). Im Erwachsenenalter werden weibliche FAS-Patienten oft sogar deutlich übergewichtig; eine medizinisch-endokrinologische Ursache konnte bislang nicht gefunden werden [6].

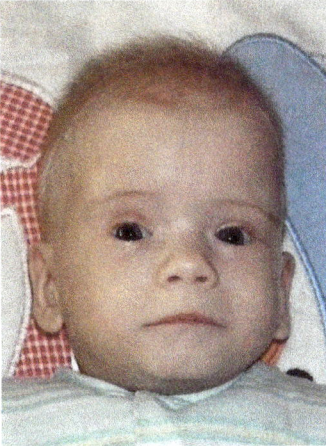

Abb. 5.5. FAS, 5 Monate altes Mädchen.

Bericht einer Pflegemutter

„... Nach den ersten drei Tagen hatte ich im Schnitt zwei Stunden Schlaf bekommen, von einem Rhythmus keine Spur. Allein die Trinkmenge war beängstigend 40 – 50 ml pro Mahlzeit, dann dieses ständige Aufbäumen in meinem Arm; meine Nähe verursachte ihr sichtliches Unbehagen. Alle männlichen Mitglieder der Familie wurden noch deutlicher abgelehnt. Ich ging dazu über S. fast eineinhalbstündlich zu füttern, aus Sorge sie könnte verhungern. Jede Mahlzeit war ein Kampf und von 10 Mahlzeiten verlor ich mindestens 4, denn wenn ich versuchte ihr anstatt der 50 ml etwa 55 oder 60 ml zu geben und mir dies mühevoll gelang, dann erbrach sie spätestens nach dem „Bäuerchen" die komplette Portion schwallartig. Das bedeutete 20 Minuten zu warten, bis sich der kleine aufgeregte Magen beruhigt hatte und alles begann von vorn. Wenn ein gesundes Kind dieses Alters etwa 1 000 ml zu sich nimmt, dann überlebte die Kleine mit 500 ml. Dazu kam der dauerhafte Schlafentzug. Mein Mann und ich begannen uns nachts abzuwechseln, einer schlief und der andere hielt das oft weinende Kind im Arm. Wir schafften uns einen zweiten Kinderwagen an, und so wurde S. die ständige Begleitung bei allen Verrichtungen."

Infektanfälligkeit, kongenitale Herzfehler

Viele junge Patienten mit FAS leiden zusätzlich an einer starken Infektanfälligkeit vor allem der oberen Atemwege, an Mittelohrentzündungen und Paukenergüssen oder an

Entzündungen der Nasennebenhöhlen. Dies kann an den Verhältnissen gelegen haben, die der Pflegschaft oder Adoption vorausgegangen sind. Aber auch in der neuen Umgebung und bei guter Fürsorge sind Infekte überzufällig häufig. Eine mögliche Erklärung könnte sein, dass es durch die kraniofaziale Dysmorphie zu einer sogenannten „Mittelgesichtshypoplasie" gekommen ist, welche vor allem zu einer mangelnden Belüftung der Nebenhöhlen und des Mittelohrs führt. Mit zunehmendem Alter klingen diese Probleme ab.

Das Gleiche gilt in der Regel auch für bestehende kongenitale Herzfehler. Bei der überwiegenden Mehrzahl liegen Herzfehler wie ein ASD oder ein VSD vor, die nur selten sofort operiert werden müssen. Sie werden kinderkardiologisch beobachtet und beeinträchtigen die betroffenen Kinder meist wenig. Mit zunehmendem Alter schließen sich die Defekte in den Herzscheidewänden und bedürfen dann auch keiner weiteren Behandlung oder Beobachtung mehr (siehe auch Abschnitt 6.2).

5.2 Kindheit und Vorschulalter

Dies ist in der Regel das Alter, in dem die Diagnose am häufigsten gestellt wird, da sowohl neben den klinisch morphologischen Zeichen und Symptomen auch die kognitiven Defizite und Verhaltensauffälligkeiten deutlicher werden. Im Kindergarten- und Vorschulalter werden die Verhaltensauffälligkeiten und Defizite erstmals auch außerhalb des häuslichen Umfeldes erkennbar, und jetzt zeigt sich im Vergleich zu den Gleichaltrigen oft erstmals der deutliche allgemeine Entwicklungsrückstand. Die betroffenen Kinder sind meist motorisch, sprachlich, kognitiv und emotional-sozial entwicklungsverzögert. Im sprachlichen Bereich ist sowohl die expressive Sprache als auch das Verstehen (rezeptive Sprache) eingeschränkt, d. h. sie können oft nicht altersgemäß sprechen und vor allem können sie nicht richtig verstehen, was man zu ihnen sagt, auch wenn es vordergründig nicht immer gleich auffällt.

Die häufigen morphologischen Zeichen und klinische Auffälligkeiten des FASD im Vorschulalter
- mangelnde Gewichtszunahme (Dystrophie);
- mangelndes Größenwachstum (Minderwuchs);
- zu kleiner Kopf (Mikrozephalus);
- Entwicklungsverzögerung;
  - Motorik/Wahrnehmung;
  - Sprache;
- kognitive Störungen;
- Auffälligkeiten in der sozialen Interaktion und Kommunikation;
- Hyperaktivität, Impulsivität und Aufmerksamkeitsstörung.

Minderwuchs, Dystrophie und kraniofaziale Dysmorphie

Spätestens in der Kindergartenzeit fällt eine allgemeine Wachstumsverzögerung auf. Dies gilt auch für die große Zahl der betroffenen Kinder ohne eine typische kraniofaziale Dysmorphie. Im Vorsorgeheft beim Kinderarzt liegen die Werte für Gewicht, Länge und Kopfumfang oft im unteren Bereich der Norm, d. h. auf der 3.-10. Perzentile. Die Kinder sind deutlich kleiner als die anderen um sie herum. Der Kopfumfang ist so klein, dass Mütter berichten, die Mütze aus der Babyzeit passe noch immer.

Da die meisten Kinder zierlich und klein sind, werden sie von ihrer Umwelt jünger eingeschätzt als sie tatsächlich sind; das zierliche und vermeintlich jüngere Kind mit seinem nicht altersgemäßen Verhalten passt dann gut zu den viel Kleineren.

Im Kindergarten und spätestens bei der Einschulung wird dann aber die Diskrepanz zu den Gleichaltrigen offenkundig.

Bei deutlich betroffenen Kindern ist das Gesicht auffällig durch kurze Lidspaltenlängen und damit kleine Augen, eine Stupsnase mit eingefallener sattelförmiger Nasenwurzel. Die Oberlippe ist schmal und der Gesichtsabschnitt darüber bis zur Nase (das Philtrum) erscheint flach und wenig modelliert; im seitlichen Bild ist eine deutliche Mittelgesichts-Abflachung (Hypoplasie) zu erkennen. Die oft tief sitzenden Ohren sind meist etwas dysmorph modelliert und nach hinten rotiert.

Alle diese Besonderheiten und Anomalien können in unterschiedlicher Intensität auftreten und manche Pflege- oder Adoptiveltern muss man, wenn nur sehr diskrete faziale Dysmorphiezeichen bestehen, bei der Untersuchung erst darauf aufmerksam machen, wenn sie wegen der allgemeinen Entwicklungsverzögerung und Verhaltensauffälligkeiten in die Sprechstunde kommen.

Entwicklungsstörung der motorischen Funktionen

Die meisten betroffenen Kinder sind entwicklungsverzögert. Die Diskrepanz zur Umwelt wird neben der Sprachentwicklungsstörung in diesem Alter vor allem erkennbar an den Auffälligkeiten in der Motorik. Obwohl sie oft die grobmotorischen Entwicklungsschritte normal oder nur leicht verzögert durchlaufen haben, sind sie wegen unterschiedlicher Wahrnehmungsstörungen oft ungeschickt, tollpatschig, können nicht richtig Fußball spielen, Roller- oder Fahrradfahren und haben, unter anderem, wegen einer häufig nicht altersgemäß entwickelten Auge-Hand-Koordination, Schwierigkeiten in der Feinmotorik, was z. B. beim Malen deutlich wird. Bei der häufig ausgeprägten, oft in diesem Alter schon vorhandenen motorischen Unruhe und fehlenden Gefahreneinschätzung birgt die motorische Ungeschicklichkeit oft ein zusätzliches Risiko, und es kommt deshalb beim Spielen und Klettern häufig zu Verletzungen.

Eine Pflegemutter berichtet

Nachdem er anfangs sehr entwicklungsverzögert und motorisch zurück gewesen sei, habe er schließlich nach physiotherapeutischer Behandlung das freie Laufen mit 20 Monaten erlernt. Er sei lange Zeit sehr „ungeschickt auf den Beinen" gewesen und habe sich häufig gestoßen. Jetzt sei er sehr hyperaktiv, kenne keine Gefahren, weil er sie nicht einschätzen könne und riskiere dabei „Kopf und Kragen".

Daneben zeige er sich oft übergriffig sowie distanzlos und habe einen ausgeprägten, ungehemmten Redefluss (Logorrhö), der oft unverständlich bleibe. Er leide unter Konzentrationsstörungen und vergesse alles. Er lerne nicht, die Uhr zu lesen sowie mit Geld umzugehen oder eine Tagesstruktur einzuhalten. Gegenüber Temperaturen und auch Schmerzen sei er im Baby- und Kleinkindalter unempfindlich gewesen.

Sprachentwicklungsstörungen

Die expressive und rezeptive Sprachentwicklung ist häufig verzögert. Im Vergleich zu den Gleichaltrigen erscheint sie oft noch sehr oberflächlich und kindlich; teilweise werden nur einzelne Worte oder Satzteile benutzt und diese stereotyp statt einer sinnvollen Antwort auf Fragen verwendet. So erwecken die Kinder nach außen oberflächlich oft den Eindruck, dass sie ein normales Sprachalter und eine durchaus hohen Sprachkompetenz haben. Bei genauerem Hinhören und intensiverer Beschäftigung mit dem Kind wird die mangelnde Sinnhaftigkeit des Geredes erkennbar, da sie stereotype Redewendungen oder Sätze als Antwort verwenden, ohne richtig zu verstehen, was man fragt oder zu ihnen sagt. Sprache dient auch oft nicht der sozialen Gegenseitigkeit, sondern die Kinder reden und erzählen ohne Interesse am Gegenüber.

Häufig reden sie ununterbrochen, sind sehr auf ihre Sprache fixiert und bedrängen ohne es zu bemerken ihrer Umwelt derart, dass die Pflege- oder Adoptiveltern manchmal berichten, dass sie sich „einen Schalter zum Abstellen" wünschen würden.

Auf der anderen Seite können viele FAS-Kinder auch gute sprachliche Fähigkeiten haben und damit ihre anderen bestehenden Probleme überspielen. Die Pflege- oder Adoptiveltern berichten über fantasievolles Fabulieren von angeblich selbst erlebten Geschichten.

Kasuistik

Die Pflegeeltern berichten über große Anpassungsschwierigkeiten des Kindes. Es habe unter schweren Schlaf- und Einschlafstörungen gelitten. Zu seiner ständigen und motorischen Unruhe und Zappeligkeit kämen noch starke Konzentrationsstörungen. Er rede und plappere zwar den ganzen Tag ununterbrochen und störe und verhindere dabei hemmungslos jedes Gespräch. Inhaltlich sei das „Gerede" aber eine oft unverständliche und sinnlose Perseveration. Er habe dabei ein gutes Sprachverständnis, singe gerne und könne sich Melodien rasch und dauerhaft merken.

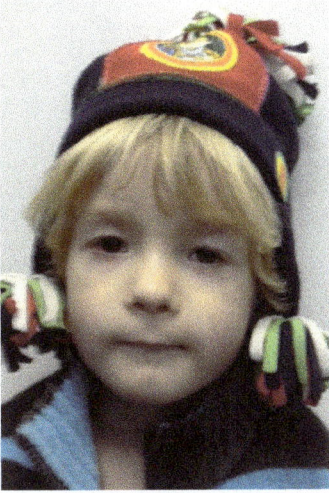

Abb. 5.6. FAS, 4-jähriger Junge.

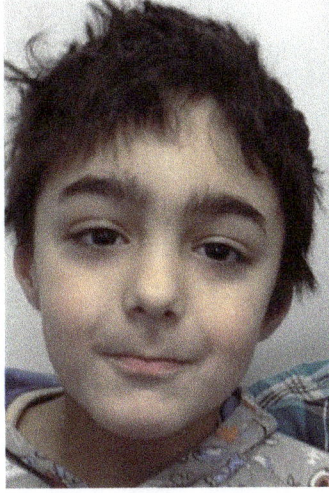

Abb. 5.7. FAS, 5-jähriger Junge.

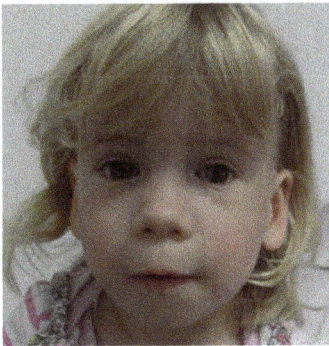

Abb. 5.8. FAS, 28 Monate altes Mädchen.

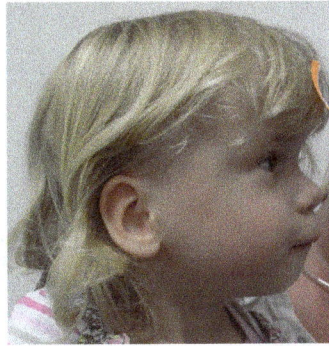

Kognitive Auffälligkeiten und Wahrnehmungsstörungen

Trotz intensiven Übens alltäglicher Abläufe zu Hause wie das normale An- und Ausziehen, Sauberkeit und Hygiene, Waschen und Zähneputzen, familiäre Rituale wie Tischdecken etc. kommt es zu deutlichen Störungen in ihrer Gedächtnisleistung. Die Kinder vergessen elementare Regeln und Abläufe, auch wenn sie viele Male wiederholt werden, sie „vergessen alles", weil sie sich die Abläufe nicht merken können und zusätzlich unter Konzentrationsstörungen leiden. Die Kinder müssen zu allem aufgefordert werden und zeigen nur sehr selten eine altersentsprechende Selbstständigkeit oder Eigeninitiative.

Alle Regeln müssen tagtäglich neu erlernt, immer wiederholt und eingeübt werden. Ein besonders großes Problem ist die Unfähigkeit, eine Verbindung zwischen dem Handeln und dessen Folgen und Konsequenzen herzustellen.

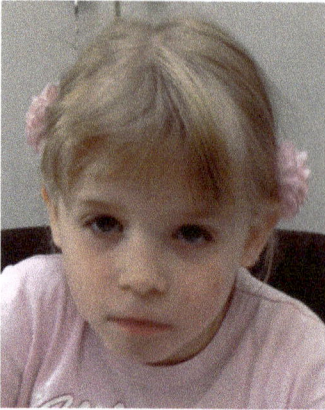

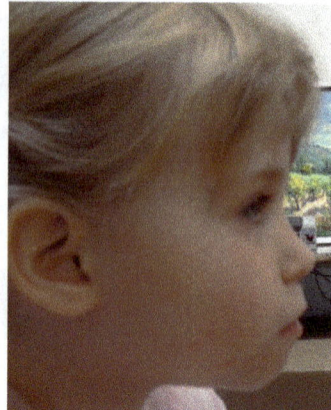

Abb. 5.9. FAS, 5-jähriges Mädchen.

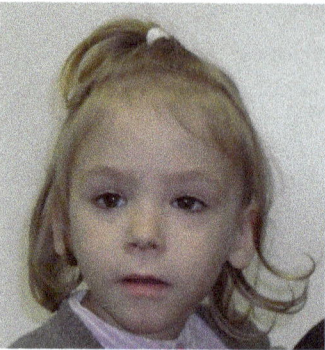

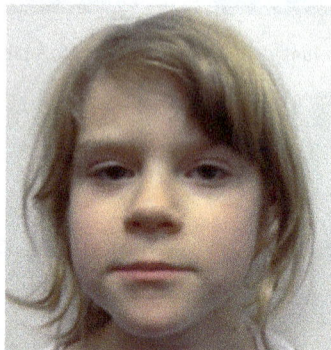

Abb. 5.10. FAS, 3-jähriges Mädchen.   Abb. 5.11. FAS, 5-jähriges Mädchen.

Weder die Erzieher im Kindergarten, noch die Nachbarn, Freunde oder die Ärzte bei der Vorschuluntersuchung können diese „Vergesslichkeit" und „Begriffsstutzigkeit" richtig einordnen und reagieren, wenn sie das Syndrom nicht kennen, rasch mit Unverständnis und halten das Kind möglicherweise vorschnell für unwillig oder schlecht erzogen.

Aufgrund der Störung in der sozialen Wahrnehmung nehmen die Kinder sich in ihrer Umwelt anders wahr als ihre Altersgenossen. Sie verhalten sich distanzlos und können die Bedürfnisse und in der Folge die Reaktion anderer Menschen nicht einschätzen. Viele haben darüber hinaus eine mangelhafte Impulskontrolle, verhalten sich oft dominant, vor allem anderen Kindern gegenüber, werden rasch übergriffig und überschreiten die Individualdistanz. Durch dieses Verhalten ziehen sich in der Regel die anderen Kinder zurück und es kann rasch zur Isolation kommen. Außerdem können FAS-Kinder nicht verstehen, was Freundschaft bedeutet. Sie sind zu konstanter Beziehung mit wechselseitiger Gegenseitigkeit nicht in der Lage, bezeichnen aber jeden, zu dem sie auch nur kurzen Kontakt haben, als ihren Freund. Auf Nachfrage berichten sie oft, viele Freunde zu haben. Von den Eltern wird dann berichtet, dass aber nie ein solcher Freund zu ihm nach Hause zum Spielen komme.

Durch die mangelnde Fähigkeit, ihre Impulse zu kontrollieren und weil sie die Wirkung ihres Handelns nicht einschätzen können, gefährden sie sich und andere z. B. beim Spielen.

Manche Kinder zeigen sehr früh neben einem distanzgeminderten auch ein sexualisiertes Verhalten, letzteres vor allem wenn sie aus einem vernachlässigten Milieu stammen und möglicherweise in früher Kindheit misshandelt oder missbraucht worden sind. Sie spielen mit ihren Genitalien, greifen der Pflegemutter an die Brust oder setzen sich als kleines Mädchen fremden Männern (z. B. in öffentlichen Verkehrsmitteln) auf den Schoß.

Oft berichten dann die Pflege- oder Adoptiveltern, dass sich die Kinder als Säuglinge, in der ersten Zeit nach der Aufnahme in die Pflegefamilie, kaum anfassen und normal versorgen oder wickeln ließen.

Aufgrund des distanzlosen Verhaltens und ihrer mangelnden Gefahreneinschätzung gehen die Kinder trotz ständiger elterlicher Ermahnung arglos mit fremden Personen mit, wenn diese nur freundlich zu ihnen sind.

Aus all dem ergibt sich, dass als Hilfe ein schützendes Zuhause mit stabilen Bezugspersonen, ganz festen Regeln, einem strukturierten regelmäßigen Alltag und eine unaufgeregte, d. h. reizlose Umgebung, in dem die Kinder, ihren Stärken und Schwächen entsprechend, sich entfalten und gedeihen können, wichtig ist.

Soziale Auffälligkeiten, Hyperaktivität und beginnendes ADHS

Schon die kleinen Kinder werden sehr früh von ihrer Umwelt als anders wahrgenommen. Sie sind entweder völlig verstört und wollen z. B. nicht in den Kindergarten oder sie spielen dort den „Clown" und „mischen alles auf". Sie reagieren oft mit zerstörerischem Handeln, auch aufgrund ihrer nur geringen Impulskontrolle. Heftige Wutausbrüche aus nichtigen Anlässen sind an der Tagesordnung und ängstigen die anderen Kinder. So sind sie rasch isoliert und wissen und merken nicht warum.

Hinzu kommt, dass viele betroffene Kinder mit einem FAS schon im Kleinkindalter sehr hyperaktiv sind und deutliche weitere Symptome einer ADHS aufweisen.

Wenn ihr Kind sehr hyperaktiv ist, sollten die Eltern sorgfältig die täglichen Aktivitäten angemessen strukturieren und die Intensität unnötiger äußerer Reize reduzieren. Das Begrenzen des täglichen Fernsehkonsums und die Einschränkung lauter aggressiver Musik ist neben dem Schutz der Kinder vor einer Überstimulation durch Licht, Bewegungen, Geräusche, Spielzeug, Lärm, Farbe, Aktivitäten und großen Menschenmengen sinnvoll und zu empfehlen. Dagegen sind sportliche Aktivitäten auch wegen des fehlenden Selbstwertgefühls bei vielen Kindern hilfreich.

Die Symptome einer ADHS (Hyperaktivität, Impulsivität und Aufmerksamkeitsprobleme) können in manchen Fällen bei kleinen Kindern so gravierend sein, dass die

Eltern berichten, ihr Kind „brumme" den ganzen Tag herum und könne sich in keiner Weise konzentrieren, es gelinge ihm nicht, sich mit einer Sache oder einem Spielzeug etwas länger zu beschäftigen. Die einzige Entlastung bestehe im „Rumtoben" z. B. in einem großen Garten oder draußen in der Natur. Abends fallen die Kinder todmüde ins Bett und am nächsten Morgen geht die gleiche extreme Unaufmerksamkeit und Unruhe weiter.

In diesen Fällen ist ein früher Versuch mit einer Stimulantienbehandlung sinnvoll und wird vor allem auch in den USA bereits für die Altersgruppe Kleinkind/Vorschulkind empfohlen (siehe Abschnitt 6.5).

Ausschnitt aus dem Bericht einer Adoptivmutter
„Stellen Sie sich eine Spielzeugente vor, die man nicht abstellen kann, die ungebremst über den Teppich surrt. Stellen Sie sich vor, dass diese Ente unaufhörlich quietscht, viel zu laut redet oder mit schriller Stimme kreischt. Stellen Sie sich vor, dass diese Ente unaufhörlich Fragen stellt, sich aber meistens für die Antworten gar nicht interessiert. Stellen Sie sich einfach ein sehr lautes, hyperaktives, viereinhalbjähriges Mädchen vor, das wirkt wie eine Zweijährige, mit eckigen Bewegungen durch den Raum fegt, unaufhörlich redet und nicht das geringste Gefühl für Nähe und Distanz hat. Wenn Sie sich das vorstellen, haben Sie ein Bild von meiner Tochter N. ..."

5.3 Schulalter

In diesem Alter stehen die Schulprobleme, die dann zu zahlreichen diagnostischen Untersuchungen und therapeutischen Hilfestellungen führen, im Vordergrund.

Die häufigsten Auffälligkeiten sind auch hier die motorische Unruhe, die geringe Aufmerksamkeitsspanne, die Impulsivität, die Störungen in der Gedächtnisleistung und die Teilleistungsstörungen.

Die Kinder können sich nur schwer und für kurze Zeit konzentrieren, lassen sich rasch ablenken und stören oft den Unterricht. Trotz intensiver Hilfestellung durch die Eltern bei den Hausaufgaben und beim Lernen verstehen sie vieles nicht oder haben gerade Gelerntes rasch wieder vergessen. Sie reagieren dann oft aus nichtigem Anlass mit plötzlichen Wutausbrüchen und Aggressivität und werden in der Schule rasch zum Außenseiter. Manche ziehen sich schüchtern, ängstlich oder depressiv zurück.

Spätestens in diesem Alter, wenn Kinder aus dem unmittelbaren Schutz der Familie heraustreten, muss bei Verdacht auf eine intrauterine Alkoholexposition eine diagnostische Abklärung erfolgen.

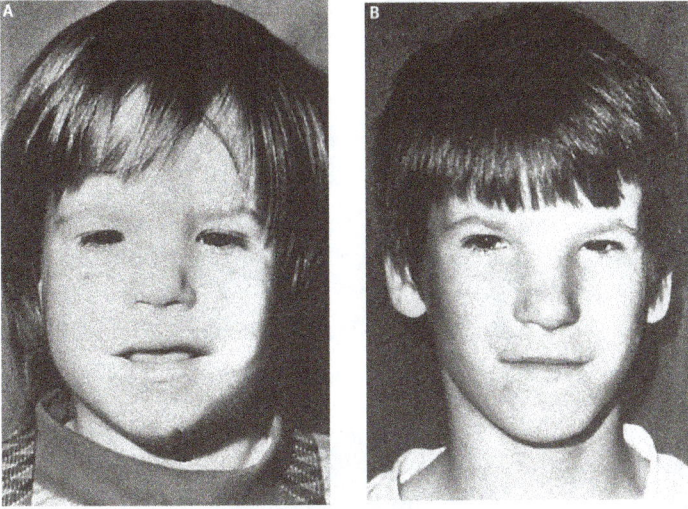

Abb. 5.12. Patient aus der Erstbeschreibung des FAS von Jones und Smith (1973) im Alter von A) 2 Jahren und B) 12 Jahren [7].

Die häufigen morphologischen Zeichen und klinischen Auffälligkeiten des FAS im Schulalter
- Dysmorphiezeichen;
- deutliche Entwicklungsstörungen;
- Lernprobleme;
- kein Gefühl für Raum und Zeit;
- soziale Schwierigkeiten (Konflikte/Mobbing in der Schule, falsche Freunde);
- exekutive Funktionsstörungen;
- Konflikte mit Adoptiv-/Pflegeeltern;
- Aufmerksamkeitsstörung;
- impulsives Verhalten;
- Vergesslichkeit.

Deutliche Entwicklungsstörungen und Dysmorphiezeichen

Im Schulalter fallen die betroffenen Kinder noch stärker als im Kindergartenalter durch ihren möglichen Minderwuchs und ihre Dystrophie auf. Sie sind meist „einen Kopf kleiner" als ihre gleichaltrigen Mitschüler, sie sind schmächtig, oft hyperaktiv und sie lieben Sport und das Herumtoben. Weil sie kleiner als die Gleichaltrigen und in der motorischen, sprachlichen und emotionalen Entwicklung häufig zurück sind und dabei oft ein dominantes Verhalten zeigen, wenden sie sich gern kleineren Kindern zu und spielen lieber mit ihnen als mit den Gleichaltrigen, von denen sie oft nicht richtig akzeptiert werden.

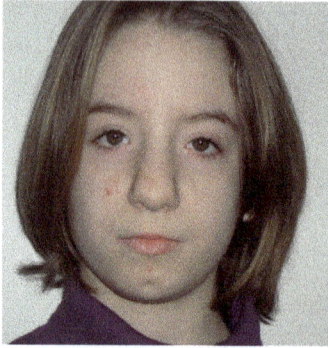

Abb. 5.13. FAS, 12-jähriges Mädchen.

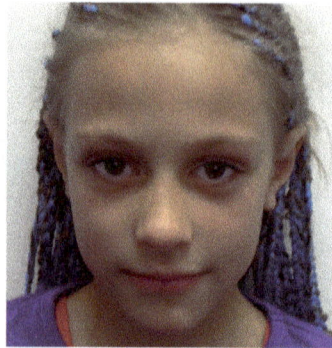

Abb. 5.14. pFAS, 10-jähriges Mädchen.

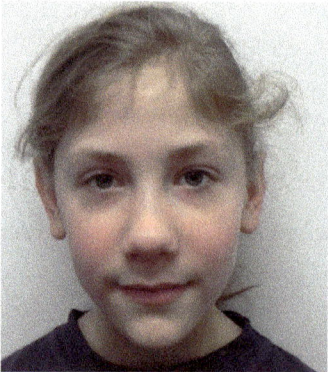

Abb. 5.15. FAS, 11-jähriges Mädchen.

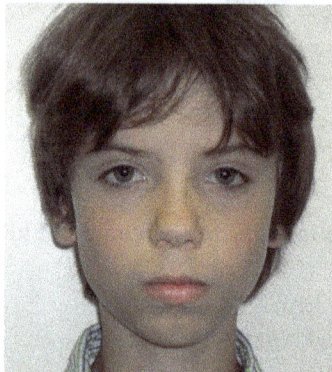

Abb. 5.16. FAS, 10-jähriger Junge.

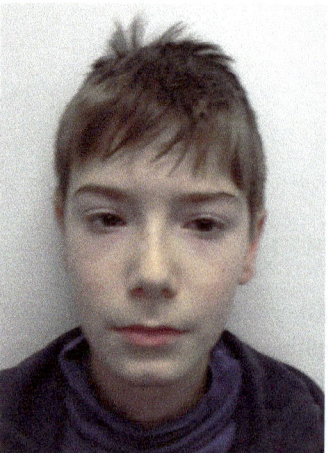

Abb. 5.17. FAS, 13-jähriger Junge.

Die typischen kraniofazialen Dysmorphiezeichen sind in diesem Alter häufig gut zu erkennen: Die kurze Lidspaltenlänge, das schmale Oberlippenrot und das wenig modellierte Philtrum bei gleichzeitig bestehendem Mikrozephalus geben ihnen den charakteristischen Gesichtsausdruck. Bei weniger deutlich erkennbaren fazialen Veränderungen ist die Diagnostik erschwert und muss mithilfe des 4-Digit Diagnostic Code systematisch vermessen und bewertet werden.

Lernprobleme, Einschulung und soziale Schwierigkeiten

Wegen ihrer allgemeinen Entwicklungsstörung und geringen Körpergröße werden die meisten Kinder mit einem Fetalen Alkoholsyndrom, ob diagnostiziert oder nicht, erst mit 7 Jahren oder sogar später eingeschult. Bei manchen ist der kognitive Entwicklungsrückstand schon seit der frühen Kindheit erkennbar. Die unter Umständen deutliche Sprachentwicklungsverzögerung, die Unfähigkeit, auch einfache Dinge und Alltagsvorgänge zu begreifen, den Ablauf des täglichen Lebens zu erlernen und im Gedächtnis zu behalten, diese Beeinträchtigungen des Arbeitsspeichers, die oft ausgeprägten Konzentrationsschwierigkeiten und motorische Unruhe verbunden mit den Problemen im Sozialverhalten führen häufig dazu, dass die Kinder nicht regelbeschulbar sind. Die Einführung der „Inklusion", d. h. die Einschulung aller Kinder ohne Rücksicht auf ihren individuellen Entwicklungsstand und ihre kognitiven Fähigkeiten in Regelklassen, ist für Kinder mit FAS, für ihre Eltern und Betreuer eine große Belastung und es erhöht die Gefahr eines frühen Schulversagens.

Ausschnitt aus dem Bericht einer Pflegemutter

„Aufgrund ihrer Entwicklungsverzögerungen stellte sich die Frage der Einschulung. Ein Test zur Feststellung ihres derzeitigen Leistungsstandes unter Berücksichtigung der Hör- und Sprachentwicklungsstörung ergab einen IQ von 74. Ihre Leistungen lagen klar im Lernbehindertenbereich an der untersten Grenze und sie wurde 2008 in die Förderschule eingeschult.

Der Weg war für sie mühsam – Mathematik war ein großes Problem, Lesen konnte sie gut, auch Abschreiben klappte ganz gut. Aber durch die Mehrbelastung der Schule kam sie immer mehr an ihre Grenzen.

Dinge des täglichen Lebens waren nur mit Hilfestellung und Beaufsichtigung 24 Stunden am Tag zu bewältigen. Uhrzeit, Datum, Jahreszeit – sie konnte es sich nicht merken, bzw. verstand es nicht. Und das kann sie noch immer nicht.

E. ist leicht zu verführen. Andere machen etwas vor, sie macht es sofort nach oder mit, da sie weder die Tragweite noch die Gefahr einschätzen kann.

... Sie besucht jetzt das 5. Jahr die Förderschule. Sie kann gut lesen und abschreiben, erfasst aber den Sinn der Worte nicht. In Mathematik rechnet sie mit 12 Jahren im Zahlenraum bis 10 sicher mit den Fingern. Alle anderen Aufgaben bewältigt sie nur mit viel Mühe, Unterstützung und Hilfe. Ab dem nächsten Schuljahr würde der Fachunterricht dazukommen. Da E. das niemals verstehen kann und wird, haben wir uns entschlossen, sie auf eine Schule für geistig Behinderte zu geben. Da wird sie ihren Fähigkeiten entsprechend lebenspraktisch beschult. Sie wird zwar nie einen Schulabschluss erreichen, aber das ist auch nicht so wichtig."

Sind die Defizite bei den betroffenen Kindern nicht so deutlich ausgeprägt, können sie in der Schule anfänglich gut integriert werden. Der Lernstoff der ersten und zweiten Schulklasse wird zu Hause eingeübt und ständig trainiert. Den Lehrern fällt jedoch mit steigenden Anforderungen der Abstand zu den anderen Kindern auf. Zunächst werden die Kinder nicht selten für lernunwillig gehalten. Zunehmend wird vor allem mit den höheren Anforderungen an das abstrakte Denken (besonders in der Mathematik) deutlich, dass sie trotz intensiver Förderung, großer Anstrengung und intensivem Bemühen in der Regel nicht besser werden, sondern der Lernrückstand größer wird.

Kein Gefühl für Raum und Zeit

Neben den Leistungsschwierigkeiten zeigt sich zunehmend, dass die betroffenen Kinder auch kein altersentsprechendes Zeitgefühl entwickeln und erst spät oder nie die Uhr lesen können. Die meisten Kinder behelfen sich mit einer Digitaluhr. Die ermöglicht ihnen zwar die Uhrzeit abzulesen, ein Verständnis und Gefühl für die Zeit, auch bei täglich wiederkehrenden Abläufen, stellt sich jedoch oft nicht ein.

Die Orientierung außerhalb des bekannten familiären Umfeldes stellt oft eine große Herausforderung dar, die nur mühsam und mit geduldiger Unterstützung erlernt werden kann.

Zwei Ausschnitte aus dem Bericht einer Pflegemutter

„… Seit drei Jahren hat sie eine Liste mit genauer Zeitangabe und einen Funkwecker, die es ihr ermöglichen, morgens allein aufzustehen, die Liste abzuarbeiten und pünktlich zum Schulbus zu gehen. Eines Morgens stand ich auf und sah sie in der Küche am Tisch sitzen. Ich fragte sie, warum sie noch nicht frühstücke. Sie antwortete, es sei noch nicht 5.40. Ändert sich ihre Aufstehzeit, muss auch die komplette Liste geändert werden …."

„… Den Weg zur wöchentlichen Spieltherapie sollte F. mit 14 Jahren lernen, alleine zu bewältigen. Da wir in einem kleinen Dorf wohnen, ist F. Fahrschülerin. Die Therapieeinrichtung befindet sich aber in einer anderen Stadt. Sie musste also lernen, mehrere Etappen miteinander zu verbinden. Auch hierfür bekam sie wieder eine Liste von uns. Zuerst lernten wir die erste Etappe, also von der Schule in die Stadt mit dem Zug. Das war schon mit großen Schwierigkeiten verbunden, denn es war ein Dienstag, an dem in ihrer Schule alle Schulbusse eine Stunde später fuhren. Also war F.s Schlussfolgerung, sie bräuchte erst eine Stunde später zum Bahnhof gehen. Nach drei Wochen hatte sie begriffen, dass sie sich an die Zeiten auf ihrer Liste halten muss. Dann war die erste Etappe geschafft. Es ging weiter, auf dem Zielbahnhof die richtige Straßenbahn zu finden und in die richtige Richtung einzusteigen. Auch für diese Etappe benötigten wir mehrere Wochen. So ging es immer weiter. Ende August begannen wir mit dem Training und im Dezember konnte F. das erste Mal alleine ohne Rückrufe den kompletten Weg selbstständig bewältigen …"

Konflikte, Mobbing in der Schule, falsche Freunde

Die deutlichen Schwierigkeiten in der sozialen Interaktion führen, wie schon in der Kindergarten- und Vorschulzeit, auch in der Schule und im näheren häuslichen Umfeld oft weiter zur sozialen Isolation. Die Kinder werden nicht gemocht, sie haben selten Freunde, mit denen sie spielen können. Sie können die Bedürfnisse der anderen Kinder nicht wahrnehmen und situationsangemessen deuten und erfahren immer stärkere Ablehnung, die sie meist auch nicht einordnen und akzeptieren können. Diese „Andersartigkeit", dieser Mangel an altersangemessenem Verhalten kann zu Ablehnung bis hin zum „Mobbing" führen. Da aber ein intensiver Wunsch nach sozialen Kontakten und Freunden besteht, versuchen sie sich oft mit Geschenken beliebt zu machen. Um die Geschenke kaufen zu können, kommt es nicht selten dazu, dass sie den Eltern Geld entwenden. Häufig lassen sie sich von den so gewonnen „falschen Freunden" ausnutzen oder benutzen. Dies geschieht weniger, weil sie an den „falschen Freunden" festhalten wollen, um sie nicht zu verlieren, als vielmehr, weil sie die Beweggründe der anderen nicht einschätzen und richtig einordnen können.

Störungen der exekutiven Funktionen

Bei vielen durch Alkohol in der Schwangerschaft geschädigten Patienten finden sich Störungen der exekutiven Funktionen (EF). Bei den EF handelt es sich um Funktionen, die unter anderem für die bewusstseinsnahe Steuerung von nicht automatisierten Handlungsabläufen des Alltags zuständig sind (s. Kapitel 4).

Aufgrund der EF-Störung sind die Kinder, auch bei normalem IQ, zum Beispiel nicht in der Lage, ihre Aufmerksamkeit auf relevante, wichtige Informationen zu richten und die irrelevanten, nicht wichtigen Informationen zu unterdrücken, also im alltäglichen Leben Wichtiges von Unwichtigem zu unterscheiden. Die Kinder haben Probleme mit der Ablauforganisation des Alltags, können Erfahrungen nicht „codieren" bzw. „speichern", machen wegen der damit verbundenen Schwächen im Arbeitsgedächtnis immer wieder das Gleiche falsch und können nur selten aus ihren Fehlern lernen. Das führt auch dazu, dass alltägliche Abläufe wie z. B. das Anziehen, Waschen, Zähneputzen, Tischdecken weiter wie in der Kindergartenzeit angeleitet und wiederholt werden müssen, was zum einen dazu führt, dass keine altersangemessene Selbstständigkeit eintritt, und zum anderen, dass die Beziehung zwischen den Eltern und Kindern belastet wird, da es deswegen häufig Konflikte gibt. Oft kommt es auch zu teilweise heftigen aggressiven Ausbrüchen der Kinder, weil sie nicht verstehen, was von ihnen verlangt wird und sie überfordert sind.

Da die Störungen in den EF unabhängig von der Intelligenz, d. h. diese auch bei normal intelligenten Kindern vorhanden sein können, kommt es häufig bei Erziehern und Lehrern fälschlicherweise zu der Einschätzung, dass bei diesen Kindern kein Alkoholsyndrom vorliegen kann.

Kasuistik

C., ein 16-jähriges liebenswürdiges Mädchen, wird von ihren Pflegeeltern zur Diagnostik vorgestellt. Nach ihrem geschilderten Lebensbericht hat sie bisher mit Mühen und großer Hilfe die Schule aber ohne Hauptschulabschluss beendet.

Zurzeit arbeitet sie in einem Hotel in der Küche: Sie berichtet strahlend, dass ihr die Arbeit sehr gefalle. Sie müsse unter Anleitung eines sehr netten Küchenchefs z. B. Gemüse putzen, Kartoffeln schälen und andere Küchenarbeiten machen. Das könne sie sehr gut und sie gehe jeden Tag gerne dorthin. Vorgestern habe sie mit großem Elan den ganzen Tag Gurken mit einem Schälmesser geschält. Abends habe der Küchenchef gesagt, dass am nächsten Tag Karottenputzen dran sei. Der Pflegevater ergänzte, am nächsten Tag sei der Küchenbetreuer in die Küche gekommen und habe zu C. gesagt: „Bevor du mit den Möhren anfängst, schäle bitte noch die restlichen 20 Gurken, die gestern liegen geblieben sind." Er habe dem Mädchen das Schälmesser gegeben und auf die Gurken gezeigt, aber C. sei ahnungslos und verwirrt gewesen und habe mit dem Messer nichts anzufangen gewusst. Mit Tränen in den Augen habe sie dem sehr überraschten Betreuer gestanden, dass sie nicht wisse, wie man Gurken schäle!

Konflikte mit Adoptiv-/Pflegeeltern

Mit zunehmendem Alter werden entwicklungsbedingt die Schwierigkeiten zwischen den Eltern und ihren Kindern größer und sie lassen sich nicht mehr so leicht eingrenzen. Die Kinder bestehen oft, auch wenn sie objektiv dazu nicht in der Lage sind, auf mehr Selbstständigkeit. Die Konflikte mit den Eltern, die Ablehnung durch die anderen Kinder und das eigene Schulversagen führen häufig zu depressivem Rückzug, zu Ängsten, zu Schulschwänzen und aggressivem Verhalten. Oft sind Lügen und Stehlen an der Tagesordnung und belasten Eltern und Kinder und die Beziehungen zueinander zusätzlich.

Dabei haben die betroffenen Kinder auf der anderen Seite viele gute Eigenschaften, sind oft liebenswert und hilfsbereit, sie sind musikalisch, redegewandt und charmant, sie können gut mit jüngeren Geschwistern umgehen, kümmern sich liebevoll um die Haustiere und rühren ihre Eltern immer wieder durch ihre Anhänglichkeit und kindliche Zuneigung.

Es ist es außerordentlich wichtig, neben der entsprechenden Behandlung der Entwicklungsstörungen, der ADHS-Symptome sowie der emotionalen und sozialen Defizite die Weichen in der Schullaufbahn früh zu stellen. Ist die Diagnose FAS eindeutig, so sollten die Kinder nicht zwingend weiter auf einer Regelschule beschult werden, sondern wenn möglich in einer Förderschule oder privaten Schule mit weniger Druck, kleinen Klassen und individuellen Fördermöglichkeiten lernen.

5.4 Jugend und Adoleszenz

Nur selten wird bei gravierenden Verhaltensauffälligkeiten und Lernschwierigkeiten in diesem Alter noch an die Möglichkeit der Diagnose eines FAS gedacht. Oft sind vielfältige, wechselnde psychiatrische Diagnosen gestellt worden und Behandlungsversuche erfolgt, die häufig kaum zu einer Verbesserung der Symptomatik geführt haben. Die Pflege- oder Adoptiveltern haben häufig resigniert, sich mit den Schwierigkeiten und Defiziten ihrer Kinder arrangiert und die behandelnden Ärzte sind ratlos.

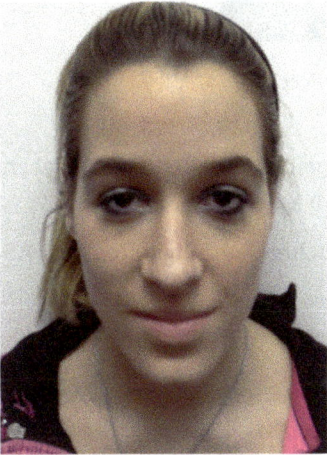

Abb. 5.18. FAS, 17-jährige Jugendliche.

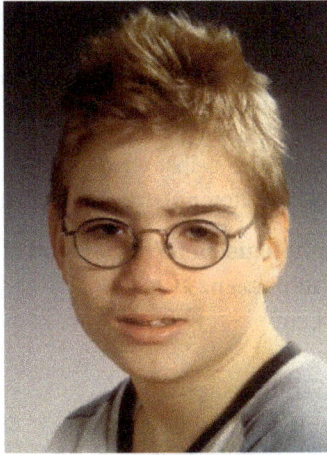

Abb. 5.19. FAS, 14-jähriger Jugendlicher.

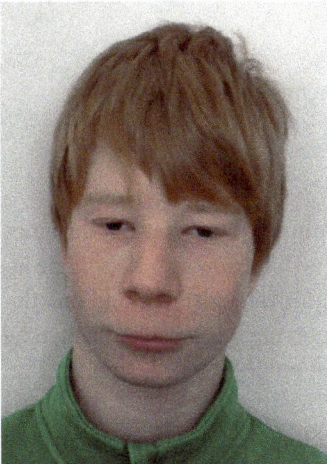

Abb. 5.20. FAS, 16-jähriger Jugendlicher.

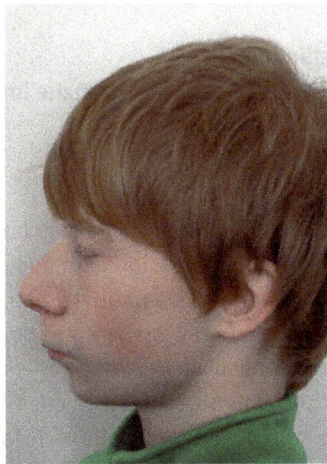

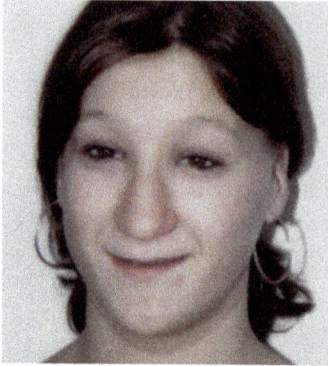 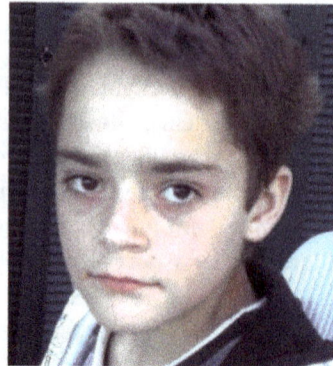

Abb. 5.21. FAS, 18-jährige Jugendliche.   **Abb. 5.22.** pFAS, 13-jähriger Junge.

Die betroffenen Jugendlichen selbst werden in der Regel Außenseiter und entziehen sich mehr und mehr der weiteren Betreuung und Hilfen (Abbildung 5.18–5.22).

Die häufigsten morphologischen Zeichen und klinischen Auffälligkeiten des FAS in der Jugend und Adoleszenz
– Dysmorphiezeichen;
– Gewichtszunahme;
– Lernstörungen, Schulversagen;
– Probleme mit der Berufsausbildung;
– Auffälligkeiten im Sexualverhalten;
– Kriminalität;
– psychiatrische Diagnosen und Erkrankungen (am häufigsten ADHS und Depression);
– fehlende Selbstständigkeit;
– eingeschränkte Geschäftsfähigkeit (Defizite im Umgang mit Geld).

Späte oder fehlende Diagnose

Mit zunehmender gesellschaftlicher und ärztlicher Wahrnehmung der Gefahr eines FAS nach intrauteriner Alkoholexposition kommen heute häufiger auch betroffene Jugendliche mit multiplen Verhaltensauffälligkeiten, kognitiven, sozialen und emotionalen Störungen, die seit Jahren bestehen und bei denen nach intensiver Recherche ein mütterlicher Alkoholabusus in der Schwangerschaft entdeckt wurde, mit der Frage nach einer möglichen Diagnose zu uns in das FASD-Zentrum.

Prinzipiell ist es schwer, aussagekräftige Informationen über einen möglichen Alkoholkonsum der leiblichen Mutter in einer schon viele Jahre zurückliegenden Schwangerschaft zu erhalten, zumal die Kinder meist aus schwierigen Verhältnissen stammen und ihre Pflege- oder Adoptiveltern in der Regel ohne ausreichende Aufklärung durch die Vermittlung und oft schon gewechselte Zuständigkeit der Jugendämter geblieben sind und unter Umständen kein Kontakt mehr zu der Ursprungsfamilie besteht.

Trotzdem ist es sehr wichtig, alle möglichen Informationsquellen in der Herkunftsfamilie und den Jugendämtern genau zu erforschen, um eine sichere Diagnose, auch bei einem Jugendlichen, stellen zu können.

Kasuistik

J. kam als 17-jähriger Jugendlicher zusammen mit seinem Adoptivvater schon vor Jahren in unser Zentrum. Er hatte über das FAS einiges gelesen und fand sich in vielen der Gedanken und Gefühle wieder, die junge betroffene Patienten auf einer Internetplattform beschrieben hatten. Nun wollte er wissen, ob möglicherweise auch bei ihm dieses Syndrom vorliege. Er war groß, sah unauffällig aus, hatte eine Menge sozialer Probleme und sei in der Schule intensiv gemobbt worden, dass er sie deshalb vorzeitig abgebrochen habe. Seine Eltern hatten ihn gleich nach der Geburt adoptiert und wussten nichts über die Herkunftfamilie ihres Sohnes. Über einen möglichen Alkoholmissbrauch in der Schwangerschaft der leiblichen Mutter war nichts bekannt.

Auf die Frage nach Geschwistern sagte J., dass er niemanden kenne, der Vater unterbrach ihn aber mit dem Hinweis, er habe doch eine ältere leibliche Schwester, die er allerdings nicht kenne.

Vater und Sohn wurden ohne Diagnose, aber mit der Auflage, die Schwester zu suchen und zu befragen, nach Hause geschickt.

Sechs Wochen später stellten sie sich noch einmal vor. Auf die Frage nach seiner Schwester sagte J., ja, er habe sie gefunden. Sie sei neun Jahre älter und auf die Frage nach der leiblichen Mutter habe sie wörtlich gesagt: „Wusstest du nicht, dass unsere Mutter Alkoholikerin war. Sie hat während der Schwangerschaft mit dir schwer getrunken!"

Anmerkung: Dadurch konnten wir die Diagnose eines FAS stellen. In einem Prozess, der weniger Jahre später gegen ihn und einige Freunde wegen schweren Einbruchs und Diebstahls stattfand, wurde für J. aufgrund der Diagnose ein Freispruch erwirkt.

Dysmorphiezeichen

Auch in der Pubertät sind die Dysmorphiezeichen oft weiterhin, wenn auch weniger ausgeprägt, erkennbar. Ein zu kleiner Kopf, zu geringe Körperlänge und Untergewicht sind bei einem Großteil der Patienten noch vorhanden.

Die kraniofaziale Dysmorphie verändert sich häufig in der Adoleszenz. Zum einen sind die Ausprägungen diskreter geworden und zum anderen ist die ehemals kleine „nez en trompette" (Trompeten-Nase), wie die französischen Erstbeschreiber die Stupsnase mit dem eingesunkenen Nasenrücken genannt haben, verschwunden. Stattdessen haben die betroffenen Jugendlichen häufig eine eher große Nase mit breitem geradem Nasenrücken bekommen; ein Phänomen, das ungeklärt ist (s. Abb. 5.18, 5.21, 5.20). Die schmale Oberlippe, das wenig modellierte Philtrum und vor allem die kurze Lidspaltenlänge bestehen weiter und sind oft noch gut nachweisbar.

Ebenfalls bis heute ungeklärt ist die Tatsache, dass postpubertäre Mädchen häufig zu einem deutlichen Übergewicht bis hin zu einer Adipositas neigen.

Lernstörungen, Schulversagen, Probleme mit der Berufsausbildung

Viele Jugendliche haben weiter große Probleme in der Schule. Oft kommt es erst über das Schulversagen und die sozialen Schwierigkeiten zu einer weiterführenden Diagnostik und schließlich zur Diagnosestellung.

Die ersten 1–2 Jahre in der Grundschule können die betroffenen Kinder unter Umständen ohne große Schwierigkeiten durchlaufen, wobei fast immer eine intensive Förderung und Hilfestellung durch die Eltern notwendig ist. Die Kinder haben oft einen Integrationsstatus erhalten und zunächst das Wohlwollen der betreuenden Lehrer. In den höheren Klassen der Grundschule und erst recht in den weiterführenden Schulen sind die Lernstörungen und die sozialen Schwierigkeiten so groß, dass ein Schulwechsel in eine Förderschule mit kleinen Klassen und weniger Stress und angemessener Leistungsanforderung sinnvoll und den Eltern und Jugendlichen auch zu empfehlen ist.

Wird die Diagnose eines Fetalen Alkoholsyndroms nicht in dieser für die weitere Entwicklung der Jugendlichen entscheidenden Zeit gestellt, kommt es ohne Diagnose möglicherweise zu immer größeren Schwierigkeiten und der Gefährdung des Schulabschlusses. Die Schwierigkeiten setzen sich auch nach der Schule in der Berufsausbildung fort, sofern diese überhaupt begonnen werden kann.

Mit der Diagnose Fetales Alkoholsyndrom ist eine körperlich-seelische Behinderung festgestellt worden, die es ermöglicht, z. B. über Schulprojekte zur Erlangung eines Schulabschlusses oder über die Agentur für Arbeit Hilfe zu erhalten. Es besteht dann für die Jugendlichen ein Anspruch auf Hilfe nach § 35a SGB VIII und § 53 SGB XII auch über das 18. Lebensjahr hinaus, um die Teilhabe am gesellschaftlichen Leben und am Arbeitsleben zu ermöglichen.

Kasuistik

Die kinder- und jugendpsychiatrische Diagnose des Jugendlichen lauteten: Depressive Störung bei beginnender emotional-instabiler Persönlichkeitsentwicklung, Drogenabusus und Störung des Sozialverhaltens. Nach Angaben seines Adoptivvaters habe sein Sohn einen „schwierigen Charakter", sei sehr verletzlich und aufbrausend. In der Schule sei er wegen seiner „Andersartigkeit" über Jahre gemobbt worden. Trotz Unterstützung und Hilfestellung durch seine Eltern habe er aus Angst vor den Mitschülern zunächst Stunden, dann auch Tageweise über Jahre die Schule geschwänzt. Schließlich sei er gar nicht mehr hingegangen, ein drohender Rauswurf aus der Schule konnte mithilfe des Vaters verhindert werden.

Pubertät und sexuelle Schwierigkeiten, FAS und Kriminalität, Komorbiditäten

In der Pubertät entgleiten die Jugendlichen ihren Eltern und Betreuern immer mehr. Sie ziehen sich zurück, sind in vielen Bereichen schon eigenverantwortlich und nehmen keinen „wohlgemeinten" Rat mehr an. Konflikte nehmen zu und gehen häufig einher mit heftigen verbalen und manchmal auch körperlich aggressiven Durchbrüchen, unter Umständen mit weitreichenden Folgen.

Nicht selten wird eine Situation so schwierig, dass eine Unterbringung in einer heilpädagogisch-therapeutischen Einrichtung notwendig werden kann.

Kasuistik

In einem seiner heftigen Wutausbrüche greift der 12-jährige Pflegesohn seine sich zunehmend vor der Gewalt ihres Jungen fürchtende Mutter tätlich an und wird von dem herbeieilenden Pflegevater abrupt und heftig in seiner Handgreiflichkeit unterbrochen. Damit konnte dieser die gefährliche Situation beenden und beruhigen.

Am nächsten Tag geht der Junge jedoch zum Jugendamt und berichtet, dass er von seinen Pflegeeltern geschlagen bzw. misshandelt wurde. Noch am gleichen Tag wird der Pflegesohn ohne ausreichende Rücksprache mit den Eltern aus der Familie genommen und in einem Kinderheim untergebracht.

Nach 14 Tagen kommt der Junge, der sich im Kinderheim längst wieder nach Hause sehnte, mit anwaltlicher Hilfe zurück zu seinen Pflegeeltern. Diesen droht nun eine Klage wegen Misshandlung eines Schutzbefohlenen.

Pflegeeltern von pubertierenden Mädchen berichten nicht selten über Kontakte zu älteren Männern, welche die Mädchen über Internetforen oder Chat-Rooms kennenlernen und rasch als „große Liebe" bezeichnen. Sie verabreden sich gegen jegliche Einwände und Ratschläge zu Treffen und können die damit verbundenen Gefahren aufgrund ihrer „Naivität" meist nicht beurteilen. Sie lassen sich ausnutzen, setzen sich der Gefahr von gesundheitlichen Risiken, emotionalen Krisen und möglicherweise einer ungewollten Schwangerschaft aus.

Männliche Jugendliche laufen häufiger als die Mädchen Gefahr, in der Pubertät eine mögliche kriminelle Entwicklung zu nehmen. Die Pflegeeltern berichten, dass sie oft lügen und stehlen. Zunächst handelt es sich nur um kleinere Beträge zu Hause, aber mit zunehmendem Alter und unter dem Druck von „falschen Freunden", denen sie mit ihrer Gutmütigkeit, Fehleinschätzung und aufgrund ihres oft nur geringen Selbstwertgefühls imponieren wollen, fangen sie an, auch größere Beträge oder in größerem Umfang z. B. auch in Geschäften zu stehlen.

Sie haben kein Unrechtsbewusstsein und können oft nicht mit Geld umgehen, weil sie ein fehlendes Zahlen- und Mengenverständnis haben. Oft überspielen sie ihre Unfähigkeiten durch eine verbale „Großspurigkeit".

Zahlreiche Jugendliche erfüllen die Kriterien für eine ADHS, haben schwere exekutive Funktionsstörungen, und viele entwickeln aufgrund anhaltender emotionaler Belastungen wie z. B. durch häufig auftretendes „Mobbing" in der Schule oder in der Ausbildung zusätzlich depressive Symptomen.

5.5 Erwachsenenalter („FAS adult")

Es ist noch nicht sehr lange ins Bewusstsein der medizinischen Öffentlichkeit gedrungen, dass das Fetale Alkoholsyndrom und seine Varianten eine pränatal erworbene, teratogen bedingte Behinderung ist, unter der die betroffenen Menschen ihr Leben lang leiden. Die Diagnose im Erwachsenenalter wird ausführlich im Teil III, Kapitel 13, abgehandelt.

Späte Diagnose

In der deutschsprachigen Erwachsenenpsychiatrie hat man bisher der Diagnose dieser Patienten wenig Aufmerksamkeit geschenkt. Umso wichtiger ist eine erste 2012 erschienene Übersichtsarbeit aus der psychiatrischen Universitätsklinik Erlangen zu bewerten, die ausführlich über FAS im Erwachsenenalter berichtet [9].

Nachdem FAS bzw. FASD jahrelang eine pädiatrische Domäne gewesen ist, kommt es jetzt zunehmend ins Bewusstsein, dass es sich dabei um eine lebenslange, anhaltende körperliche und neuropsychiatrische Störung handelt, die – ob diagnostiziert oder nicht – auch im Erwachsenenalter fortbesteht.

Konservative Schätzungen gehen in Deutschland von etwa 3–4 000 pro Jahr geborenen Kindern mit FASD aus [10]. Das bedeutet, nach etwa 20 Jahren erreichen 60 000–80 000 betroffene Patienten mit dieser Erkrankung das Erwachsenenalter und nur ein Bruchteil davon wurde bisher in der Kindheit bereits diagnostiziert. Die Psychiater und Neurologen müssen sich auf dieses für sie noch wenig bekannte Krankheitsbild erst noch einstellen.

Die diagnostischen Kriterien des 4-Digit Diagnostic Code sind mit Einschränkungen auch im Erwachsenenalter weiterhin anwendbar. Die kraniofaziale Dysmorphie ist messbar. Leider gehen die Normwerte von Astley [11] nur bis zum 16. bzw. 18. Le-

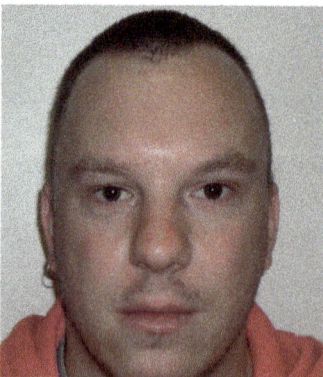

Abb. 5.23. FAS adult, 33 Jahre.

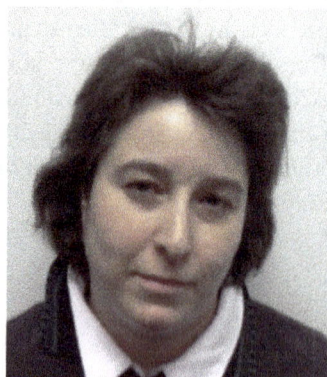

Abb. 5.24. FAS adult, 39 Jahre.

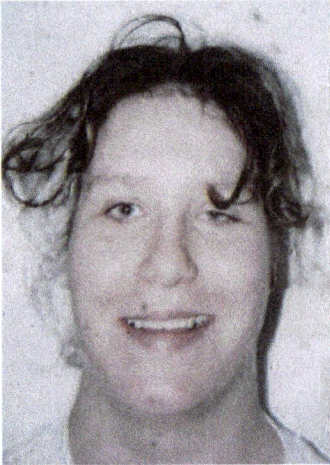

Abb. 5.25. FAS adult, 20 Jahre

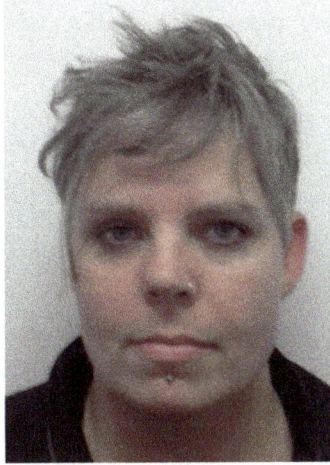

Abb. 5.26. FAS adult, 43 Jahre.

bensjahr, aber zu diesem Zeitpunkt ist das jugendliche Wachstum weitgehend abgeschlossen.

In unserer Langzeitstudie [12] konnte belegt werden, dass bei fast der Hälfte der überprüften erwachsenen Patienten ein Kopfumfang mit Werten entsprechend der 3. Perzentile gemessen wurde und damit einem fortbestehenden Mikrozephalus entsprach. Auch die Körpergröße ist bei vielen Patienten bis ins Erwachsenenalter reduziert; weniger betroffen ist das Gewicht, das wie schon erwähnt, besonders bei Frauen im Erwachsenenalter deutlich zunehmen kann.

Die Bestätigung bzw. Dokumentation des mütterlichen Alkoholkonsums während der Schwangerschaft ist oft schwieriger, aber absolut notwendig für die Diagnosestellung im Erwachsenenalter (s. ausführlich Abschn. 14.2).

Kasuistik

Pflegeeltern kommen mit ihrem erwachsenen Sohn zur Vorstellung, da J. mit seinem Geld nicht umgehen könne und die ganze Summe immer schon in den ersten Tagen ausgegeben habe. Er bittet seine ehemaligen Pflegeeltern, ihm jeweils ein Viertel seines monatlichen Arbeitslosengeldes wöchentlich auszuhändigen. Die Pflegeeltern stimmen zu und beantragten deshalb beim Gericht die Betreuung für ihren ehemaligen Pflegesohn. Der Richter ist mit der Vorgehensweise einverstanden, bittet aber eine Psychologin, J. für eine Beurteilung kurz zu untersuchen. Nach 20 Minuten kommt die Psychologin zurück und berichtete dem Richter, dass es sich um einen „völlig normalen" 20-jährigen Mann handele, der sein Geld gut selbstständig einteilen könne. Der Richter lehnte daraufhin die Betreuung ab. Was war geschehen? J. hatte in seiner charmanten Art das Gespräch nach 2 Minuten auf sein Lieblingsthema PC und Internet gelenkt und hatte die „ahnungslose Psychologin" damit so beeindruckt, dass sie ihn als „normal" einschätzte.

Erst die Diagnose eines Fetalen Alkoholsyndroms konnte den Richter schließlich davon überzeugen, dass J. trotz seiner „guten Computerkenntnisse" mit Geld nicht umgehen kann und diesbezüglich auf die Hilfe der Pflegeeltern angewiesen ist.

6 Begleitstörungen beim Fetalen Alkoholsyndrom und seinen Varianten

6.1 FAS und Schlafstörungen

Allgemein

Ein normaler Schlaf ist wichtig für die kindliche Entwicklung. Schlafstörungen können zu deutlichen Irritationen am Tag mit herabgesetzter körperlicher Aktivität, Verhaltensauffälligkeiten, kognitiven und emotionalen Störungen führen und dadurch die gesunde Entwicklung beeinträchtigen [1].

Neugeborene und junge Säuglinge sind auch ohne eine intrauterine Schädigung in der Schwangerschaft oft unruhig und schlafgestört, da sich der geregelte Schlafrhythmus erst nach und nach entwickelt.

In einer prospektiven Kölner Schlafstudie aus dem Jahre 2006 lagen die Einschlafstörungen bei 10 % und die Durchschlafstörungen bei 8 % der gesunden über 5-jährigen Probanden. Sicher sind jüngere Kinder noch häufiger betroffen [2] (s. a. Tabelle 6.1).

Tab. 6.1. Elternangaben zu Schlafstörungen (in %) bei Kindern im Alter zwischen 4 und 10 Jahren; Child Behavior Check List (Lehmkuhl et al., [3]).

Schlafstörungen	Jungen ($n = 496$)		Mädchen ($n = 534$)	
	manchmal	oft	manchmal	oft
Schlafprobleme	6,5	2,8	6,8	1,7
Insomnie	11,2	2,8	10,5	2,1
Hypersomnie	4,0	0,6	3,9	0,6
Albträume	13,3	0,8	10,5	1,1
Schlafwandeln	6,3	1,0	6,7	0,6

Für Schlafstörungen in der frühen Kindheit gibt es bis heute keine allgemeingültige Definition. Es existieren unterschiedliche Einteilungen und Kriterien für die verschiedenen Formen der Schlafstörung, die in den Studien je nach Autor variieren und somit eine Vergleichbarkeit vor allem hinsichtlich der Prävalenz fast unmöglich machen [4].

Je nach verwendeten Kriterien zur Diagnose der Schlafstörungen schwanken die Prävalenzraten zwischen 15–30 %.

Anders et al. (2000) unterschieden z. B. in ihren Studien zur allgemeinen Schlafentwicklung in den ersten Lebensjahren zwischen Einschlafstörungen und Durchschlafstörungen. Als Durchschlafstörung definierten sie bei Kindern im Alter von 12–

24 Monaten ein nächtliches Aufwachen von mehr als zwei Mal pro Nacht und ein nächtliches Wachliegen von mehr als 20 Minuten. Als Vorliegen einer Einschlafstörung wurde gewertet, wenn das Kind mehr als 30 Minuten zum Einschlafen benötigte und die Eltern bis zum Einschlafen des Kindes bei ihm blieben oder mehr als zweimal zurückkommen mussten [5].

In einer multizentrischen prospektiven Studie kamen Fegert et al. (1997) zu dem Ergebnis, dass etwa 40 % der von ihnen untersuchten Kinder zwischen 6 und 36 Monaten, wenigstens einmal, die Hälfte sogar mehrfach in der Nacht, aufwachten [6].

Je ausgeprägter die Schlafstörungen im Säuglingsalter sind, desto häufiger kommt es zur Chronifizierung. Säuglinge, die mit 6 Monaten eine ausgeprägte Schlafstörung hatten, wachten auch mit 12 Monaten noch ein- oder mehrmals in der Nacht auf. Schlafstörungen bei Dreijährigen persistierten bis ins Schulalter [7].

In der „Maternal Lifestyle Study" von Stone et al. (2010), einer großen prospektiven amerikanischen Follow-up-Studie, wurden die Kinder von 374 Frauen, die in der Schwangerschaft Cocaine, Opiate, Marihuana, Alkohol oder Nikotin konsumiert hatten, bis zum 12. Lebensjahr nachuntersucht. Dabei fand sich in der frühen, mittleren und späten Kindheit Nikotin als einziger durchgehender Prädiktor für Schlafprobleme. Dieser Effekt war dosisabhängig: Je höher die Nikotinexposition in der Schwangerschaft, desto größer waren die Schlafprobleme [8].

Schlafstörungen bei Kindern mit FAS

Viele Kinder, bei denen eine FAS diagnostiziert wird, leiden an oft langwierigen Schlafstörungen, die noch stärker als bei gesunden Kindern tagsüber eine erhebliche Störung der Aktivitäten, des Verhaltens, der Kognition, Emotion und der allgemeinen Gesundheit verursachen. Ohne eine geeignete Behandlung der Schlafstörungen kann die Effektivität aller Interventions- und Hilfsmaßnahmen für die Betroffenen deutlich schlechter sein.

Schlafstörungen treten häufiger bei Kindern mit entwicklungsneurologischen Erkrankungen wie FAS auf. Dabei hängt die Ausprägung der Schlafstörung nach Jan et al. (2007) offenbar mehr von der Schwere der kognitiven Einschränkung als von der Art der neurologischen Erkrankung ab [9].

Es gibt bisher nur wenige wissenschaftliche Untersuchungen zu diesem Thema.

In einer von Stade et al. 2008 publizierten Studie wurden 100 Eltern von Kindern zwischen 5–8 Jahren über das Schlafverhalten ihrer Kinder befragt. Die durchschnittliche Einschlafdauer betrug nach Angaben der Eltern 59 Minuten. In einer zusätzlichen, sieben Tage dauernden Beobachtungszeit berichteten 82 von 100 Eltern von Durchschlafstörungen u. a. in der Form von:
- Pavor nocturnus/Schlafwandeln (3 Kinder);
- mehr als zweimaliges nächtliches Aufwachen (55 Kinder);
- starke Tagesmüdigkeit (*daytime fatigue*) (10 Kinder) [10].

Chen et al. (2012) kamen zu ähnlichen Ergebnissen. Bei 33 Kindern mit FASD zwischen 4–12 Jahren wurde das Schlafverhalten mittels „Caregiver-Report" und dem „Childrens's Sleep Habits Questionnaire" (CSHQ), einem zur Beobachtung des kindlichen Schlafes benutzten Fragebogen, untersucht. Die Autoren fanden bei 85 % der Kinder deutliche Schlafprobleme [11].

Das Entstehen und Auftreten von Schlafstörungen bei alkoholgeschädigten Kindern wurde auch deshalb bisher kaum untersucht, weil im Neugeborenenalter die Diagnose eines FAS schwer zu erkennen ist [12] und deshalb häufig erst später gestellt wird. Erfahrene und mit diesem Syndrom vertraute Kliniker und Pflege- und Adoptiveltern sind sich aber einig, dass die Schlaferkrankungen meist schon in der Neugeborenenperiode beginnen und ohne eine intensive Behandlung dazu neigen über lange Zeit zu bestehen, manchmal bis in das Erwachsenenalter.

Ipsiroglu et al. (2012) weisen auf ein besonderes Phänomen bei Schlafstörungen von Kindern mit FASD hin. Mit dem prägnanten Satz: „they silently live in terror" (sie leben stumm im Terror) beschrieben sie als Erste auch die Möglichkeit eines „Restless Legs Syndrom" als Ursache schwerer Schlafstörungen bei Kindern mit FASD [13].

Die Autoren untersuchten 27 Kinder im Alter zwischen 2–15 Jahren, mit der Diagnose einer Fetalen Alkoholspektrumsstörung mithilfe eines „Comprehensive Clinical Sleep Assessment" (CCSA), ausgefüllt von ihren Bezugspersonen. Sie fanden:

- Schlaflosigkeit bei 27/27 Kindern;
- Parasomnien (z. B. Schlafwandeln, Albträume, Pavor nocturnus) bei 23/27 Kindern;
- Atemstörungen während des Schlafes bei 8/27 Kindern;
- Bewegungsstörungen im Schlaf wie beim Restless Legs Syndrom bei 22/27 Kindern.

Bericht einer Adoptivmutter

„L. kam im November 2007, im Alter von 11 Wochen in unsere Familie.

Bereits in den ersten Tagen fiel uns auf, dass L. am Tag schlief und fast die gesamte Nacht wach war. Die Nächte waren von ihrer großen Unruhe und ständigen Jaktationen geprägt. Sie beruhigte sich nur, wenn sie auf dem Bauch eines Elternteils liegen konnte. Dies ging so über Monate.

Sie war nicht in der Lage, größere Nahrungsmengen zu sich zu nehmen, sondern musste alle 2 Std. mit 30–50 g Nahrung versorgt werden.

Mit ca. 6 Monaten kam zu den nächtlichen Jaktationen noch verstärkte Bewegungsaktivität in den Beinen hinzu. Durch Körperkontakt wurden diese Erscheinungen leicht gemildert.

Mit ca. 4 Jahren begann L. über Schmerzen in den Beinen zu klagen und zeigte das Bedürfnis ihre Beine unablässig zu bewegen. Dies war am Tag ja möglich, aber in der Nacht nahm das Bedürfnis nicht ab.

Nach unproblematischem Einschlafen kam das Kind stündlich in unser Schlafzimmer, und verlangte festgehalten zu werden. Gaben wir dem Bedürfnis nach, dauerte es bis zu 3 Stunden, bis sie und wir Schlaf fanden. Erlaubten wir es nicht, ging es die ganze Nacht ohne Schlaf hin und her.

In dieser Zeit nahm ich Kontakt zur Gesellschaft für Restless-Legs-Betroffene auf. Man sagte mir, dass es bei Kindern schwer nachweisbar sei und Medikamente für Kinder nicht zugelassen sind. Wir massierten ihre Beine jeden Abend mit Lavendelöl und mit ca. 5 Jahren hörte dieses Phänomen auf."

Zirkadiane Schlafrhythmusstörungen

Die Schwierigkeit einzuschlafen, häufiges nächtliches Aufwachen und frühmorgendliches Erwachen entspricht der diagnostischen Kategorie der zirkadianen Schlafrhythmusstörungen, die als eine Dissoziation von Schlaf-Wach-Verhalten und der Umwelt definiert sind.

Dieser zirkadiane Rhythmus wird ebenso wie die pineale Melatoninproduktion durch den Hypothalamus moduliert, der über seine suprachiasmatischen Kerne direkt Informationen über Helligkeit/Dunkelheit erhält, aber auch über die Hirnrinde (den zerebralen Cortex) durch Umweltreize beeinflusst wird [9].

Kinder mit FAS können aufgrund einer abnormalen Melatoninsekretion eine erheblich verzögerte Einschlafphase haben. Da aber auch die Hirnrinde über den Hypothalamus einen modulierenden Einfluss auf den zirkadianen Schlafrhythmus hat, kann auf diesem Weg durch Aufregungen, physische Belastungen wie Herumtoben, Ängste oder ein zu wenig abgedunkeltes Schlafzimmer die Melatoninproduktion verzögert und verändert werden. Dies kann ein verspätetes Einschlafen oder ein vermehrtes nächtliches Aufwachen bewirken.

Ipsiroglu et al. beschrieben in ihrem Artikel neben schweren Einschlaf- und Durchschlafstörungen bei Patienten mit FASD auch die deutlich seltener auftretende Hypersomnie als beeinträchtigende Schlafstörung bei entwicklungsneurologisch gestörten Kindern und Jugendlichen [13].

Bericht einer Pflegemutter

Von Anfang an habe M. unter Schlafproblemen in Form einer Hypersomnie mit deutlich einschränkender Tagesmüdigkeit gelitten. Mit vier Monaten sei er deshalb mit Atosil behandelt worden, was jedoch keine Besserung erbracht habe.

Bis heute habe M., bei dem jetzt im Alter von 18 Jahren ein Fetales Alkoholsyndrom diagnostiziert wurde, morgens Schwierigkeiten aufzustehen und sei durchgehend tagsüber müde.

Eine ausführliche Untersuchung im Schlaflabor habe keine Diagnose der bestehenden Hypersomnie, insbesondere keinen Hinweis auf eine Narkolepsie erbracht, eine angemessene Therapie sei bis heute nicht gefunden worden.

M. müsse morgens von mehreren Erwachsenen sprichwörtlich „aus dem Bett gezerrt" werden, sonst schlafe er sich „zu Tode".

Im Bericht heißt es weiter: „... Er war nach 16 Stunden Schlaf genauso müde wie nach 6 Stunden Schlaf. Wir haben ihn 4 Tage im Bett gelassen. Er ist nicht von allein aufgestanden. Er habe „in Flaschen gepullert" und das Essen versteckt. Er nimmt seine Medikamente nicht. Er vergisst die Körperpflege. Man muss ihn jeden Morgen aus dem Bett ziehen, damit er zu seiner Arbeit geht (es ist die Ausbildung zu seinem zukünftigen Traumberuf des Zweiradmechanikers). Ohne unsere Hilfe wird er sein Ziel nie erreichen. Wir müssen ihn auf Schritt und Tritt kontrollieren und betreuen".

Erstmalig haben 2010 kanadische Wissenschaftler, die seit Jahren auf dem Gebiet der FASD-Forschung arbeiten, ihre klinischen Erfahrungen mit Schlafstörungen gemeinsam beschrieben und dokumentiert und Vorschläge zur Schlafhygiene dieser Kinder formuliert [14]. Diese sind hier etwas verkürzt als Empfehlungen zur Schlafhygiene dargestellt.

Empfehlungen zur Schlafhygiene und Schlafgesundheit bei Kindern mit einem Fetalen Alkoholsyndrom

1. Allgemeine Überlegungen
– Schlafstörungen sollen früh und professionell behandelt werden, da sie zu kognitiven Beeinträchtigungen, Verhaltensstörungen und anderen Gesundheitsproblemen führen.
– Kinder mit FASD haben häufig einen Melatoninmangel, der zu gestörten Schlafmustern und Einschlafstörungen führt.
– Allgemein können therapeutische Maßnahmen ineffektiv sein, wenn ein chronischer Schlafmangel vorliegt.
– Schlafhygiene-Empfehlungen für normal entwickelte Kinder sind häufig nicht hilfreich für Kinder mit FASD, weil Interventionshilfen jeweils auf die eingeschränkten Fähigkeiten und individuellen Bedürfnisse des betroffenen Kindes zugeschnitten sein müssen.
– Betreuende Eltern und Pflegeeltern sollten mit den beteiligten professionellen Helfern in einem Team zusammenarbeiten.
– Die Veränderung der Umgebung im Sinne eines Schutzes vor Übererregung und Überstimulation zu Hause, in der Schule und im sozialen Umfeld ist wichtig.
– Die vielfältigen und intensiven Lernerfahrungen, die notwendig und wichtig für gesunde Kinder sind, können zu einer Überreizung dieser Kinder führen.
– Je schwerer die kognitiven Defizite dieser Kinder sind, desto schwieriger und weniger erfolgversprechend sind die Interventionen zur Schlafhygiene.

2. Schlafumgebung
– Man sollte immer die Reaktionen der Kinder auf ihre Umgebung beim Schlafengehen beobachten.
– Das Schlafzimmer soll ruhig gelegen sein, vertraut, sicher und unaufgeregt wirken, die Zimmertemperatur sollte angenehm, das Bett ohne unbequemes Schlafzeug und störende Bettdecken sein, die Einrichtung sparsam möbliert ohne Unordnung, Gerümpel, intensive Gerüche, zu helles Licht und intensive Farben.
– Das Schlafzimmer darf nicht zum Spielen benutzt werden und kein Ort der Bestrafung sein.

3. Vorbereitungen zum Schlafengehen
– Wichtig ist die Vermeidung der Überreizung der Kinder.
– Aufgeregte Kinder müssen beruhigt werden, Einschlafrituale sollten nicht ausufern.
– Getränke, die Koffein oder Kakao enthalten, sollen vermieden werden.
– Körperliche Aktivität und vor allem Herumtoben, Fernsehen und Videospiele am Abend sollten vermieden werden, um die Wachheit und damit ein verzögertes Einschlafen zu vermindern.

– Der Zubettgeh-Ablauf mit z. B. Waschen, Zähneputzen, eventuelle Einnahme von Medikamenten, Toilettengang etc. sollte elterlich angeleitet und begleitet werden, da er in der Regel selten von den Kindern selbstständig geleistet werden kann.

4. Schlaffahrplan

– Klare Regeln und Strukturen, Regelmäßigkeit und Beständigkeit im Ablauf sind wichtig für die Zeit des Schlafengehens, aber auch für den ganzen Tagesablauf.
– Die Zeiten für das Zubettgehen und der Zeitpunkt für das Aufstehen müssen immer gleichbleibend sein und auch am Wochenende und in den Ferien eingehalten werden.
– Eine eventuell notwendige Melatoninbehandlung sollte in den Schlaffahrplan eingebunden sein und das Medikament etwa 1–2 Stunden vor dem Schlafengehen eingenommen werden [15].

5. Schlafhygiene für die Betreuer

– Ein Kind mit einem FASD großzuziehen ist eine belastende und schwierige Aufgabe. Deshalb sollte immer auch auf einen ausreichenden Schlaf und die emotionalen Bedürfnisse der Eltern und Pflegeeltern geachtet werden.
– Der Schlaf der Betreuenden wird durch das Schlafverhalten ihrer Kinder beeinflusst. Eine Behandlung der von Schlafstörungen betroffenen Kinder mit Melatonin führt bei Erfolg auch zu einem besseren Schlaf ihrer Betreuer.

In Deutschland wird auf die ausführlichen Empfehlungen der Arbeitsgemeinschaft Pädiatrie der Deutschen Gesellschaft für Schlafmedizin zurückgegriffen. Ähnlich wie in den oben skizzierten Empfehlungen zur Schlafhygiene aus Kanada werden u. a. neben einem strukturierten Tagesablauf ein abgedunkeltes Schlafzimmer, eine sichere Schlafumgebung und Einschlafrituale empfohlen. Zusätzlich notwendige Medikamente (z. B. Koffein und Theophyllin oder Antiepileptika) müssen vor allem bei kleinen Säuglingen klar indiziert sein.

Sind alle der oben genannten Maßnahmen erfolglos, sollte zusätzlich die Gabe von Melatonin überlegt werden. In Kanada und den USA wird Melatonin erfolgreich bei entwicklungsneurologischen Störungen eingesetzt.

Kasuistik

Im Alter von 1½ Jahren kam N. zu seiner neuen Pflegemutter. Sie ist Erzieherin und kann den Jungen in ihrem Kindergarten beobachten und betreuen. Sie berichtet, dass er an starken Schlafstörungen leide, motorisch immer noch sehr langsam sei und zunehmend aggressiv werde. Er kratze sich wund, schreie stundenlang, zerbeiße alles und mache alles kaputt. Wegen seiner inzwischen extremen Hyperaktivität sei er kaum zu betreuen.

Zurzeit erhalte er wegen der Schlafprobleme abends 2 mg Melatonin, seitdem schlafe er deutlich besser.

Die von Vormundschaftsgerichten vor allem bei sehr jungen Kindern, die gleich nach der Geburt bei Pflegeeltern aufwachsen, angeordneten Besuchskontakte zu den leiblichen Eltern führen häufig zu Irritationen bei den betroffenen Kindern, die dann oft mit Unruhe, Essstörungen, aggressivem Verhalten und vor allem mit verstärkten Schlafstörungen reagieren. In solchen Fällen sollte sehr genau geprüft werden, ob die Besuchskontakte nicht das Kindeswohl und dadurch die gesunde Entwicklung des Kindes gefährden.

Wir raten bei eindeutig fortbestehendem Alkoholismus der Kindsmutter, die Kontakte auszusetzen, bis die Mutter durch eine erfolgreich abgeschlossene Alkoholentwöhnung sicher abstinent ist.

Bericht einer Pflegemutter

„… 14-tägige Besuchskontakte, die zum Teil in der hiesigen Landesklinik durchgeführt wurden, weil die leibliche Mutter dort eingewiesen war, unterbrachen ihre positive Entwicklung. Nach einer längeren Besuchskontaktpause besserte sich das Schlafverhalten und die Unruhezustände nahmen ab und verschwanden schließlich gänzlich.

L. konnte mit ca. 14 Monaten frei laufen. Nach einem Besuchskontakt, bei dem der Großvater mütterlicherseits L. gegen ihren Willen festhielt und sich weigerte das Kind loszulassen, stellte L. das Laufen wieder ein. Sie nahm die Jaktationen für einige Wochen wieder auf. Der Großvater wurde von den Besuchskontakten ausgeschlossen.

Mit 18 Monaten begann L. Worte nachzusprechen, und fröhlich zu lautieren. Nach mehreren Besuchskontakten, bei denen die Großmutter alkoholisiert auftrat und ihrer Verzweiflung über die Situation mit Weinen und Schreien Ausdruck gab, stellte L. ihre aktive (nicht passive) Sprachentwicklung ein. Zwischen den nun unregelmäßig werdenden Kontakten nahm L. zwar das Sprechen wieder auf, aber sie wurde nach jedem der angeordneten Kontakte wieder ‚sprachlos'. … "

6.2 Fetales Alkoholsyndrom und organische Fehlbildungen

Im ersten Jahrzehnt nach der Beschreibung des Syndroms 1973 wurden in vielen Ländern Patienten mit einer Fülle zusätzlicher größerer und diskreterer angeborener Anomalien und Auffälligkeiten durch intrauterine Alkoholexposition beschrieben. Sie wurden unter dem Begriff ARBD (alcohol-related birth defects) zusammengefasst.

So beschrieben Autti-Rämö und Mitarbeiter in Finnland 2006 [16] in einer Langzeitstudie an 77 Kindern und Jugendlichen zahlreiche zusätzliche Fehlbildungen; u. a. konnte bei 45 % der Jugendlichen ein persistierender Mikrozephalus nachgewiesen werden. Weitere häufig assoziierte Fehlbildungen oder Funktionsstörungen in der untersuchten Gruppe waren: Strabismus (38 %), Kurz- oder Weitsichtigkeit (40 %), Zahnfehlstellungen (43 %), Nieren-/Harnwegeaffektionen (22 %), Herzfehler (18 %) und Hörstörungen (16 %).

Alcohol-Related Birth Defects (ARBD)

Das National Institute of Alcohol Abuse and Alcoholism (NIAAA), hat die vom Institute of Medicine (IOM) empfohlenen diagnostischen Kriterien für das FAS und ARBD 1996 noch einmal präzisiert.

Definition der ARBD
1. Bestätigte kindliche Alkoholexposition in der Schwangerschaft (Alkoholexposition in der Schwangerschaft wird definiert als ein Muster exzessiven Alkoholtrinkens, das charakterisiert ist durch intensive und regelmäßige Alkoholaufnahme oder schweres episodisches Trinken (*binge drinking*). Dieses Trinkmuster kann auch Zeichen einer Alkoholabhängigkeit beinhalten.)
2. Ein oder mehrere kongenitale Defekte, wobei Fehlbildungen und Dysplasien des Herzens, der Knochen, der Nieren und des Seh- und Hörsystems eingeschlossen sind.

Insgesamt spielen heute begleitende Fehlbildungen und Dysplasien beim FASD diagnostisch keine große Rolle mehr. Dies lässt sich wahrscheinlich aus der historischen Entwicklung erklären.

In den ersten Jahren nach Entdeckung des Syndroms wurden nur klassische Formen des FAS mit einer kraniofazialen Dysmorphie diagnostiziert. Gut ein Drittel der diagnostizierten Patienten wiesen einen angeborenen Herzfehler als eine der häufigsten Fehlbildungen beim FAS auf. Heute wissen wir, dass dies leider nur die Spitze des Eisberges war. Der Großteil aller betroffenen Kinder (70–80 %) wird ohne eine kraniofaziale Dysmorphie geboren, und bei dieser Form des Syndroms (pFAS, ARND) treten Herzfehler deutlich seltener auf. Da es sich heute insgesamt nicht mehr nur um Kinder mit der Diagnose eines klassischen FAS handelt, sondern diejenigen mit einem FASD hinzukommen, werden Herzfehler, bezogen auf die Gesamtzahl der Patienten, nur noch selten diagnostiziert (Tabelle 6.2).

Herzfehler

Herzfehler galten beim FAS neben den drei Kardinalsymptomen – pränatale und postnatale Wachstumsstörung, ZNS-Dysfunktion und charakteristische kraniofaziale Dysmorphie – als eines der diagnostischen Leitsymptome und wurden häufig diagnostiziert.

Der deutsche Kinderkardiologe Löser hatte, zusammen mit dem Humangenetiker Majewski, schon 1977 (vier Jahre nach der Erstbeschreibung des Syndroms) bei 56 Fällen betroffener Kinder mit einem FAS insgesamt 16 unterschiedliche Herzfehler beschrieben: 10 Vorhofseptumdefekte, 2 Ventrikelseptumdefekte, 2 Pulmonalstenosen, einen AV-Kanal und eine Aplasie der rechten Pulmonalarterie [17].

Tab. 6.2. Organische Fehlbildungen beim FAS.

Organe	Fehlbildungen
Herz	Vorhofseptumdefekte (ASD) Ventrikelseptumdefekte (VSD) Fehlstellung großer Gefäße Fallot'sche Tetralogie
Skelett	Radio-ulnare Synostose Kampto- oder Klinodaktylie Trichter-/Hühnerbrust Halbwirbel (Hemivertebrae) Skoliose
Uro-genital	Aplastische, dysplastische, hypoplastische Nieren Hufeisenniere Harnleiter-Duplikaturen Hydronephrose Hodenhochstand Hypospadie Klitorishypertrophie
Augen	Strabismus (Schielen) Myopie/Hyperopie (Kurz-/Weitsichtigkeit)
Ohren	Schallleitungsstörung Neurosensorischer Hörverlust
Andere	Praktisch jede Fehlbildung ist bisher bei einzelnen Patienten mit FAS beschrieben worden. Die ätiologische Spezifität der meisten dieser Anomalien bleibt dabei jedoch eher unklar.

Smith et al. fanden wenig später, dass von 76 Kindern mit FAS 32 Patienten einen Herzfehler hatten, wobei sie bei 20 Kindern einen Ventrikelseptumdefekt, bei 4 Kindern eine Fallot'sche Tetralogie und bei 8 Patienten einen Vorhofseptumdefekt feststellten [18].

In einem Review-Artikel über die Assoziation von kongenitalen Herzfehlern und FASD fanden Burd et al. (2007) bei insgesamt 14 retrospektiven Studien zusammengefasst eine Häufigkeit von 21 % für Vorhof- oder Ventrikelseptumdefekte.

Burd bezeichnet den Alkohol in diesem Zusammenhang als „kardiogenes Teratogen" und unterstreicht damit die kausale Beziehung zwischen der intrauterinen Alkoholexposition und dem Auftreten von Herzfehlern [19].

Wie groß die Beziehung wirklich ist, lässt sich zurzeit aber nicht genau einschätzen, da die Diagnose eines FAS in der Regel erst in der späteren Kindheit gestellt wird.

Möglicherweise führt dies zu einer Unterschätzung der Mortalität bei FAS durch schwere kongenitale Herzfehler, da die Kinder an den Folgen der angeborenen Herzfehler sterben können, bevor die Diagnose eines FAS in dieser besonderen Patientengruppe überhaupt gestellt worden ist.

Pädiatrische Kardiologen sehen sicher häufiger Herzfehler bei Patienten mit un-diagnostiziertem FAS, deshalb sollte immer auch an eine pränatale Alkoholexposition als mögliche Ätiologie eines angeborenen Herzfehlers gedacht werden.

Im Übrigen sind die Herzfehler bei Patienten mit FAS meist nicht sehr schwer-wiegend oder lebensbedrohlich. Oft müssen die Kinder nach der Diagnosestellung lediglich ambulant kinderkardiologisch beobachtet werden, da Septumdefekte sich im Verlauf der ersten Lebensjahre oft spontan verschließen. Komplexere Herzfehler müssen jedoch, vor allem wenn sie klinisch relevante Symptome verursachen, opera-tiv korrigiert werden.

Auge

Bei FAS-Kindern gibt es neben Kurz- und Weitsichtigkeit, Ptosis und Strabismus wei-tere Störungen, die von der Augenärztin Strömland in Schweden schon sehr früh ein-gehend untersucht, klinisch beschrieben und tierexperimentell bestätigt wurden:
1. Hypoplasie des Nervus opticus (unterentwickelter, schmaler Sehnerv) mit einer unterschiedlich intensiven Beeinträchtigung der Sehfähigkeit der betroffenen Kinder [20].
2. Gefäßanomalien am Augenhintergrund in Form einer vermehrt auftretenden Schlängelung der Netzhautgefäße (Torturositas). Der Nachweis dieser Fehlbil-dung könnte bei unklaren Diagnosen genutzt werden [21–23].

Gesicht

Mittelgesichtshypoplasie, Epikanthus, eingesunkener Nasenrücken, hoher Gaumen, Gaumenspalten, nach hinten rotierte tief sitzende Ohren mit geringen dysmorphen Veränderungen, auffällig schlecht geordnete Zahnreihen, häufig z. T. schwerwiegen-de Zahnfehlstellungen, Unterentwicklung der zweiten, bleibenden Zahnanlagen, Mi-krodontie (zu kleine Zähne).

Ohren

Bei Kindern mit FAS kommt es gehäuft zu rezidivierender seröser Otitis media oder Dysfunktion der eustachischen Röhre. Besonders häufig besteht aber ein sensori-neuraler Hörverlust mit der Gefahr einer späteren Sprachentwicklungsstörung [24]. Die FAS-assoziierte Hörstörung kann ihre Ursache in der embryonal entstandenen Fehlbildung des ersten und zweiten Kiemenbogens haben.

Nach einer Literaturübersicht von Church und Kaltenbach [25] ergeben sich vier unterschiedliche Formen der FAS assoziierten Hörstörung:
1. Schallleitungsstörungen durch rezidivierende seröse Otitiden
2. Reifungsverzögerung der Hörbahnen
3. sensori-neuraler Hörverlust
4. Zentraler Hörverlust.

Hörerkrankungen führen zu einer sensorischen Deprivation (Fehlen von sensorischen Reizen). Wenn sie in früher Kindheit auftreten und die Ursachen nicht behandelt werden, können sie aufgrund der fehlenden akustischen Sinneseindrücke zu permanenten Hör-, Sprach- und mentalen Defiziten führen [25].

In einer neuen Studie von 2012 konnten die Autoren mithilfe der Magnetenzephalographie (MEG) deutliche Verzögerungen des Hörens (*auditory delayed response*) bei Patienten mit FAS im Vergleich zu Kontrollkindern nachweisen. Sie empfahlen diese Messmethode als ein sensibles Screening für eine frühe Identifikation intrauterin Alkohol geschädigter Kinder, besonders für solche, bei denen aufgrund der fehlenden typischen kraniofazialen Dysmorphie die Diagnose nicht so leicht zu stellen ist [24, 26].

Innere Organe

Neben den schon ausführlich beschriebenen Herzfehlern, die mit einer Häufigkeit von ca. 20 % auftreten, kommt es vor allem zu Nierenfehlbildungen (10 %), diskreten Urogenitaldefekten (Kryptorchismus, Hypospadie Grad I, Klitorishypertrophie) und Hernien.

Skelettanomalien

Insgesamt sind Fehlbildungen des Skeletts selten, überzufällig häufig finden sich aber beim Fetalen Alkoholsyndrom eine Trichter- oder Hühnerbrust, Skoliosen, radioulnare Synostosen, Kampto- oder Klinidaktylie sowie eine Fovea coccygea (Steißbeingrübchen).

Haut

Häufige Hautveränderungen sind: Hämangiome, pathologische Dermatoglyphen (Handlinienveränderungen) und vor allem Finger- und Fußnagelhypoplasien.

Neurologie

Neben dem Mikrozephalus finden sich bei Kindern mit FAS gelegentlich zerebrale Bewegungsstörungen und/oder Epilepsie.

In einer neueren, 2010 erschienenen kanadischen Studie, die die Häufigkeit des Auftretens einer Epilepsie bei Kindern mit FASD untersuchte, hatten 5,9 % (25 von 425 Patienten) eine Epilepsie und 11,9 % (50 von 425 Patienten) zumindest einen einmalig aufgetretenen dokumentierten epileptischen Anfall, dies entsprach einer Prävalenz von 17,7 % in dieser Gruppe [27].

Ob für Fehlbildungen des Gehirns, wie z. B. Corpus callosum Agenesie oder andere Migrations- oder Proliferationsstörungen, die durch bildgebende Verfahren eventuell nur als Zufallsbefund festgestellt werden, immer eine intrauterine Alkoholexposition verantwortlich ist, konnte bislang nicht geklärt werden.

Überzufällig häufig findet sich vor allem bei sehr jungen Kindern ein vermindertes Schmerz- und Temperaturempfinden, wobei es sich sowohl um eine deutlich reduzierte Wahrnehmung von Schmerz und Temperatur als auch in selteneren Fällen um eine Überempfindlichkeit handeln kann.

Schmerzempfinden

Nicht selten begegnet man bei Kindern mit FAS dem Phänomen, dass das Schmerzempfinden deutlich reduziert ist, sie weinen selten, auch wenn sie sich ernsthaft verletzt haben, und sie können oft auch heiß und kalt schlecht unterscheiden z. B. beim Duschen; häufig ziehen sie im Winter Sommersachen an und im Sommer Wintersachen.

Das Schmerzempfinden beim Fetalen Alkoholsyndrom wurde erstmals von Oberlander et al. 2010 an Neugeborenen untersucht. Die Forscher verglichen 14 Neugeborene nach schwerer pränataler Alkoholexposition mit 14 gesunden Neugeborenen. Sie untersuchten die Schmerzreaktionen während einer Routineblutabnahme (Lanzettenstich in die Ferse) anhand von Herzfrequenzrate, respiratorischer Sinusarrhythmie, Videoaufnahme des Gesichtes, Bestimmung des Cortisolspiegels und einer Verhaltensskala für Neugeborene (Brazelton-Neonatal-Scala).

Die Untersuchung erfolgte in drei Situationen: In Ruhe (*baseline*), direkt nach dem Lanzettenstich (*lance*) und nach einer Erholungsphase (*recovery*). In beiden Gruppen stieg die Herzfrequenz mit dem Schmerzreiz an und sank nach kurzer Zeit wieder auf den Ausgangswert. Die alkoholexponierte Gruppe zeigte über die gesamte untersuchte Zeitspanne jedoch einen deutlich geringeren Herzfrequenzanstieg (Abbildung 6.1) und keine signifikanten Veränderung hinsichtlich der respiratorischen Sinusarrhythmie (Abbildung 6.2). Die Beobachtung der Mimik und die Untersuchung des Cortisolspiegels ergaben keine Unterschiede.

Die bei Schmerzreizen normalerweise hohe physiologische Erregung war bei den alkoholexponierten Neugeborenen im Vergleich zur Kontrollgruppe deutlich reduziert (*reduced behavioral arousal*).

Damit wurde erstmalig experimentell gezeigt, dass die Reaktion auf einen akuten Schmerzreiz bei pränatal alkoholexponierten Neugeborenen deutlich verändert und reduziert war; eine pathophysiologische Erklärung für dieses verminderte Schmerzempfinden steht noch aus [28].

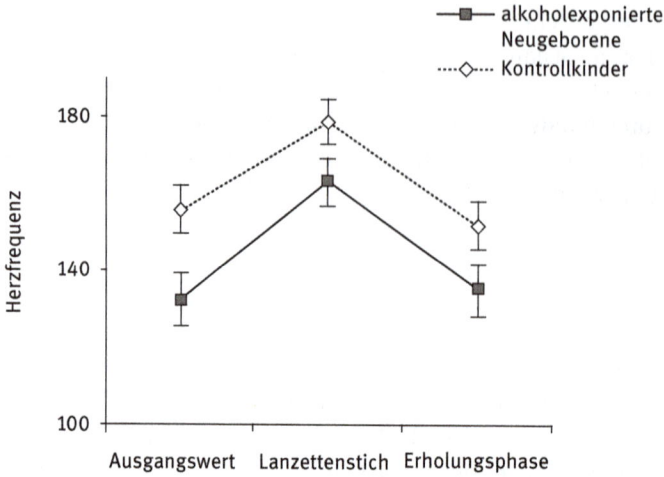

Abb. 6.1. Heart Rate = Herzfrequenz [28].

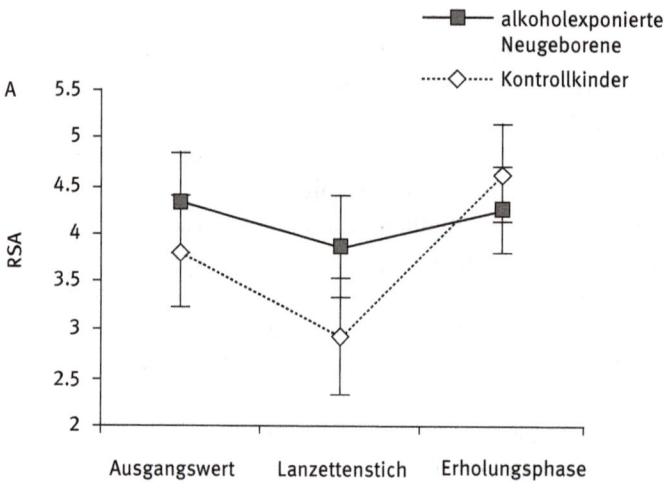

Abb. 6.2. RSA = Respiratorische Sinusarrhythmie, modifiziert nach Oberlander et al. 2010 [28].

Diskrete organische Fehlbildungen

Jones et al. haben 2010 im Rahmen einer großen internationalen Studie bei 245 Patienten mit FASD im Vergleich zu 342 Kontrollen das Vorhandensein diskreterer Anomalien untersucht und konnten viele der kleineren für das FAS typischen Fehlbildungen feststellen [29], die auch schon viele Jahre zuvor unter anderem von Majewski in seinem Score (siehe Tabelle 2.1) beschrieben worden waren.

Sie fanden in ihrer Studie bei den Kindern mit FAS signifikant häufiger ($p < 0,001$):

- *railroad track ears* (Abbildung 6.3);

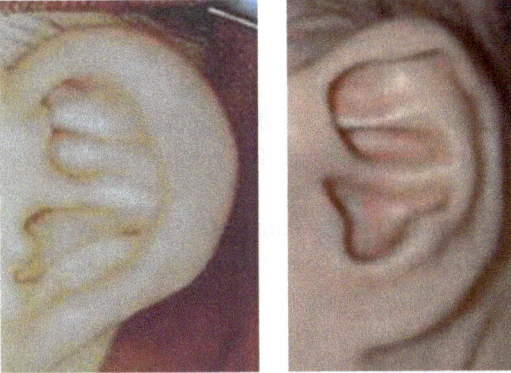

Abb. 6.3. *Railroad track ears* [48], mit freundlicher Genehmigung des *National Human Genome Research Institute.*

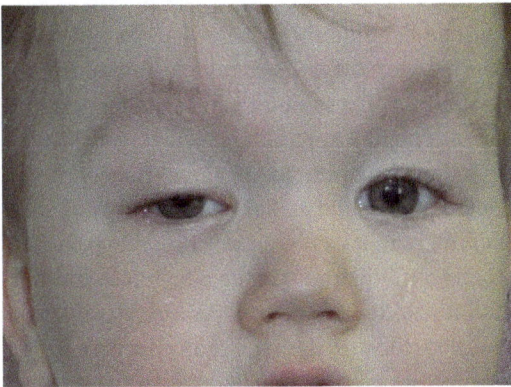

Abb. 6.4. Ptosis.

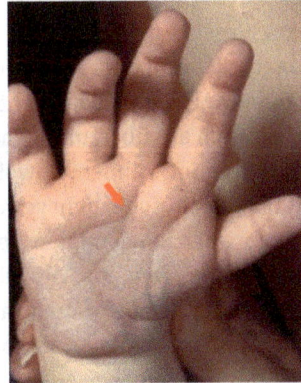

Abb. 6.5. Handlinien und Klinodaktylie.

- Ptosis (Abbildung 6.4);
- Herzgeräusche;
- eingeschränkte Ellenbogenbeweglichkeit (Pronation/Supination);
- Handlinien-Auffälligkeiten (*hockey stick crease*) und eine Klinodaktylie des kleinen Fingers (seitliche Abknickung des Fingerendgliedes und Verkürzung des kleinen Fingers, s. rechts in Abbildung 6.5).

Im Jahr 2010 sind die Autoren einer großen australischen Untersuchung [30] der Frage nachgegangen, ob die in der Klassifikation der ARBD vom Institute of Medicine (IOM) 1996 beschriebenen zahlreichen angeborenen Fehlbildungen (*birth defects*), heute noch weiter Gültigkeit besitzen. Diese Klassifikation des IOM stammte aus einer Zeit, in der die zusätzlichen Fehlbildungen bei den ausgeprägten Syndromformen einer Hochrisikopopulation oder Ergebnisse von tierexperimentellen Studien benutzt wurden. Heute haben viele der betroffenen Kinder keine typische Dysmorphie, so dass mögliche *birth defects* nicht mehr eindeutig zugeordnet werden können, weil bei der Geburt eine mögliche Diagnose noch nicht gestellt wird. In der australischen Studie wurden die Kinder von 4 714 Frauen auf die Assoziation von *birth defects* und pränatalem Alkoholkonsum hin untersucht.

Obwohl viele Frauen in der Studie einen Alkoholkonsum in der Schwangerschaft angegeben hatten, lag die Prävalenz von ARBD wie vom IOM klassifiziert lediglich bei 2,3 %. Die Autoren stellten fest, dass ARBD bei moderatem Alkoholkonsum in der Schwangerschaft nicht nachgewiesen werden konnten. Nur in der Gruppe der Frauen mit hohem Alkoholkonsum in der Schwangerschaft (>140 g Alkohol pro Woche) zeigte sich, gegenüber abstinenten Frauen, eine vierfache und damit signifikante Erhöhung des Risikos für das Entstehen eines *birth defect* beim Kind. Es handelte sich dabei fast ausschließlich um Herzfehler wie VSD und ASD [30].

Zusammenfassung: Heute haben organische Fehlbildungen beim FAS in der Routine-Diagnostik besonders bei Patienten ohne kraniofaziale Auffälligkeiten an Bedeutung verloren. Es ist jedoch wichtig bei der Diagnosestellung eines Fetalen Alkoholsyndroms auch auf überzufällig häufig auftretende Fehlbildungen zu achten, v. a. an Augen, Ohren und Zähnen, obwohl sie in den vier zu untersuchenden Bereichen des 4-Digit Diagnostic Code nicht gewertet werden. Es sollte im Rahmen der Diagnosestellung immer nach kongenitalen Herzfehlern gesucht werden. Ganz besonders wichtig ist die frühzeitige Diagnose der relativ häufigen Hörstörungen im Säuglings- und Kindesalter, die durch eine pränatal alkoholinduzierte Reifungsverzögerung der Hörbahnen entstehen und zu einem sensori-neuralen Hörverlust (d. h. Schallwahrnehmungsstörung) führen können.

6.3 Fetales Alkoholsyndrom und Differenzialdiagnosen

Es gibt nur wenige dem FAS wirklich ähnlich sehende andere Syndrome. Einige werden immer genannt, kommen aber nur sehr selten vor.

Trotzdem sollte jedes Kind, dessen Diagnose unklar ist, immer in einer humangenetischen Praxis oder einem humangenetischen Institut vorgestellt werden, um die differenzialdiagnostisch infrage kommenden genetisch bedingten Syndrome abklären zu lassen.

Bei der folgenden Auswahl möglicher differenzialdiagnostischer Beispiele zum FAS wurde bewusst auf eine bildliche Darstellung verzichtet, weil die Syndromausprägungen oft sehr variabel sein können. Es werden nur die vom Fetalen Alkoholsyndrom abweichenden auffälligen Symptome genannt.

Aarskog-Syndrom
- männliches Geschlecht, Scrotalfalten um die Peniswurzel;
- kurze Finger durch Endphalangenhypoplasie.

Cornelia-de-Lange-Syndrom
- charakteristisches Gesicht mit buschigen, über die Nasenwurzel reichenden Augenbrauen (Synophrys);
- erhebliche psychomotorische Entwicklungsstörung;
- tiefe, raue, ausdruckslose Stimme;
- Hypertrichosis.

Dubowitz-Syndrom
- hypoplastische laterale Augenbrauenpartien;
- obere epikantische Faltenbildung;
- schütteres Haar;
- Ohrmuscheldysplasie;
- ekzematöse Hautveränderungen.

Fetale Hydantoin-Syndrom
- Hypodysplasie der Fingerendglieder;
- Nagelhypoplasien;
- Hypertelorismus.

Embryofetales Valproinsäure-Syndrom
- Prominenz der sehr schmalen Stirn (Glabella) bzw. Trigonozephalus;
- Spina bifida aperta (2 % der Fälle);
- vermehrtes Auftreten eines Klumpfußes.

Noonan-Syndrom
- tiefe hintere Haarlinien;
- Flügelfell bzw. Cutis laxa im seitlichen Halsbereich;
- oft Pulmonalstenose;
- häufig multiple Pigmentanomalien wie z. B. Café-au-lait-Flecken.

Williams-Beuren-Syndrom
- volle Wangen, großer Mund;
- volle, teilweise „hängende" Lippen;
- Zahnfehlstellungen, hypoplastische Zähne;
- raue, heisere Stimme;
- häufig Herzfehler und Nierenfehlbildungen.

6.4 Das Fetale Alkoholsyndrom und psychiatrische Erkrankungen

Psychiatrische Störungen

Schon 1993 hatten Steinhausen et al. darauf hingewiesen, dass Kinder mit einem Fetalen Alkoholsyndrom in Verlaufsuntersuchungen von der Kindheit bis ins Schulalter eine hohe Rate persistierender psychiatrischer und kognitiver Beeinträchtigungen aufwiesen; vor allem betraf es hyperkinetische Störungen, abnorme Angewohnheiten und Stereotypien sowie im Schulalter auch emotionale Störungen [31].

Anhand von 23 Patienten mit einer pränatalen Alkoholexposition (6 davon FAS/pFAS und 17 ARND) wurden von O'Connor et al. 2002 insgesamt bei 87 % der betroffenen Kinder die in Tabelle 6.3 gezeigten psychiatrischen Störungen festgestellt [32].

Tab. 6.3. Psychiatrische Erkrankungen bei Patienten mit FASD.

Psychische Erkrankung	Relative Häufigkeit
Mittelgradige depressive Episode	bei 13 % der Patienten
Anpassungsstörung mit depressiver Reaktion	bei 13 % der Patienten
Bipolare Störung	bei 35 % der Patienten
ADHS	bei 13 % der Patienten
Reaktive Bindungsstörung	bei 9 % der Patienten
Tiefgreifende Entwicklungsstörung (Autismus)	bei 4 % der Patienten
Angststörungen	keine
Psychotische Erkrankungen	keine

Es konnten trotz der relativ kleinen Fallzahlen keine signifikanten Unterschiede hinsichtlich der psychiatrischen Störungen in den einzelnen Diagnosegruppen (FAS/pFAS und ARND) gefunden werden.

Interessanterweise hatten nur 26 % der betroffenen Patienten die für das Kindesalter typischen Erkrankungen wie reaktive Bindungsstörung, tief greifende Entwicklungsstörung und ADHS. Dagegen litten 61 % unter affektiven Störungen, vor allem unter bipolaren Störungen (35 %) und depressiven Störungen (26 %).

Diese Befunde sind besonders für den Kliniker bedeutsam, da sie die unerwartet hohe Zahl an psychiatrischen Störungen bei dem gesamten FASD-Spektrum belegen. Nur eine frühe Diagnosestellung und der frühe Einsatz spezifischer Unterstützung können möglicherweise verhindern, dass psychiatrische Erkrankungen zu späteren Folgestörungen wie Schulversagen, Scheitern der Berufsausausbildung und der Unfähigkeit selbstständig zu leben führen [32].

Im Gegensatz zu dieser Arbeit müssen wir allerdings feststellen, dass Patienten mit bipolaren Störungen in den letzten Jahren in unserem Zentrum nicht vorgestellt oder diagnostiziert wurden. Dagegen hatten wir zahlreiche Patienten mit ausgeprägter Störung des Sozialverhaltens (*conduct disorders*). Es handelt sich dabei um eine Erkrankung, die vor allem in Verbindung mit ADHS oder mit emotionalen Störungen auftritt und von Steinhausen et al. beschrieben wird [31]. In O'Connors Studie werden *conduct disorders* überraschenderweise gar nicht erwähnt.

Die hohe Rate an psychiatrischen Erkrankungen erklären die Autoren damit, dass ihre Patientendaten in einer FASD-Klinik – ambulant und stationär – erhoben wurden und dadurch die psychiatrische Erkrankungsrate eventuell höher lag.

Im Jahr 2009 weisen Paley und O'Connor in einer Literaturübersicht noch einmal auf psychiatrische Auffälligkeiten und psychische Störungen hin, die mit einer pränatalen Alkoholexposition assoziiert sind. Diese psychiatrischen Erkrankungen sind stabile und lang anhaltende Störungen, die sowohl in der frühen Kindheit beginnen und persistieren, als auch in der Adoleszenz und bei jungen Erwachsenen neu auftreten können [33].

6.5 FAS und ADHS

Einleitung

ADHS ist die häufigste Verhaltensstörung im Kindesalter, die erhebliche Auswirkungen auf die kognitive, emotionale und soziale Entwicklung hat. Zu einem hohen Prozentsatz bleibt die Störung bis ins Erwachsenenalter mit unterschiedlicher Ausprägung bestehen. Die Symptomatik beginnt häufig bereits im Säuglings- und Kleinkindalter zunächst meist als Regulationsstörungen mit Fütter- und Schlafstörungen sowie vermehrtem Schreien (sog. „Schreibabys") [4]. Im Kindergartenalter fallen die Kinder durch motorische Unruhe, mangelnde Ausdauer und Unfähigkeit zu ruhigem, ausdauerndem und konzentriertem Spielen auf. Durch die Impulskontrollstörung und Schwierigkeiten in der sozialen Interaktion beginnen, oft bereits im Kindergartenalter, erhebliche Schwierigkeiten.

Im Schulalter kommt es durch die Konzentrationsprobleme und die erhöhte Impulsivität zu erheblichen Leistungs- und Verhaltensstörungen. Kinder und Jugendliche mit ADHS bleiben aufgrund dieser Schwierigkeiten oft hinter ihrem eigentlichen Leistungsvermögen zurück. Im Jugend- und Erwachsenenalter kommt es meistens zu einem Rückgang der motorischen Unruhe, und die Konzentrations- und Aufmerksamkeitsstörungen treten in den Vordergrund. Die Impulsivität kann unverändert fortbestehen und zusammen mit den Aufmerksamkeitsproblemen zu erheblichen Beeinträchtigungen in den Alltagsfunktionen führen; sie kann aber auch im günstigen Fall durch soziale Lernprozesse gemildert werden [34].

Prävalenz

In Deutschland wurden im Rahmen des Kinder- und Jugendgesundheitssurvey (KIGGS) von Mai 2003 bis Mai 2006 durch das Robert Koch-Institut bundesweit umfangreiche Daten erhoben, die u. a. zur Errechnung von Prävalenzzahlen für ADHS verwendet wurden. Die Autoren kamen auf Prävalenzzahlen von insgesamt 4,8 % Kinder und Jugendliche, die durch einen Arzt oder Psychologen die Diagnose ADHS erhalten hatten. Jungen waren mit 7,9 % signifikant häufiger betroffen als Mädchen (1,8 %). Weiter zeigte sich, dass ADHS mit 6,4 % signifikant häufiger bei Kindern aus Familien mit niedrigem sozialem Status diagnostiziert wird [34].

Definition der ADHS

Die Leitsymptome, denen unterschiedliche Verhaltensauffälligkeiten zugeordnet werden, sind die Bereiche Aufmerksamkeitsstörung, motorische Unruhe und Impulsivität.

Begleitsymptome, die nicht zu den diagnostischen Kriterien gehören, aber häufig zusätzlich bestehen, sind u. a. distanzgemindertes Verhalten, mangelnde Risikoeinschätzung, Missachtung sozialer Regeln, geringe Frustrationstoleranz und emotionale Probleme.

1. Klinisches Bild der Aufmerksamkeitsstörung:

- beachtet Einzelheiten nicht, macht Flüchtigkeitsfehler;
- hat Schwierigkeiten, sich längere Zeit beim Spielen oder bei Aufgaben zu konzentrieren;
- scheint auch bei direkter Ansprache oft nicht zuzuhören;
- Anweisungen werden auch ohne Verständigungsschwierigkeiten oder oppositionelles Verhalten nicht vollständig ausgeführt;
- Aufgaben, die ein hohes Maß an Konzentration erfordern, werden vermieden;
- verliert häufig notwendige Gegenstände (Spiel, Schule);
- lässt sich durch äußere Reize leicht ablenken;
- ist vergesslich;
- hat Schwierigkeiten sich zu organisieren.

2. Klinisches Bild der Hyperaktivität:

- zappelt häufig mit Händen und Füßen, rutscht auf dem Stuhl herum;
- steht häufig in der Klasse oder in anderen Situationen, in denen Sitzenbleiben erwartet wird, auf;
- hat einen hohen Bewegungsdrang, klettert exzessiv auch in unangemessenen Situationen;
- kann nicht leise oder ruhig spielen;
- immer auf Achse, wie getrieben.

3. Klinisches Bild der Impulskontrollstörung:

– platzt häufig mit Antworten heraus, bevor Fragen zu Ende gestellt wurden;
– kann nur schwer abwarten, bis er/sie an der Reihe ist (beim Spiel; in Gruppensituationen);
– unterbricht und stört andere, platzt in Gespräche oder Spiele anderer hinein;
– redet übermäßig viel, ohne auf entsprechende Hinweise zu reagieren.

Studien zu ADHS und FASD

Es gibt vielfältige Studien zur Häufigkeit einer ADHS, aber nur wenige Untersuchungen zur Häufigkeit einer Assoziation von FAS/FASD und ADHS [35, 36]. Dies liegt zum einen an der hohen Zahl nicht diagnostizierter Patienten mit FAS/FASD und zum anderen daran, dass die Symptome der ADHS im Vordergrund stehen und eine möglicherweise ursächlich vorhandene pränatale Alkoholexposition aus Unkenntnis bzw. Angst vor der Stigmatisierung der Kinder nicht in Betracht gezogen wird [37].

Die diagnostische Unterscheidung zwischen einer ADHS und einem FAS ist schwierig und teilweise kaum möglich, insbesondere wenn wir unterstellen müssen, dass viele der ADHS-Symptome (motorische Unruhe, Impulsivität und Aufmerksamkeitsstörung) durch die pränatale Alkoholexposition getriggert werden können, vor allem wenn die Alkoholanamnese unbekannt ist.

Auch weitere Symptome wie Minderung der Intelligenz, exekutive Dysphunktionen, Entwicklungsstörungen der Sprache und Motorik, Teilleistungsstörungen und Schwierigkeiten in der sozialen Interaktion kommen ebenfalls bei ADHS vor, sind aber in der Regel bei Kindern mit FAS und ADHS stärker ausgeprägt als bei „idiopathischer" ADHS. Die bei einem FAS oft sehr ausgeprägten Gedächtnisstörungen, der frühere Beginn der Symptomatik mit teilweise extremer motorischer Unruhe und Impulsivität im Kleinkindalter können ein Hinweis auf intrauterine Alkoholexposition als Ursache für die ADHS sein.

Bei jeder ADHS-Diagnostik muss in jedem Fall eine ausführliche Schwangerschaftsanamnese erhoben und dezidiert nach Alkohol gefragt werden.

Die Häufigkeit von Aufmerksamkeitsstörungen und Hyperaktivität ist bei Kindern nach intrauteriner Alkoholexposition sehr hoch. Die Prävalenz reicht von 49 % [36] bis zu 94 % [38]. Die ADHS scheint die häufigste komorbide Störung beim FAS in der Kindheit und Jugend zu sein, ihre Beziehungen zueinander sind bisher jedoch noch weitgehend unklar und nicht gut definiert [35].

In einer großen explorativen Studie untersuchten Bhatara et al. [36] in vier amerikanischen Staaten (Minnesota, North- und South-Dakota und Montana), in denen große „Native-American"-Reservate mit einer hohen Inzidenz für FASD liegen, die Krankenakten von 2 231 Kindern und Jugendlichen im Alter von 2–14 Jahren (Durchschnitt 8,7 Jahre), die zur Diagnostik eines FASD in den regionalen Zentren vorgestellt worden waren. Die höchste Rate teilnehmender Kinder, die aus South-Dakota stammten, lag bei 73,9 %.

Entsprechend dem 4-Digit Diagnostic Code für FASD wurden die untersuchten Kinder hinsichtlich der Alkoholanamnese in vier Gruppen eingeteilt:

Gruppe 1: kein Risiko für ein FASD
Gruppe 2: ein Risiko ist nicht bekannt
Gruppe 3: ein mögliches Risiko liegt vor
Gruppe 4: es besteht ein hohes Risiko für FASD.

Die Prävalenz einer ADHS und anderer komorbider Störungen wurde für jede der anhand der Krankenakte eingeteilten vier Gruppen erhoben. Die ADHS-Diagnose wurde nach den Kriterien des DSM-IV (vierte Version des „Diagnostic and Statistic Manual of Mental Disorders", American Psychiatric Association, 1994, [39]) gestellt. In dieser aufwendigen Studie fanden die Autoren bei 41 % aller untersuchten Kinder eine ADHS; wobei sich folgende Verteilung ergab:

1. Gruppe (ohne Risiko für mütterlichen Alkoholkonsum) 0,8 %,
2. Gruppe (unbekanntes Risiko): 15 %,
3. Gruppe (mögliches Risiko): 30 %,
4. Gruppe (mit hohem Risiko) 49,5 %.

Das bedeutet, dass die Hälfte der Kinder, die mit einem hohen Risiko für einen mütterlichen Alkoholkonsum in der Schwangerschaft in den Zentren vorgestellt worden waren, zusätzlich die Diagnose einer Hyperaktivitäts- und Aufmerksamkeitsstörung hatten.

Darüber hinaus fanden sich in ähnlicher Verteilung in allen Gruppen weitere psychiatrische Auffälligkeiten (Tabelle 6.4).

Tab. 6.4. Psychiatrische Auffälligkeiten.

	Gesamt (Gruppe 1–4)	Gruppe 4 (hohes Risiko)
Lernstörungen allgemein	17 %	46 %
Oppositionelles Verhalten	10 %	41 %
Schlafstörungen (Alter > 3 J.)	10 %	52 %
Mentale Retardierung	7,5 %	55 %

In einer italienischen Feldstudie zu den Charakteristika von Verhaltensstörungen bei FAS-Patienten, die an Schulkindern in einer ländlichen Region Italiens durchgeführt worden war, fanden die Autoren ein ADS, also eine Aufmerksamkeits-Defizit-Störung ohne Hyperaktivität, als die am häufigsten aufgetretene Verhaltenspathologie (55 % bei Kindern mit der Diagnose eines FAS, gegenüber 2 % bei Kindern der Kontrollgruppe). Erst an zweiter Stelle folgte die Aufmerksamkeitsstörung mit Hyperaktivität [40].

Zur Beziehung zwischen ADHS und FASD gibt es bisher unterschiedliche Theorien und Hypothesen [41–44].

In ihrer umfangreichen Literatur-Recherche nach möglichen Gemeinsamkeiten stellten O'Malley und Nanson [45] insgesamt fünf Hypothesen auf:

1. Die Häufigkeit einer ADHS bei Kindern ist hoch und liegt bei etwa 3–11 % unabhängig von der Ätiologie und es ist ein zufälliges Zusammentreffen der beiden Störungen, d. h. es besteht kein Zusammenhang zwischen ADHS und FASD.

2. Erwachsene mit ADHS neigen nachweislich dazu, mehr Alkohol zu konsumieren als diejenigen ohne die Diagnose ADHS. Frauen mit einer ADHS bekommen deshalb möglicherweise häufiger Kinder mit einem FASD und vererben die ADHS durch eine genetische Transmission.

3. Bei dem sich entwickelnden Fetus gibt es eine gemeinsame Pathogenese für beides: FASD mit ADHS-Symptomen und ADHS ohne FASD. Dies könnte auf eine Dysregulation im Dopamin-Neurotransmittersystem zurückzuführen sein.

4. ADHS ist eine durch pränatale Alkoholexposition erworbene Erkrankung und entsteht durch die direkte teratogene Alkoholwirkung auf das sich entwickelnde Neurotransmittersystem.

5. ADHS, die mit einem FASD assoziiert ist, stellt einen besonderen, eigenen klinischen Subtyp der ADHS dar.

Leider gibt es in den Kommentaren zu den Hypothesen keine plausiblen Argumente, die diese bestätigen oder widerlegen.

Mattson und Mitarbeiter stellten 2011 in einer Literaturübersicht die neuropsychologischen und Verhaltensprofile von FASD und ADHS gegenüber [46]. Dabei wurden auch die Untersuchungen von Mirski et al. verwendet [47], die ein Vier-Faktorenmodell der Aufmerksamkeit, bestehend aus den Unterbereichen *Focus* (Aufmerksamkeit fokussieren), *Sustain* (Aufmerksamkeit aufrechterhalten), *Encode* (verschlüsseln von Informationen) und *Shift* (Verlagern der Aufmerksamkeit) entwickelt hatten, mit denen die beiden Störungen unterschieden und beurteilt wurden.

Von Mattson et al. [46] wurden die Ähnlichkeiten und Besonderheiten von ADHS und FASD in einer grafischen Darstellung gegenübergestellt, die nachfolgend modifiziert gezeigt wird (Abbildung 6.6).

FASD stärker beeinträchtigt als ADHS

- Problemlösung
- Wortflüssigkeit
- IQ
- Aufmerksamkeit verlagern
- Interpretation verbaler Stimuli
- Alltagsfertigkeiten
- Erkennen von Gesichtern und Emotionen

FASD

Keine signifikanten Unterschiede zwischen FASD und ADHS

- Set shifting
- Komplex-motorische Aufgaben
- Gleichgewicht
- Soziale Fähigkeit
- Kommunikations-fähigkeit
- Verhaltens-einschätzung der Eltern

ADHS

ADHS stärker beeinträchtigt als FASD

- Basic Motor Control
- Aufmerksamkeit fokussieren
- Aufmerksamkeit halten
- Abruf von Informationen

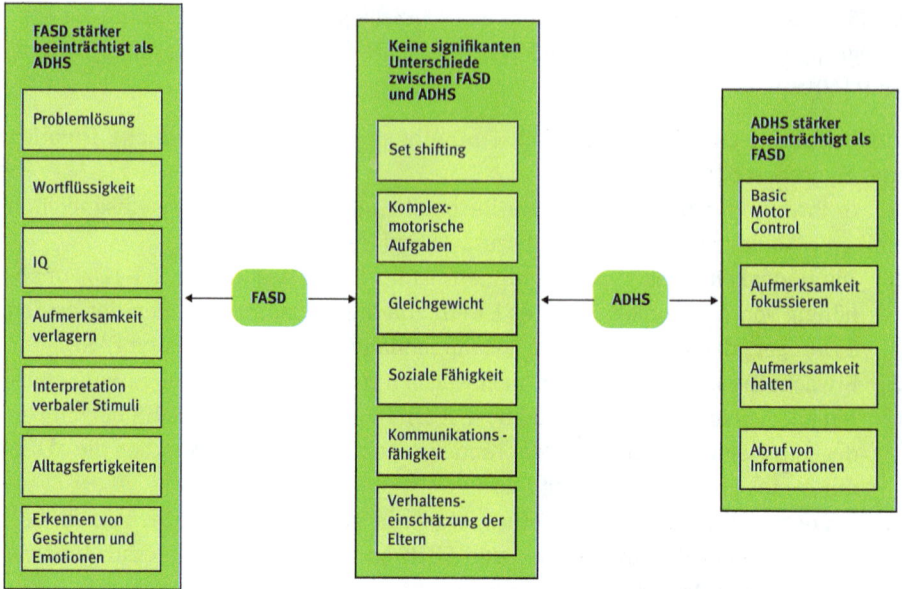

Abb. 6.6. Grafische Darstellung der Ähnlichkeiten und der Besonderheiten von ADHS und FASD (modifiziert nach [46]).

Zusammenfassend zeigten sich in mehreren Studien folgende zwei konstant auftretende Unterschiede in den Bereichen Aufmerksamkeit bei ADHS und FASD:

1. Kinder mit ADHS hatten größere Probleme mit dem Fokussieren und dem Aufrechterhalten ihrer Aufmerksamkeit.
2. Kinder mit FASD hatten dagegen eher Schwierigkeiten die Aufmerksamkeit zu verlagern, Information zu verstehen und Probleme zu lösen.

Medikamentöse Behandlung siehe Kapitel 16.

Teil II: Wissenschaftliche Grundlagen zum Fetalen Alkoholsyndrom

7 Epidemiologie der Fetalen Alkoholspektrumstörungen

7.1 Alkoholkonsum in Deutschland

Alkoholverbrauch

Deutschland liegt in der Statistik des pro Kopf Alkoholkonsums in Europa im oberen Bereich des Ländervergleichs.

2010 lag der Alkoholverbrauch an reinem Alkohol je Einwohner nach Angaben der Deutschen Hauptstelle für Suchtfragen e. V. (DHS) bei 9,6 Litern pro Jahr und Einwohner, wobei im Vergleich zu den Vorjahren bis 2010 ein langsamer und kontinuierlicher Rückgang des Verbrauchs festzustellen war. So lag der Verbrauch 1995 noch bei 11,1 Litern, 2005 bei 10 Litern und 2012 bei 9,7 Litern pro Jahr und Einwohner; dies entsprach in etwa dem Wert von 2010. Das ergibt einen Rückgang von ca. 1 % pro Einwohner, der nach den neuesten Zahlen von 2011 jedoch wieder stagniert und der vor allem den Konsum von Bier betraf, er ging von 135 Liter Bier pro Einwohner 1995 auf 107 Liter 2010 zurück. Dagegen stieg der Weinverbrauch um 2 %, der Konsum von Spirituosen blieb konstant.

Trinkverhalten der Frauen in den letzten 20 Jahren

Gesunde Frauen trinken zwar insgesamt immer noch weniger Alkohol als gesunde Männer, aber der riskante Alkoholkonsum hat besonders bei den jungen Frauen zugenommen [1].

Nach den von der Deutschen Gesellschaft für Ernährung e. V. im Jahre 2000 herausgegebenen Referenzwerten gilt als risikoarmer Konsum die Aufnahme einer Alkoholmenge von bis zu 10 g Reinalkohol bei Frauen (20 g Alkohol bei Männern). Riskanter Alkoholkonsum liegt bei Frauen bereits oberhalb von 10 g/Tag für Männer bei 21–40 g Alkohol/Tag. Als gefährlicher Konsum gilt ein Konsum von 41–80 g/Tag; als hoher Konsum werden Mengen von über 80 g Reinalkohol/Tag eingestuft [1].

Laut dem Robert Koch-Institut [2] betreiben nach dieser Definition etwa 16 % der Frauen einen riskanten und mindestens 2 % einen gefährlichen Konsum. Zu ähnlichen Ergebnissen kommen Pabst und Kraus in einem epidemiologischen Suchtsurvey von 2008, die bei 15,5 % der Frauen und bei 20,9 % der Männer einen riskanten oder hohen Alkoholkonsum fanden. Da es sich wie bei allen epidemiologischen Untersuchungen um Selbstauskünfte handelte, liegen die realen Zahlen möglicherweise höher [3].

Die Deutsche Hauptstelle für Suchtfragen e. V. (DHS) schätzt im Jahrbuch für Sucht 2015, dass fast 3,38 Millionen Erwachsene von einer Alkoholstörung betroffen waren (Missbrauch 1,61 Mio., Abhängigkeit, 1,77 Mio.). Im Jahr 2003 waren es noch 4,3

Millionen Menschen mit missbräuchlichem oder abhängigem Konsum von Alkohol; davon waren etwa 700 000 Frauen betroffen [4].

Die Ursachen für den steigenden Alkoholkonsum bei Frauen sind vielfältig und eng mit der veränderten gesellschaftlichen Stellung verknüpft:

Frauen haben durch ihre Berufstätigkeit, ihre höhere Bildung, ihre größere finanzielle Unabhängigkeit und liberalisierten Moralvorstellungen ein Maß an Selbstständigkeit erreicht, das zu einer Angleichung des Trinkverhaltens zwischen Männern und Frauen geführt hat.

Hinzu kommen ein problemloserer Zugang und die leichtere Erschwinglichkeit alkoholischer Getränke, die gesellschaftliche Toleranz, die Tendenz, Alkohol in den Alltag bei Festen und in der Familie zu integrieren, z. B. Wein zum Essen zu genießen, und eine gestiegene Belastung moderner Frauen, die ihrem Beruf und der Familie gleichzeitig gerecht werden müssen.

Schutzfaktoren dagegen sind eine stabile Partnerschaft, eine verantwortungsvolle Berufstätigkeit und Verankerung in einem sicheren gesellschaftlichen Umfeld. Alleinlebende Frauen und Alleinerziehende ohne ausreichende soziale Sicherheit haben dagegen ein erheblich höheres Risiko, Alkohol in einem riskanten oder hohen Ausmaß zu konsumieren [5].

Das Trinkverhalten hat sich in den letzten Jahren auch dahingehend erheblich verändert, dass es früher in der Regel eher nicht ganz junge Frauen waren, die durch ihr Schicksal, die Verhältnisse oder eigenes Versagen chronisch alkoholkrank geworden sind, zumeist der unteren sozialen Schicht angehörten und deren Kinder oft früh wegen Verwahrlosung und Vernachlässigung durch die Jugendämter aus der Familie genommen werden mussten. Heute sind es zusätzlich zunehmend jüngere und sehr junge Frauen, die in ihren gesellschaftlichen Kreisen einen hohen Alkoholkonsum betreiben und bei denen Jugendalkoholismus geradezu Kult und „Komasaufen" beliebt ist.

Ein aufschlussreicher neuer Aufklärungsbericht, der 2015 von der Bundeszentrale für gesundheitliche Aufklärung (BZgA), gemeinsam mit der Deutsche Hauptstelle für Suchtfragen (DHS), dem Statistischen Bundesamt und der Polizeilichen Kriminalstatistik herausgegeben wurde, belegt eindrucksvoll die Zunahme des Alkoholkonsums jüngerer Frauen [34]. So wurde festgestellt, dass

- **24 %** der jungen Frauen im Alter zwischen 18 und 25 Jahren regelmäßig (mindestens einmal wöchentlich) Alkohol trinken. 76 % in dieser Altersgruppe trinken nur gelegentlich oder nie Alkohol. Der Anteil der nicht regelmäßig trinkenden Männer ist geringer: nur 45 % von ihnen trinken entweder gelegentlich oder gar keinen Alkohol.

- **49 %** der Frauen zwischen 18 und 25 Jahren haben innerhalb des letzten Monats mindestens einmal Sekt oder Wein getrunken. Damit ist Sekt bzw. Wein das beliebteste alkoholische Getränk bei Frauen in diesem Alter, gefolgt von Mixgetränken. Ein Grund für die Beliebtheit dieser Getränkearten ist die Alkoholwerbung.

In der Fernsehwerbung für Alkohol werden einer Studie zufolge Mixgetränke vermehrt mit Darstellerinnen beworben. Bier ist das beliebteste Getränk bei den jungen Männern zwischen 18 und 25 Jahren. Der überwiegende Anteil der Darsteller für Bierwerbung ist männlich.

– **35 %** der 18- bis 25-jährigen Frauen trinken mindestens einmal pro Monat so viel Alkohol, dass man von Rauschtrinken (mehr als 4 Standardgläser) sprechen muss! 9 % der Frauen trinken sich sogar viermal oder häufiger pro Monat in einen Rausch; dieser Prozentsatz ist niedriger als bei den gleichaltrigen Männern.
    Jeder Rausch ist mit Risiken verbunden. Frauen kommen aufgrund ihres zumeist geringeren Gewichts und eines niedrigeren Körperflüssigkeitsanteils schneller auf einen hohen Promillewert und damit schneller in einen für sie riskanten Bereich. Weil sie den Alkohol auch etwas langsamer abbauen als Männer, stehen sie länger unter Alkoholeinfluss.

– **25 %** aller Tatverdächtigen im Jahr 2010 waren Frauen. Auch wenn Frauen seltener zu Opfern von Straftaten werden, sind sie eindeutig häufiger Opfer von Sexualstraftaten.
    Alkohol spielt sowohl bei Tätern als auch bei Opfern von sexuellen Straftaten eine Rolle. So kann Alkohol Menschen enthemmen und dadurch zum Risikofaktor werden. Ein männlicher Risikofaktor ist die Eskalation von Gewalt. Die polizeiliche Kriminalstatistik zeigt, dass ungefähr 28 % aller Fälle von Vergewaltigung und sexueller Nötigung unter Alkoholeinfluss begangen werden.

Die Zahlen belegen eindeutig: Frauen sollten sich beim Thema Alkohol nicht an Männern orientieren, sondern sich ihr eigenes Limit setzen.

Dies belegt auch eine britische Studie über das Trinkverhalten englischer Frauen. Sie zeigt in einem 5-Jahres-Zeitraum von 1998 bis 2003 eine deutliche Zunahme des Alkoholkonsums bei jungen Frauen und Mädchen zwischen 16 und 24 Jahren (s. Abbildung 7.1).

Untersuchungen in den USA und England zufolge haben auch die Schwangerschaften und die Geburtenraten bei Teenagern deutlich zugenommen [6] (Abb. 7.2). Das bedeutet, dass die Wahrscheinlichkeit wächst, dass diese alkoholabhängigen oder in hohem Maß Alkohol konsumierenden Teenager-Mütter auch häufiger Kinder mit einem FAS zur Welt bringen werden.

Auch wenn es in Deutschland darüber keine genauen wissenschaftlichen Zahlen gibt, ist das Problem des steigenden Jugendalkoholismus aber sehr wohl bekannt.

Daten des Statistischen Bundesamtes von 2013 belegen die steigenden Behandlungsfälle von Kindern, Jugendlichen und jungen Erwachsenen (10–20 Jahre), die wegen einer psychischen Störung durch Alkohol oder wegen einer Alkoholintoxikation stationär in einem Krankenhaus behandelt werden mussten. Die Zahlen stiegen vom Jahr 2000 mit 9 514 Fällen pro Jahr bis zum Jahr 2011 mit 26 349 stetig an [7].

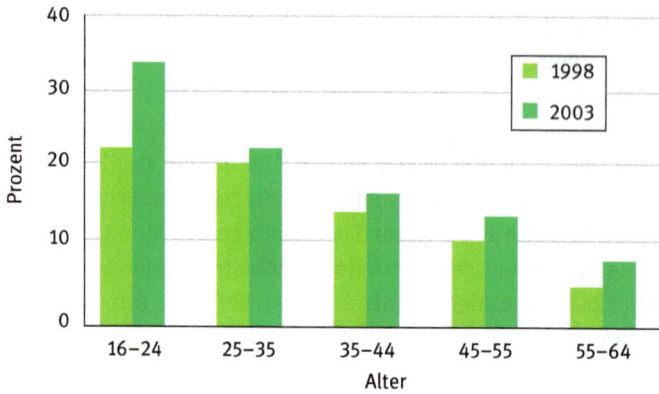

Abb. 7.1. Zunahme der Trinkhäufigkeit (in Prozent) unter sehr jungen Frauen in England zwischen 1998 und 2003. (Abdruck mit freundlicher Genehmigung von R. A. Mukherjee)

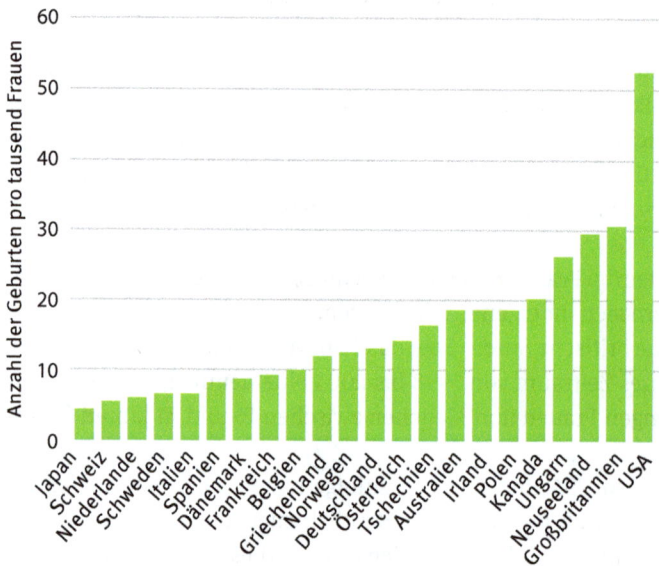

Abb. 7.2. Geburtsraten unter Teenager-Schwangerschaften, Alter von 15–19 Jahre aus dem Jahre 1998 [6].

Im Hamburger Zentrum für Suchtfragen des Kindes-und Jugendalters (DZSKJ) am Universitätsklinikum Eppendorf werden jährlich über 700 Kinder und Jugendliche mit schweren akuten Alkohol- oder Drogenproblemen (v. a. schwerer Cannabismissbrauch) aufgenommen, da sie bereits in eine so gefährliche Suchtspirale geraten sind, dass sie stationär behandelt werden müssen [8].

Eine 2002 durchgeführte Berliner Befragung zur Häufigkeit des Alkoholkonsums in der Schwangerschaft bei 344 Frauen in gynäkologischen Praxen ergab, dass 58 % der Frauen Alkohol konsumiert hatten. Die meisten Frauen (78 %) hatten weniger als einmal im Monat Alkohol getrunken, 18 % der Frauen nahmen 2–4-mal pro Monat einen Drink zu sich, 2,3 % der Frauen 2–4-mal pro Woche und 1,4 % der Frauen hatten mehr als vier Drinks pro Woche getrunken. 4 % der Frauen beendeten jeglichen Alkoholkonsum, nachdem sie erfahren hatten, dass sie schwanger sind [9]. Diese Zahlen entsprechen weitgehend den Ergebnissen einer kanadischen Studie von 2011. Der Anteil der Frauen, die in der Schwangerschaft Alkohol konsumiert hatten, war signifikant abhängig vom Alter. Bei den unter 18-Jährigen waren es 20 % und bei den über 35-Jährigen 70 % [10].

Neben der Altersabhängigkeit war der Alkoholkonsum abhängig von der Bildung: Interessanter- und überraschenderweise tranken nur 30 % der Frauen ohne Schulabschluss in der Schwangerschaft, bei Frauen mit Hochschulreife waren es doppelt so viele [9].

Trotz der alarmierenden Zahlen zum Anstieg des Alkoholkonsums vor allem bei jungen Frauen ist seit den 1990er-Jahren in den USA der Alkoholkonsum bei schwangeren Frauen, nicht zuletzt durch das wachsende Bewusstsein der möglichen Gefährdung des Kindes während der Schwangerschaft, kontinuierlich zurückgegangen.

Laut einer Studie (Maternal Health Practices and Child Development) ging der Alkoholkonsum der befragten Frauen von 44 % vor der Schwangerschaft auf 5 % am Ende der Schwangerschaft zurück. Nach der Schwangerschaft stieg der Alkoholkonsum allerdings wieder auf die Menge und Gewohnheiten vor der Schwangerschaft an. Ein erhöhter Alkoholkonsum war mit Partnerlosigkeit, niedrigerem Bildungsniveau und geringer sozialer Unterstützung verbunden [11].

Eine 2011 in Kanada erschienene epidemiologische Untersuchung an 5 882 Frauen ergab, dass 10 % der Frauen, zu einem Zeitpunkt der Schwangerschaft Alkohol getrunken hatten, davon hatten aber 95 % weniger als einen Drink pro Tag zu sich genommen. Nur 1,7 % der untersuchten Frauen gaben dagegen einen intensiveren Alkoholkonsum in der Schwangerschaft mit mindestens einem Drink pro Tag an.

Die Wahrscheinlichkeit, vermehrt Alkohol zu trinken, war in dieser Studie assoziiert mit dem Leben in einer Partnerschaft und einem vermehrten Nikotinkonsum. Ein weiterer bedeutsamer Risikofaktor fand sich bei Frauen, die indifferent oder unglücklich über ihre Schwangerschaft waren; sie hatten ein 2½-fach erhöhtes Risiko, in der Schwangerschaft Alkohol zu trinken. Dagegen tranken Immigranten in Kanada vergleichsweise deutlich weniger. Die Immigration schien nach Ansicht der Autoren ein protektiver Faktor zu sein. Eine Angabe dazu, ob es sich bei den protektiven Faktoren der Immigration um kulturelle und religiöse Hintergründe gehandelt haben könnte, wurde nicht gemacht [12].

7.2 „Moderates Trinken"

Eine der häufig gestellten Fragen in der Praxis lautet: „Wie viel Alkohol darf ich trinken, ohne dass ich meinem Kind in der Schwangerschaft einen Schaden zufüge?"

In einer 2012 erschienenen großen Populationsstudie über das Trinkverhalten von Frauen zwischen 18–44 Jahren in den USA von 2006 bis 2010 fand sich, bezogen auf jeglichen Alkoholkonsum in den letzten 30 Tagen, eine Prävalenz von 7,6 % bei allen schwangeren Frauen und von 51,5 % bei nicht schwangeren Frauen. Die Prävalenz für das „Binge Drinking", welches als Konsum von mehr als vier Drinks bei einer Gelegenheit in den letzten 30 Tagen definiert ist, lag der Studie zufolge bei 1,4 % für die schwangeren Frauen und 15 % für die nicht schwangeren Frauen. Die durchschnittliche Häufigkeit und Menge des „Binge Drinking" war mit sechs Drinks dreimal im Monat in beiden Gruppen identisch. Die höchste Frequenz des „Binge Drinking" bei nicht schwangeren Frauen zeigte sich in der Gruppe der 18–24-Jährigen. Die Untersuchung zeigte darüber hinaus, dass die Frauen, die in der präkonzeptionellen Phase „Binge Drinking" betrieben, häufiger dazu neigten, dies dann auch in der Schwangerschaft fortzusetzen [12].

In einer 2009 publizierten Arbeit, in der Daten aus der großen prospektiven englischen Longitudinal-Studie ALSPAC (Avon Longitudinal Study of Parents and Children, erhoben 1991–1992) ausgewertet worden waren, wurden mehrere tausend Kinder, deren Mütter angegeben hatten, im zweiten und dritten Trimenon gelegentlich „Binge Drinking" in der Schwangerschaft betrieben zu haben, d. h. vier oder mehr „Drinks" an einem Tag, wobei ein „Drink" 8 g Alkohol entsprach, im Alter von 4 und 7 Jahren nachuntersucht. Bei den Kindern zeigte sich ein signifikant höheres Risiko für mentale Gesundheitsstörungen, insbesondere für Hyperaktivität und Aufmerksamkeitsstörungen. Das erhöhte Risiko bestand auch fort, wenn die Mütter im weiteren Schwangerschaftsverlauf keinen Alkohol mehr konsumiert hatten [13]. Die selben Autoren untersuchten 2014 die betroffenen Kinder der ALSPAC-Longitudinalstudie im Alter von 11 Jahren noch einmal und fanden bei den Kindern, die in der Schwangerschaft einem „Binge-Drinking" ihrer Mütter ausgesetzt waren, ein persistierendes Risiko für Hyperaktivität und Aufmerksamkeitsstörungen [33].

Die Gefahr für die fetale Hirnentwicklung durch „Binge Drinking" in der Schwangerschaft besteht möglicherweise in dem plötzlichen Auftreten eines sehr hohen Blutalkoholspiegels, selbst dann, wenn die konsumierte Alkoholmenge beim „Binge Drinking" insgesamt niedriger war als eine vergleichbare, aber kontinuierlich eingenommene Alkoholmenge.

Tierexperimentelle Versuche zeigten bei den auf diese Weise exponierten Ratten als Folge zahlreiche Störungen der Neurotransmitter- und der neuromodulatorischen Systeme im Gehirn, deutliche Störungen im Verhalten, im Lernen, im Gedächtnis und in der motorischen Koordination [14].

Was ist moderates Trinken?

In den letzten 30 Jahren hat sich die Ansicht der Wissenschaftler über die Auswirkungen eines moderaten Alkoholkonsums in der Schwangerschaft geändert. Früher nahm man an, dass das Fetale Alkoholsyndrom nur als Folge eines die gesamte Schwangerschaft andauernden Alkoholkonsums, wie er z. B. bei chronischen Alkoholikerinnen und in besonderen Risikogruppen vorkommt, auftritt.

Später wurde deutlich, dass auch gelegentlicher Alkoholabusus und besonders moderater Alkoholkonsum (*social drinking*), der in allen Bevölkerungsschichten vorkommt, zu Verhaltensauffälligkeiten und neurologischen Entwicklungsstörungen bei den in der Schwangerschaft exponierten Kindern führt.

Moderaten Alkoholkonsum genau und allgemeingültig zu definieren ist schwierig. Der Alkoholmetabolismus in der Schwangerschaft ist bisher noch weitgehend unklar und intraindividuell sehr unterschiedlich.

So zeigten in einer neueren Untersuchung Frauen zu Beginn des zweiten Trimenons eine höhere Ausscheidungsrate von Alkohol gegenüber nicht schwangeren Frauen. In der gleichen Studie fand sich hingegen ein langsamer Alkoholabbau in der Amnionflüssigkeit des Fetus, was dazu führt, dass dieses Kompartiment wie ein Alkoholreservoir fungiert, so dass im Vergleich zu den Müttern der Fetus dem Alkohol sogar länger ausgesetzt war (s. Abbildung 8.2) [15].

Der Schwellenwert für eine schädigende Wirkung des Alkohols auf das sich entwickelnde Kind wird also nicht nur bestimmt von der absoluten Alkoholmenge pro Tag oder Gelegenheit, sondern wird individuell beeinflusst durch den unterschiedlichen mütterlichen und fetalen Metabolismus, der genetisch bedingte Unterschiede aufweist, den Zeitpunkt und die Häufigkeit des Konsums, d. h. in welcher Phase der Schwangerschaft und wie oft Alkohol konsumiert wurde.

Definition eines „Drinks"

Schon mit der Definition des Alkoholgehalts eines „Standarddrinks" fängt die Schwierigkeit, was als moderater Alkoholkonsum bezeichnet werden kann, an. Die angegebene Alkoholmenge eines Drinks variiert von Land zu Land.

In einem 2012 publizierten internatonalen Vergleich, der jeweils staatliche Richtlinien für täglich bzw. wöchentlich empfohlene maximale Alkoholmengen enthielt, gab es eine sehr große Variabilität, und z. B. für acht Länder der 27 EU-Mitgliedstaaten gab es überhaupt keine Empfehlung.

Die empfohlene obere Grenze der täglichen Alkoholmenge für Frauen schwankte von 42 g Alkohol/Tag (USA) bis 10 g/Tag (Finnland, Hongkong). Deutschland lag im internationalen Vergleich mit dem empfohlenen Maximalwert von 12 g/Tag im unteren Bereich.

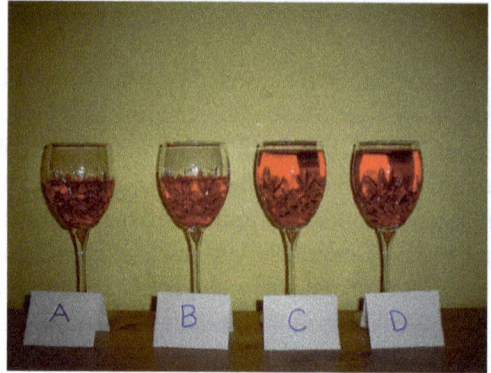

Was ist ein Glas Wein?

	Menge in ml	Alkoholgehalt in %	Anzahl der Units pro Glas	Anzahl der Gläser beim „Binge Drinking" (6 Units pro Gelegenheit)
A	125	9	1,1	5,5
B	125	13	1,6	4
C	250	9	2,3	2,5
D	250	13	3,25	1,8

Abb. 7.3. „Was ist ein Glas Wein?" (Abdruck mit freundlicher Genehmigung von R. A. Mukherjee)

In dieser Arbeit wurden darüber hinaus die aktuell geltenden Trinkeinheiten (Units) der einzelnen Länder aufgeführt: Danach entspricht ein „Unit" in den USA 14 g reinem Alkohol; in Australien 10 g reinem Alkohol; in England 18 g reinem Alkohol (abweichend davon in der Arbeit von Mukherjee 2009: 1 Unit = 10 ml Alkohol) und in Deutschland 12 g reinem Alkohol [16].

Die generelle Empfehlung in den USA besagt, dass gesunde Frauen nicht mehr als 10–40 g reinen Alkohol pro Tag trinken sollten. Ein „Drink" pro Tag gilt in den USA als moderates Trinken für eine nicht schwangere Frau [17].

Die von der Deutschen Gesellschaft für Ernährung e. V. im Jahre 2011 herausgegebenen Referenzwerte sind strenger: Als risikoarmer Konsum gilt die Aufnahme einer Alkoholmenge von bis zu 10 g Reinalkohol bei Frauen (20 g Alkohol bei Männern). Riskanter Alkoholkonsum beginnt bei Frauen bereits ab der Grenze von 10 g/Tag (Abbildung 7.3) [35].

„Moderates Trinken in der Schwangerschaft ist für den Fetus nicht gefährlich?"

In einer 2007 von Henderson und Mitarbeitern veröffentlichten systematischen Literaturübersicht [18] zur Frage der Auswirkungen eines niedrigen bis moderaten Alkoholkonsums in der Schwangerschaft –als Einschlusskriterien galten bis zu zehn Drinks pro Woche, das entspricht 83 g Alkohol/Woche –, fanden die Autoren aus Oxford keine überzeugenden Beweise für schädigende Effekte auf die ehemals alkoholexponierten Feten. Sie mahnten aber an, dass die Datenlage in den über 3 600 untersuchten Publikationen, von denen sie nur 45 als relevante Arbeiten einstufen konnten, methodisch schwach und nicht überzeugend gewesen sei, so dass sie mit der Empfehlung, einen Alkoholkonsum in der Schwangerschaft von bis zu zehn „Drinks" pro Woche als nicht gefährlich anzusehen, sehr zurückhaltend waren.

Es gibt neue Studien aus England und Dänemark, die bei mäßigem Alkoholkonsum in der Schwangerschaft keine Schäden bei den betroffenen Kindern feststellen konnten.

Kelly et al. untersuchten in einer 2008 und 2012 publizierten Studie Kinder im Alter von 3 und 5 Jahren, deren Mütter bis zu zwei „Drinks" pro Woche in der Schwangerschaft getrunken hatten, und fanden keine klinisch relevanten Verhaltensauffälligkeiten oder kognitiven Defizite im Vergleich zu den Kontrollkindern, deren Mütter in der Schwangerschaft nicht getrunken hatten. Genaue Angaben über die konsumierten Alkoholmengen fehlten. Einschlusskriterien für diese Studie waren der Konsum von mindestens ein bis zwei Drinks /Woche oder ein bis zwei Drinks bei einer Gelegenheit in der Schwangerschaft. Diese Kriterien erfüllten 29 % der Gesamtkohorte (UK Millenium Cohort Study, n = 11 513) [19, 20].

Besonderes Aufsehen erregte eine 2012 publizierte große Studie an 1 628 Frauen aus Dänemark [21], die bei moderatem Trinkverhalten der werdenden Mütter (ein bis acht Drinks pro Woche) in der frühen Schwangerschaft, bei der Nachuntersuchung der Kinder im Alter von 5 Jahren weder eine Intelligenzminderung noch eine Störung der Aufmerksamkeit oder der exekutiven Funktionen ergab. Die Autoren folgerten daraus, dass aufgrund der Ergebnisse ihrer Studie gelegentlich kleine Mengen Alkohol in der Schwangerschaft nicht gefährlich für das Ungeborene seien („may not present serious concern").

Diese Publikation führte zu einer erheblichen Kritik, die nicht nur von Betroffenen kam, sondern auch von namhaften Wissenschaftlern [22, 23], die sich von den Schlussfolgerungen der Autoren distanzierten.

Susan Astley, Washington, sah als wichtigsten Kritikpunkt an der dänischen Studie die Tatsache, dass die betroffenen Kinder zum Zeitpunkt der Untersuchung im Alter von 5 Jahren zu jung waren, um bei ihnen das ganze Ausmaß einer möglichen zerebralen Schädigung durch die intrauterine Alkoholexposition feststellen zu können. Mit 5 Jahren sei das kindliche Gehirn noch nicht ausreichend entwickelt und reif genug, um komplexe Aufgaben zu lösen. Nach Meinung von S. Astley haben 30 Jahre FASD-Forschung aber gezeigt, dass der schädigende Einfluss des Alkohols auf die

Hirnfunktionen am deutlichsten bei der Bewältigung komplexer Aufgaben wird und dass das ganze Ausmaß, vor allem auch das eines moderaten Alkoholkonsums in der Schwangerschaft, oft erst in der Adoleszenz erkennbar wird. Von den in der Fetal Alcohol and Drug Unit an der University of Washington in den letzten Jahren von Astley und Mitarbeitern untersuchten mehr als 2600 Kindern mit FASD wies die Hälfte im Alter von 5 Jahren noch eine weitgehende normale Entwicklung auf. Mit 10 Jahren fanden sich dagegen bei den Kindern schwere Hirnfunktionsstörungen. So lagen Aufmerksamkeitsstörungen im Alter von 5 Jahren bei nur 10 % vor, mit 10 Jahren dagegen bei 60 %. Außerdem hatten nur 30 % der Kinder mit FAS einen erniedrigten IQ, trotzdem wiesen alle untersuchten Kinder schwerwiegende Störungen in den Bereiche Sprache, Gedächtnis und Aktivität auf [24].

Parker und Bennan [23] sahen eine der Schwächen der dänischen Studie ebenfalls in dem frühen Zeitpunkt der Untersuchung der Kinder, da bei niedrigem oder moderatem Alkoholkonsum während der Schwangerschaft nach ihrer Einschätzung negative Effekte auf das soziale Verhalten oft erst in der Adoleszenz erkennbar werden. In diesem Zusammenhang wiesen Alati et al. (2006) darauf hin, dass moderater Alkoholkonsum in der Schwangerschaft darüber hinaus ein Risikofaktor für die Entwicklung eines Alkoholmissbrauchs im Erwachsenenalter betroffener Kinder zu sein scheint [25].

„Moderates Trinken in der Schwangerschaft ist für den Fetus gefährlich!"

In der neueren Literatur finden sich widersprüchliche Ergebnisse über die Gefahren eines moderaten Alkoholkonsums in der Schwangerschaft.

Es gibt eine Reihe klinischer Untersuchungen, die diskrete, aber langwirksame psychomotorische Defizite und Verhaltensauffälligkeiten nach dem Genuss geringer Alkoholmengen in der Schwangerschaft festgestellt haben. So konnten Sood und Mitarbeiter in einer Langzeit-Studie an innerstädtischen farbigen Kindern aus Michigan, deren Mütter in der Schwangerschaft etwa einen Drink pro Woche getrunken hatten, feststellen, dass bei den im Alter von 6–7 Jahren nachuntersuchten Kindern, im Vergleich zu nicht alkoholexponierten Kindern, ein um das 3,2-Fache, und damit signifikant höheres Auftreten von aggressivem und delinquentem Verhalten zu verzeichnen war [26].

Bay et al. wiesen in einer neuen Arbeit von 2012 ein erhöhtes Risiko für psychomotorische Defizite als Folge von geringem und mäßigem Alkoholkonsum während der Schwangerschaft nach [27].

Neben den klinisch-epidemiologischen Studien zum Risiko einer Schädigung des Fetus durch geringe Mengen Alkohol in der Schwangerschaft sprechen auch zahlreiche neuere tierexperimentelle Untersuchungen an unterschiedlichen Modellen eine eindeutige Sprache. In mehreren Arbeiten konnte, nach pränataler Exposition der Tiere mit geringen Alkoholmengen, gezeigt werden, dass es zu lang anhaltenden Verhaltensstörungen, zu Schädigungen im Transmitter-System, Störungen bei der Neuro-modulation und der synaptischen Plastizität in verschiedenen Gehirnhirnbereichen kam [14, 28, 29].

Internationale Empfehlungen zum Trinkverhalten in der Schwangerschaft

In Australien waren 2001 vom Gesetzgeber die Empfehlungen für ein „sicheres" Trinken in der Schwangerschaft „gelockert" worden. Die damalige Empfehlung habe gelautet: Ein Konsum von bis zu sieben Standard-Drinks pro Woche und nicht mehr als zwei Standard-Drinks an einem Tag sei in der Schwangerschaft unbedenklich. Die Lockerung der Empfehlung sei vorgenommen worden, weil die vorher geltenden strengeren öffentlichen Richtlinien der Gesundheitsbehörde von vielen Frauen in Australien nicht eingehalten worden seien [12].

Zehn Jahre später, 2011, stellten O'Leary et al. nach einer erneuten Analyse aller vorliegenden Studien der letzten 10 Jahre fest, dass gut dokumentierte neuere Arbeiten ein erhöhtes Risiko für entwicklungsneurologische Störungen und Frühgeburten schon bei einem Konsum von 30–40 g reinem Alkohol bei einer Gelegenheit oder nicht mehr als 70 g Alkohol 1–2 mal pro Woche (zwei Glas Wein oder ein großes Glas Bier) belegen konnten [30].

Damit wurde für die Autoren deutlich, dass ein Mangel an Evidenz für fetale Schädigungen bei einem Konsum von geringen Alkoholmengen in der Schwangerschaft nicht als Grundlage für die Festlegung eines Schwellenwerts für sicheren Alkoholkonsum in der Schwangerschaft dienen darf.

Sie formulierten deshalb die neuen Richtlinien wie folgt:

„Die sicherste Wahl für eine schwangere Frau bleibt eine völlige Alkohol-Abstinenz während der Schwangerschaft" [30].

In einem Editorial im British Journal of Medicine schreiben auch Mukherjee et al. 2005, dass im Gegensatz zu der vom britischen Gesundheitsministerium herausgegebenen Empfehlung, ein bis zwei Drinks pro Woche während der Schwangerschaft seien „sicher", die wissenschaftlichen Erkenntnisse darauf hinweisen, dass es keinen sicheren Schwellenwert für Alkoholkonsum in der Schwangerschaft gebe. Die einzige sichere Botschaft hinsichtlich des Alkoholkonsums in der Schwangerschaft ist auch nach Meinung dieser Autoren die völlige Alkohol-Abstinenz [31].

Darüber hinaus wird in der großen englischen Studie von Kelly et al. [19] kritisch angemerkt, dass sich in der Gruppe mit geringem Alkoholkonsum viele Frauen befanden, die nur zu gesellschaftlichen Anlässen tranken (*social drinking*), und die in der Regel eine bessere Bildung und ein stabiles psychosoziales Umfeld hatten und somit ihre Kinder wahrscheinlich besser versorgten und intensiv förderten, so dass die kognitiven Defizite und Verhaltensstörungen weniger sichtbar wurden.

Zusammenfassende Beurteilung

Um mit R. A. S. Mukherjee [31] zu sprechen: „Abstinence from alcohol is the only safe message in pregnancy" (Alkoholabstinenz in der Schwangerschaft ist die einzige sichere Botschaft).

Die Ergebnisse vieler neuerer Studien unterstreichen diese Aussage.

Die Schwelle zur Gefährdung des Kindes durch Alkohol in der Schwangerschaft liegt inzwischen so niedrig, dass sich die Frage stellt, ob eine fehlende Evidenz für schädigende Effekte bei niedrigem Konsum wichtiger für eine allgemeine Empfehlung ist, oder der Schutz des ungeborenen Lebens.

Also Nulloption! Aber bei dieser eindeutigen und klaren Botschaft muss man daran denken, dass eventuell viele Frauen in den ersten Tagen der Schwangerschaft noch nichts von ihrer Schwangerschaft wissen und in große Ängste gestürzt werden können.

In der Regel ist aber zu diesem frühen Zeitpunkt der Schwangerschaft, in dem das befruchtete Ei noch nicht in den Uterus eingenistet ist, durch den mütterlichen Alkoholabusus keine Gefahr für den Embryo zu befürchten.

Und auch und vor allem bei den Frauen, die erst nach 1–2 Monaten oder später von ihrer Schwangerschaft erfahren, schützt eine dann einsetzende Nulloption das ungeborene Kind vor weiteren schweren Schäden und verhindert möglicherweise das Auftreten eines schweren Fetalen Alkoholsyndroms [32].

8 Teratogenität des Alkohols

8.1 Allgemeines

Ein Teratogen ist eine Substanz, die intrauterin zu einer permanenten Schädigung des Fetus führen kann.

Das Teratogen hat die Eigenschaft, eine normal verlaufende fetale Entwicklung zu beeinträchtigen und in der Folge eine mögliche Fehlbildung, ein Wachstumsdefizit, eine funktionelle Störung hervorzurufen oder sogar zum Tod zu führen [1].

Nach der Definition der WHO umfasst der Begriff Teratogenität alle exogenen Einflussfaktoren, die zu morphologischen oder biochemischen Anomalien, sowie zu Verhaltensstörungen führen, welche unmittelbar nach der Geburt oder später diagnostiziert werden [2].

Nach Shepard (1982) beinhaltet die Definition einer teratogenen Substanz:
1. Die Anwesenheit der teratogenen Substanz während der jeweils kritischen Phase der Entwicklung.
2. Das Erzeugen eines kongenitalen Defekts im Tierversuch.
3. Den Nachweis, dass die Substanz auf direktem Weg über die Plazenta auf den Embryo oder den Fetus einwirkt [3].

Eine teratogene Wirkung haben z. B. Chemikalien, Medikamente, Viren, aber auch physikalische Einwirkungen oder Mangelzustände.

Bekannte humane Teratogene sind Röntgenstrahlen, Infektionen (z. B. Röteln und Zytomegalie), mütterliche Erkrankungen oder Stoffwechselstörungen (wie Diabetes und Hyperthermie), Medikamente (z. B. Testosteron, Cyclophosphamid, Thalidomid, Phenytoin und Cumarin) sowie Umwelt-Chemikalien (z. B. Chlorophenyl) und vor allem Alkohol.

Die teratogene Wirkung auf die embryofetale Entwicklung kann über einen direkten oder indirekten Weg stattfinden:

Bei dem direkten Weg erfolgt die Schädigung über den transplazentaren Stoffwechsel oder durch Strahlung; bei dem indirekten Weg über Beeinflussung des mütterlichen Stoffwechsels, Veränderungen des mütterlichen Gerinnungsweges oder durch eine Verminderung der uteroplazentaren Perfusion. Die teratogene Schädigung durch Alkohol findet sowohl über den direkten (transplazentarer Transport) als auch über den indirekten (Verminderung der uteroplazentaren Perfusion) statt [2].

Obwohl in Tierversuchen für über 600 Substanzen eine teratogene Wirkung belegt werden konnte, gibt es bis heute nur etwa 25 nachgewiesene Substanzen, die beim Menschen teratogen wirken. Der Grund für diese große Diskrepanz liegt u. a. darin, dass im Tierversuch sehr hohe Dosen einer potenziell teratogenen Substanz gegeben werden können, die beim Menschen unrealistisch sind und nicht vorkommen.

Ein wichtiger Aspekt bei der Untersuchung einer teratogenen Substanz ist es, herauszufinden, über welche Mechanismen das Teratogen die Schädigung verursacht. Die tierexperimentellen Studien helfen zu erklären und zu beweisen, wie das Teratogen auf den sich entwickelnden Fetus einwirkt und welche jeweils substanzspezifischen Schädigungen es hervorruft [3].

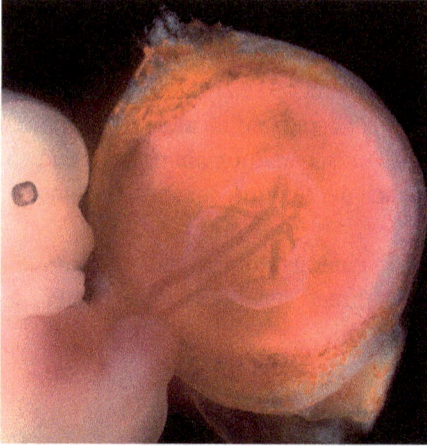

Abb. 8.1. Fetus mit Plazenta.

Die teratogene Substanz gelangt vom mütterlichen Organismus über die Nabelschnur und die Plazenta (Mutterkuchen) in den Blutkreislauf des Fetus. Eine der Funktionen der Plazenta ist die Bildung der „Plazentaschranke". Sie stellt eine Filtermembran dar, die mütterliches und kindliches Blut trennt und den Übertritt von verschiedenen im Blut gelösten Substanzen durch aktiven (Diapedese, Pinozytose) oder passiven (Diffusion) Transport ermöglicht oder verhindert.

Durch reine Diffusion gelangen neben Sauerstoff, z. B. Wasser, einige Vitamine, aber auch illegale Drogen, Nikotin, die meisten Medikamente und vor allem auch Alkohol ungehindert in den fetalen Kreislauf.

In einer 2012 in den USA erschienenen Publikation [4] über Alkohol-Eliminationsraten während der Schwangerschaft wurde festgestellt, dass sich etwa 1–2 Stunden nach der Alkoholeinnahme durch die Schwangere eine Äquivalenz-Konzentration zwischen mütterlichem und fetalem Alkoholspiegel hergestellt hat. Im Gegensatz zum mütterlichen ist der fetale Alkoholabbau jedoch verzögert. Dies liegt zum einen an der Unreife des Fetus und seiner reduzierten metabolischen Kapazität und zum anderen an der verlängerten Alkoholexpositionszeit, die durch eine erneute orale Aufnahme des Alkohols über die Amnionflüssigkeit, in der sich der Alkohol anreichert, entsteht (Abbildung 8.2).

Im mütterlichen Organismus wird Alkohol zu 90–95 % über das Enzym Alkohol-Dehydrogenase (ADH) in der Leber metabolisiert und zu Acetaldehyd abgebaut.

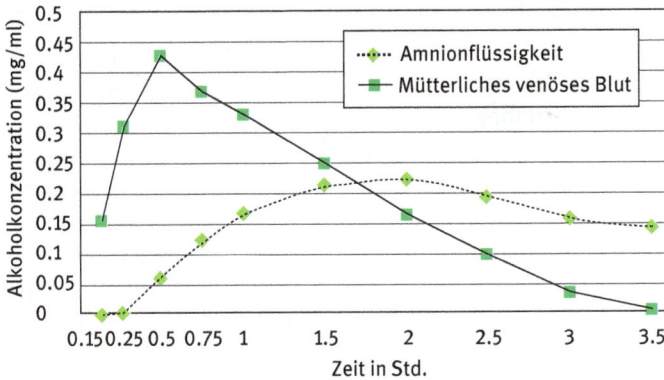

Abb. 8.2. Die Graphik stellt die Alkoholkonzentrationen im Blut und in der Amnionflüssigkeit von 6 Schwangeren dar. Die Alkoholkonzentration bleibt in der Amnionflüssigkeit bezogen auf die Zeit auf einem höheren Level als die mütterliche Blutalkoholkonzentration, die kontinuierlich abnimmt [4].

Der fetale Alkoholabbau ist aufgrund des noch sehr eingeschränkten eigenen Metabolismus entscheidend abhängig von der mütterlichen Eliminationskapazität. Diese unterliegt starken individuellen Schwankungen bis um das Zehnfache, d. h. die Eliminationsraten liegen zwischen 0,0025–0,02 dl/h [4].

Die unterschiedlichen Eliminationsraten bei den Müttern könnten durch den Polymorphismus der ADH-Enzyme bedingt sein und für die unterschiedliche Schwankung der Eliminationskapazität bei den Alkohol trinkenden Frauen verantwortlich sein. Außerdem wird dem ADH2*2 Allel entweder bei der Mutter oder dem Fetus ein protektiver Effekt hinsichtlich der schädigenden Alkoholwirkung zugeschrieben [5].

Diese Hypothese könnte erklären, warum die Ausprägung und Variabilität des Fetalen Alkoholsyndroms bei Kindern, die intrauterin der gleichen Alkoholmenge ausgesetzt waren, so groß sein kann [4].

8.2 Tierversuche zur Teratogenität von Alkohol (Behavioral Teratology)

Durch intensive wissenschaftliche Forschung konnte anhand von Tierversuchen (animal research), die Teratogenität von Alkohol in der Schwangerschaft experimentell in seinen unterschiedlichen Facetten eindeutig belegt werden. Es wurde eine überraschend hohe Übereinstimmung zwischen den Ergebnissen der Tierexperimente und den epidemiologischen, klinischen Befunden bei den betroffenen Kindern gefunden [6].

Nicht nur durch eine schwere chronische Alkoholexposition, sondern auch durch moderate Alkoholmengen oder episodischer Exposition ergaben sich auch im Tierexperiment sowohl in der Früh- als auch in der Spätschwangerschaft erkennbare teratogene Effekte. Übertragen auf den Menschen zeigte sich, dass nicht nur Kinder von chronisch alkoholkranken Müttern betroffen sind, sondern dass auch ein moderater Alkoholkonsum und das „Binge Drinking" (saturday night drinking) Schäden bei den exponierten Kindern verursachen kann.

Weiter konnte tierexperimentell gezeigt werden, dass der Alkohol einen direkten toxischen Effekt auf die Zellen des sich entwickelnden Gehirns hat und u. a. zu einem vermehrten Zelltod (Apoptose) führen kann [7]. Dies betrifft vor allem das Großhirn, aber auch den Hippocampus, das Kleinhirn und das Corpus callosum. Neben einer Reihe weiterer Störungen greifen der Alkohol und seine Metabolite im Gehirn in die hormonelle und chemische Regelung, die Reifung und Migration von Nervenzellen ein [8].

Auch viele der auftretenden Verhaltensauffälligkeiten bei den betroffenen Kindern wie Hyperaktivität, Aufmerksamkeitsstörungen, Entwicklungsverzögerung, gestörte Grob- und Feinmotorik, Gangstörungen, Fütterungsprobleme etc. ließen sich im Tierversuch experimentell nachweisen [9].

Es gibt, das haben die Tierversuche weiter gezeigt, individuelle Unterschiede bei der Mutter und dem Nachkommen in Bezug auf den Schweregrad des teratogenen Effektes. Diese „genetische Modulation" der teratogenen Schädigung ließ sich in experimentellen Studien 1989 durch Goodlett et al. auch für das Teratogen Alkohol belegen [10].

Ebenfalls tierexperimentell ließ sich der Zusammenhang zwischen der Hirnschädigung und dem Verhalten belegen. Eine alkoholbedingt beeinträchtigte Hirnentwicklung führt zu einem pathologischen Verhalten, wobei beim Menschen die Verhaltensstörungen klarer und leichter erkennbar sind, als die zugrunde liegende Hirnschädigung, die bis heute sicher nur tierexperimentell belegt werden kann [7].

Schließlich ließ sich anhand tierexperimenteller Studien zeigen, dass die angeborenen Verhaltensstörungen nach Alkoholexposition in der Schwangerschaft auch bei den untersuchten Tieren bis ins Erwachsenenalter bestehen bleiben [8].

8.3 Zeitpunkt der Alkohol-Exposition

Es gibt eine Phase der höchsten Sensitivität und Empfindlichkeit, die jeder teratogenen Substanz individuell innewohnt.

In Abbildung 8.3 sind die für die Schwangerschaft kritischen Phasen für einen möglichen Geburtsdefekt dargestellt.

Eine mögliche Fehlbildung durch die intrauterine Alkoholexposition hängt entscheidend von dem Zeitpunkt der Exposition ab, da die Organe und Organsysteme sich während der neunmonatigen Schwangerschaft zeitlich unterschiedlich entwickeln.

Besonders wichtig ist die Zeit von der Befruchtung der Eizelle bis zu seiner Einnistung in den Uterus (Nidation). Dieser Zeitraum umfasst etwa 7–10 Tage und fällt in genau die sensible Zeit, in der die Schwangere noch nichts von ihrer gerade entstehenden Schwangerschaft weiß.

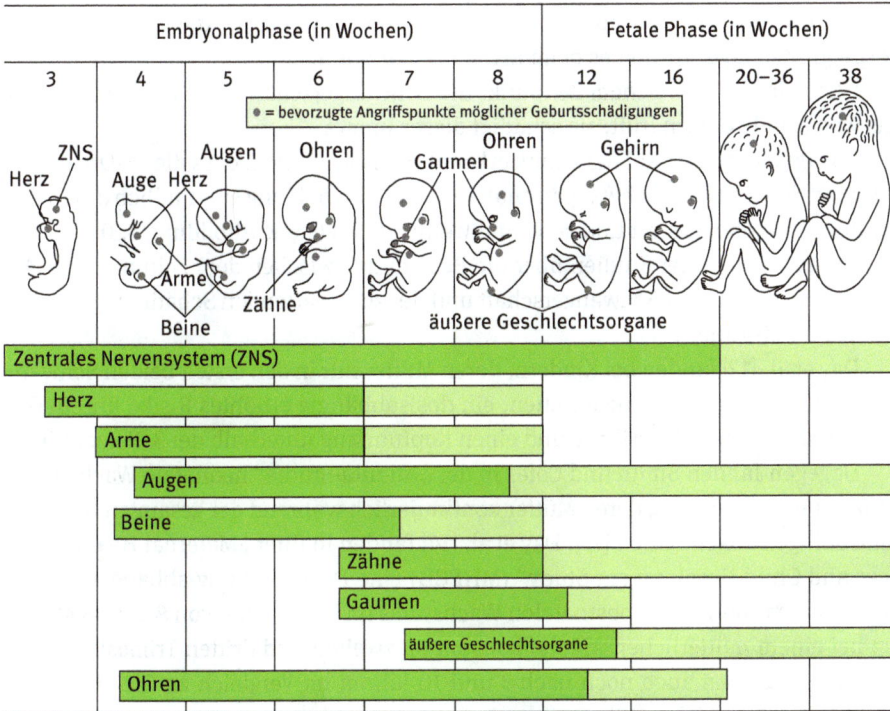

Abb. 8.3. Darstellung der embryofetalen Organentwicklung. Die dunkelgrünen Balken geben den Zeitpunkt der höchsten Empfindlichkeit in der entsprechenden Organentwicklung an. Arme und Beine entwickeln sich z. B. zwischen der 4. und 7. Schwangerschaftswoche. Die höchste Empfindlichkeit des ZNS reicht dagegen von der ersten Schwangerschaftswoche bis fast zur Geburt [11].

In dieser sehr frühen Zeit entstehen bei der befruchteten Eizelle, die über das mütterliche Blut auch vor der Einnistung ernährt und vom Alkohol und Acetaldehyd über Diffusion erreicht wird, offenbar keine bleibenden Schäden. Nach dem „Alles-oder-Nichts-Gesetz" können die noch „pluripotenten" Zellen des jungen Trophoblasten entweder die geschädigten Zellen ersetzen oder es kommt bei einer zu starken toxischen Störung in der Entwicklung der befruchteten Eizelle zu einem Frühabort des Trophoblasten.

Nach der Nidation kommt es bei einer Alkoholexposition des heranreifenden Fetus im ersten Trimenon im Wesentlichen zu einer Störung der Organogenese, möglicherweise mit der Folge von schweren physischen und psychischen Störungen. Vor allem das Längenwachstum wird zu dieser Zeit determiniert, wohingegen die fetale Gewichtszunahme eher im letzten Trimester stattfindet [11].

Das Gehirn ist während der gesamten embryofetalen Entwicklung des Kindes das Zielorgan für den Alkohol. Das Gehirn wächst von allen kindlichen Organen am stärksten. In der Mitte der Schwangerschaft nimmt der Kopf etwa 50 % der gesamten Körpergröße ein und noch bei Geburt hat der Kopf einen Anteil von 25 % der Körpergröße, dagegen sind es beim Erwachsenen nur noch 12 %.

Ganz gleich, zu welchem Zeitpunkt der Schwangerschaft die Alkoholexposition das wachsende Gehirn trifft, sie schädigt dieses immer.

Das bedeutet, und auf der Grafik erkennt man es deutlich, dass dieses Organ fast während der gesamten Schwangerschaft in seiner Entwicklung empfindlich durch das Teratogen Alkohol gestört und gehemmt werden kann (siehe Abbildung 8.3).

Die Ergebnisse der Studien über die Beziehung zwischen dem Zeitpunkt der Alkoholexposition in der Schwangerschaft und der zu erwartenden Schädigung werden kontrovers diskutiert.

Day et al. [12] fanden bei Kindern, deren Mütter nur in den ersten beiden Schwangerschaftsmonaten getrunken hatten, ein dosisabhängig erhöhtes Risiko für ein Geburtsgewicht, eine Körperlänge und einen Kopfumfang unterhalb der 3. Perzentile.

Dagegen fanden Smith und Coles in der „Atlanta-Studie" neonatale Wachstumsdefizite nur bei Kindern, deren Mütter kontinuierlich während der gesamten Schwangerschaft getrunken hatten [13]. Day et al. [14] fanden in ihrer „Maternal Health Practices and Child Development Study" (MHPCD) eine Dosis-Wirkung-abhängige Beziehung eines verminderten postnatalen Wachstums im Lebensalter von 8 und 18 Monaten bei einem mütterlichen Alkoholkonsum im zweiten und dritten Trimester. Diese Ergebnisse blieben auch noch nach 3 und 10 Jahren im Vergleich zu Gleichaltrigen signifikant nachweisbar [15].

9 Nikotin und illegale Drogen in der Schwangerschaft

9.1 Rauchen in der Schwangerschaft

Bei fast allen alkoholabhängigen Frauen besteht in der Regel ein zusätzlicher Nikotinabusus, was dazu führt, dass sich möglicherweise die teratogene Wirkung beider Substanzen beim ungeborenen Kind addiert.

Nikotin ist wie Alkohol eine Substanz mit teratogener Wirkung und Nikotin wird weit häufiger als Alkohol konsumiert; auch in der Schwangerschaft.

Den Angaben der Hauptstelle für Suchtgefahren e. V. in Hamm zufolge rauchen in Deutschland heute noch etwa 36 % der Männer und 22 % der Frauen regelmäßig. Rechnerisch ergibt dies die extrem hohe Anzahl von 22–24 Mio. Raucherinnen. So ist das Nikotin allein wegen seines häufigen Missbrauchs die gefährlichste teratogene Substanz für den Menschen.

In den USA rauchen trotz der intensiven Aufklärung in den letzten Jahrzehnten noch immer etwa 25 % aller schwangeren Frauen [1].

In einer 2006 durchgeführten Berliner Untersuchung an 293 Probandinnen mittels Fragebogen gaben 23,5 % der befragten Frauen an, in der Schwangerschaft zu rauchen. 45 Probandinnen (14,5 %) gaben einen täglich Nikotinkonsum an.

In dieser Untersuchung bestätigte sich auch für Deutschland, dass ca. 25 % der Frauen in der Schwangerschaft rauchten. Trotz eines generellen Rückgangs des Rauchens in der Gesellschaft und intensiver Aufklärung rauchten in den letzten Jahren (von 25 % der Frauen) noch 17,6 % in der Schwangerschaft täglich [2, 3].

Zusätzlich wurden bei allen teilnehmenden Frauen laborchemische Analysen vorgenommen. Dabei ergab sich bei einem Schwellenwert von 10 µg/mmol (Cotinin/Kreatinin) bzw. 50 ng/ml (Cotinin) im Urin, dass alle Gelegenheitsraucherinnen einen Cotininwert unterhalb von 10 µg; alle täglich rauchenden Schwangeren einen Wert von mehr als 10 µg/mmol (Cotinin/Kreatinin) im Urin aufwiesen [2].

Teratogene Wirkungen des Nikotins

Die teratogenen Wirkungen des Nikotins und seines Metaboliten Cotinin oder eines der weiteren teratogen wirkenden Metabolite sind:
1. die Vasokonstriktion der Nabelschnurgefäße und der fetalen zerebralen Blutgefäße. Dies führt u. a. zu fetaler Hypoxie und Reduktion der Zufuhr von Nährstoffen und in der Folge zu einer Verringerung des Geburtsgewichts um 150–250 g [3, 4];
2. eine durch den raschen transplazentaren Übertritt von Kohlenmonoxid aus dem Zigarettenrauch resultierende erhöhte Bildung von Carboxyhämoglobin beim Fetus. Die Konzentration des Carboxyhämoglobins liegt bis zu 15 % über dem zirku-

lierenden mütterlichen Spiegel und führt zu einem weiteren Absinken der Sauerstoffversorgung im fetalen Gewebe [5];

3. das rasche Eindringen von wasser- und fettlöslichen Anteilen des Nikotins und der anderen Komponenten des Zigarettenrauches ins fetale Gehirn. Sie werden, da der Hirnstamm besonders reich an nikotinsensiblen Acetycholinrezeptoren ist, v. a. im Globus pallidus, im Nucleus caudatus, Nucleus putamen und Thalamus angereichert;

4. die durch das Nikotin hervorgerufene Interaktion und Änderung u. a. des „timings" der zellulären Differenzierung, der Synaptogenese sowie der synaptischen Aktivitäten mehrerer Neurotransmittersysteme im fetalen Nervengewebe der unterschiedlichen Hirnzentren [5].

In klinischen und tierexperimentellen Untersuchungen ließ sich nachweisen, dass die gemessene Nikotinkonzentration in der Plazenta, in der Amnionflüssigkeit und im fetalen Serum bis zu 15 % höher als im mütterlichen Serum war [5].

Unabhängig vom Nikotin ist das Geburtsgewicht darüber hinaus auch abhängig von anderen Faktoren wie dem sozio-ökonomischen Status der Mutter [6], dem Alter der Mutter (> 40 Jahre) [7] und dem Nikotingehalt der Zigarette [8]. Neben der Erniedrigung des Geburtsgewichts kommt es bei Frauen, die in der Schwangerschaft rauchen, doppelt so häufig zu einem Abort, und es besteht ein höheres Risiko der Kinder, am plötzlichen Kindstod zu sterben [9].

Außerdem konnten vor allem bei höherem Nikotinkonsum psychiatrische und kognitive Auffälligkeiten nachgewiesen werden. Bei Kindern, deren Mütter in der Schwangerschaft mehr als 10 Zigaretten geraucht hatten, ließ sich eine leichte IQ-Verschlechterung nachweisen. Bei einer Exposition von 20 und mehr Zigaretten pro Tag fand sich, im Vergleich zu nicht nikotinexponierten Kindern, eine 2,6-fach erhöhte Wahrscheinlichkeit, aggressives und delinquentes Verhalten zu entwickeln [10, 11].

Das Risiko, durch pränatale Nikotinexposition an einer psychiatrischen Störung in der Adoleszenz zu erkranken, wurde 2010 auch in einer großen Populationsstudie an allen zwischen 1987–1989 in Finnland geborenen Einzelkindern (n = 175 869) untersucht.

Die Prävalenz für einen Nikotinkonsum in der Schwangerschaft lag bei 15,3 %. Bei den Nachkommen von Müttern, die weniger als zehn Zigaretten täglich während der Schwangerschaft rauchten, lag das Risiko, später eine psychiatrische Diagnose zu erhalten, bei 21,0 % im Vergleich zu 24,7 % bei den Nachkommen, deren Mütter in der Schwangerschaft über zehn Zigaretten täglich geraucht hatten (in der Kontrollgruppe waren es 13,7 %). Dieses höhere Risiko, an einer psychiatrischen Störung in der Adoleszenz zu erkranken, blieb auch bestehen, nachdem beeinflussende Faktoren („confounding factors") wie z. B. eine stationäre psychiatrische Behandlung der leiblichen Mutter ausgeschlossen wurden [8, 12].

Der Zusammenhang zwischen der Nikotinexposition in der Schwangerschaft und dem Auftreten einer psychiatrischen Erkrankung im späteren Leben des Kindes ließ sich für verschiedene Gruppen psychiatrischer Diagnosen nachweisen, besonders häufig kam es zu Verhaltens- und emotionalen Störungen. Bei hohem Zigarettenkonsum (>10/Tag) war zudem die Mortalität in der Kindheit und Adoleszenz erhöht [12].

In einer 2012 veröffentlichten Studie mit Frauen, die während ihrer Schwangerschaft geraucht hatten und mittels standardisierter Fragebögen Auskunft über das Verhalten (z. B. exekutive Funktionsstörungen und Symptome einer ADHS) ihrer betroffenen Kinder (Alter 5–18 Jahre) gegeben hatten, zeigten sich deutliche Auffälligkeiten in den verschiedenen untersuchten Bereichen der exekutiven Funktionen [13]. Alle hinsichtlich der exekutiven Funktionen untersuchten Parameter waren auffälliger, wenn der mütterliche Konsum mehr als zehn Zigaretten/Tag während der Schwangerschaft betrug. In beiden nikotinexponierten Gruppen war das Outcome hinsichtlich der exekutiven Funktionen signifikant schlechter als bei nicht nikotinexponierten Kindern.

Ebenfalls in dieser Gruppe zeigte sich bei den Kindern der Mütter mit einem Konsum von mehr als zehn Zigaretten eine Häufigkeit einer ADHS von 36 %. Bei den Kindern, deren Mütter ein bis neun Zigaretten täglich in der Schwangerschaft geraucht hatten, betrug die Häufigkeit 25 % und 17,8 %, wenn die Mütter in der Schwangerschaft nicht geraucht hatten.

Ein weiteres Ergebnis dieser Untersuchung war, dass die Mütter mit einem Zigarettenkonsum von mehr als zehn Zigaretten/Tag den höchsten zusätzlichen Konsum von Alkohol (12 %), Marihuana (15 %) und Kokain (3 %) hatten [13].

Zusammenfassend muss man nach den neuesten Studien feststellen, dass es bei einem gemeinsamen Konsum von Alkohol und Nikotin in der Schwangerschaft zu einer erheblich additiven teratogenen Wirkung und in der Folge zu Verhaltensstörungen, Störungen der exekutiven Funktionen, einer psychiatrischen Erkrankung, v. a. ADHS, sowie zu Wachstumsstörungen kommen kann.

Im Vergleich zu Nikotin bleibt Alkohol durch seine schwerwiegenderen lebenslangen Schädigungen vor allem des Gehirns aber bei Weitem das wichtigere und gefährlichere Teratogen.

9.2 Illegale Drogen in der Schwangerschaft

Illegale Drogen, insbesondere Kokain, Heroin und mit zunehmender Bedeutung auch Marihuana oder Cannabis (Wirkstoff: Tetrahydrocannabinol = THC) und Metamphetamine („Crystal meth"), spielen im Vergleich zu den legalen Drogen Alkohol und Nikotin zahlenmäßig eine untergeordnete Rolle.

Nach Angaben der Deutschen Hauptstelle für Suchtfragen e. V. lag 2012 die Prävalenz für Kokain in Deutschland bei 4 pro 1 000 Einwohner im Alter von 15 bis 64 Jahren, das entspricht 0,4 % [14].

In den USA ist im Gegensatz zu Deutschland der Missbrauch von illegalen Substanzen besonders hoch. Für Kokain ließen sich bei toxikologischen Screening-Untersuchungen im Mekonium von Neugeborenen, deren Mütter in der Schwangerschaft Kokain konsumiert hatten, Raten bis zu 31 % erheben [15]. In Urinproben aus Untersuchungen in Boston konnte bei 17 % Kokain- und bei 28 % Marihuanakonsum nachgewiesen werden [16].

In einer englischen Studie an 807 konsekutiv untersuchten Schwangeren fanden sich deutlich niedriger Zahlen für den Konsum von Kokain. Von den 807 untersuchten Frauen wurden lediglich drei positiv auf Kokain getestet, deutlich höher lag mit 14,5 % die Rate der Frauen, die in der Schwangerschaft Marihuana konsumiert hatten. Es zeigt sich deutlich, dass Marihuana inzwischen eine der populärsten psychoaktiven illegalen Drogen geworden ist [17].

Für Deutschland gibt es keine Daten zum Missbrauch von Kokain in der Schwangerschaft. In einem Vergleich nationaler Studien in Europa zum Kokainkonsum in den letzten 12 Monaten für das Alter von 18–59 Jahren von 2003 lag Deutschland mit 0,8 % im europäischen Mittelfeld [18, 19].

9.3 Das „Crack-Baby"

Drogen konsumierende Frauen stellen in der Schwangerschaft eine Risikogruppe dar. Meist sind sie schon älter, hatten als Teenager ihren ersten Drogenkonsum und leben zu 50 % von der Prostitution. Bis zu 75 % der Frauen sind Hepatitis C infiziert und 5 % sind HIV positiv [19]. Diese Frauen leiden an traumatischen Kindheitserfahrungen, kommen oft aus Suchtfamilien; Scheidung der Eltern, niedriges Bildungsniveau, seelische und körperliche Gewalterfahrungen haben ihre Jugend begleitet. Drogensüchtige Frauen konsumieren neben Nikotin weitere psychotrope Substanzen, vor allem Cannabis und Alkohol, aber auch Beruhigungs- und Schmerzmittel [20].

In den frühen 80er- und 90er-Jahren des vergangenen Jahrhunderts war Kokain als wasserlöslich eingenommenes Cocainhydrochlorid-Salz oder als gerauchtes „Crack" sehr in Mode, und Kokain gewann als mögliche weitere teratogene Noxe durch die Beschreibung eines fetalen Kokainsyndroms, „Coke-Baby" oder „Crack-Baby", an Bedeutung. Die zunächst angenommene Teratogenität hat sich jedoch trotz erheblicher perinataler Probleme der betroffenen Kinder in Langzeitstudien nicht bestätigt [21].

In einer sehr ausführlichen prospektiven Longitudinalstudie an 200 Kindern im Alter bis zum 7. Lebensjahr konnten Bandstra et al. 2004 belegen, dass auch eine schwere Kokainexposition während der Schwangerschaft nicht als alleiniger Risikofaktor für die Entstehung von Entwicklungs- und Verhaltensstörungen bei den untersuchten Kindern gelten kann [22].

Zum gleichen Ergebnis kamen Frank et al. in einer kritischen Literaturübersicht aus den Jahren 1994 und 2000. Sie fanden in den 37 prospektiven Studien über Kinder im Alter bis zu 6 Jahren keinen überzeugenden Hinweis, dass pränatale Kokainexposition mit einer Störung der globalen Entwicklung oder Verhaltensauffälligkeiten assoziiert sein könnte. Viele der für eine teratogene Wirkung des Kokains gehaltenen Symptome waren korreliert mit anderen Faktoren wie z. B. zusätzlicher pränataler Exposition von Nikotin, Marihuana, Alkohol oder einer verminderten Qualität der Lebensbedingungen der Kinder [23].

Pränatale Kokainexposition ist nachweislich mit einem reduzierten Gestationsalter, nicht aber mit einem geringeren Geburtsgewicht, geringerer Körperlänge und geringerem Kopfumfang assoziiert. Die darüber hinaus festgestellten Regulationsstörungen in der Neugeborenenzeit sind nach einem Jahr nicht mehr nachweisbar gewesen [24].

Zusammenfassend kann man beim heutigen wissenschaftlichen Kenntnisstand davon ausgehen, dass eine Kokainexposition in utero insgesamt zwar eine Hochrisikoschwangerschaft für die betroffenen Kinder darstellt, aber Kokain allein keine bleibende Schädigung der mentalen, motorischen und sprachlichen Entwicklung, des Wachstums sowie des Verhaltens im Sinne einer teratogenen Schädigung verursacht.

9.4 Cannabis/Marihuana

Cannabis ist ein Sammelbegriff für Rauschmittel, die aus Hanfsorten (Gattung Cannabis) gewonnen werden. Die getrockneten, harzhaltigen Blütenblätter der weiblichen Pflanze werden Marihuana (Gras) genannt und nach dem Trocknen konsumiert. Das extrahierte Harz wird zu Haschisch weiterverarbeitet.

In der Bundesrepublik Deutschland ist Cannabis die am häufigsten konsumierte illegale Droge. Das THC (Tetrahydrocannabinol) ist die wesentliche psychoaktive Substanz und beeinflusst unter anderem das Zentralnervensystem durch seine relaxierende und sedierende Wirkung. Ein regelmäßiger Missbrauch und vor allem eine körperliche Abhängigkeit erhöhen u. a. das Risiko, an Psychosen zu erkranken.

Zeichen des Cannabis-Missbrauchs

– fächerübergreifender Leistungseinbruch in Schul- und Berufsausbildung;
– häufiges unentschuldigtes Fehlen und Zuspätkommen;
– große Gefühlsschwankungen;
– Rückzug aus sozialen Kontakten (Freunde, Eltern);

- Veränderung im Sozialverhalten (Aggressivität, Impulsdurchbrüche);
- Verlust von Freizeitinteressen;
- Kontakt zu Gleichaltrigen mit einem Substanzmissbrauch;
- Besitz von Tabakprodukten und Drogen (Pflanzenbestandteile, Lösungen, Zigarettenpapier, etc.).

Cannabiskonsum wird heute noch häufig für harmlos gehalten und in seiner Gefährlichkeit unterschätzt. In einer gerade veröffentlichten Studie aus Oregon (USA), wurde anhand einer prospektiven Untersuchung von Probanden von der frühen Jugend bis zum 38. Lebensjahr belegt, dass es bei einer kontinuierlichen Cannabis-Einnahme zu einer Verschlechterung der kognitiven Leistungsfähigkeit kommt [25].

Es ist heute die von jungen Frauen am häufigsten konsumierte Droge in Deutschland. Nach Angaben des Statistischen Bundesamtes vom 29.12.2011 hat sich in Niedersachsen in den letzten zehn Jahren die Zahl der wegen Cannabis-Missbrauch stationär behandelten Jugendlichen und Erwachsenen verdreifacht. 65 % der Betroffenen waren zwischen 15 und 25 Jahren alt; 84 % von ihnen waren Männer.

Bei einer Untersuchung von 2012 in einer Frauenklinik in Brisbane/Australien wurde innerhalb eines Zeitraums von sechs Jahren bei etwa 25 000 schwangeren Frauen 637 (2,6 %), ein Cannabiskonsum während der Schwangerschaft dokumentiert. Der Cannabiskonsum in der Schwangerschaft führte zu einem statistisch niedrigerem Geburtsgewicht, vorzeitigen Wehen und einer erhöhten Rate einer Behandlung auf der Neugeborenenintensivstation [26].

In einer amerikanischen Langzeitstudie aus Pittsburgh zur Untersuchung der Beziehung zwischen Schulleistungen und einer ehemals intrauterinen Exposition von Marihuana wurden 524 Schulkinder im Alter von 14 Jahren nachuntersucht. Die Kinder stammten aus einer Longitudinal-Kohorte, deren Mütter im ersten Trimenon der Schwangerschaft mehr als zweimal pro Monat Marihuana geraucht hatten. Die Kinder waren von Geburt an bis in die Adoleszenz regelmäßig nachuntersucht worden. Als Ergebnis fanden die Autoren im Vergleich zu einer Kontrollgruppe signifikant schlechtere Werte im Schulleistungstest (WIAT: *Wechsler Individual Achievement Test*) [27].

In einer tierexperimentellen Arbeit untersuchten Hansen et al. 2008 die mögliche toxische und neurodegenerative Wirkung von Cannabis, alleine und in Kombination mit Alkohol, auf unreife Hirnzellen. Die Autoren konnten belegen, dass bei intravenöser Gabe von Cannabis allein am Gehirn unreifer Ratten kein Nervenzelluntergang (Apoptose) nachweisbar war. Erhielten die Versuchstiere eine niedrige Dosis Alkohol (3 mg/kg) intravenös, so kam es zu einer signifikanten, aber nur mäßigen Apoptose der Nervenzellen am unreifen Gehirn der Ratten. Erhielten die Tiere jedoch eine Kombination von Cannabis (1–10 mg/kg THC) und der niedrigen Dosis Alkohol (3 mg/kg), dann kam es zu einer signifikant deutlich höheren Apoptoserate, ein Neuronenzellun-

Mischkonsum hat unkalkulierbare Folgen

Cannabis allein bewirkt im Gehirn unreifer Ratten keinen Nervenzelluntergang.

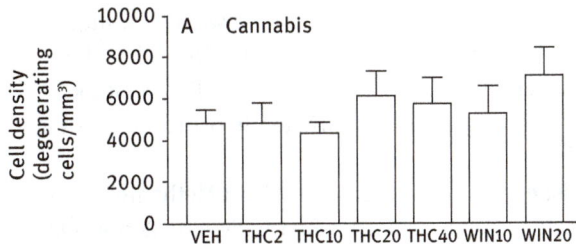

In Kombination mit Ethanol wird eine dosisabhängige neuronale Apoptose ausgelöst.

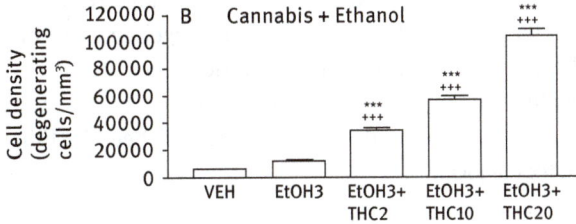

Abb. 9.1. Cannabisgabe in Kombination mit Alkohol erhöht die Empfindlichkeit des unreifen Rattengehirns gegenüber der neurotoxischen Wirkung von Alkohol (modifiziert nach Hansen et al.) [28].

tergang, der sonst nur bei einer deutlich höheren Alkoholkonzentration allein erreicht werden konnte (Abbildung 9.1).

Die Wirkung der an sich geringen Alkoholkonzentration wurde also in der Kombination mit Cannabis deutlich verstärkt und bei einer weiteren Erhöhung der THC-Konzentration kam es zu einer dosisabhängig noch stärkeren neuronalen Apoptose!

Das bedeutet, dass möglicherweise die Einnahme von Cannabis allein in der Schwangerschaft weniger gefährlich ist, dass aber – jedenfalls im Tierversuch – die Kombination, oder wie die Autoren formulierten, der Mischkonsum unkalkulierbare Folgen haben kann [28].

Insgesamt gibt es noch wenig gesicherte Daten zu Langzeitfolgen bei Kindern mit pränataler Cannabisexposition, aber wie bei Alkohol und Nikotin ist die Empfehlung, während der Schwangerschaft abstinent zu bleiben, auch im Bezug auf Cannabis der einzig sinnvolle Rat.

9.5 Metamphetamine („Crystal meth")

Methamphetamine stellen ein besonderes Problem v. a. in Bundesländern, die an Tschechien grenzen, dar. Das zu den synthetischen Drogen gehörende Methamphetamin „Crystal Meth" ist eine billige und schnell wirksame, bei regelmäßigem Konsum sehr gesundheitsschädliche Droge, die vergleichsweise schnell abhängig macht und rasch zu körperlichen Verfall führen kann.

In Kombination mit Alkohol wird:
1. Die Alkoholwirkung deutlich weniger wahrgenommen;
2. das Reaktionsvermögen stark eingeschränkt;
3. aggressives Verhalten wird deutlich verstärkt;
4. es kommt zu ausgeprägter Selbstüberschätzung.

Bisher gibt es kaum Literatur über Methamphetamin in der Schwangerschaft. Wright et al. (2015) beschreiben erstmalig eine Retrospektive Studie über Frauen, die in der Schwangerschaft Metamphetamin konsumiert hatten. Von insgesamt 144 waren 29 Kinder in der Schwangerschaft durchgehend exponiert. Die Autoren fanden, dass diese Kinder ein geringeres Gestationsalter und ein niedrigeres Geburtsgewicht, verglichen mit nicht-exponierten Kontrollen hatten. Wurde der Konsum von Methamphetamin während der Schwangerschaft beendet führe das zu einem besseren Birth-Outcome [30].

9.6 *Polydrug*-Missbrauch in der Schwangerschaft

In der Schwangerschaft werden heute zunehmend neben Alkohol und Nikotin auch illegale Drogen konsumiert. Im Rahmen ihrer Suchterkrankung sind fast alle alkoholabhängigen Frauen zusätzlich abhängig von Nikotin. Nach heutigem Wissensstand muss man davon ausgehen, dass sich die beiden teratogenen Substanzen Alkohol und Nikotin in ihrer schädigenden Wirkung addieren oder sogar potenzieren. Dass intensiver Nikotinkonsum das Geburtsgewicht deutlich reduzieren kann, ist die bekannteste seiner teratogenen Wirkungen [6].

Da die vielfältigen schädigenden Nikotineffekte jedoch nicht spezifisch sind und Gemeinamkeiten mit den Auffälligkeiten des Fetalen Alkoholsyndroms haben (z. B. Konzentrationsschwierigkeiten, motorische Unruhe, Impulsivität), können sie nicht sicher voneinander abgegrenzt werden.

Oft findet gleichzeitig neben dem Missbrauch legaler (Alkohol und Nikotin) auch ein Missbrauch illegaler Drogen bei den betroffenen Frauen in der Schwangerschaft statt. Neben Heroin oder Kokain kommt es am häufigsten zum zusätzlichen Konsum von Marihuana.

In einer 2008 publizierten amerikanischen Untersuchung mit 180 kokainabhängigen Frauen gaben 86 % der betroffenen Schwangeren an, dass sie zusätzlich Alkohol tranken und 87 % der Frauen, dass sie zusätzlich Nikotin konsumierten. Im Vergleich dazu gaben 67 % der nicht kokainabhängigen Frauen an, Alkohol, und 37 % zusätzlich Nikotin zu konsumieren [21].

In einer 2011 erschienenen Untersuchung über die Folgen pränataler Amphetaminexposition ließ sich lediglich eine leichte Entwicklungsstörung der Feinmotorik im Alter von einem Jahr nachweisen, eine Störung, die im Alter von 3 Jahren nicht mehr nachweisbar war [29].

Zusammenfassend lässt sich auch bei *polydrug*-abhängigen Schwangeren sagen, dass im Wesentlichen nur der Alkohol in additiver Kombination mit Nikotin das noch ungeborene Kind bleibend schädigt. Weder für Heroin noch Kokain oder Amphetamine ist eine ähnlich nachhaltig schädigende Wirkung belegt.

Leider herrscht in der Öffentlichkeit noch immer die Meinung, dass vor allem Kokain in der Schwangerschaft die einzig gefährliche Droge für das Neugeborene ist. Auch im klinischen Alltag steht noch immer Heroin oder Kokain im Vordergrund ärztlichen Bemühens, nach Alkohol wird bei drogenabhängigen schwangeren Frauen vor allem vor der Geburt in der Regel nicht gefragt.

10 Biomarker zum Nachweis mütterlichen Alkoholkonsums in der Schwangerschaft

Bei der Erhebung der Alkoholanamnese bezüglich des Alkoholkonsums in der Schwangerschaft machen die betroffenen Frauen oft keine genauen und wahrheitsgemäßen Angaben zu den Alkoholmengen. Sei es, dass sie sich nicht mehr genau erinnern können und die getrunkenen Alkoholmengen unterschätzen, sei es, dass sie aufgrund des gesellschaftlichen Drucks einen Konsum von Alkohol in der Schwangerschaft verneinen.

Aus diesen Gründen sind auch die zurzeit benutzten Fragebögen zum Alkoholkonsum in der Schwangerschaft wegen der ungenauen und zum Teil auch hier nicht wahrheitsgemäßen Angaben als Nachweisverfahren nur begrenzt geeignet. Arztbriefe und andere ärztliche Aufzeichnungen sind oft unvollständig, so dass schon lange nach biologischen Markern zur Feststellung von signifikanten Alkoholmengen in der Schwangerschaft gesucht wird.

10.1 Direkte und indirekte Biomarker

Die bisher eingesetzten Biomarker werden in direkte und indirekte eingeteilt. Die indirekten Marker messen die Auswirkung des Alkohols auf den Körper, die direkten Marker sind Stoffwechselprodukte des nicht-oxidativen Alkoholabbaus.

Indirekte Biomarker, die im mütterlichen Serum gemessen werden, sind die Leberenzyme: Gamma-Glutamyltransferase (GGT) und Aspartat-Aminotransferase (AST); das mittlere korpuskuläre Erythrozytenvolumen (MCV) und das Carbohydrat-Defizienz-Transferrin (CDT).

Diese indirekten Marker haben nur eine relativ schwache Sensitivität und Spezifität, ein kurzes Zeitfenster, sind häufig erst positiv bei chronischem Alkoholkonsum und können durch andere Faktoren wie Alter oder alkoholunabhängige Erkrankungen beeinflusst werden.

Sie spielen im Vergleich zu den direkten Biomarkern heute zum Nachweis von Alkoholkonsum nur noch eine untergeordnete Rolle.

Die wichtigsten heute eingesetzten direkten Biomarker (Produkte des nicht-oxidativen Alkoholmetabolismus) [1] sind:
- Fettsäureethylester (FAEE);
- Ethylglucuronid (EtG);
- Ethylsulfat (EtS).

Fettsäureethylester (FAEE) entsteht nur in Anwesenheit von Alkohol aus freien Fettsäuren, Lipoproteinen und Phospholipiden unter Einwirkung der Fettsäureethylester-Synthase. Wegen seiner verzögerten Eliminationshalbwertszeit im Blut und Urin ist der Nachweis von Alkohol bis zu 24 Stunden nach Trinkende möglich. Fettsäureethylester haben als Marker für den Nachweis einer pränatalen Alkoholexposition des Neugeborenen im Mekonium eine hohe Sensitivität und Spezifität.

Ethylglucuronid (EtG) entsteht im endoplasmatischen Retikulum der Leberzelle durch Konjugation mit UDP-Glucuronsäure und ist im Urin bei kleinen Mengen Alkohol (0,1 g/kg KG) 13–20 Stunden und bei größeren Trinkmengen (ab 0,5 g/kg KG) bis zu 80 Stunden nachweisbar. Ethylgluconorid gilt heute als Standardverfahren zum Nachweis von Alkoholkonsum im Urin und in den Haaren.

Ethylsulfat (EtS) entsteht ebenfalls in der Leberzelle durch Konjugation mit aktiviertem Sulfat. Die Nachweisgrenze und das Zeitfenster sind ähnlich wie bei Ethylgluconorid, allerdings scheint ein Vorteil zu sein, dass bislang in keinem Fall ein bakterieller Abbau oder eine Neogenese in den Urinproben gefunden wurde; auch nicht wenn die Urinproben bei Raumtemperatur gelagert und keine bakteriziden Stabilisatoren zugegeben wurden [1]. Trotzdem hat sich Ethylsulfat als Standardverfahren in der Forensik nicht durchgesetzt [2]. Zurzeit werden die beiden Substanzen FAEE und EtG zur Überprüfung des Alkoholkonsums während der Schwangerschaft im Mekonium routinemäßig und im neonatalen Haar, in der Plazenta und in der Nabelschnur seltener (experimentell) eingesetzt.

In einer aktuellen Untersuchung haben Hastedt et al. (2012) gezeigt, dass FAEE routinemäßig als valides, nicht invasives Nachweisverfahren, zu dem nur geringe Mengen Mekonium (50 mg) notwendig sind, eingesetzt werden kann. Dazu wurden 122 Mekoniumproben von Neugeborenen, bei deren Müttern ein Abusus von illegalen Drogen in der Schwangerschaft vermutet wurde, zusätzlich hinsichtlich Alkohol untersucht. Das Ergebnis zeigte überraschenderweise, dass Alkohol nach Heroin und Methadon, die dritthäufigste konsumierte Substanz dieser Risikogruppe war. Mit dieser ausreichend sensitiven Methode zur Quantifizierung von FAEE im Mekonium steht erstmalig eine nicht sehr kostenintensive Screeningmethode, um einen Alkoholabusus im letzten Trimenon der Schwangerschaft nachweisen zu können, zur Verfügung [2]. Allerdings muss berücksichtigt werden, dass ohne Einverständnis der Mutter eine Untersuchung von Mekonium in Deutschland aufgrund ethischer Aspekte nicht ohne Weiteres routinemäßig durchgeführt werden darf.

11 Neuropathologische Aspekte und Pathogenese der Fetalen Alkoholspektrumstörungen

11.1 Einleitung

Eine pränatale Alkoholexposition führt zu Schädigungen der Hirnstruktur und Störungen der Hirnfunktion, die bei den betroffenen Patienten als bleibende Schädigungen vermutlich lebenslang nachweisbar sind.

Die Hirnstrukturschäden und Hirnfunktionsstörungen lassen sich durch nachfolgend beschriebene Methoden untersuchen und nachweisen:

1. durch Autopsie verstorbener intrauterin alkoholexponierter Kinder;
2. durch klinisch-diagnostische Untersuchungen und Nachuntersuchungen der Patienten im Vergleich zu nicht betroffenen Kontrollpersonen;
3. durch bildgebende Verfahren:
   – konventionelle und funktionelle Magnet-Resonanz Tomographie (MRT), (fMRT);
   – Magnetresonanz Spektroskopie (MRS);
   – Positron Emissions Tomographie (PET);
4. durch tierexperimentelle Untersuchungen.

Zahlreiche Forschungsfragen lassen sich tierexperimentell gut beantworten:

Beispielsweise kann im Tierversuch die genaue Erfassung der pränatalen Alkoholexposition, hinsichtlich der genauen Menge, des „Timings" und der Dauer der Alkoholeinnahme erfolgen. Darüber hinaus können zusätzliche Belastungsfaktoren wie

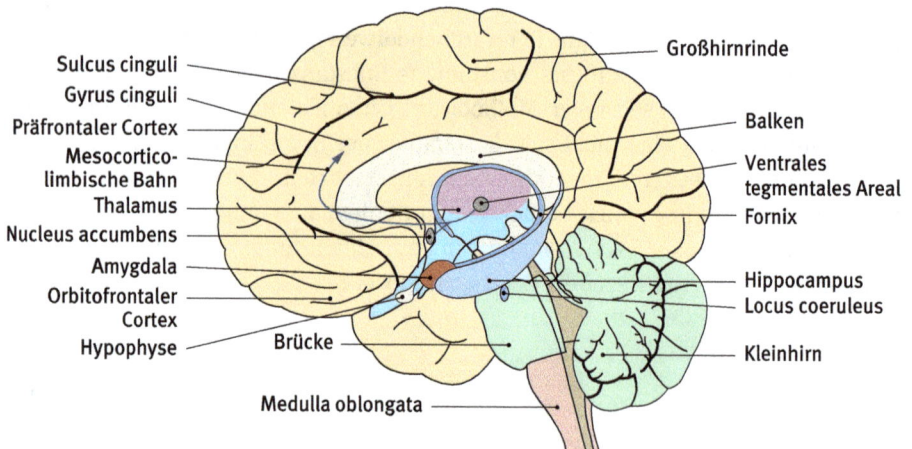

Abb. 11.1. Hirnanatomie (Abb. modifiziert aus: Anderhuber F., Pera F., Streicher J. (Hrsg.): Waldeyer – Anatomie des Menschen. 19. Auflage, Boston: Verlag De Gruyter 2012. Seite 957).

die Einnahme von Nikotin, illegalen Drogen oder Medikamenten, Stress und Ernährungsstörungen etc. ausgeschaltet werden.

Ganz allgemein sind folgende Hirnregionen besonders von einer pränatalen Alkoholexposition in ihrer Funktionsfähigkeit betroffen:

1. **Frontalhirn:** Hier werden Impulse gesteuert, die unter anderem die Beurteilung kontrollieren und an der Handlungsplanung und -steuerung beteiligt sind. Der wahrscheinlich größte Schaden entsteht im Bereich des *präfrontalen Cortex*, wo die Kontrolle über die sogenannten exekutiven Funktionen stattfindet.
2. **Corpus Callosum (Balken):** Hier wechselt die Information von der linken Hemisphäre (Hirnhälfte) mit seinen logischen Regeln zur Gegenseite auf die rechte Hemisphäre, wo Impulse und Gefühle vorherrschend sind.
3. **Hippocampus:** spielt eine fundamentale Rolle für das Gedächtnis, das Lernen und die Emotionen
4. **Hypothalamus:** ist die wichtigste Schaltstelle des vegetativen Nervensystems. Er reguliert den Appetit, die Körpertemperatur, den Schmerz, die Homöostase der Osmolarität, den Schlaf und den circadianen Rhythmus und beeinflusst das Sexualverhalten.
5. **Cerebellum:** (Kleinhirn) kontrolliert die Steuerung der Motorik, die Koordination und die Bewegung, aber auch das Verhalten und das Gedächtnis.

11.2 Frühe neuropathologische Befunde

Schon früh nach der Entdeckung des Syndroms waren erste Berichte über Hirnfehlbildungen und neuropathologische Befunde publiziert worden. 1979 berichteten Peiffer et al. über neuropathologische Befunde von drei Kindern und drei Feten mit FAS [1]. Wisniewski et al. publizierten 1983 die Autopsieergebnisse von fünf Patienten [25]. Bei diesen untersuchten Einzelfällen handelte es sich um schwerst betroffene Kinder, die in der frühen Säuglingszeit an den Folgen der intrauterinen Alkoholexposition gestorben waren.

Hier ließ sich eine große Variabilität von Malformationen in Form und Ausprägung belegen, wobei ein Mikrozephalus, zerebrale Dysgenesien und Heterotypien der weißen Substanz häufig nachweisbar waren.

1981 veröffentlichte Clarren in seiner Übersichtsarbeit: „Recognition of fetal alcohol syndrome" die Befunde eines vierjährigen Mädchens mit einem Alkoholsyndrom, das durch einen Verkehrsunfall verstorben war. Die neuropathologischen Befunde dieses Kindes waren deutlich weniger schwerwiegend. Neben einem Mikrozephalus wurden eine Reduktion der weißen Substanz und vereinzelte neuronale Heterotopien festgestellt [2].

Diese weniger auffälligen neuropathologischen Veränderungen treffen sicher eher auf die große Mehrheit betroffener Kinder zu als die deutlich ausgeprägteren

Befunde der Kinder, wie von Pfeiffer und Wisniewski beschrieben, die an den Folgen der Fehlbildungen (v. a. komplexe nicht operable Herzfehler) durch die pränatale Alkoholexposition verstorben sind.

1984 veranstaltete die Ciba-Foundation in London ein Symposium mit dem Titel: *Mechanism of alcohol damage in utero* [3]. Über dieses Thema diskutierten Kliniker und Wissenschaftler mehrere Tage. Eines der Ergebnisse dieser Konferenz war die Erkenntnis, dass man bei einer teratogenen Substanz wie dem Alkohol prinzipiell eher von mehreren Schädigungsmechanismen ausgehen muss, und dass der Zeitpunkt der Schädigung durch den Alkohol in der Schwangerschaft entscheidend für die unterschiedlichen neuropathologischen Veränderungen ist.

Damals wurden von Pratt et al. [4] vier mögliche Mechanismen diskutiert, durch die der Alkohol oder dessen Metabolit Acetaldehyd das menschliche zentrale Nervensystem im ersten Trimenon schädigen könnte (Tabelle 11.1):

Tab. 11.1. Schädigungszeitpunkt in der Schwangerschaft (modifiziert nach [4]).

Zeitpunkt der Schädigung	vermuteter Mechanismus	Folgen (Endresultat)
Kurz nach der Konzeption	Zelltod oder Chromosomenschädigung	Früher Spontanabort oder Restitutio ad integrum
In der 4. bis 10. Woche	Zellverlust durch zytotoxische Wirkung, abnormale Migration	Regionale Agenesie, Heterotopien, Störungen der Hirnstruktur. Mikrozephalus, charakteristisches FAS mit mentalen Defiziten
Ab der 8. bis 10. Woche	Verzögerung der neuronalen Migration, dadurch abnormale Synapsenformation	Verhaltensstörungen
Nach den ersten Wochen	Schädigung des Hypothalamus, so dass es zur Wachstumshormonsuppression kommt	Vermindertes allgemeines Wachstum (einschließlich des Gehirns)

11.3 Tierexperimentelle Forschung zur Pathogenese

Die klinische Forschung und besonders die tierexperimentellen Studien zur intrauterinen Alkoholexposition und den neurotoxischen Folgen sind heute unübersehbar und beinhalten sehr unterschiedliche neuroanatomische, biochemische, genetische und epigenetische Forschungsfelder.

Hier sollen deshalb nur einige wenige wichtige und interessante Aspekte zur Pathogenese und Ätiologie des Fetalen Alkoholsyndroms aufgeführt werden.

James R. West, einer der erfahrensten Neuroanatomen vom Institut Alcohol and Brain Research Laboratory der Texas A&M Universität, hatte schon vor mehr als 30 Jahren in seinen Untersuchungen am Tiermodell auf die deutlichen Veränderungen in der Zytoarchitektur des Hippocampus nach pränataler Alkoholexposition hingewiesen [5].

1996 haben Band und West [6] in einem ausführlichen „Review" die Neuropathologie des Fetalen Alkoholsyndroms in tierexperimentellen Modellen dargestellt und unter anderem das Zeitfenster für die relative Verletzlichkeit der einzelnen Neuronenpopulationen im Großhirn, im Hippocampus und im Kleinhirn beschrieben.

Die Autoren stellten fest: „Es ist letztlich nicht geklärt, wie ein erhöhter Blutalkoholspiegel während der Schwangerschaft eine permanente ZNS-Schädigung der Nachkommen verursacht." Viele Mechanismen der neurotoxischen Wirkung des Alkohols sind bisher beschrieben worden, und sie stehen auch weiter im Fokus intensiver Forschung. Mögliche Mechanismen sind eine Schädigung z. B. durch Hypoxie, Glutamat und Freie Radikale.

Ob nur ein einzelner Mechanismus in den verschiedenen Stadien der ZNS-Entwicklung in unterschiedlichen Regionen des Gehirns Schädigungen hervorrufen kann oder ob multiple Mechanismen isoliert oder in Kombination miteinander wirksam werden, bleibt weiterhin ungeklärt [6].

In einer neueren Literaturübersicht aus dem Jahre 2000 von Berman et al. finden sich ebenfalls Hinweise auf die zentrale Rolle des Hippocampus, dessen Schädigung durch die pränatale Alkoholexposition viele der beim Fetalen Alkoholsyndrom vorkommenden entwicklungsneurologischen Störungen wie Verhaltens- und Aufmerksamkeitsstörungen, Lernschwierigkeiten sowie Störungen der Gedächtnisfunktionen erklären könnte [7].

Diese entwicklungsneurologischen Störungen lassen sich gut im Tierexperiment reproduzieren. So ließ sich eine Schädigung des Hippocampus als eine Reduktion der Neuronenzahl, eine herabgesetzte morphologische Plastizität und eine geringere Dichte der dentritischen *spines* an den Pyramidenzellen neuroanatomisch dokumentieren.

Der Nachweis der durch die pränatale Alkoholexposition verursachten pathologischen Veränderungen in der Entwicklung und Funktion des Hippocampus, der eine wichtige Hirnstruktur für das Gedächtnis, das Lernen und die Emotionen ist, könnte auch zu einem besseren Verständnis der bleibenden Störungen beim Fetalen Alkoholsyndrom führen [8].

11.4 Neuroanatomische Veränderungen an den Dendritischen Spines

An der Oberfläche von Nervenzellen des Gehirns finden sich, überwiegend auf den Dendriten der verschiedenen Neuronen gelegen, pilzförmige Vorwölbungen, die so-

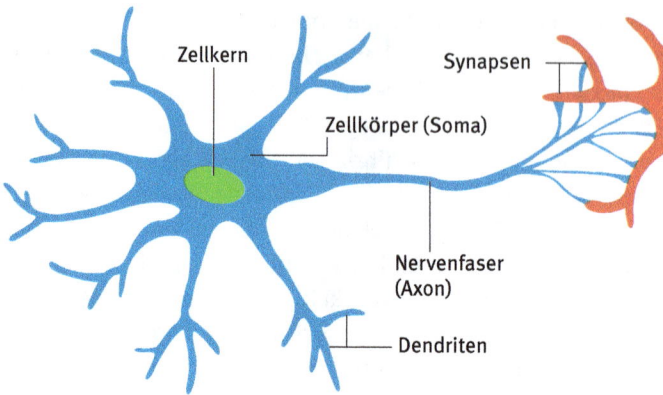

Abb. 11.2. Dendritischer Dornfortsatz. Ein dendritischer Dornfortsatz (*spine*) ist eine knopf- oder pilzförmige Ausstülpung auf Dendriten von Nervenzellen. Dornfortsätze sind in der Regel 0,2 bis 2 μm lang. In den meisten Fällen befindet sich an der Spitze eine Synapse, an der Signale von einer anderen Nervenzelle übertragen werden. Viele Nervenzellen besitzen Tausende von Dornfortsätzen auf ihren Dendriten. Sie sind ein wichtiger Ort synaptischer Übertragung auf vielen Nervenzellen.

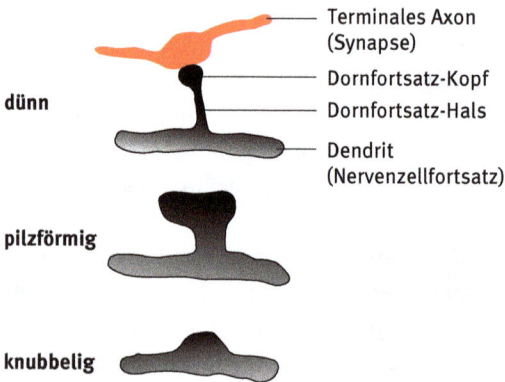

Abb. 11.3. Normale Form und Länge dendritischer *spines* [9].

genannten Dornfortsätze (*spines*) (Abbildung 11.2 und 11.3). Sie bilden eine wichtige Kontaktstelle zwischen den Dendriten (Zellfortsätze) und Axonen (Nervenfasern). Die dendritischen *spines* unterstützen die Übermittlung elektrischer Signale von einer Nervenzelle zur anderen. Sie stellen das anatomische Korrelat für die synaptische Übertragung dar und sind wahrscheinlich entscheidend in Funktionen von Gedächtnis und Kognition des Gehirns involviert.

11.4.1 Spine Dysgenesis

1974 hat Purpura [11] erstmals durch seine Untersuchungen an Gehirnen von mental retardierten Kindern festgestellt, dass die Dendriten und Dornfortsätze an den Neuronen des Cortex (Hirnrinde) dieser Kinder sich nicht normal ausgebildet hatten, sondern dass sich die dendritischen *spines* unregelmäßig, verdreht (distorted) und geschlängelt (entangled) entwickelt hatten. Diese abnorme anatomische Entwicklung führt zu seiner deutlichen Reduzierung der funktionsfähigen synaptischen Kontakte und damit möglicherweise zu einer verminderten Signalübertragung.

Purpura nannte diese Fehlentwicklung „*spine-dysgenesis*" und vermutete schon damals, dass diese Fehlentwicklung für motorische und kognitive Defizite bei akuten und chronischen neurologischen Erkrankungen verantwortlich ist. Die „*spine-dysgenesis*" sei eine nicht selten vorkommende mikrostrukturale Pathologie, die bei Kindern mit ausgeprägter mentaler Retardierung unklarer Ätiologie vorkomme (Abbildung 11.4).

In eigenen tierexperimentellen Untersuchungen haben wir (Stoltenburg-Didinger & Spohr) 1983 eine mögliche Ursache der mentalern Retardierung beim Fetalem Alkoholsyndrom untersucht [10].

Bei Wistar-Ratten, deren Muttertiere eine Flüssigkeitsnahrung erhalten hatten, bei der 35 % der Kalorien durch Alkohol ersetzt worden waren, wurden anschließend die Gehirne der Nachkommen untersucht und die Verteilung der „*spines*" an den pro-

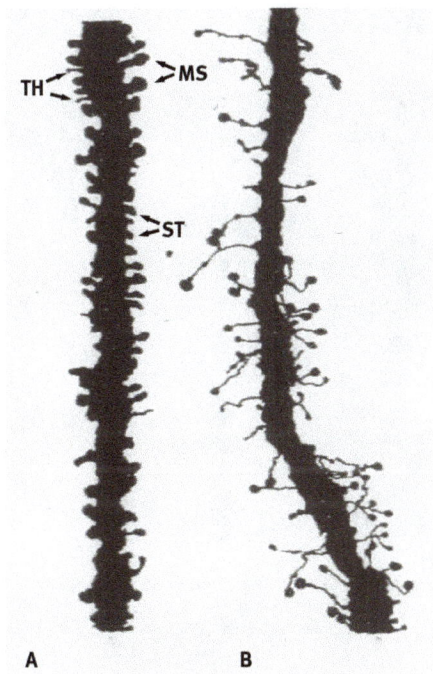

Abb. 11.4. Spine Dysgenesis. A) Neurologisch unauffälliger sechs Monate alter Säugling, B) zehn Monate alter Säugling mit schwerer mentaler Retardierung (Golgi-Färbung apicaler Dentrit, motorischer Cortex; Camera lucida) [11].

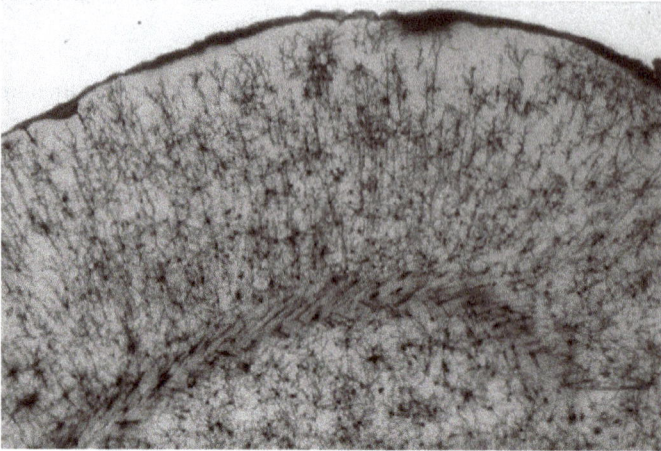

Abb. 11.5. Golgi-Färbung der motorischen Hirnrinde (*cortex*) bei der alkohol-exponierten Wistar-Ratte [10].

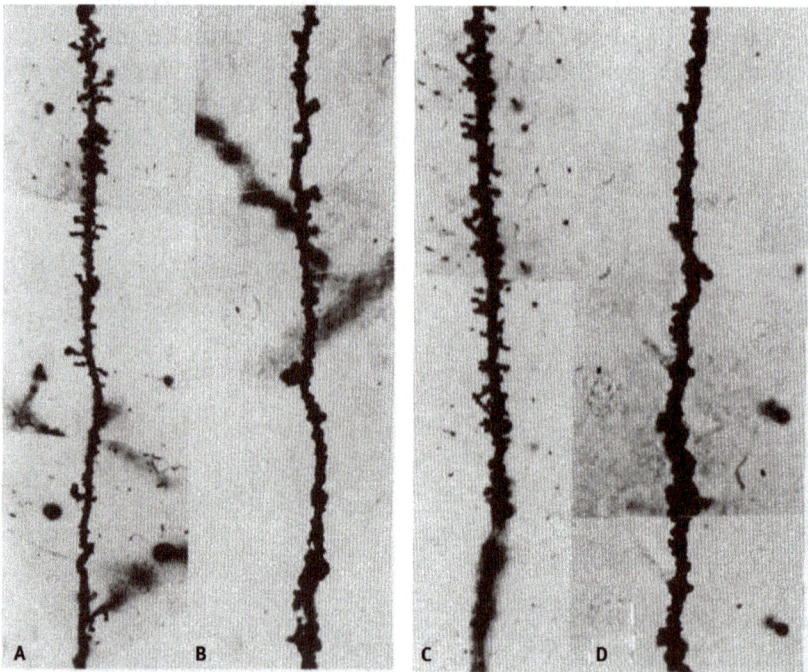

Abb. 11.6. Die Verteilung und die Form der *spines* an den Dendriten am Tag 12 nach der Geburt. A) und C) pränatal alkoholexponiert, B) und D) Kontrolltier [10].

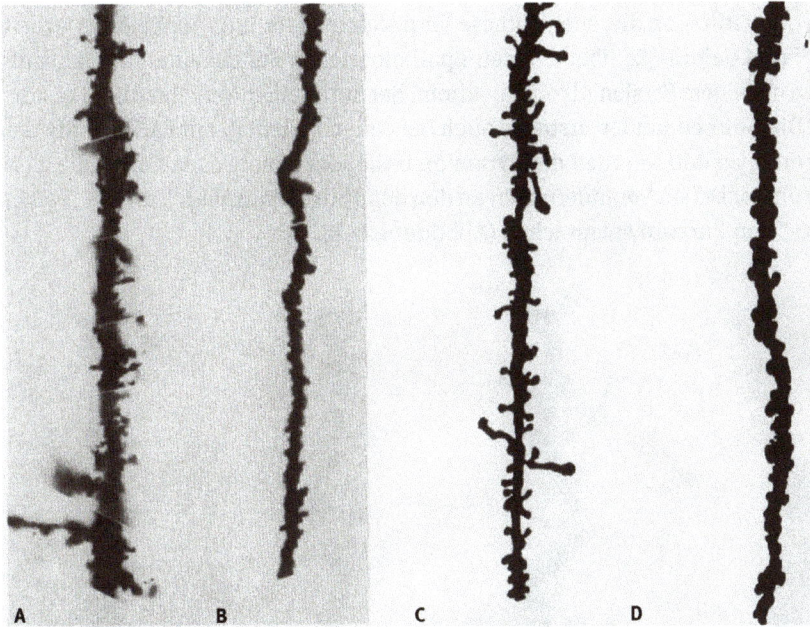

Abb. 11.7. Die Verteilung und die Form der *spines* an den Dendriten am Tag 40 nach der Geburt. Rechte Seite C) und D) zur Verdeutlichung mit der Camera lucida nachgezeichnet. A) und C) alkoholexponiert, B) und D) Kontrolle [10].

ximalen apikalen Dendriten der Pyramidenzellen des parietalen Cortex der Großhirnrinde bestimmt. Bei der mikroskopischen Untersuchung der Gehirne mithilfe einer Golgi-Färbung (Abbildung 11.5) zeigte sich bei den Gehirnen der intrauterin alkoholexponierten Tiere im Vergleich zu den Gehirnen der Kontrolltiere eine deutliche abnorme Entwicklung der „spines" am 12. und 40. postnatalen Tag (Abbildung 11.6 und 11.7). Sowohl bei den jungen (Tag 12) als auch bei den erwachsenen (Tag 40) Versuchstieren ließen sich persistierend lange, dünne, in sich verdrehte und geschlängelte „spines" nachweisen.

Diese anatomischen Veränderungen – so ist die Hypothese – führen möglicherweise auch bei der tierexperimentellen intrauterinen Alkoholexposition zu einer deutlichen Reduzierung funktionsfähiger synaptischer Kontakte und damit zu einer verminderten Signal-Übertragung; einem Befund, der deutlich den Ergebnissen glich, die Purpura unter dem Begriff der „spine dysgenesis" 1974 als Ursache für eine mentale Retardierung unklarer Genese beschrieben hatte.

Eine „spine-dysgenesis" ließ sich auch in einer Studie von West et al. am Hippocampus im Gehirn von Ratten darstellen [5]. Zusammenfassend lässt sich vermuten, dass diese alkoholinduzierte strukturelle Schädigung möglicherweise einen wichtigen ätiologischen Mechanismus der neuroanatomischen Funktionsstörung darstellt.

Eine Unterstützung dieser Hypothese fand sich in einer 1987 publizierten Arbeit von Ferrer und Galofré [12] über den neuropathologischen Befund eines fünf Jahre alten Jungen mit einem Fetalen Alkoholsyndrom, der durch einen Verkehrsunfall gestorben war. Die Autoren fanden erstmals auch bei einem Patienten mit FAS mithilfe der Golgi-Färbung an den Neuriten der Pyramidenzellen im motorischen Cortex die gleichen morphologischen Veränderungen an den dendritischen „spines", die der „spine-dysgenesis" von Purpura entsprachen (Abbildung 11.8).

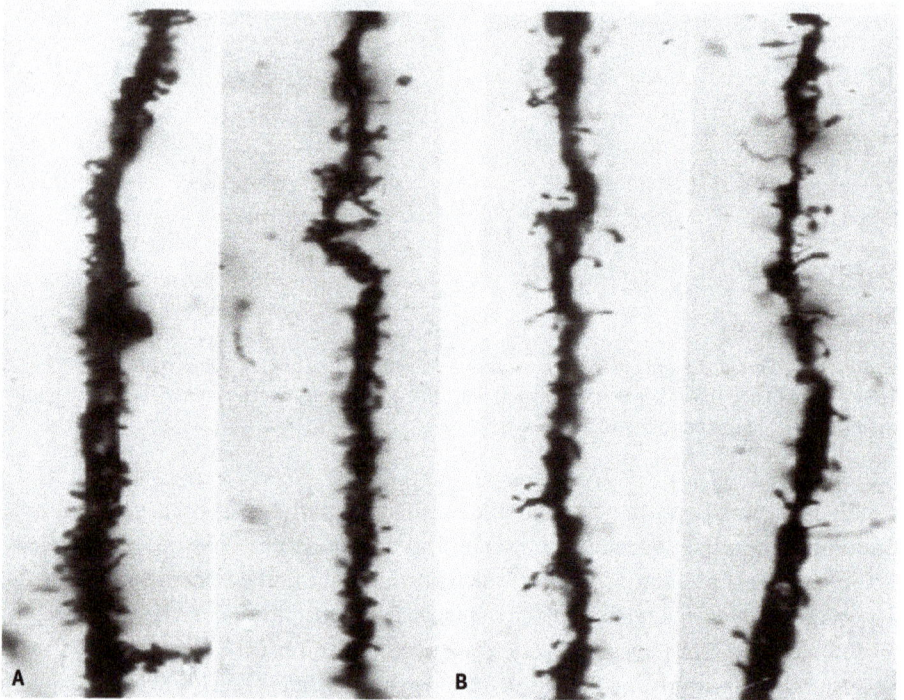

Abb. 11.8. Dendritische *spine*-Anomalie mithilfe der Golgi-Färbung im Gehirn A) eines drei Monate alten Kontrollpatienten und B) eines viermonatigen tödlich verunglückten Kindes mit FAS [12].

2005 wiesen Halpain et. al. in einer neueren Untersuchung darauf hin, dass die dendritischen „spines" als mikroskopisch hoch spezialisierte Regionen der neuronalen Membranen eine Schlüsselfunktion bei der Informationsverarbeitung im Gehirn haben [13].

11.5 Alkoholinduzierte Apoptose

Trotz intensiver Forschung zur Pathogenese und Ätiologie des Fetalen Alkoholsyndroms sind die Ursachen für die schweren, wahrscheinlich lebenslangen Folgen durch die Einwirkung des Alkohols auf das sich entwickelnde fetale Gehirn bis heute noch weitgehend ungeklärt.

Einen ganz anderen pathogenetischen Mechanismus für eine mögliche Hirnschädigung intrauterin alkoholexponierter Patienten untersuchten Ikonomidou et al. (2000). Sie entdeckten in tierexperimentellen Untersuchungen an Ratten einen durch Alkohol induzierten Mechanismus, der zu einer übermäßigen Apoptose, d. h. zu einem gezielten programmierten Zelltod im Rahmen der pränatalen Alkoholexposition führt [14].

Die Apoptose wird durch ein intrazelluläres genetisch festgelegtes Programm initiiert und führt über einen biochemischen Weg zum gezielten „Selbstmord der Zelle".

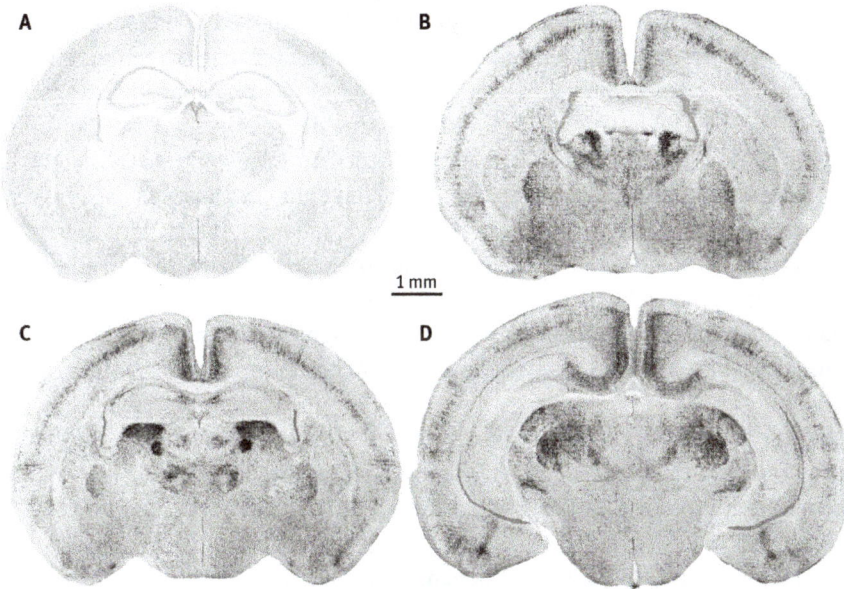

Abb. 11.9. Neurodegeneratives Muster einer alkoholinduzierten Apoptose in verschiedenen Schnitten des Frontalhirns einer acht Tage alten Maus, 24 Stunden nach einer subkutanen Injektion mit physiologischer Kochsalzlösung A) oder Kochsalzlösung mit 20 % Alkohol B)–D). (Färbung mit DeOlmos' Kupfer-Silber-Methode, die die degenerierenden Nervenzellen mit Silber imprägniert und damit die untergehenden Neuronen schwarz färbt). Olney et al. fanden eine deutliche bilaterale Anfärbung untergehender Nervenzellen B)–D) im Vergleich zu den nicht alkoholbehandelten Tieren A) als Zeichen der deutlich vermehrten alkoholinduzierten Apoptose im noch unreifen Gehirn der Mäuse [15].

Diese physiologische Apoptose ist unter anderem ein wichtiger Vorgang bei der Hirnentwicklung, da es auf diesem Weg zu einem Gleichwicht zwischen Zellvermehrung (Proliferation) und Zellzerstörung (Elimination) kommt. Wird dieses Gleichgewicht in der Entwicklung des Gehirns z. B. durch die intrauterine Einwirkung von Alkohol gestört, so kommt es zwangsläufig zu pathologischen Veränderungen mit nachfolgenden Funktionsstörungen.

Unter Alkoholeinwirkung kommt es zu einer vermehrten Apoptose durch einen zweifachen Blockade-Mechanismus. Durch Alkohol werden auf der einen Seite die Bindungsstellen der N-methyl-D-Aspartat (NMDA)-Rezeptoren für den lebenswichtigen, die Hirnzellen aktivierenden Botenstoff Glutamat blockiert. Zum anderen aktiviert er im Übermaß spezifische Rezeptoren für den ebenso wichtigen, die Hirnzellen hemmenden Botenstoff Gamma-Amino-Buttersäure (GABA). Dieser duale Mechanismus triggert eine ausgedehnte Neurodegeneration durch Apoptose im sich entwickelnden Großhirn der Maus [14].

Wenn diese alkoholinduzierte Blockade der Rezeptoren in die sensible Phase des sogenannten *brain growth spurt*, die Phase des rapiden Hirnwachstums, die sich beim Menschen von der 25./26. Schwangerschaftswoche bis zum Beginn des 3. Lebensjahr erstreckt (bei Ratten 6.–10. Lebenstag), fällt, kommt es zu einem massenhaften Zelltod. In der Phase des rapiden Hirnwachstums sind die Neurone der frühen Synaptogenese und die Gliazellen, die für die Myelinisierung der Axone verantwortlich sind, besonders empfindlich und anfällig für eine externe Schädigung durch z. B. Alkohol, Nikotin oder bestimmte Medikamente. Nervenzellen sind offenbar genetisch so programmiert, dass sie sich nach einem bestimmten Zeitplan mit den Synapsen verbinden. Kommt es zu einem Abweichen dieses zellcodierten Zeitplans, so wird einem inneren Zell-Signal folgend die Zelle veranlasst, „Selbstmord" zu begehen.

Schon die physiologische Apoptose kann sehr intensiv sein, millionenfach gehen normale Hirnzellen zugrunde und es kommt in manchen Hirnregionen zu einem Hirnzellverlust bis zu 30 %. Die Autoren leiteten aus ihren Befunden die Vermutung ab, dass die durch Alkohol induzierte übermäßige Neuroapoptose für den beim FAS/FASD häufig auftretenden Mikrozephalus und für viele der bei diesem Syndrom beschriebenen neuropsychiatrischen und neurokognitiven Störungen ursächlich verantwortlich sein könnte.

Außerdem ergaben die Untersuchungen, dass nicht die Gesamtmenge des applizierten Alkohols, sondern die Dauer der im Blut erreichten toxischen Alkoholkonzentrationen für die Zellschädigung verantwortlich war.

Farber et al. haben 2010 die alkoholinduzierte Neuroapoptose am Primatenhirn (Macaque-Affen) untersucht und festgestellt, dass eine fetale Alkoholexposition von acht Stunden auch am Primatenhirn eine ebenso schwere Neuroapoptose auslöste, wie sie bei den Tierexperimenten mit Mäusen nachgewiesen werden konnte. Teilweise war die Apoptose bei den alkoholexponierten Tieren bis zu 60 mal intensiver als bei den Kontrolltieren. Die Autoren sehen, ebenso wie schon Ikonomidou vermutet hatte, in diesem Mechanismus die Erklärung für viele der neuroanatomischen Veränderungen und neuropsychiatrischen Störungen, die mit dem Fetalen Alkoholsyndrom assoziiert sind [16].

11.6 Bildgebende Verfahren

Mit der Einführung der Magnetresonanztomographie (MRT) als neues bildgebendes Verfahren hatte man erstmals eine Untersuchungstechnik in der Erforschung und Diagnostik von Hirnveränderungen zur Hand, mit der man hirnorganische Strukturveränderungen auf nicht invasive Art, direkt am lebenden Patienten untersuchen konnte.

So dokumentierten Johnson et al. bereits 1996 verschiedenartige ZNS-Anomalien bei zehn Kindern mit einem Fetalen Alkoholsyndrom. Die Veränderungen zeigten sich vor allem in Form einer Hypoplasie und Agenesie des Corpus callosums und des Cavum Septum pellucidums, einer Vergrößerung der Ventrikelsysteme (Ventriculomegalie), einer Hypoplasie verschiedener Hirnstammkerne im verschmälerten Hirnstamm und bei allen untersuchten Kindern in Form eines Mikrozephalus. Bei der genaueren Untersuchung dieser zehn Patienten ließen sich zusätzlich eindeutige, jedoch lediglich diskrete kognitive Defizite sowie Probleme in der motorischen bimanuellen Koordination nachweisen [17].

Schon früh war in den MRT-Untersuchungen bei Patienten mit FASD die Variabilität des Corpus callosums aufgefallen. Es war oft unterschiedlich schmal und inkonstant ausgebildet und in manchen Fällen bis zur Agenesie – dem völligen Fehlen – verschmälert. Da aber bei den Patienten mit FASD keine konstanten spezifischen Veränderungen des Corpus callosums gefunden werden konnten und auch bei Gesunden eine große Variabilität in der Form des Corpus callosums besteht, hat sich die Darstellung dieser Hirnstruktur in der Routineuntersuchung als diagnostischer Nachweis für das Bestehen eines FASD im MRT nicht durchsetzen können.

Eine Agenesie des Corpus callosum kann mit einer mentalen Retardierung einhergehen, kommt aber auch bei Gesunden mit normaler Intelligenz vor.

Interessanterweise fanden sich ähnliche Formveränderungen des Corpus callosum auch bei ADHS [18].

Riley et al. beschrieben 2004 in ihrem Überblick „A Decade of Brain Imaging" noch einmal hirnstrukturelle Veränderungen unterschiedlicher Ausprägung nach intrauteriner Alkoholexposition [19]. Der konstanteste Befund in den MRT-Analysen war die Reduktion der Größe des Gehirns, die bei den FAS-Kindern im Vergleich zu Kindern mit einem pFAS, also ohne die deutlichen fazialen Dysmorphiezeichen ausgeprägter war. Wie schon in tierexperimentellen Untersuchungen und Autopsiebefunden war in dieser MRT-Studie auch das Kleinhirn in beiden Patientengruppen (FAS/pFAS) von einer Reduktion der Größe betroffen. Auch das Kleinhirn war beim FAS deutlich kleiner (15 %) als beim pFAS, wobei es beim pFAS im Vergleich zu gesunden Kontrollpersonen immer noch signifikant kleiner war.

Eine weitere Erkenntnis, die mittels MRT-Untersuchungen deutlich wurde, war die Tatsache, dass die beim FAS pränatal erfolgte Schädigungen des Gehirns durch Alkohol noch lange Zeit im Leben der betroffenen Patienten anhaltende Störungen des Hirnwachstums nach sich ziehen kann. Besonders betroffen sind Bereiche des Frontal- und des Parietalhirns; dieselben Bereiche, die den bei pränatal alkoholexponierten Patienten häufig vorkommenden neurokognitiven Defiziten und Funktionsstörungen entsprechen. Mit den neueren bildgebenden analytischen Techniken war es außerdem möglich, neben den Veränderungen einzelner Hirnbereiche unterschiedliche Dichtezunahme der grauen Substanz in beiden Hemisphären zu belegen.

In einer großen, multizentrischen Studie, die von der „Kollaborativen Initiative für das Fetale Alkoholsyndrom" (CIFASD) initiiert und von der NIAAA (National Institute on Alcohol and Alcohol Abuse) unterstützt worden war, wurden 2012 die Daten von insgesamt 56 Patienten aus drei verschiedenen Regionen, Los Angeles, San Diego (Californien) und Kapstadt (Südafrika), im Alter von 8 bis 16 Jahren nach schwerer pränataler Alkoholexposition sowie von 43 Kontrollpersonen erhoben. Das Ziel war es, die Beziehungen zwischen geschädigter Hirnstruktur, neurokognitiver Funktionsstörung, fazialen Dysmorphiezeichen und der konsumierten Alkoholmenge der Mutter im ersten Trimenon mithilfe bildgebender Verfahren (MRT) zu analysieren und nachzuweisen [20].

Als Ergebnis fanden die Autoren bei den alkoholexponierten Patienten in allen untersuchten Hirnregionen eine einheitlich hochsignifikante Volumenreduktion.

Vor allem ließ sich nachweisen, dass kürzere Lidspaltenlängen signifikant mit einem reduzierten Volumen im ventralen Diencephalon (Mittelhirn) assoziiert waren. Außerdem zeigte sich eine Assoziation zwischen einer deutlich ausgeprägteren Philtrumdysmorphologie und einem geringeren Volumen der Basalganglien und der diencephalen Strukturen sowie eine signifikante Assoziation eines niedrigeren IQs mit schmaleren und in ihrer Form veränderten, dysmorphen Basalganglien.

In der Patientengruppe aus Kapstadt, in der Daten zum Trinkverhalten der Mütter im ersten Trimnon erhoben worden waren, konnte überdies nachgewiesen werden, dass eine Zunahme der wöchentlichen Drinks der alkoholabhängigen Mutter im ersten Trimenon direkt mit der Abnahme des intracraniellen Hirnvolumens korrelierte.

Diese Untersuchungen bestätigten auf eindrucksvolle Weise die enge Beziehung zwischen den fazialen Dysmorphiezeichen und den intrazerebralen Veränderungen im Diencephalon und den Basalganglien, die für die vielen der neurokognitiven Störungen des FAS verantwortlich zu sein scheinen [20].

11.7 Störungen des Hirnmetabolismus

Ein weiterer Schritt in der Erforschung der Hirnschädigung im Rahmen des Fetalen Alkoholsyndroms war die Untersuchung einer möglichen Störung des Hirnmetabolismus durch die pränatale Alkoholexposition.

Dies untersuchten erstmals Fagerlund et al. (2006) mittels der Magnet Resonanz Spektroskopie (MRS), ein Verfahren, mit dem Metaboliten-Konzentrationen in unterschiedlichen Geweben in vivo gemessen werden können. Sie suchten mithilfe dieser Methode bei zehn Adoleszenten und Erwachsenen nach Hirnarealen mit einer besonderen Vulnerabilität gegenüber der teratogenen Wirkung von Alkohol. Es wurden dafür Metaboliten-Ratios für N-Acetylaspartat und Cholin (NAA/CO) und N-Acetylaspart und Creatin (NAA/CR) bestimmt. Damit gelang der Nachweis eines gestörten Hirnmetabolismus bei den alkoholexponierten Patienten im Vergleich zu gesunden Kontrollpersonen, mit einem niedrigeren Wert für NAA/CO und NAA/CR, sowohl im Parietalhirn, im Frontalhirn, in der frontalen weißen Substanz, im Corpus callosum, im Thalamus als auch Cerebellum. Die Autoren konnten damit belegen, dass durch die pränatale Alkoholexposition noch bis ins Erwachsenenalter anhaltende und wahrscheinlich bleibende Veränderungen im Hirnmetabolismus vorhanden waren [22].

Eine weitere Methode zur Untersuchung des Hirnmetabolismus ist die funktionelle Magnetresonanztomographie (*functional neuroimaging*, fMRI). Hierbei wird die unterschiedliche magnetische Empfindlichkeit von oxygeniertem (sauerstoffreichem) und desoxygeniertem Blut genutzt (BOLD-Kontrast, *blood oxygen level dependent*). Bei lokaler neuraler Aktivierung im Gehirn kommt es zu Konzentrationserhöhungen des oxygenierten Hämoglobins und damit zu einem erhöhten Sauerstoffgehalt im Blut, der ein unterschiedliches MR-Signal bedingt (Abbildung 11.10).

Mit dieser Technik haben Spandoni et al. 2009 [23] die funktionelle Hirnaktivierung bei einer Gruppe von zehn Patienten mit pränataler Alkoholexposition getestet und mit gesunden Kontrollpatienten (*n* = 12) verglichen. Beide Gruppen hatten eine gleiche kognitive Aufgabe zu lösen (*spatial working memory task*).

Dabei zeigte sich im fMRI eine deutlich stärkere und größere Aktivierung in unterschiedlichen Hirnregionen der intrauterin alkoholexponierten Gruppe (Abbildung 11.10).

Die Autoren interpretieren diese Befunde als eine möglicherweise verminderte Effektivität relevanter Hirn-Netzwerke oder als einen kompensatorischen Mechanismus für den bestehenden Mangel auf neuraler oder kognitiver Ebene; ein Hinweis darauf, dass FASD-Patienten wahrscheinlich für kognitive Leistungen deutlich mehr Energie aufwenden müssen und eine vermehrte Hirnaktivierung unterschiedlicher Hirnareale zum Lösen der gleichen Aufgaben wie die Kontrollpersonen benötigen.

In einer neuen Arbeit, ebenfalls aus San Diego [24], belegten Norman et al. 2013, dass sich als Korrelat für die Defizite im Arbeitsgedächtnis die linke mittlere und obere fron-

A Kontrollgruppe

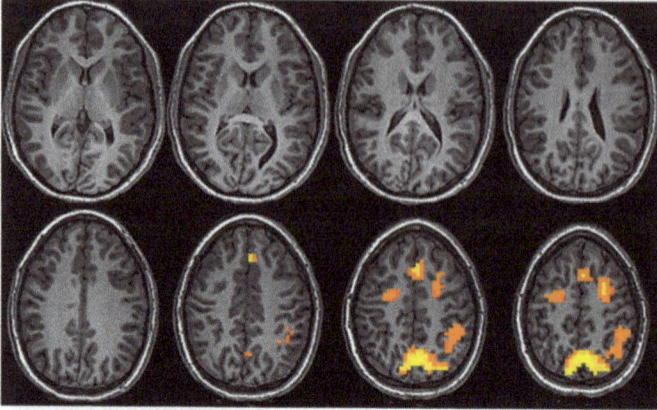

B Intrauterin alkoholexponierte Gruppe

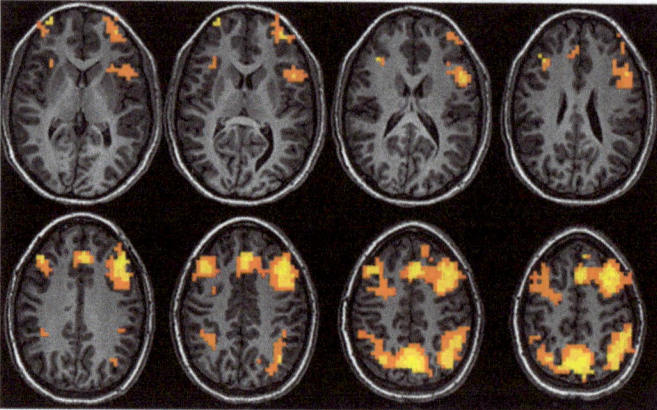

Abb. 11.10. Bei insgesamt 22 Jugendlichen (pränatal alkoholexponiert $n = 10$; Kontrollgruppe $n = 12$) zwischen 10–18 Jahren wurde bei der Lösung einer kognitiven Aufgabe (*spatial working memory task*) ein funktionelles MRT durchgeführt.
Ergebnis: Bei der Alkoholgruppe zeigte sich im fMRT eine deutlich größerer Aktivierung des Gehirns, in den frontalen, temporalen, occipitalen und subcorticalen Regionen im Vergleich zur gesunden Kontrollgruppe.

tale Hirnregion bei alkoholexponierten Patienten als besonders beeinträchtigt und vulnerabel erwiesen hat.

Astley et al. untersuchten 2009 aus ihrem großen Kollektiv von Kindern, Jugendlichen und Erwachsenen insgesamt 81 Patienten, deren Mütter Alkohol in der Schwangerschaft getrunken hatten und die in folgende drei Diagnosegruppen und eine Kontrollgruppe eingeteilt wurden.

1. FAS/pFAS $n = 16$
2. Statische Encephalopathie (SE) $n = 22$

3. Neurobehavioral Disorder $n = 20$
4. Kontrollgruppe $n = 13$

Die Studienteilnehmer wurden alle ausführlich neuropsychologisch, psychiatrisch und mit dem funktionellen MRT untersucht.

Es zeigte sich, dass die Kinder mit einem FAS abhängig vom klinischen Schweregrad, signifikant schlechtere Leistungen erbrachten. Die Autoren konnten mit dem MRT belegen, dass die oben aufgeführten Subklassifikationen (wie sie im 4-Digit Diagnostic Code definiert sind) auch mit dieser Methode zu differenzieren waren, und mit zunehmendem Ausmaß der Symptome war auch das MRT stärker pathologisch auffällig. Ein technisches Mittel zur individuellen Diagnosefindung stellt das MRT zur Zeit jedoch noch nicht dar, solange noch keine allgemein verbindlichen Normen für die strukturelle Hirnentwicklung [21] existieren.

Zusammenfassend hat sich gezeigt, dass die unterschiedlichen hirnmorphologischen Veränderungen, die für die funktionellen Hirnstörungen verantwortlich sind, offenbar eher regional als global beeinträchtigt zu sein scheinen [19].

Obwohl der neuronale Zelltod bei akuten und chronischen neurodegenerativen Erkrankungen in Form einer Apoptose im Wesentlichen für den Abbau kognitiver und motorischer Funktionen mitverantwortlich ist, kann es auch durch Deformierung oder Verlust von *spines* auch ohne übermäßige Apoptose zu ähnlichen Störungen kommen [8].

12 Genetische und epigenetische Aspekte beim Fetalen Alkoholsyndrom

12.1 Genetik

Bei der Diagnosestellung eines Fetalen Alkoholsyndroms kommen nicht selten differenzialdiagnostische Zweifel, ob es sich nicht bei dem untersuchten Kind auch um ein genetisches Syndrom handeln könnte. Deshalb gilt der Rat, dass bei unsicherer Diagnose immer eine humangenetische Beratung erwogen werden sollte.

Das nachfolgende Beispiel zeigt noch einmal die Wichtigkeit einer humangenetischen Beratung bei unklarer Diagnose.

Kasuistik

Vorgestellt wird ein knapp 5-jähriger Patient von seinen Pflegeeltern im Beisein der leiblichen Mutter, mit der Frage, ob möglicherweise ein Fetales Alkoholsyndrom vorliegen könnte. Die Verdachtsdiagnose war gegenüber den betreuenden Pflegeeltern wegen des auffälligen Aussehens des Kindes mehrfach im Vorfeld geäußert worden. Die Pflegeeltern „bedrängen" jetzt die leibliche Mutter des Jungen, den Alkoholabusus „zuzugeben". Diese bestritt jedoch jeglichen Alkoholgenuss in der Schwangerschaft und verwies darauf, dass sie selbst besonders als Kind ein ähnliches Aussehen wie ihr Sohn gehabt habe.

Gesichtsdysmorphie von A.:
- große, etwas knollige aufgetriebene Nase
- große abstehende Ohren
- langes, wenig modelliertes Philtrum, schmale Oberlippe
- kurze Hände und Füße, leichte Deformierung und Achsenabweichung der Finger
- schütteres blondes Haar
- Minderwuchs

Aufgrund der auffälligen Ähnlichkeit zwischen Mutter und Kind lag der Verdacht auf ein genetisches Syndrom nahe; aus diesem Grund wurde der Patient in der humangenetischen Ambulanz des Instituts für medizinische Genetik und Humangenetik der Humboldt Universität, Charité, Campus Virchow bei Frau Prof. Dr. Horn vorgestellt, die die Diagnose Tricho-rhino-phalangeale Dysplasie Typ 1 stellte (Abbildung 12.1).

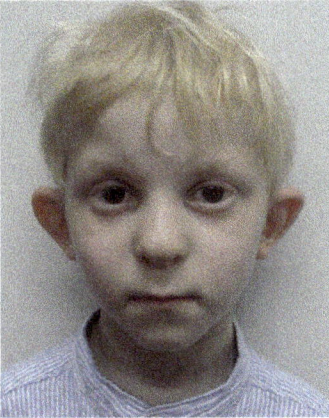

Abb. 12.1. Tricho-rhino-phalangeale
Dysplasie Typ 1.

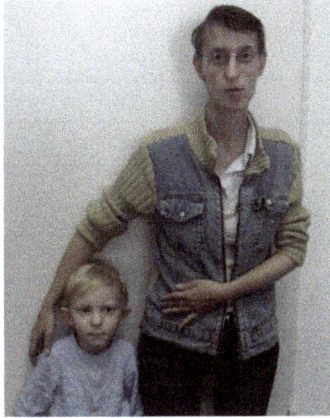

Abb. 12.2. Sohn und Mutter (ebenso die Großmutter mütterlicherseits) leiden an der Tricho-
rhino-phalangealen Dysplasie Typ 1.

Tricho-rhino-phalangeale Dysplasie Typ 1

Es handelt sich um ein seltenes autosomal-dominant vererbtes Syndrom mit deutlichen fazialen Dysmorphiezeichen: große knollige Nase, abstehende Ohren, langes
breites Philtrum, schmale Oberlippe, sowie spärlich wachsende zarte und helle Haare; oft Minderwuchs, kurze Hände und Füße mit Deformierung der Finger und Zehen
und Auftreibung der mittleren Phalangealgelenke. Die Lebenserwartung ist normal.

In einer 2013 publizierten englischen Studie haben Douzgou et al. 80 Kinder und
Jugendliche, die zwischen 2004 bis 2010 wegen des Verdachts auf ein bestehendes
FAS in der Universität Manchester zur genetischen Beratung vorgestellt wurden, untersucht. Bei 20 % der Kinder konnte ein Fetales Alkoholsyndrom bestätigt werden.
Bei sieben von 80 Patienten (8,75 %) wurden dagegen chromosomale Veränderungen diagnostiziert, die alle mit Verhaltensauffälligkeiten und kognitiven Störungen
einhergingen (drei Patienten mit 22q11; jeweils ein Patient mit 114q21; 2p16.1p15 del;
15q13.3del; 1q21dup).

Die Untersuchung belegt deutliche phänotypische Überschneidungen zwischen
molekulargenetischen Anomalien und dem FAS, sie sind daher eine wichtige Diffe-
renzialdiagnose zum FAS [1].

Auf einen weiteren genetischen Aspekt weist die klinische Studie an Zwillingen
chronisch alkoholkranker Mütter hin. Streissguth und Dehaene konnten belegen, dass
die teratogenen Effekte aufgrund genetischer Unterschiede in der fetalen Empfindlichkeit gegenüber dem Alkohol variabel ausgeprägt sein können.

An 16 Zwillingspaaren – fünf monozygote (eineiig) und elf dizygote (zweieiig) –
ließ sich nachweisen, dass die eineiigen Zwillingspaare alle die gleiche Diagnose, ein-

Tab. 12.1. Unterschiedliche Ausprägung der Alkoholschädigung bei monozygoten und dizygoten Zwillingen (modifiziert nach [2]).

16 Zwillingspaare		
5 monozygote Zwillinge	11 dizygote Zwillinge	
konkordant 5/5	konkordant 7/11	nicht konkordant 4/11
2 FAS/FAS	4 FAS/FAS	2 FAS/FAE
1 pFAS/pFAS	1 pFAS/pFAS	2 pFAS/keine sichtbare Schädigung
2 keine sichtbare Schädigung	2 keine sichtbare Schädigung	

schließlich gleicher IQ-Werte hatten und damit konkordant waren. Die dizygoten Zwillingspaare waren hingegen nur zu einem Teil (sieben von elf Zwillingspaaren) konkordant, zum anderen Teil (vier von elf Zwillingspaaren) hatten sie unterschiedliche Ausprägungen [2] (Tabelle 12.1).

Obwohl die Zwillingspaare immer der jeweils gleichen Menge Alkohol ausgesetzt waren, kam es bei den dizygoten Zwillingspaaren zu unterschiedlichen Ausprägungen des Syndroms. Die Autoren sehen die Ursache hierfür in einem modulierenden Einfluss der Gene auf die Auswirkung des teratogenen Alkoholeffektes.

Man kann allgemein formulieren: Der Alkohol verursacht eine Schädigung, die Gene der Betroffenen modifizieren den Effekt.

12.2 Epigenetik

Epigenetik ist im letzten Jahrzehnt zu einem zentralen Thema in der Genetik geworden. Die Epigenetik befasst sich mit Zelleigenschaften die ohne eine Veränderung der DNA Sequenzen an die Tochterzellen weitergegeben werden. Es sind stabile, jedoch potenziell reversible Modifikationen in den Informationen des Genoms. Sie können durch die Umwelt getriggert werden und so externe Einflüsse mit dem Genom verbinden. Sie beschreibt Mechanismen und Konsequenzen vererbbarer Chromosomen: Modifikationen, die nicht auf Veränderungen der DNA-Sequenz beruhen, sondern durch nachträgliche Veränderungen bestimmter DNA-Methylierungen und des Chromatins (Histon-Modifikationen) entstehen.

Die Epigenetik bietet konzeptionell neue Ansätze für das Verständnis genetischer Regulation von Entwicklungs- und Erkrankungsprozessen. Epigenetische Codierungen sind potenziell reversibel und im Verlauf eines Lebens, durch die Entwicklung, aber auch durch umweltbedingten Faktoren beeinflusst. Somit bietet die Epigenetik neue Ansätze, den Einfluss umweltbedingter Veränderungen auf das Genom, d. h. die Gesamtheit der Erbinformation in einer Zelle, zu erfassen.

Das neue wissenschaftliche Interesse an der Epigenetik beruht im Wesentlichen auf der Tatsache, dass in der Erforschung der Epigenetik ein breites Spektrum wissenschaftlicher Erkenntnis darauf hinweist, dass die Epigenetik ein wichtiges Funktionsglied zwischen Umwelteinflüssen und Genfunktion darstellt [3].

Die große Symptomvielfalt bei den Fetalen Alkoholspektrumstörungen lässt vermuten, dass die Wirkung des pränatalen Alkoholeinflusses nicht nur allein auf die teratogene Wirkung des Alkohols zurückzuführen ist, sondern sich vielmehr aus einer Kombination von Teratogenese, Genetik, Epigenetik und Umwelteinflüssen zusammensetzt. Die komplexe molekulare Basis, die zur Entwicklung von FASD führt und die Mechanismen, die die teratogenen Effekte induzieren, sind aber auch heute noch weitgehend unverstanden. Auf der molekularen Ebene beruht der epigenetische Mechanismus in der Regel auf einer Methylierung der DNA oder anderer Proteine. Durch dieses Anhängen von chemischen Gruppen entstehen epigenetische Marker, die sehr stabil und leicht zugänglich sind und sich gut für populationsbasierte epigenetische Studien eignen. Sie können von ganz verschiedenen Umweltfaktoren wie von Nahrungsmitteln, Alkohol, Zigaretten, Stress, Hunger aber auch zwischenmenschlicher Zuneigung etc. beeinflusst werden [3].

Haycock beschrieb 2009 drei Entwicklungsperioden der Alkoholteratogenität, in die das epigenetische „Reprogrammieren" z. B. in Form der DNA-Methylierung eingreift:

1. in die Periode der Präkonzeption,
2. in der Präimplantation und
3. in der Phase der Gastrulation.

Er weist darauf hin, dass aufgrund der epigenetischen Mechanismen in der Ätiologie der Fetalen Alkoholspektrumstörungen das Konzept der Entstehung des FASD möglicherweise um „präkonzeptionelle Effekte" erweitert werden müsste, da der Alkohol auch schon direkt vor der Schwangerschaft zu epigenetischen Veränderungen der Keimbahn führen könnte [4].

Tierexperimentelle Befunde

Die Epigenetikforschung zur Pathogenese des FASD stützt sich bisher weitgehend nur auf tierexperimentelle Untersuchungen. Hier konnte aber nachgewiesen werden, dass mütterliche Alkoholzufuhr in der Schwangerschaft eine „epigenetische Signatur" schon im Genom des Neugeborenen hinterlässt [5].

Man muss zwar zurückhaltend bei der Übertragung tierexperimenteller Ergebnisse auf den Menschen sein, aber für das humane FASD könnten die epigenetischen Veränderungen als zugänglicher Biomarker schon im Neugeborenenalter zur diagnostischen Früherkennung eingesetzt werden [6].

Ein besonders interessanter Aspekt ist die Tatsache, dass tierexperimentelle Versuche, bei denen die Zufuhr bestimmter Wirkstoffe während der Schwangerschaft zu epigenetischen Veränderungen an den Nachkommen führte, diese noch bis zu fünf

Generation später erkennbar waren, ohne dass die Nachkommen noch einmal mit dem Wirkstoff in Berührung gekommen waren [7].

Sollten sich diese wissenschaftlichen Beobachtungen auch auf den Menschen übertragen lassen, dann würde man von einer „epigenetischen Vererbbarkeit" sprechen können, und dass würde bedeuten, dass z. B. FAS-Symptome auch ohne mütterlichen Alkoholkonsum in der Schwangerschaft auftreten könnten [6]. Dies könnte zu der sicher sehr hypothetischen Annahme führen, dass dadurch das bis heute unklare Bild einer „FAS-Phänokopie", d. h., der Patient sieht aus wie ein FAS, die Mutter hat aber sicher keinen Alkohol in der Schwangerschaft getrunken (s. a. 4-Digit Diagnostic Code), erklärt werden könnte.

Zhuo et al. (2011) belegten tierexperimentell die Eigenschaft des Alkohols, das allgemeine zelluläre DNA-Methylierungs-Programm zu verzögern und damit die gesamte embryonale Wachstumsgeschwindigkeit zu reduzieren, und zwar nicht als Teratogen, sondern allein durch eine epigenetische Veränderung [5].

Erste klinische Untersuchungen

Eine erste Überprüfung der Übertragbarkeit tierexperimenteller Befunde auf das FAS beim Menschen erfolgt seit 2011 im Rahmen eines großen klinischen multizentrischen Forschungsprojektes in Kanada [8].

Im Rahmen dieser Studie werden Kinder und Jugendliche zwischen 5 bis 18 Jahren mit einer nachgewiesenen intrauterinen Alkoholexposition im Vergleich zu einer Kontrollgruppe eingehend neurologisch untersucht und es werden hormonelle, genetische und epigenetische Analysen vorgenommen sowie bildgebende Verfahren eingesetzt, um die strukturellen Veränderungen im Gehirn mit dem funktionellen „Outcome" betroffener Kinder zu korrelieren.

Ziel dieser umfangreichen Studie ist es, genetische und epigenetische Modifikationen im Verhältnis zur Kontrollgruppe zu identifizieren, die prädiktiv für verhaltensneurologische und neurobiologische Dysfunktionen bei den betroffenen alkoholgeschädigten Kindern sein könnten. Die Identifikation genetischer und epigenetischer Marker, die den Schweregrad der Verhaltensstörung und der möglichen kognitiven Defizite vorhersagen könnten, würde unsere Fähigkeit, Risikokinder frühzeitig zu erfassen, deutlich verbessern.

In einem zweiten Teil dieses Projektes werden zusätzlich bei allen Probanden die „Sakkadischen Augenbewegungen" überprüft.

Sakkaden sind rasche Augenbewegungen, die visuelle Objekte ins Zentrum des Sehbereichs, der Fovea centralis der Netzhaut als dem Bereich des schärfsten Sehens, bringen. Die zerebralen Zentren, die verantwortlich sind für die Kontrolle der Sakkaden-Bewegungen, sind gut untersucht und liegen im frontalen Cortex, in den Basalganglien und in den Hirnstammzentren.

Das Messen der sakkadischen Augenbewegungen – der spontanen Blickfolgebewegungen – ist eine wichtige Methode, um sensorische, motorische und kognitive Funktionen zu überprüfen.

Bei Untersuchungen von Kindern mit neurologischen und psychiatrischen Erkrankungen wie FASD, ADHS und Autismusspektrumsstörungen wurden eindeutige und sehr sensitive Defizite in der Kontrolle der sakkadischen Augenbewegungen festgestellt.

Ziel dieses Teils des Studienprojektes ist es, gesicherte Daten zu sammeln, die es eventuell einmal ermöglichen werden, über die sakkadischen Augenbewegungen Patienten, bei denen der Verdacht auf ein FASD besteht, diagnostisch herauszufiltern [8].

Teil III: **Das Fetale Alkoholsyndrom im Erwachsenenalter**

Lebensbericht einer 49-jährigen Frau mit FAS

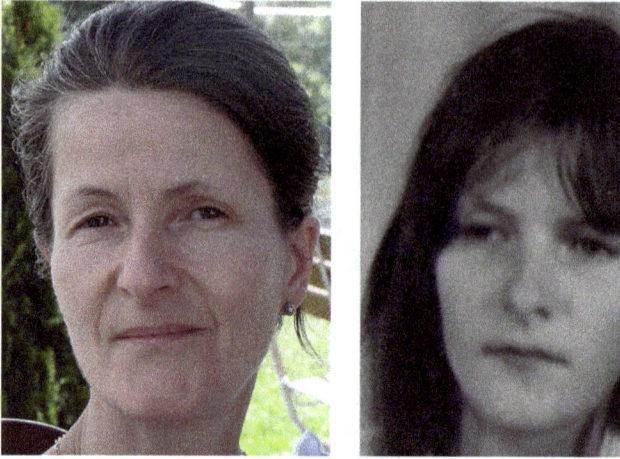

„Schon immer habe ich das Leben als sehr anstrengend empfunden. Ich dachte das sei normal, das gehe jedem so, da muss man nun mal durch. Wenn ich auf die vergangen Jahre, ja Jahrzehnte zurückblicke, kommt mir in den Sinn, dass jeder verdammte Tag immer wieder ein Kampf aufs Neue war und ich mich nie sicher, wohl und entspannt gefühlt habe.

Das Wort Überforderung hat es in meinem Sprachgebrauch nicht gegeben, statt dessen hatte ich von klein auf vermittelt bekommen, dass ich nur zu faul sei, keine Lust hätte, nicht richtig aufpasse, zu passiv sei und kein Interesse zeige – kurz: dass ich könnte, wenn ich wollte, aber ich wolle eben nicht, zumindest sah das aus der Sicht der anderen so aus. Aus meiner Sicht aber war alles verwirrend und undurchschaubar. Ich begriff meistens nicht was man von mir erwartete. Ich bemühte mich ja, aber keiner schien das zu sehen. Meine Leistungen waren der Maßstab, nachdem ich eingeschätzt wurde. Sie waren mittelmäßig bis schlecht oder schwankend und wenn ich doch einmal mit guten Leistungen aufwarten konnte, dann galt dies gleich als Beweis dafür, dass ich ja doch könnte, wenn ich mir etwas Mühe gäbe.

Die ganzen Jahre habe ich nicht verstanden, warum ich nichts durchhalte, mit Zeit nicht umgehen kann und ständig überall zu spät komme. Warum es mir so schwer fällt, Termine einzuhalten, vorausplanen, Ordnung zu halten und warum ich so oft Sachen verbummele, Abmachungen vergesse, Versprechen nicht einhalten kann und in große Bedrängnis komme, wenn ich eine Entscheidung treffen soll. Oft habe ich mich gefragt, warum ich so eine lange Leitung habe, irgendwie nie so richtig kapiere, was man mir zu sagen versucht und warum ich Gesprächen nicht richtig folgen kann. Warum Verantwortung übernehmen für mich einfach nur Druck bedeutet, den ich schwer aushalte und ich mich so schwer damit tue, etwas Neues zu lernen und warum mich jede kleine Veränderung gleich aus der Fassung bringt. Warum ich mich immer aufs Neue zu schnell zu etwas verleiten lasse und ich zum tausendsten Mal in dieselben Schwierigkeiten gerate.

Warum, warum, warum – ich wusste es nicht. Ich gab mir die allergrößte Mühe, aber das änderte nichts daran dass ich immer wieder scheiterte. Es frustrierte mich, machte mich mutlos und traurig. Am Deprimierendsten fand ich, dass sich auch Leute enttäuscht von mir abwandten, die sich vorher wirklich um mich bemüht hatten.

Rein zufällig entdeckte ich eines Tages im Internet eine Seite auf der die Störung der exekutiven Funktionen beschrieben wurde. Exekutive Funktionen, war ein neuer Begriff für mich, den ich bis dahin nicht gekannt hatte. Ich war erstaunt, dass die Symptomatik so gut zu meinen Schwierigkeiten passte. Doch dann las ich etwas über die Ursachen und da kam ich auf die Seiten, wo von Alkohol in der Schwangerschaft und die Folgen für das ungeborene Kind berichtet wurde. Ich konnte kaum glauben, was ich da las, es passte alles eins zu eins zu mir, es war als hätte sich ein Puzzle zu einem Gesamtbild zusammengefügt. Ich hatte den Schlüssel gefunden.

Meine Mutter hatte mir früher einmal erzählt, dass sie, während sie mit mir schwanger gewesen ist, fast nichts gegessen habe, dafür aber öfter mal getrunken habe, um sich über die ungewollte Schwangerschaft hinwegzutrösten. Mein Vater hat mir zu einer anderen Gelegenheit erzählt, dass sie in der Zeit vor meiner Geburt ganz schön etwas vertragen habe. Er meinte damit das Feiern und Trinken in fröhlicher Runde.

Ich hatte bis dahin diesen Aussagen nie einen Wert beigemessen und schon gar nicht habe ich da einen Zusammenhang herstellen können zwischen meinen Problemen und der Trinkerei meiner Mutter während sie mit mir schwanger war.

Was ich wirklich unglaublich traurig und tragisch finde, sie war keine Alkoholikerin, die den Alkohol brauchte, sie trank, um sich über die ungewollte Schwangerschaft hinwegzutrösten und da sie das Kind – also mich – sowieso nicht haben wollte, war es ihr egal, was aus dem Kind wird.

Mir fielen plötzlich auch wieder die Worte meiner Mutter ein, die mir oft beschrieben hatte, wie ich als Kind gewesen sei: zu klein, zu dünn, eine Gedeihstörung hätte ich gehabt, nichts drin behalten, es sei eine Qual gewesen, mich zu füttern. Dann im Kleinkindalter sei ich für mein Alter zurück geblieben, zu zart, zu quirlig und immer in Bewegung. Man habe mich keine Minute aus den Augen lassen können, ich sei sofort weggelaufen. Sie meinte, dass ich so ein ganz kleines Köpfchen, dünnes Haar und ein Gesicht wie eine Puppe gehabt hätte.

(...)

Sollte es wirklich wahr sein? Sollte ich wirklich an den Folgen einer vorgeburtlichen Alkoholschädigung leiden? Die Fakten waren erdrückend und sprachen dafür. Ich brauchte unbedingt Gewissheit, deshalb meldete ich mich in der Charité bei Prof. Spohr an und bekam einen Termin.

Im Alter von 49 Jahren erhielt ich die Diagnose FAS.

Es war gut, dass ich endlich den Grund dafür kannte, warum ich mit so vielem nicht zurechtkomme. Doch musste ich mich nun auch mit der Tatsache auseinandersetzen, dass mir meine Mutter das angetan hat und das sie mich die ganze Kindheit über wegen meiner Behinderung, die sie verursacht hatte, schwer misshandelt hat.

Das tat so weh, das war für mich kaum zu ertragen. Ich wusste nicht wohin mit dem Schmerz. Auch mit dem Wissen, dass viele meiner Schwierigkeiten im Alltag von einem Hirnschaden herrühren, musste ich mich erst einmal langsam vertraut machen.

Die Diagnose ist für mich persönlich aber auch so etwas wie ein verspäteter Freispruch. Die schwere Last der Schuld kann ich nun endlich abtragen. Ich muss mich nicht länger schlecht fühlen, weil ich nicht das leisten kann, was andere können. Ich darf meine Messlatte jetzt zurücksetzen und das Wort Überforderung aussprechen, wenn ich meine mit einer Situation überfordert zu sein.

Besonders schwierig sind für mich die Aufgaben, die viele einzelne Teilschritte beinhalten. Selbst wenn ich einen Anfang finde, bleibe ich meistens beim nächsten Schritt schon hängen und vergesse alles wieder. So bleiben viele Dinge angefangen liegen, und ich finde mich nicht mehr zurecht. In meiner Wohnung herrscht das absolute Chaos, ich schaffe das Aufräumen nicht. Ich bin ständig am Suchen, kann wichtige Unterlagen nicht auftreiben, weiß nicht wo ich was abgelegt habe. Ich will ja Ordnung machen, aber wenn ich in der einen Ecke anfange wächst das Chaos in einer anderen weiter.

Es fällt mir schwer, eine erforderliche Aufgabe zu beginnen, aber habe ich mich einmal in eine Aktivität reingefunden, dann kann ich sie, wenn überhaupt, nur sehr schwer unterbrechen und zu einer anderen Aufgabe übergehen. Das Abarbeiten von mehreren Aufgaben hintereinander bekomme ich nicht hin, es sei denn ich werde dazu angeleitet. Doch die Folge ist dann hinterher immer Erschöpfung. Richtig schwierig wird es für mich, wenn Zeit eine Rolle spielt, wenn also Termine anstehen und ich die Uhrzeit im Auge behalten muss. Da ist es für mich kaum machbar, mich vorzubereiten und gleichzeitig auf die Zeit achten, denn ich kann meine Aufmerksamkeit nicht auf beide Sachen gleichzeitig lenken. Wenn ich beschäftigt bin, habe ich kein Bewusstsein für Zeit. Ich realisiere nicht das sie weiter läuft. Wenn ich zum Beispiel auf die Uhr schaue und es ist gerade 8:30 Uhr, dann behalte ich die Zahl im Kopf und denke die ganze Zeit an 8:30 Uhr und auch wenn inzwischen eine Stunde und mehr vergangen ist, so ist es bei mir immer noch 8:30 Uhr. Andere Menschen haben eine Uhr im Inneren, die stetig im Hintergrund, sprich in ihrem Bewusstsein mitläuft. Meine innere Uhr hat kein Uhrwerk, sie steht, ich rücke die Zeiger ab und an vor, das ist alles.

Wenn ich Termine einhalten muss, komme ich in großen Stress. Ich gerate dann in einen Zustand, wo ich von meiner Umgebung nichts mehr wahrnehme. Ich laufe dann zum Beispiel über die Straße, ohne zu schauen, ob ein Auto kommt. Einmal wäre ich beinahe zwischen einer Mauer und den Hinterrädern eines Busses zerquetscht worden. Ich hatte mich in diese schmale Nische gedrängt und gedacht, dass der Busfahrer mich durch seinen Rückspiegel bestimmt sehen würde. Solche und ähnliche Begebenheiten gehören leider auch zu meinem Alltag...

Die jahrzehntelange Überforderung hat mich in eine chronische Erschöpfung gebracht. Ich kann mich immer nur kurz konzentrieren und werde schnell müde. Um mit dem ständigen Druck fertig zu werden, habe ich eine Bulimie entwickelt. Ich leide an Depression und den Folgen einer komplexen posttraumatischen Belastungsstörung.

Jeder Tag ist für mich eine große Anstrengung, mit den täglichen Routineaufgaben bin ich ausgelastet, kommt dann aber noch etwas hinzu, dann ist das schon zu viel. Wenn ich einen Tag außer Haus zu tun habe, brauche ich drei Tage um mich davon zu erholen. Ein normales Leben zu führen, wird für mich immer ein unerfüllbarer Traum bleiben. Es wäre verrückt von einem Körperbehinderten zu verlangen, dass er einen Hürdenlauf absolviert und zwar in der gleichen Zeit wie ein Nichtbehinderter. Aber genau das ist mir passiert, das hat man ständig von mir verlangt. Diese verdammte Behinderung ist für andere unsichtbar, und somit nicht vorhanden, aber ich bin damit ständig konfrontiert jeden Tag von morgens bis abends."

13 Das Fetale Alkoholsyndrom im Erwachsenenalter (FAS adult)

13.1 Einleitung

20 Jahre nach der Entdeckung des Fetalen Alkoholsyndroms stellten die Ärzte, die klinischen Betreuer und Eltern fest, dass die ehemals in der Kindheit diagnostizierten Patienten, trotz des Rückgangs vieler klinischer Symptome und der fazialen Dysmorphiezeichen, als Jugendliche und junge Erwachsene weiterhin mit ihren Problemen und Einschränkungen zu kämpfen hatten, klein und dystroph blieben, und unter der mentalen Retardierung und ihren vielen Verhaltensauffälligkeiten litten. Sie hatten trotz jahrelanger Hilfe und Unterstützung keine altersgemäß normalen Alltagsfertigkeiten als Voraussetzung für ein selbstständiges Leben entwickeln können.

In dieser Zeit wurde deutlich, dass diese bis dahin für ein pädiatrisches Syndrom gehaltene Störung weitreichende und in ihrem Ausmaß nicht erwartete Folgen für die Adoleszenz und das Erwachsenenleben hatte und damit für Eltern, Betreuer und Ärzte eine ganz neue Herausforderung darstellte.

13.2 Langzeitstudien in den USA, Frankreich, Finnland, Schweden und Deutschland

1985 erschien von Streissguth et al. in der Zeitschrift *The Lancet* eine Nachuntersuchung der ersten elf in Seattle beschriebenen Kinder mit einem FAS. Zwei Kinder waren gestorben, alle übrigen lebten bei ihren Pflege- und Adoptiveltern. Sie waren weiterhin in ihrem Erscheinungsbild zu klein, untergewichtig und wiesen faziale Dysmorphiezeichen auf. Das Ausmaß der Wachstumsstörung und der mentalen Retardierung korrelierte mit dem Ausmaß der fazialen Dysmorphiezeichen [1].

1992 untersuchte der französische Erstbeschreiber des Fetalen Alkoholsyndroms, Lemoine, zusammen mit seinem Sohn in einer großen Nachuntersuchung insgesamt 99 Patienten ihrer erstmals 1968 untersuchten Kinder, die mittlerweile das Erwachsenenalter erreicht hatten.

Viele dieser Patienten lebten inzwischen in psychiatrischen Einrichtungen und die Autoren fanden bei der Nachuntersuchung neben einer Reihe psychiatrischer Erkrankungen vor allem eine erhöhte Suizidrate.

Das größte Problem stellten jedoch die mentale Retardierung und die persistierenden schweren Verhaltensprobleme der Erwachsenen dar. Auch bei 16 damals lediglich entwicklungsgestörten und verhaltensauffälligen Kindern, die keine morphologischen Zeichen eines klassischen Fetalen Alkoholsyndroms bei der Diagnosestellung aufgewiesen hatten, deren Mütter aber chronische Alkoholikerinnen gewesen waren und bei denen die intrauterine Alkoholexposition bewiesen war, fanden sich im Erwachsenenalter die gleichen ausgeprägten kognitiven Störungen, Verhaltensprobleme und deutliche Konzentrationsmängel, wie bei den Erwachsenen, die die typischen Dysmorphiezeichen in der Kindheit hatten. Diese Publikation erschien wie schon die Erstbeschreibung des Syndroms nur in einer französischen Zeitschrift und blieb weitgehend unbeachtet [2]. Erst fünf Jahre später wurde durch Streissguth auf diese herausragende und weitreichende Untersuchung hingewiesen [3].

Autti-Rämö et al. publizierten im Jahr 2006 eine finnische Untersuchung an 77 älteren Kindern und Jugendlichen (zwischen 8 und 20 Jahren). Neben zahlreichen deutlicheren und diskreteren Malformationen (s. Kapitel 5.2) fanden sie bei 70 % eine pränatale Wachstumsstörung und außerdem bei 45 % der untersuchten Jugendlichen ein Mikrozephalus.

In einer neuen, aufschlussreichen schwedischen Langzeitstudie über die psychosoziale Entwicklung bei einem Fetalen Alkoholsyndrom im Erwachsenenalter berichten die Autoren 2015 in Pediatrics von ihren Untersuchungen an 79 Patienten, deren Durchschnittsalter bei 32 Jahren lag und die mit einer großen Kontrollgruppe nicht betroffener Erwachsenen verglichen wurden [4]. Zusammengefasst fanden sie, dass FAS-Erwachsene ungleich häufiger eine „special education" (eine spezielle Förderung) erfahren hatten (25 % vs. 2 %), dass sehr viele von ihnen arbeitslos waren (51 % vs. 15 %) eine „disability pension" (Arbeitsunfähigkeitsrente) erhielten (31 % vs. 3 %), eine höhere Rate von Krankenhaus-Behandlungen wegen Alkoholabhängigkeit (9 % vs. 2 %) und anderer psychiatrischer Erkrankungen hatten (33 % vs. 5 %). Interessanterweise war die Häufigkeit krimineller Vergehen im Vergleich zu der Kontrollpopulation im Gegensatz zu früheren Daten (Streissguth 1996) nicht signifikant erhöht (28 % vs. 20 %).

1993 publizierte unsere Berliner Arbeitsgruppe eine 10-Jahres-Follow-up-Studie mit 60 Patienten, die im Rahmen der Erstuntersuchung in der frühen Kindheit von uns die Diagnose eines FAS oder eines pFAS erhalten hatten.

In der Nachuntersuchung im jugendlichen Alter zeigte sich, dass die charakteristischen kraniofazialen Auffälligkeiten zurückgegangen waren. Der Mikrozephalus, die geringe Körpergröße und das Untergewicht waren bei vielen der Heranwachsenden jedoch weiterhin nachweisbar. So hatten auch nach zehn Jahren 70 % der Patienten immer noch einen Mikrozephalus, 60 % litten an Untergewicht und die Hälfte der Jugendlichen war kleinwüchsig. Von der anhaltenden Wachstumsretardierung waren besonders die männlichen Patienten betroffen [5].

Auch die kognitiven Fähigkeiten der Jugendlichen (Tabelle 13.1) hatten sich entgegen unserer Erwartung nicht verbessert, obwohl alle Kinder bei Pflege- oder Adoptiveltern lebten und intensiv betreut und gefördert wurden. Die Überprüfung der Intelligenz bei den Jugendlichen ergab im Vergleich zur Intelligenztestung in der Kindheit sogar eine Tendenz zur Verschlechterung der Leistungsvoraussetzung. In der Gruppe der Kinder mit normaler Intelligenz hatten sich vier von 16 Jugendlichen verschlechtert, in der Gruppe mit unterdurchschnittlicher Intelligenz waren es drei und bei den

Tab. 13.1. Intelligenz im Verlauf.
Bei der Erstuntersuchung lag bei 22/60 Patienten der IQ unter 70 und bei der Nachuntersuchung 10 Jahre später hatten 26/60 Patienten trotz intensiver Förderung weiterhin einen IQ unter 70.

Follow-up des Intelligenzquotienten (*n* = 60)							
	Untersuchungen nach 10 Jahren						
Erstuntersuchung	IQ 115–86	IQ 85–71	IQ 70–51	IQ 50–36	IQ 35–21	IQ < 20	
IQ 115–86 n = 19	4	4	1	–	–	–	
IQ 85–71 n = 19	1	15	2	1	–	–	
IQ 70–51 n = 11	–	–	3	6	2	–	
IQ 50–36 n = 3	–	–	–	2	1	–	
IQ 35–21 n = 7	–	–	–	1	2	4	
IQ < 20 n = 1	–	–	–	–	–	–	

Patienten mit ehemals leichter Intelligenzminderung schnitten fünf schlechter ab. Nur vier Jugendliche erzielten in der Nachuntersuchung leicht verbesserte Ergebnisse.

Die trotz guter Förderung fehlende Besserung der Intelligenz war enttäuschend und stimmte mit den Ergebnissen von Streissguth et al. in einer 1991 veröffentlichten Studie in den USA überein [6].

Als Ursache für diese ungünstige Intelligenzentwicklung standen die persistierenden Gedächtnis-, Konzentrations- und Verhaltensstörungen im Rahmen der Störung der exekutiven Funktionen und die häufig zusätzlich bestehende Hyperkinetische Störung im Vordergrund.

13.3 Untersuchungen bis ins Erwachsenenalter

Es gibt bis heute nur wenige Langzeitstudien, die den Verlauf bis ins Erwachsenenalter untersucht haben. Neben der schon erwähnten frühen französischen Verlaufsuntersuchung aus dem Jahre 1992 [2] gibt es die nachfolgende Streissguth-Studie zu Folgestörungen durch pränatale Alkoholexposition bei den Erwachsenen von 1996 (*Secondary disability study*) [7] und schließlich die Berliner Langzeitstudie von 2007 [8].

A. Secondary Disability-Studie (1996)

In einer großangelegten Querschnittsstudie mit insgesamt 473 Patienten sammelten Streissguth et al. innerhalb von drei Jahren ausführliche Daten und Informationen über die Alltagsprobleme und Schwierigkeiten der Patienten im Alter von 3–51 Jahren. Zur Erfassung wurde die *Fetal Alcohol Behavior Scale* (FABS) [10] und ein umfassendes klinisches Interview eingesetzt, welches eigens von den Autoren für diese Studie entwickelt wurde.

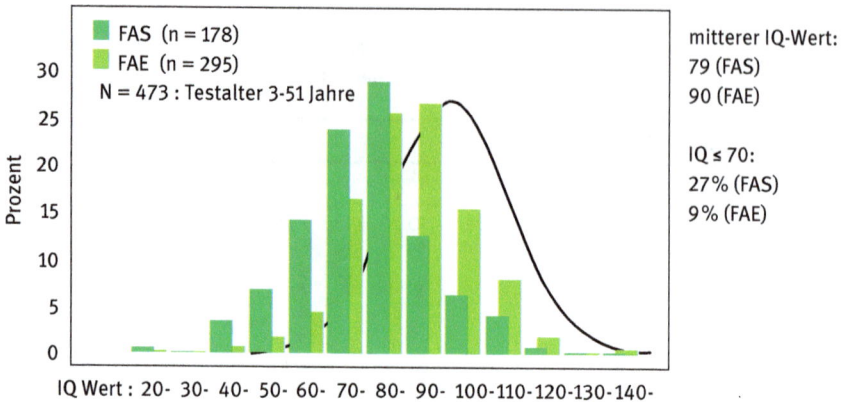

Abb. 13.1. IQ-Verteilung zwischen FAS und FAE [7].

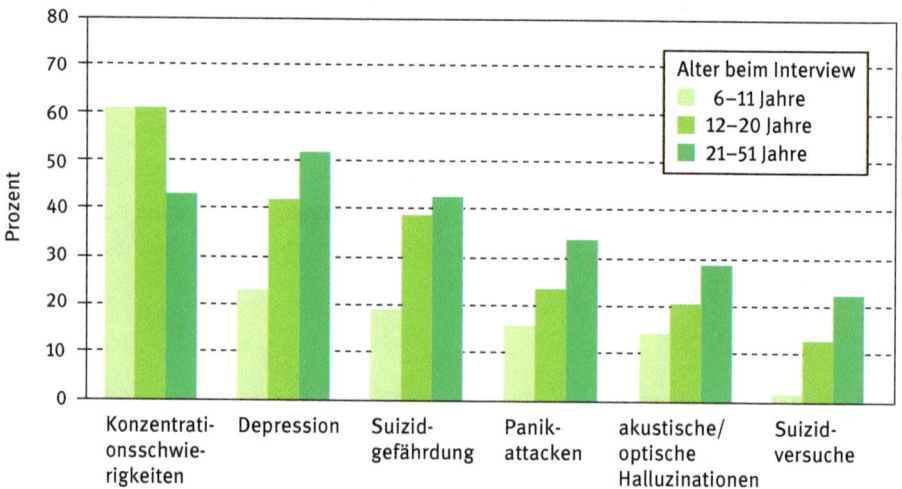

Abb. 13.2. Gesundheitsprobleme in den verschiedenen Altersgruppen [7].

Bei 178 untersuchten Patienten war ein FAS und bei 295 Patienten waren Fetale Alkoholeffekte (FAE = pFAS) diagnostiziert worden. 90 der Patienten waren erwachsen und im Durchschnitt 25 Jahre alt.

Die Wissenschaftler fanden bei den Patienten ab dem Alter von sechs Jahren eine Vielzahl von Störungen und Beeinträchtigungen in vielen Lebensbereichen (siehe Abbildung 13.2).

Diese Beeinträchtigungen und Schwierigkeiten im Alltag wurden als *Secondary Disabilities* bezeichnet. Im Gegensatz zu den *Primary disabilities* (Störungen der Intelligenz, des Lesens, der Rechtschreibung, der mathematischen Fertigkeiten und der adaptiven Verhaltensfunktionen), die aufgrund der intrauterinen Alkoholexposition schon vor der Geburt entstehen, entwickeln sich nach Ansicht der Autoren die sekundären Störungen im weiteren Verlauf. Sie werden durch das soziale Umfeld beeinflusst und zeigen sich mit steigenden Anforderungen an die selbstständige Alltagsbewältigung vor allem in der Adoleszenz und im Erwachsenenalter.

Aus der Vielzahl der Alltagsschwierigkeiten, die mithilfe des für die Studie entwickelten Fragebogens erfasst wurden, haben die Autoren acht Gruppen spezifischer Schwierigkeiten gebildet:

1. Mental Health Problems (Störungen der psychischen Gesundheit)
90 % der FAS/FAE-Patienten hatten eine psychiatrische Diagnose:
- 61 % ADHS in der Kindheit
- ca. 50 % Depression im Erwachsenenalter

Mental Health Problems war die am häufigsten vorkommende sekundäre Störung der Patienten ab dem 6. Lebensjahr. 90 % der Betroffenen hatten zusätzlich zum FAS mindestens eine psychiatrische Diagnose. Bei 61 % war bereits im Kindesalter die Diagnose einer ADHS gestellt worden, die noch bei etwa 40 % im Erwachsenenalter fortbestand. Bei den Erwachsenen lag die Diagnose einer Depression mit ca. 50 %, an erster Stelle, wobei bereits 20 % im Kindesalter und 40 % in der Adoleszenz unter dieser Störung litten (vgl. Abbildung 13.2).

2. Disrupted School Experience (Schulschwierigkeiten, Schulversagen und Schulabbruch)
60 % der Patienten mit FAS/FAE > 12 Jahre hatten Schulversagen oder Schulabbruch. Ursache:
- Lernstörungen
- Verhaltensstörungen

60 % aller Patienten hatten Schulschwierigkeiten z. B. in Form von Schulabbrüchen und Schulwechsel. Entweder, weil sie den Lernstoff nicht bewältigen konnten oder weil sie aufgrund ihrer Verhaltensauffälligkeiten die Schule verlassen oder wechseln mussten. Es zeigten sich kaum Unterschiede hinsichtlich der Diagnosegruppen (FAS oder FAE, aber in allen Altersstufen waren die männlichen Patienten vor allem in der Adoleszenz am stärksten von Schulschwierigkeiten betroffen.

3. Trouble with the Law (Konflikte mit dem Gesetz)
60 % der FAS/FAE-Patienten waren beschuldigt oder angeklagt worden wegen einer Straftat:
- 14 % in der Kindheit (> 6 Jahre)
- 58 % als Erwachsene

Knapp 60 % der Erwachsenen mit einem FAS oder einem FAE waren in ihrem bisherigen Leben straffällig geworden und 14 % der Patienten im Alter zwischen 6 bis 12 Jahren hatten bereits in der Kindheit eine gerichtliche Auseinandersetzung erlebt.

4. Confinement (Zwangsunterbringung und Inhaftierung)

50 % der Patienten mit FAS/FAE (> 12 J) waren zwangsunterbracht
- 23 % in der Psychiatrie
- 15 % im stationären Drogenentzug
- 35 % im Gefängnis

Die Hälfte der Patienten mit FAS oder FAE über zwölf Jahre war bereits einmal zwangsuntergebracht worden: 23 % zur stationären psychiatrischen Behandlung, 15 % zum stationären Drogenentzug und 35 % waren wegen einer Straftat inhaftiert gewesen.

5. Inappropriate Sexual Behavior (Unangemessenes Sexualverhalten)

50 % aller Patienten mit FAS/FAE (> 12 Jahre) zeigten:
- sexuelle Aufdringlichkeit
- Exibitionismus
- promiskuitives Verhalten

Die Hälfte der betroffenen Patienten über 12 Jahre war wegen eines unangemessenen Sexualverhaltens in Form von Aufdringlichkeit, Exhibitionismus, Voyeurismus oder durch Promiskuität auffällig geworden.

6. Alcohol/Drug Problems (Alkohol- und Drogenprobleme)

30 % aller FAS und FAE Patienten (> 12 Jahre) litten an
- Alkohol- und Drogenproblemen
- (FAE Patienten häufiger als FAS Patienten)

Von den untersuchten Patienten, die älter als 12 Jahre waren, konsumierten etwa 30 % der Betroffenen illegale Drogen und Alkohol. Hinsichtlich der Abhängigkeitsentwicklung zeigte sich ein Unterschied zwischen den Diagnosegruppen und der Altersabhängigkeit. Die Patienten mit der Diagnose FAE waren häufiger betroffen als die Patienten mit einem FAS und die Alkohol- und Drogenprobleme nahmen mit dem Alter zu.

7. Dependent Living (Unselbstständiges Leben)

80 % der über 21-Jährigen benötigen eine Unterstützung in der Lebensführung:
- FAS männlich = weiblich
- FAE (weibl.) < FAE (männl.)

Nur 20 % der untersuchten Patienten mit einem klassischen FAS konnten im Erwachsenenalter selbstständig leben. 80 % brauchten dagegen eine Betreuung und Unterstützung in einer Wohngruppe, durch die Familie oder durch Freunde. Dagegen waren die männlichen Patienten mit einem pFAS, also ohne Dysmorphiezeichen, zu 100 % von der Unselbstständigkeit betroffen; im Gegensatz zu den Frauen mit pFAS, von denen ein Drittel selbstständig leben konnte (vgl. Abbildung 13.3).

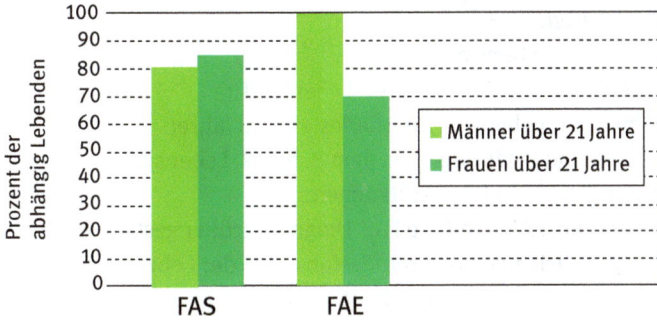

Abb. 13.3. Unselbstständiges Leben [7].

8. Problems with Employment (Schwierigkeiten im Arbeitsleben)

Die Mehrzahl aller betroffenen Erwachsenen (83 %) war dauerhaft arbeitslos oder konnte nur kurzfristig eine ungelernte Tätigkeit ausüben. Sie waren damit nicht in der Lage, ihren Lebensunterhalt eigenständig zu verdienen.

Protektive Faktoren

Die Ergebnisse dieser Studie vor knapp 20 Jahren waren erschreckend, bedrückend und nach den Worten der Autoren „unakzeptabel". Allerdings muss berücksichtigt werden, dass die damals untersuchten Kinder, Jugendlichen und Erwachsenen überwiegend in sozial schwierigen Verhältnissen in ihren Herkunftsfamilien lebten und die Diagnose oft im frühen Kindesalter nicht gestellt worden war. Das Fetale Alkoholsyndrom war noch weitgehend unbekannt oder wurde nicht wahrgenommen und es gab keine Förderung oder Behandlung.

Heute wissen wir mehr, die Öffentlichkeit ist sensibilisiert und wir kennen das Syndrom und seine lebenslangen Folgen.

Die betroffenen Kinder werden früher als alkoholgeschädigt identifiziert und diagnostiziert und damit auch entsprechend früher gefördert und behandelt. Da es leider keine neueren Langzeitstudien gibt, die auch therapeutische Maßnahmen und Förderung untersucht haben, beruhen die Empfehlungen lediglich auf Erfahrungen und einzelnen Therapiestudien.

Aufgrund der belastenden Ergebnisse ihrer Studie suchten die Autoren nach möglichen protektiven Faktoren, bei deren Vorhandensein sich die Wahrscheinlichkeit für das Auftreten und die Ausprägung der „Secondary Disabilities" reduzierte. Es zeigte sich in dieser Studie, dass bestimmte Faktoren die Entwicklung und die Ausprägung der Sekundären Störungen mildern konnten.

Diese protektiven Faktoren waren:

1. Diagnosestellung vor dem 6. Lebensjahr;
2. Leben in einem stabilen Umfeld (über 70 % der Lebenszeit);
3. Leben an ein und demselben Lebensort für mindestens 2,8 Jahre;
4. eine gute häusliche Lebensqualität zwischen dem 8. bis 12. Lebensjahr;
5. therapeutische Hilfen und weitere Unterstützungen;
6. eine Diagnose FAS besser als FAE (weil die FAS-Diagnose früher gestellt wird);
7. die notwendige Fürsorge (basic needs) in mindestens 13 % der Lebenszeit;
8. keine eigene Gewalterfahrung in früher Kindheit.

B. Berliner Langzeitstudie

Im Gegensatz zu der zuvor beschriebenen Studie, die eine Querschnittsuntersuchung von 90 erwachsenen Patienten ist und innerhalb von drei Jahren erhoben worden war, hat die Berliner Arbeitsgruppe einige Jahre später erstmals Erwachsene ($n = 37$) in einer prospektiven Längsschnitt-Studie 20 Jahre nach der Erstuntersuchung und Diagnosestellung im Erwachsenenalter nachuntersucht [8].

Berliner FAS-Langzeit-Studie (1977 bis 2003):

- 25 Jahre Follow-up bis ins Erwachsenenalter;
- Diagnosestellung in der frühen Kindheit;
- prospektiv begleitende Erhebung pädiatrischer, neurologischer, psychiatrischer, psychologischer und soziologischer Daten;
- 37 Patienten: FAS 22; FAE 15 ($m = 22, f = 15$);
- Durchschnittsalter: 21,4 Jahre (18,1 bis 31,3 Jahre).

Wie schon in mehreren früheren Studien unter anderem 1991 von Streissguth et al. [9] und in unserer eigenen 10-Jahres-Follow-up-Untersuchung [5] beschrieben, fand sich bei der jetzigen Nachuntersuchung im Erwachsenenalter ein noch deutlicherer Rückgang der fazialen Dysmorphiezeichen als bei der ersten Nachuntersuchung nach 10 Jahren (Tabelle 13.2).

Über die lange Zeitspanne von 20 Jahren hatten sich viele der initialen Symptome, die zur Diagnose eines Fetalen Alkoholsyndroms geführt hatten, deutlich und teilweise signifikant zurückgebildet.

Das postnatale Wachstumsdefizit, der Mikrozephalus, die allgemeine Entwicklungsverzögerung, Hyperaktivität, Muskelhypotonie und das Symptom der kurzen Stupsnase hatten sich signifikant ($p > 0,001$) zurückgebildet.

Dies bedeutet, dass im Erwachsenenalter viele der für die Diagnose im Kindesalter benutzten Symptome nicht mehr vorhanden und deshalb betroffene Erwachsene viel schwerer zu diagnostizieren sind.

Tab. 13.2. Rückgang der klinischen Merkmale bei 37 erwachsenen FAS-Patienten; NS, nicht signifikant; p Wahrscheinlichkeit.

Symptome	Initial	Follow-up	p
Postnatale Wachstumsstörung	89 %	37 %	< 0,001*
Mikrozephalus	97 %	49 %	< 0,001*
Entwicklungsverzögerung	89 %	40 %	< 0,001*
Hyperaktivität	73 %	38 %	< 0,001*
Stupsnase	62 %	6 %	< 0,001*
Muskelhypotonie	65 %	11 %	< 0,001*
Dünne Oberlippe	84 %	68 %	NS
Mittelgesichtshypoplasie	62 %	46 %	NS

Einige Merkmale der kraniofazialen Dysmorphie waren jedoch weiterhin, wenn auch in geringerer Ausprägung, nachweisbar. Dies betraf vor allem die schmale Oberlippe, sie blieb als ein sehr konstantes Merkmal bei fast 70 % der im Erwachsenenalter von uns untersuchten Patienten nachweisbar. Das abgeflachte Mittelgesicht und das verstrichene Philtrum ließen sich noch bei knapp der Hälfte der Erwachsenen (46 %) feststellen.

Bei der Untersuchung von Länge, Gewicht und Kopfumfang ließen sich auch nach 20 Jahren trotz eines insgesamt signifikanten Rückgangs der Wachstumsdefizite noch häufig ein Minderwuchs, eine Dystrophie und vor allem ein Mikrozephalus dokumentieren, wobei dies auch weiter – wie schon in dem 10-Jahres-Follow-up – besonders auf die männlichen Patienten zutraf.

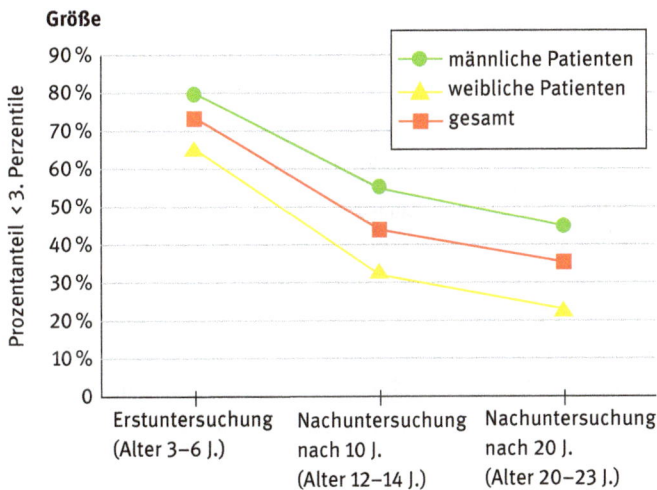

Abb. 13.4. Größenentwicklung bei 37 Patienten mit FAS im Verlauf.

Gewicht

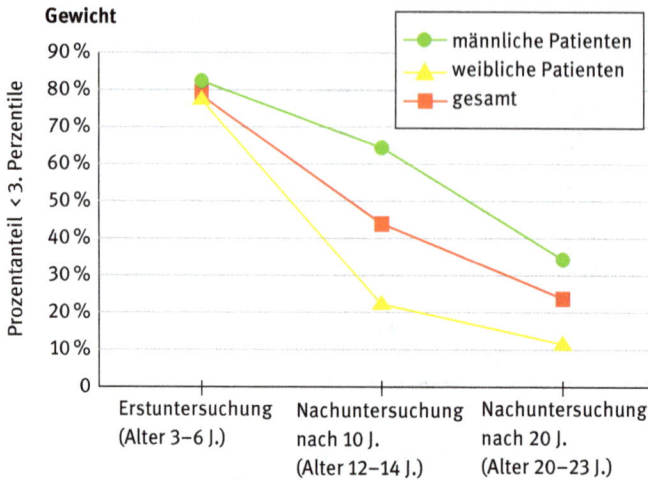

Abb. 13.5. Gewichtsentwicklung bei 37 Patienten mit FAS im Verlauf.

Kopfumfang

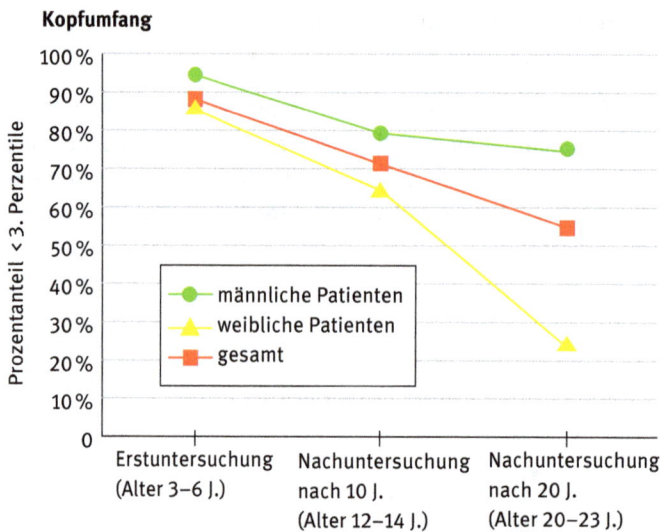

Abb. 13.6. Entwicklung des Kopfumfangs bei 37 Patienten mit FAS im Verlauf.

Bei der Untersuchung des Kopfumfangs im Verlauf fiel vor allem das Fortbestehen eines Mikrozephalus bei den männlichen Patienten auf. 75 % der untersuchten männlichen Patienten hatten auch nach 20 Jahren einen Kopfumfang unterhalb der 3. Perzentile.

Das in der frühen Kindheit häufig vorkommende deutliche Untergewicht war vor allem bei den Frauen postpubertär eher in ein Übergewicht oder eine Adipositas umgeschlagen. Ein Phänomen, das sich trotz intensiver endokrinologischer Untersuchungen bisher nicht klären ließ.

Mögliche Hinweise für eine Ursache der Entwicklung einer Adipositas beschrieben Dobson et al. 2012 in einer tierexperimentellen Untersuchung an Meerschweinchen, denen pränatal chronisch Alkohol appliziert worden war. Die Hypothese der Autoren, dass chronische intrauterine Alkoholexposition zu Adipositas und Veränderungen im Pankreasgewebe führt, wurde bestätigt.

Die Nachkommen wiesen bei der Geburt wie zu erwarten ein deutliches Untergewicht auf. Bei den heranwachsenden Meerschweinchen kam es dann kurz vor dem Abstillen zu einer signifikanten Gewichtszunahme bis hin zu einer Adipositas. Interessanterweise zeigte sich eine signifikant höhere Gewichtszunahme bei den weiblichen Meerschweinchennachkommen im Vergleich zu den männlichen Nachkommen. Ein Befund, den die Autoren jedoch nicht kommentierten.

Neben der Gewichtszunahme zeigten sich deutliche Veränderungen in der Pankreasfunktion, die zu einer verminderten Glucosetoleranz und erhöhten Insulinresistenz führen und zusammen mit dem vermehrten visceralen Fett das Risiko, an einem metabolischen Syndrom, einer Typ 2 Diabetes, und an kardiovaskulären Ereignissen zu erkranken, erhöhen [11].

Weitere Ergebnisse der Langzeitstudie

Wir konnten bei der Überprüfung der Intelligenz nach 20 Jahren belegen, dass etwa 1/3 der erwachsenen FAS/FAE Patienten einen normalen IQ aufwiesen und bei weniger als der Hälfte (40 %) der Betroffenen wurde eine geistige Behinderung (IQ < 70) festgestellt.

Vergleicht man die Verteilung des IQ über den Untersuchungszeitraum von 20 Jahren, so ist diese, trotz der beiden zahlenmäßig nicht ganz identischen Kollektive (erste Nachuntersuchung im Jugendalter $n = 60$, zweite Nachuntersuchung im Erwachsenenalter $n = 37$) weitgehend stabil geblieben. So lag bei der Erstuntersuchung der Anteil der Kinder mit einem normalen IQ bei 27 % und nach 20 Jahren bei 33 %. Der Anteil der mentalen Retardierung betrug bei der Erstuntersuchung ebenfalls knapp 30 % und bei der Nachuntersuchung 40 % (vgl. Tabelle 13.3).

Beim Vergleich der Intelligenz mit dem Kopfumfang der Patienten hat sich gezeigt, dass 80 % der Patienten mit mentaler Retardierung einen Mikrozephalus (12/15) hatten. Allerdings konnte auch bei 20 % der Patienten mit einem normalen IQ ein Mikrozephalus nachgewiesen werden.

Bei der Überprüfung des Verhaltens im Rahmen der Nachuntersuchung der inzwischen erwachsenen Patienten mithilfe der „Youth Adult Behavior Check List" (Fremdbeurteilungsfragebogen über Verhaltensauffälligkeiten ab einem Alter von 18 Jahren), die mit einem Kontrollkollektiv verglichen wurden, zeigte sich ein für die Patienten

Tab. 13.3. Intelligenz Berliner Langzeitstudie (Nachuntersuchung im Erwachsenenalter).

Intelligenz (FAS/pFAS) Berliner FAS-Langzeitstudie (2003)						
	All (n = 37)		FAS (n = 22)		pFAS (n = 15)	
	N	%	N	%	N	%
IQ > 85	12	32.9	6	27.3	6	40.0
IQ 71–85	10	26.6	5	22.7	5	33.3
IQ < 85	15	40.5	11	50.0	4	26.7

$Chi^2 = 2{,}01$; df = 2; p = n.s.

mit FAS typisches Profil mit Auffälligkeiten in den Bereichen Ängste, Zurückgezogenheit, negative Gedanken, Aufmerksamkeitsstörung, Zudringlichkeit, Aggressivität und Delinquenz (Abbildung 13.7).

Ein Vergleich der Verhaltensauffälligkeiten zwischen den Diagnosegruppen FAS und FAE ergab keinen signifikanten Unterschied (Abbildung 13.8).

Wie bei der „Secondary Disability Study" aus den USA lebten auch 70 % der Patienten der Berliner Studie als junge Erwachsene nicht selbstständig, sondern wurde in der einen oder anderen Form betreut. Ein noch geringerer Anteil (13 %) der jungen Erwachsenen war fähig, einen Beruf auszuüben oder mit einer ungelernten Tätigkeit den eigenen Lebensunterhalt zu verdienen (siehe Tabelle 13.4).

Tab. 13.4. Langzeitperspektiven der Lebensqualität: Selbstständigkeit und Beruf in der Berliner Langzeitstudie im Vergleich zu den Ergebnissen der Seattle-Studie [7].

	Berlin	Seattle
Lebensbedingungen		
Unabhängiges Leben (11/37)	29,5 %	
Leben in Abhängigkeit (26/37)	**70,5 %**	74 %
Beruf, Arbeit		
Anstellung, Geld verdienen (5/36)	13,8 %	
ohne Beruf/Beschäftigung(31/36)	**86,2 %**	83 %

Die Übereinstimmung hinsichtlich der beiden entscheidenden Merkmale, des selbstständigen, unabhängigen Lebens und die der Ausübung eines Berufes sind überraschend, weil in der Streissguth-Studie [7] insgesamt acht protektive Faktoren beschrieben worden sind. Diese protektiven Faktoren sind bei den Patienten in unserer Studie bis auf die fehlende Gewalterfahrung in früher Kindheit alle vorhanden gewesen.

Die Diagnose war in früher Kindheit, also vor dem 6. Lebensjahr gestellt worden, die betroffenen Patienten lebten seit der Kindheit in stabilen Lebensverhältnissen bei

Profil der psychopathologischen Auffälligkeiten (FAS/Gesunden Kontrollen)

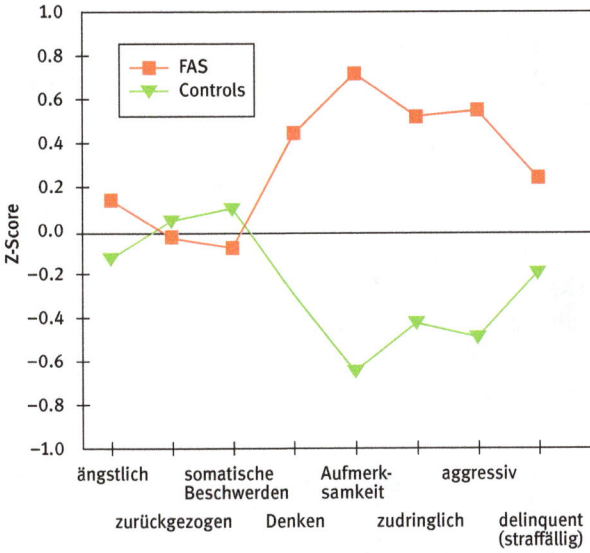

Abb. 13.7. Vergleich der Psychopathologie von erwachsenen FAS-Patienten mit Hilfe der „Youth Adult Behavior Check List" mit gesunden Kontrollen [12, 13].

Profil der psychopathologischen Auffälligkeiten (Vergleich FAS/FAE)

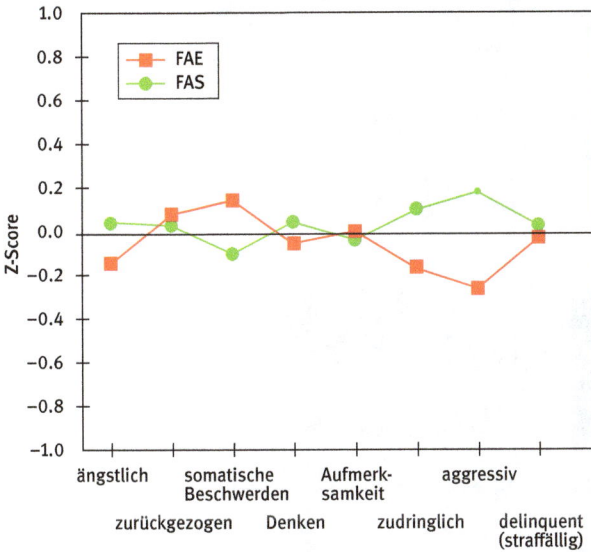

Abb. 13.8. Beim Vergleich unserer Patienten mit FAS ($n = 20$) und den Patienten mit FAE (heutige Nomenklatur pFAS) ($n = 15$) mit Hilfe der Youth adult behavioral checklist konnten keine signifikanten Abweichungen festgestellt werden; d. h. hinsichtlich der Psychopathologie ergaben sich keine Unterschiede [12, 13].

Pflege- oder Adoptiveltern und erhielten bis in das Erwachsenenalter Förderung und Hilfen.

Bei einer möglicherweise hohen Dunkelziffer im Bereich der Gewalterfahrung ist nur bei drei von 37 erwachsenen Patienten unserer Langzeitstudie in der Anamnese physische Gewalt in der frühen Kindheit dokumentiert worden.

Trotz der deutlich günstigeren Entwicklungsmöglichkeiten und trotz des Vorliegens fast aller protektiven Faktoren fand sich auch in unserer Untersuchung die gleiche ernüchternde Lebensperspektive für die betroffenen Erwachsenen wie in der Studie aus den USA. 70,5 % Erwachsene lebten nicht selbstständig und ein noch weit geringerer Anteil der Betroffenen konnte den Lebensunterhalt selbst bestreiten.

Eine denkbare Erklärung könnte sein, dass die eigentliche Ursache für die Ausbildung und Ausprägung der sekundären Störungen die zugrunde liegenden pränatal entstandenen primären Störungen sind und viele der sekundären Störungen erst mit

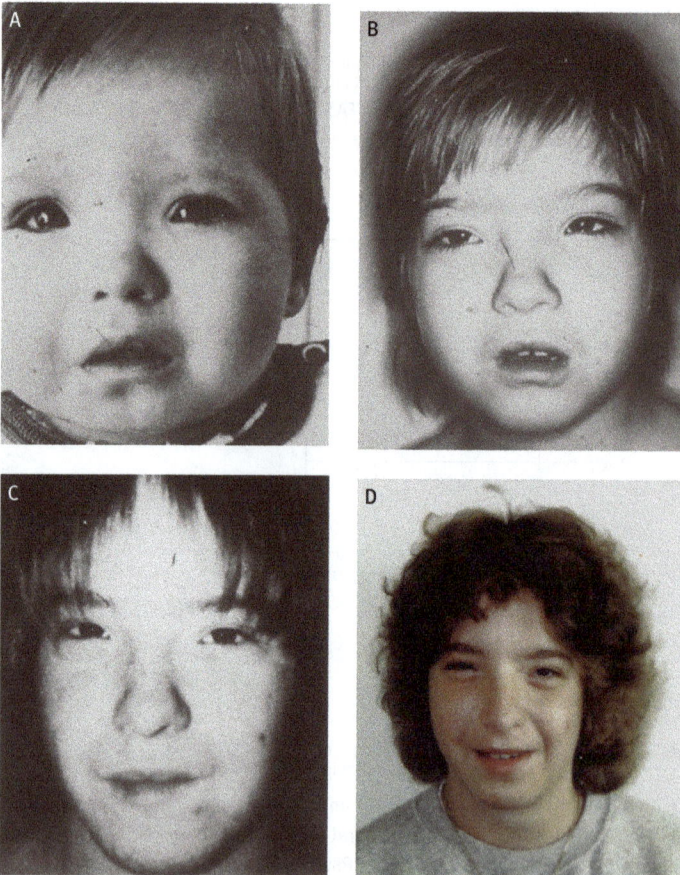

Abb. 13.9. Patientin mit pFAS, im Alter von A) 8 Monaten, B) 3 Jahren, C) 15 Jahren, D) 26 Jahren.

zunehmenden Belastungen und Anforderung auftreten, so dass die protektiven Faktoren möglicherweise keinen so entscheidenden Einfluss haben.

Zusammenfassend bedeutet eine pränatale Alkoholschädigung in Form eines Fetalen Alkoholsyndroms oder einer der weiteren Varianten des Syndroms eine lebenslange Schädigung der betroffenen Patienten mit unterschiedlichen, zum Teil erheblichen Beeinträchtigungen in allen Lebensbereichen, einschließlich dem hohen Risiko, zusätzlich eine psychiatrische Störung zu entwickeln.

Wir kennen die Folgen des „Erwachsenen-FAS-Syndroms" im höheren Lebensalter noch nicht, da das Syndrom erst vor gut 40 Jahren beschrieben wurde. Es bleibt aber zu vermuten, dass die bestehenden Unzulänglichkeiten und Behinderungen, die sich unter anderem als Berufs- und Erwerbsunfähigkeit, als Körperbehinderung, mangelnde Selbstständigkeit oder als Rechtsunfähigkeit zeigen, auch im höheren Alter

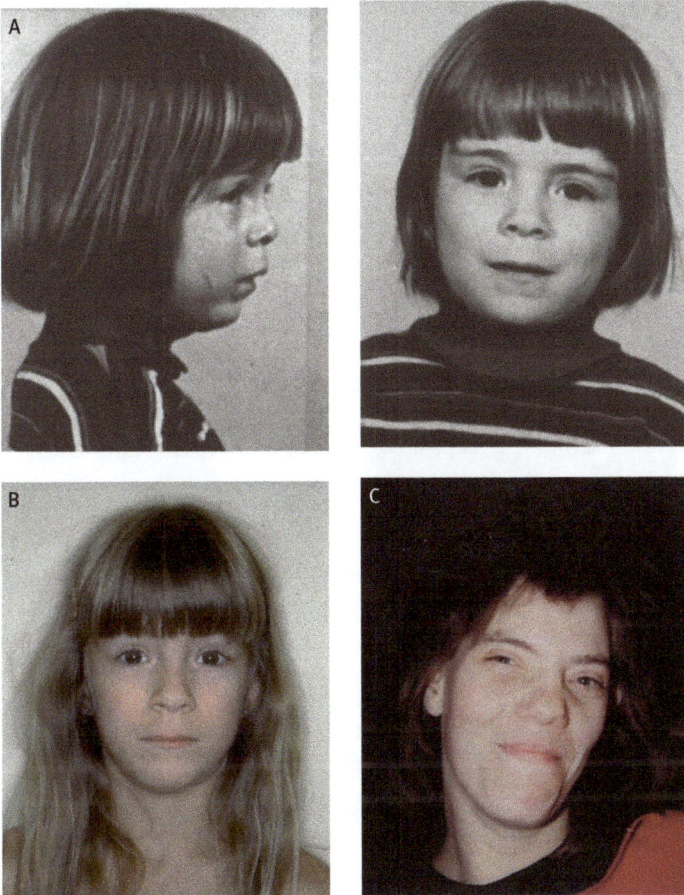

Abb. 13.10. Patientin mit pFAS, im Alter von A) 3 Jahren, B) 10 Jahren, C) 31 Jahren.

bestehen bleiben, und die sekundären Folgeprobleme mit dem Alter sogar eher noch zunehmen werden. Es ist daher wichtig, dass sich nicht nur Pädiater und Kinder- und Jugendpsychiater mit diesem Syndrom beschäftigen, sondern bereits heute und in Zukunft müssen Psychiater und weitere Erwachsenenmediziner vor allem die Folgestörungen dieses Syndroms kennen, um nicht eine ursächlich zugrunde liegende intrauterine Alkoholschädigung bei ihren erwachsenen Patienten zu übersehen.

Erfreulicherweise hat sich aber auch gezeigt, dass einige unserer erwachsenen Patienten aufgrund vielfältiger Unterstützung und Förderung ihre Stärken nutzten konnten und eine ihren Möglichkeiten und Fähigkeiten angepasste Berufs- und Lebensperspektive entwickeln konnten.

14 Klinik des Fetalen Alkoholsyndroms im Erwachsenenalter (FAS adult)

Bisher gibt es nur wenig Literatur über das Krankheitsbild und den klinischen Verlauf des Fetalen Alkoholsyndroms im Erwachsenenalter. Neben den schon beschriebenen Arbeiten über Langzeitfolgen [1–4] weisen Chudley et al. in ihrer Arbeit von 2007 ausführlich auf die Herausforderungen und Schwierigkeiten der Diagnosestellung eines Fetalen Alkoholsyndroms im Erwachsenenalter hin [5]. In einem 2010 publizierten Beitrag wurden von Freunscht und Feldmann mithilfe schriftlicher Interviews die biografischen Verlaufsdaten von 60 inzwischen erwachsenen Patienten, die in der Kindheit an der Universitätskinderklinik Münster diagnostiziert worden waren, erhoben. Auch sie kamen zu dem Ergebnis, dass die betroffenen Erwachsenen aufgrund ihrer Arglosigkeit und mangelnden Selbstständigkeit dauerhaft Hilfe, Betreuung und Schutz benötigen [6].

In einer deutschsprachigen psychiatrischen Übersichtspublikation wurde 2012 von Walloch und Mitarbeitern die wichtige Frage gestellt: „Was wird aus Kindern mit Fetalem Alkoholsyndrom und Fetalen Alkoholspektrumsstörungen im Erwachsenenalter?" [7] Damit wurde das Fetale Alkoholsyndrom im Erwachsenenalter und seine zunehmende Bedeutung für die Erwachsenenpsychiatrie wahrscheinlich erstmals ausführlich dargestellt.

14.1 Ethische Überlegungen

Ein großes, ungelöstes Problem ist bis heute die hohe Zahl betroffener jugendlicher und erwachsener Menschen mit einem FAS/pFAS, bei denen weder in der Kindheit noch in der Adoleszenz eine Diagnose gestellt wurde. Das Fehlen einer Diagnose erklärt sich dadurch, dass das Syndrom noch nicht oder weitgehend unbekannt war und die leibliche Mutter einen möglichen Alkoholkonsum in der Schwangerschaft nicht angegeben hatte oder die Information über den Alkoholkonsum in der Schwangerschaft verloren gegangen ist.

Ilona Autti-Rämö, die erfahrene FASD-Forscherin aus Finnland äußerte auf der zweiten europäischen Konferenz zum FASD in Barcelona 2012 in einem Vortrag allgemein Bedenken hinsichtlich der Diagnosestellung eines FAS bei Jugendlichen und besonders bei Erwachsenen. Die Diagnosestellung in diesem Alter sei ihrer Meinung nach eine „ethische Herausforderung".

In der Tat darf es keine Diagnose „um jeden Preis" geben. Unter Umständen muss abgewogen werden, welche Vorteile sich durch die Diagnose eines Fetalen Alkoholsyndroms oder partiellen FAS für den Betroffenen ergeben, aber auch, welche nicht vorhersehbaren bleibenden Nachteile entstehen können.

Sollte eine erwachsene Frau, die z. B. ihren teilweise mangelhaften Fähigkeiten entsprechend ein relativ zufriedenes Leben führt und im Rahmen ihrer Möglichkeiten beruflich engagiert ist, unbedingt diese Diagnose bekommen, nur weil die Betreuer erfahren haben, dass die leibliche Mutter eine schwere Alkoholikerin gewesen ist und in der Schwangerschaft getrunken hat.

Muss sie gesagt bekommen, dass sie durch den Alkoholismus ihrer Mutter, zu der sie vielleicht bisher ein vertrauensvolles Verhältnis hatte, lebenslang behindert ist? Diese Frage ist nur schwer zu beantworten.

In der Regel kommen aber in den letzten Jahren immer mehr Erwachsene, bei denen ein Alkoholkonsum in der Schwangerschaft vermutet oder bekannt wurde, gezielt zur Diagnosestellung in das Berliner FASD-Zentrum, weil sie mit ihrem Leben nicht zurechtkommen, keine Ausbildung, keinen Beruf, kaum soziale Beziehungen haben und unter ihrem Anderssein sehr leiden. Sie haben häufig über die Medien von dem „neuen Syndrom" gehört und stellen jetzt bei Recherchen im Internet fest, dass eine Reihe der dort beschriebenen Symptome und Beeinträchtigungen auf sie zutreffen. Sie hoffen auf eine Diagnose, die ihre Schwierigkeiten im Leben erklären könnte. Hier fällt die Entscheidung zu einer Diagnosestellung vom ethischen Standpunkt aus sehr viel leichter (s. Lebensbericht S. 162).

14.2 Diagnose mithilfe des 4-Digit Diagnostic Codes

Wie stellt man aber bei einem 40 Jahre alten Menschen die mögliche Diagnose einer Fetalen Alkoholspektrumstörung?

Wir benutzen mit dem abgewandelten 4-Digit Diagnostic Code ein Instrument, das wir bislang bei den Kindern und Jugendlichen anwenden [8]. Der 4-Digit Diagnostic Code ist allerdings von den Verfassern lediglich für Kinder und Jugendliche vorgesehen und die morphometrischen Messdaten und Perzentilen beziehen sich auf die Zeitspanne von der Geburt bis maximal zum 18. bzw. 20. Lebensjahr. Auch die nach dem 4-Digit Diagnostic Code zu untersuchenden neuropsychiatrischen Bereiche beziehen sich im Wesentlichen auf Kinder und Jugendliche, können jedoch überwiegend auch auf den Erwachsenenbereich übertragen und angewandt werden.

Trotzdem ist die Diagnose eines FAS bei noch bestehenden Dysmorphiezeichen, bei Minderwuchs, Mikrozephalus oder ausgeprägten funktionellen ZNS-Störungen auch bei nicht immer sicher nachgewiesenem Alkoholkonsum der Mutter in der

Tab. 14.1. Bewertung der Symptome im 4-Digit Diagnostic Code (modifiziert nach [8]).

Wachstumsstörungen	(keine 1; mild 2; moderat 3; signifikant 4)
Faziale Dysmorphie	(keine 1; mild 2; moderat 3; schwer 4)
ZNS-Schädigung	(keine 1; mild 2; wahrscheinlich 3; definitiv 4)
Pränataler Alkoholkonsum	(keiner 1; unbekannt 2; wahrscheinlich 3; hohes Risiko 4)

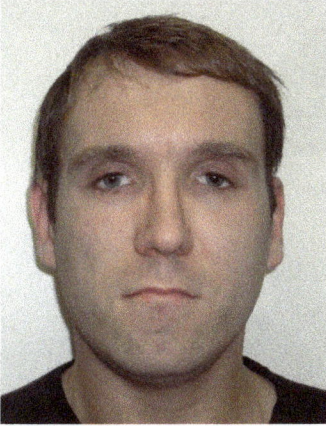

Abb. 14.1. A. M., 30 Jahre, FAS.

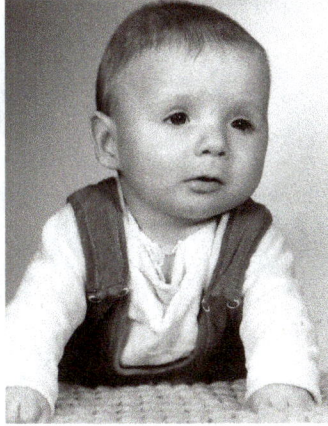

Abb. 14.2. A. M. als Kind mit 10 Monaten.

Schwangerschaft auch noch im Erwachsenenalter möglich. Die Bewertung der Symptome im 4-Digit Diagnostic Code erfolgt analog zu der Bewertung bei den Kindern und Jugendlichen.

Fehlen hingegen im Erwachsenenalter typische Dysmorphiezeichen und gibt es auch keine Photos aus der Babyzeit sowie Kindheit, kann eine Diagnose ohne Kenntnis eines mütterlichen Alkoholabusus in der Schwangerschaft nur schwer gestellt werden [5].

Wachstumsstörungen

Erfahrungsgemäß sind Erwachsene bei der Vorstellung zur Untersuchung oft nicht mehr auffällig untergewichtig und/oder kleinwüchsig. In der eigenen Langzeitstudie [1] waren nur noch etwa 20 % der untersuchten Patienten untergewichtig (d. h. unter der 3. Perzentile), aber immerhin die Hälfte der untersuchten Patienten war weiterhin kleinwüchsig (unter der 3. Perzentile).

Sind beide Parameter aktuell oder in der Vergangenheit unter der 3. Perzentile, werden die maximal erreichbaren vier Code-Punkte für die Wachstumsstörung vergeben. Häufiger ist nur ein Parameter unter der 3. Perzentile (in der Regel die Körpergröße), dann ergeben sich nach dem 4-Digit Diagnostic Code drei Code-Punkte. Liegt ein Körperparameter zwischen der 3.–10. Perzentile und der andere im Normalbereich, so ergeben sich noch zwei Code-Punkte.

Sind Länge und Gewicht bei der Vorstellung im Normbereich oder liegt sogar eine Adipositas vor, dann ist es wichtig, Messdaten aus der Kindheit hinzuzuziehen (für junge Erwachsene steht eventuell das in Deutschland gebräuchliche „Gelbe Untersuchungsheft" aus der Kindheit zur Verfügung; sonst Arztbriefe aus Krankenhäusern,

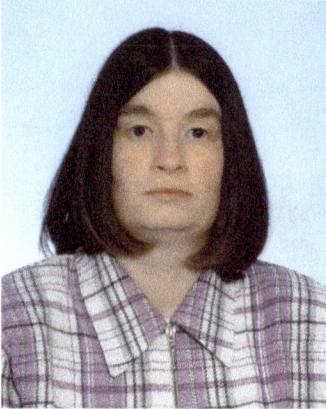

Abb. 14.3. G. W., 38 Jahre, FAS.

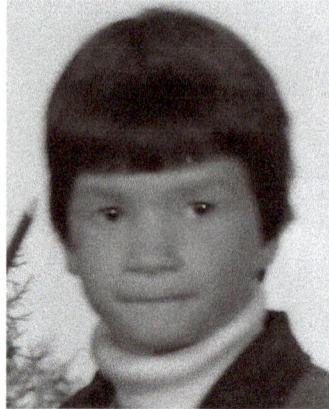

Abb. 14.4. G. W. als Kind mit 7 Jahren.

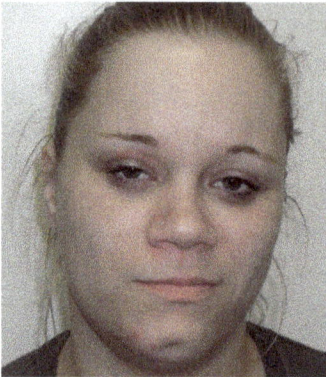

Abb. 14.5. A. G., 28 Jahre, FAS.

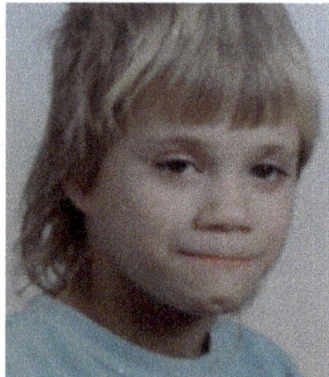

Abb. 14.6. A. G. im Grundschulalter.

ambulante Berichte, Daten von Haus- und Kinderärzten oder eventuell vorhandene Fotografien aus der Kinderzeit). Stehen diese nicht zur Verfügung, muss man sich auf Aussagen von Betreuern oder Familienangehörigen verlassen, die glaubhaft versichern können, dass der Patient „immer klein und/oder untergewichtig" gewesen ist.

Bei diesen nicht eindeutig sicheren Quellen vergeben wir einen Code-Wert von zwei (möglich) oder drei (wahrscheinlich).

Faziale Dysmorphie

Für die Gesichtsauffälligkeiten bei erwachsenen FAS-Patienten gilt Ähnliches wie bei den Wachstumsstörungen. Die drei fazialen Dysmorphiezeichen – Lidspaltenlänge, verstrichenes Philtrum und schmales Oberlippenrot – werden untersucht und einzeln bewertet.

Bei der Überprüfung der Gesichtsmerkmale bei unseren im Erwachsenenalter nachuntersuchten 37 Patienten fanden wir noch bei knapp 70 % ein schmales Oberlippenrot und verstrichenes Philtrum. 45 % der Erwachsenen hatten weiterhin eine Mittelgesichts-Hypoplasie [1].

1. Kurze Lidspaltenlänge

Beim 4-Digit Diagnostic Code [8] wird die Lidspaltenlängen an beiden Augen gemessen und mit den Standardwerten von Hall et al. [9] verglichen. Diese sind zwar nur bis zum Alter von 16 Jahren standardisiert, können aber auch für ältere Patienten einen Anhalt geben und genutzt werden, zumal sich die Lidspaltenlänge nach dem 16. Lebensjahr in der Regel nicht mehr wesentlich ändert.

Dies bestätigt eine Untersuchung von Cranston, der 2007 die Lidspaltenlänge an kanadischen Studenten untersucht hat und Mittelwerte für die Lidspaltenlänge von 29,3 +/– 1,37 mm [5] festgestellt hat. Auf den Standard-Perzentilen-Kurven von Hall et al. [9] für weibliche und männliche Jugendliche im Alter von 16 Jahren liegt der Mittelwert bei 30,2 mm und die 3. Perzentile (–2 SD) bei 28 mm.

2. Oberlippe/Philtrum

Wir wenden den Lippen-Philtrum-Guide (Likert Scale) aus dem 4-Digit Diagnostic Code ebenfalls im Erwachsenenalter an. Beide Merkmale (schmale Oberlippe, verstrichenes Philtrum) persistieren in unseren Untersuchungen oft bis ins Erwachsenenalter [1]. Gleiche Erfahrungen machten Streissguth et al. [10] und Chudley [5], wobei die charakteristischen Merkmale im Erwachsenenalter erwartungsgemäß weniger deutlich ausgeprägt waren. Je älter die Betroffenen bei der Diagnosestellung sind, desto schwieriger wird es, in einem oft durch Lebensalter, Arbeit, Leid und Krankheit gezeichneten Gesicht noch die Stigmata für ein FAS zu erkennen.

Auf jeden Fall sollten deshalb, wenn möglich, vorhandene Kinderbilder zur Beurteilung der kraniofazialen Dysmorphie mit herangezogen werden. Dies ist oft schwierig, da viele Patienten häufig keine eigenen Bilder aus der Kindheit besitzen und oft auch kein Interesse an früheren Fotos besteht, da sie durch frühe Kinderbilder an möglicherweise traumatisch erlebte Zeiten erinnert werden.

Es ist wichtig, die Patienten schon im Vorfeld zu bitten, Arztbriefe, Baby- und Kinderfotos, Informationen über den mütterlichen Alkoholismus in der Schwangerschaft, Gutachten und Schulbeurteilungen zu sammeln und die Unterlagen möglichst vor der eigentlichen Untersuchung zuzuschicken.

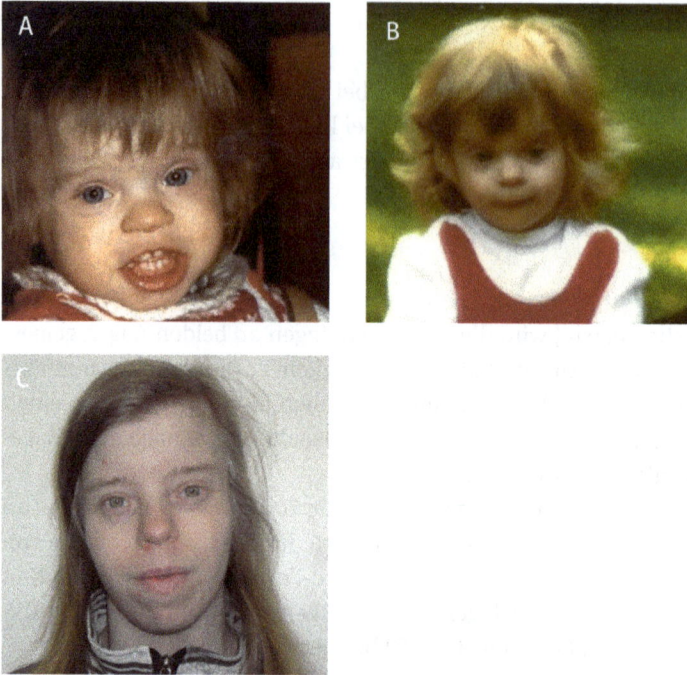

Abb. 14.7. Patientin mit FAS, im Alter von A) 1 Jahr, B) 2 Jahren, C) 33 Jahren.

Kasuistik S., Eigenbericht der Patientin (Abbildung 14.7)
„Gesichtsmerkmale lassen sich heute wohl kaum noch erkennen. Man kann mir frontal in die Nasenlöcher gucken. Die Nase ist kurz und die Nasenrinne ist lang. Ich habe eine volle Unterlippe, aber die Oberlippe ist schmal. Andere haben aber auch manchmal schmalere Oberlippen, das Urteil überlasse ich Ihnen. Als Kleinkind hatte ich eine Steckdosennase. Mir passt keine Brille mit unverstellbarer Nasenauflage, ich schielte manchmal leicht heute nicht mehr. Meine Zähne standen schief, durch OP beseitigt. Als ich mit einer Freundin mal ein altes Kinderfoto ansah fragte sie wo hattest du denn da deine Ohren? Meine Mutter hat mir die Eselsöhrchen mit Pflaster angeklebt. Mit Erfolg. Eine Klassenkameradin hat irgendwann mal etwas an meinen Ohren gesucht, was wohl zuvor im Biounterricht besprochen wurde und fand es nicht. Keine Ahnung was das war, ich kann nichts ungewöhnliches entdecken. Der kleine Finger vor allem an meiner linken Hand ist krumm."

Schädigungen des zentralen Nervensystems

1. Strukturell

Die wichtigste und leicht messbare strukturelle ZNS-Schädigung ist auch bei den Erwachsenen ein zu kleiner Kopf (Mikrozephalus). Dieser ist häufig besonders bei Männern noch nachweisbar [1]. Im 4-Digit Diagnostic Code [8] wird, um die Kriterien für einen Mikrozephalus zu erfüllen, im Kindesalter ein Kopfumfang auf oder unterhalb der 3. Perzentile gefordert; für die kanadischen Leitlinien im Kindes- und Jugendalter [11] gilt die 10. Perzentile und in der deutschen S3-Leitlinie: Diagnostik des Fetalen Alkoholsyndroms von 2012 [12] ist ein Kopfumfang zwischen der 3.–10. Perzentile festgelegt.

Dies bedeutet, dass ein Kopfumfang auf oder unterhalb der 10. Perzentile die Kriterien für einen Mikrozephalus im Erwachsenenalter erfüllt.

Eventuell ist in Einzelfällen die Durchführung eines MRT sinnvoll, da eine Reihe hirnorganischer Störungen, wie Heteropien der grauen Substanz, vor allem Anomalien des Corpus callosum, Kleinhirnhypoplasie und Hypoplasie der basalen Ganglien und des Hippocampus, vermehrt nach intrauteriner Alkoholexposition vorkommen.

In der Regel ergeben aber die bildgebenden Untersuchungen bei den erwachsenen Patienten einen normalen Befund. Wichtiger ist eine ausführliche neurologische Untersuchung, da eine Reihe neurologischer Auffälligkeiten vorliegen können. Neben einer möglichen Epilepsie finden sich deutliche Koordinations- und Gleichgewichtsschwierigkeiten, sowie visomotorische Störungen.

2. Funktionell

Obwohl es bisher kein spezifisches FAS-Profil für funktionelle ZNS-Störungen vor allem im Erwachsenenalter gibt, welche diagnostisch genutzt werden könnte, sprechen bei der neuropsychologischen Untersuchung die Störungen der exekutiven Funktionen, Defizite im Arbeitsgedächtnis, der Informationsverarbeitung, Störungen der Aufmerksamkeit und des Lernens für eine teratogene Schädigung durch Alkohol im Bereich des präfrontalen Cortex und des Hippocampus [13].

2011 untersuchten Temple et al. zum ersten Mal bei 15 erwachsenen FAS-Patienten im Vergleich zu einer klinischen Kontrollgruppe mit gleichem IQ Alltagsfähigkeiten. Sie fanden bei den Betroffenen deutlich schlechter ausgeprägte Alltagsfähigkeiten, die 1–2 Standardabweichungen niedriger als die der jeweiligen Kontrollgruppe mit vergleichbarem IQ lagen [14].

Das bedeutet, dass der Intelligenz-Quotient (IQ) ein schlechtes Maß ist, um die allgemeinen Fähigkeiten der FAS-Patienten, im Alltag zurechtzukommen, vorhersagen zu können. Offenbar können die betroffenen Erwachsenen die Fähigkeit zur Problemlösung und Handlungsplanung, wie sie bei der neuropsychologischen Testung in der ruhigen 1:1 Situation gemessen wird, nicht in den Alltag übertragen. Es fehlt ihnen z. B. neben den Fertigkeiten, die in der Intelligenztestung gemessen werden, die Fähigkeit, vorausschauend, zielorientiert und kausal zu denken und im Alltag danach zu handeln; Zeit und Geld zu managen, und Gefühle und Impulse angemessen zu kontrollieren [15].

Diese wissenschaftlichen Befunde entsprechen den Erfahrungen, die wir bei der Beurteilung der exekutiven Funktionsstörungen im Kindesalter gemacht haben. Auch hier schützt eine normale Intelligenz – wie sie im Rahmen einer IQ-Testung erhoben wird – nicht vor dem häufigen Scheitern im Alltag. Dies trifft bei den Jugendlichen auch in der Berufsausbildung und Berufsausübung zu, wo von den Ausbildern und Lehrern nicht erkannt wird, dass erwachsene FAS-Patienten in ihren Leistungen und im Verhalten trotz einer normalen Intelligenz scheitern können und dies nichts mit fehlender Motivation oder oppositionellem Verhalten zu tun hat, was oft unterstellt wird.

Das Problem trifft diese Menschen im Erwachsenenalter mit noch größerer Härte, da sie sich in den Sozialämtern, bei der Agentur für Arbeit, oder bei Amtsärzten oft nicht verständlich machen können, um ihre Ansprüche auf Hilfe und Unterstützung geltend zu machen. Sie sind in der Regel in ihrem Alltag nicht mehr von Pflegeeltern oder Betreuern begleitet, bekommen oft nicht die Hilfe, die sie benötigen, was dazu führt, dass sie es auch bei möglicherweise normaler Intelligenz und ausreichend guten Schulzeugnissen nicht schaffen, eine Ausbildung zu beenden, den normalen Druck im Berufsalltag auszuhalten, und im Alltag zurechtzukommen. Sie verstehen nicht, warum das so ist und flüchten früh in Krankheit, v. a. in Depression und Sucht oder Kriminalität.

Insgesamt sollen entsprechend dem 4-Digit Diagnostic Code in mehr als drei von acht Bereichen der neuropsychologischen Untersuchung und Entwicklungsdiagnostik signifikante Normabweichungen vorliegen, d. h. die Ergebnisse der entsprechenden standardisierten Testverfahren müssen 2 Standardabweichungen unterhalb der Norm liegen. Hierzu zählt auch die Überprüfung der Intelligenz, sofern dies nicht bereits in der Kindheit mit ausreichender Validität erfolgt ist.

Die funktionellen Bereiche für Kinder und Jugendliche beinhalten:
1. Intelligenz;
2. Schulleistung;
3. anpassungsfähiges Verhalten/soziale Fertigkeiten;
4. exekutive Funktionen;
5. motorische und sensorische Integration;
6. Sprachentwicklung und soziale Kommunikation;
7. psychische Gesundheit;
8. Verhalten/Aufmerksamkeit.

Diese funktionellen Bereiche des zentralen Nervensystems müssen auch bei den Erwachsenen überprüft werden, wobei die Untersuchung der Sprachentwicklung, der motorischen und sensorischen Integration und eventuell auch der Schulleistungen nicht sinnvoll und notwendig sind. Testergebnisse über Sprach- und motorische Entwicklungsstörungen sowie Beurteilungen und Untersuchungen über frühere Schulleistungsschwierigkeiten müssen in die Beurteilung der acht Funktionsbereiche mit einbezogen und ggf. als Auffälligkeit in den entsprechenden Bereichen gewertet werden.

Man muss bei der Gesamtbeurteilung des erwachsenen Patienten mit in Betracht ziehen, dass bei den getesteten pathologischen Auffälligkeiten in den einzelnen Funktionsbereichen möglicherweise auch andere Faktoren eine Rolle spielen können, die postnatal einen Einfluss auf die allgemeine Entwicklung eines Menschen haben können, wie z. B. das Alter des Patienten, sein Gesundheitszustand, Armut, soziale Isolation, zerstörte Familienstrukturen, Missbrauch, Gewalt, und Vernachlässigung in der Kindheit. Nicht alle pathologischen Veränderungen und Befunde in den oben genannten Funktionsbereichen müssen also zwangsläufig auf eine alkoholbedingte pränatale Hirnschädigung zurückzuführen sein.

Viele der in der Kindheit und Adoleszenz aufgeführten neuropsychologischen Beeinträchtigungen und Verhaltensauffälligkeiten scheinen sich im Erwachsenenalter nicht zurückzubilden [1, 3]. Verhaltensprobleme nehmen sogar eher deutlich zu und können zu schwerwiegenden Konsequenzen wie Kriminalität, Verschuldung, Alkoholproblemen, Suizidalität etc. führen.

Insgesamt wird daher in Bezug auf das Verhalten, die sozialen Probleme und die Kommunikationsstörungen nicht mehr von einer Entwicklungsverzögerung, sondern eher von einer Schädigung gesprochen [14].

Bisher gibt es nur wenige Therapiestudien, die eine Verbesserung der Sozialkompetenz und neuropsychologischer Beeinträchtigungen durch gezielte Interventionen belegen. Besonders stabile Umgebungsfaktoren wie eine Wohnung, ein Arbeitsplatz, eine Partnerschaft und die Annahme von Hilfeleistungen führen im individuellen Fall zu einer besseren Kontinuität, subjektiven Zufriedenheit und können wahrscheinlich eine Verringerung des unangemessenen Verhaltens [14, 16] bewirken.

Bestimmte neuropsychologische Störungen sind im Erwachsenenalter weniger auffällig, während andere Aspekte deutlich beeinträchtigt bleiben und im Vergleich zum Kindesalter keine Unterschiede zeigen. Dies betrifft besonders die Störungen der exekutiven Funktionen, die Schwierigkeiten in der sozialen Interaktion und im Sozialverhalten sowie allgemeine Verhaltensprobleme. Welche Faktoren zu einer günstigeren Prognose führen und ob eine zunächst positive Entwicklung von Dauer ist, konnte bislang in Studien noch nicht hinreichend belegt werden und ist ein wichtiges und zentrales Forschungsthema, um die Versorgung und Betreuung der Patienten verbessern zu können [17].

Mütterlicher Alkoholabusus in der Schwangerschaft

Die Erfassung des mütterlichen Alkoholkonsums in der Schwangerschaft ist bei erwachsenen Patienten nicht einfach und manchmal auch nicht mehr möglich. Einige Beispiele sollen das belegen.

Kasuistik

Eine etwa 30-jährige Frau erfuhr bei der Beerdigung ihrer Mutter, zu der sie kaum Kontakt gehabt hatte, von ihren beiden Schwestern, die zur Beerdigung gekommen waren und die sie auch über 20 Jahre nicht mehr gesehen hatte, dass ihre Mutter schon immer eine chronische Alkoholikerin gewesen sei und auch in der Schwangerschaft mit ihr vor 30 Jahren intensiv getrunken habe. Erst dadurch wurde ihr klar, dass möglicherweise der Alkoholmissbrauch der Mutter während ihrer Schwangerschaft verantwortlich gewesen sein könnte für die zahlreichen Schwierigkeiten und Misserfolge in ihrem Leben.

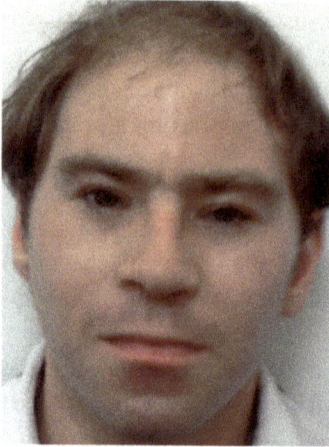

Abb. 14.8. 25-jähriger Patient, FAS adult.

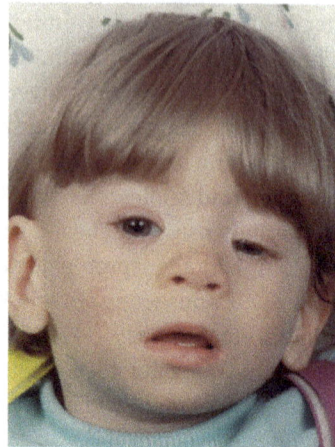

Abb. 14.9. Gleicher Patient im Alter von 18 Monaten.

Kasuistik

Eine etwa 40 Jahre alte Frau ohne jeglichen Kontakt zu ihrer früheren Heimat im Erzgebirge, zu Verwandten oder Pflegeeltern hatte viele Hinweise auf ein FAS adult, wusste aber über ihre Mutter nichts. Der einzige Hinweis auf ihre Kindheit war ein kleines Schwarz-Weiß-Foto von ihrer Einschulung mit einer großen Zuckertüte. Auf dem Bild sah man ein zierliches, kleines Mädchen mit einem unverwechselbaren und typischen FAS-Gesicht.

Interessant ist die 2004 erschienene erste japanische Kasuistik einer erwachsenen FAS-Patientin [18]:

Kasuistik

Es wird von einer 35 Jahre alten Frau berichtet, die 15 Jahre lang stationär wegen multipler neuropsychiatrischer Auffälligkeiten behandelt werden musste. Neben der mentalen Retardierung litt die Frau an Schizophrenie-Symptomen, einer bipolare Störung, einer ausgeprägten ADHS und einer Impulskontrollstörung. Die leibliche Mutter der Patientin hatte einen Alkoholabusus in ihrer Schwangerschaft stets bestritten. Erst jetzt hatte die Familie gegenüber den behandelnden Ärzten den vorher stets heftig abgestrittenen schweren mütterlichen Alkoholismus während der Schwangerschaft der Patientin zugegeben und so wurde erst jetzt im Erwachsenenalter eine Diagnose zusammen mit den früher schon festgestellten morphologischen Auffälligkeiten möglich.

Die Beispiele zeigen, dass nach einem möglichen mütterlichen Alkoholkonsum in der Schwangerschaft intensiv (z. T. sogar kriminalistisch) geforscht werden muss, um für diesen 4. Bereich des 4-Digit Diagnostic Codes einen einigermaßen sicheren Befund zu erhalten.

Zusammenfassende Beurteilung der Diagnosekriterien

Auch im Erwachsenenalter können die Diagnosekriterien des 4-Digit Diagnostic Code verwendet und damit die Diagnosen FAS, pFAS und ARND im Erwachsenenalter gestellt werden. Die Diagnosekombinationen nach dem 4-Digit Diagnostic Code sind im Kapitel 3.5, S. 40 zusammengestellt. Die vollständigen Code-Kombinationsmöglichkeiten des 4-Digit Diagnostic Codes sind im Internet veröffentlicht [19].

14.3 Sekundäre Störungen beim FAS des Erwachsenen

Zur individuellen Diagnostik des FAS bei Erwachsenen gehört seit der Erstbeschreibung der sekundären Störung durch Streissguth et al. 1996 [3] deshalb heute auch deren Erfassung, genaue Untersuchung und, soweit möglich, deren Behandlung.

Knapp zehn Jahre nach dieser Erstbeschreibung wurden in Britisch Columbia (Kanada) von Clark et al. [20] noch einmal das Auftreten „secondary Disabilities" an 62 erwachsenen Patienten überprüft.

Die Häufigkeit der sekundären Störungen entsprach den Ergebnissen der Studie von A. Streissguth [3]. So waren die *Mental Health*-Störungen mit 92 % auch hier sehr hoch; ADHS (61 %) und Depressionen (47 %) waren auch in dieser Studie die häufigsten komorbiden Störungen.

34 % der untersuchten Patienten hatten einen IQ-Wert unter 70, ungefähr 70 % waren nicht fähig, allein zu leben. Zu ähnlichen Befunden waren auch Spohr et al. [1] gekommen.

Clark et al. beschrieben in dieser Studie erstmalig die hohe Anfälligkeit (92 %) der Betroffenen für Manipulation. Dies kann unter anderem zu Verfälschungen der Wahrheit führen, indem z. B. manipulierte Falschaussagen vor Gericht gemacht oder Vereinbarungen und Warnungen nicht verstanden werden.

Interessant war in dieser Untersuchung auch, dass die sekundären Störungen nicht abhängig von der Intelligenzminderung waren, sondern von dem Ausmaß der Schwierigkeiten der Anpassungsfähigkeit (adaptive functioning).

In der Seattle-Studie [26] waren etwa 90 % der Patienten von Gesundheitsproblemen betroffen, wobei in der Kindheit und Adoleszenz die ausgeprägte ADHS im Vordergrund stand und bei den Erwachsenen mit zunehmendem Alter über die Hälfte an einer Depression litt. Wie hoch bei dieser Gruppe erwachsener FAS-Patienten das Risiko eines Selbstmordes war, bleibt bisher unklar. Ebenfalls unklar ist, ob für die erhöhte Suizidalität die zahlreichen postnatalen (Probleme) Belastungen oder die pränatale Alkoholexposition und die daraus resultierende Hirnschädigung verantwortlich zu machen sind.

Sicher könnten, neben dem zugrunde liegenden FAS/FASD, die möglicherweise bestehenden psychosozialen Belastungen, der körperliche und emotionale Missbrauch, die hohe Arbeitslosenrate, die häufige Armut , Probleme mit dem Gesetz und die hohe Rate an Substanzmissbrauch ausreichende Belastungsfaktoren für eine erhöhte Suizidalität und Suizidrate sein.

Daher ist es wichtig, dass bei der individuellen Untersuchung von Jugendlichen und Erwachsenen nach Suizidgedanken gefragt wird.

Kinder von erwachsenen FAS-Patienten

Kinder groß zu ziehen ist für Eltern immer eine verantwortungsvolle Aufgabe. Sie müssen ihrem Kind Geduld und Zuneigung und eine konstante Zuwendung entgegenbringen und bei Fehlverhalten eine konsequente Haltung einnehmen.

Mütter, die selber von einem FAS betroffen sind und unter Aufmerksamkeits- und Wahrnehmungsstörungen, kognitiven Defiziten und einer eingeschränkten Urteilsfähigkeit leiden, sind erwartungsgemäß in kurzer Zeit mit ihrem neugeborenen Kind überfordert. Trotz der vielfältigen Schwierigkeiten, die diese doppelt belasteten Frauen haben, können sie, wenn sie ihre nicht selten zusätzlich bestehende Alkoholabhängigkeit unter Kontrolle haben, mit Hilfe intensiver langjähriger Betreuung und Unterstützung durchaus eigene Kinder erziehen und versorgen.

Die Erfahrung zeigt, dass gerade Frauen, bei denen ein FAS vorliegt, häufig Kinder bekommen, obwohl sie selbst meist in unsicheren und schwierigen Verhältnissen leben.

Nicht selten stellt sich bei der Anamneseerhebung eines von seinen Pflege- oder Adoptiveltern zur Diagnose vorgestellten Kindes heraus, dass die leibliche Mutter selbst aus alkoholbelasteten Verhältnissen stammte und wegen Vernachlässigung, Missbrauch oder Gewalt aus der Familie genommen werden musste. Diese Mütter wurden oft in einem Kinderheim oder bei Pflege- oder Adoptiveltern groß und waren zu einem nicht geringen Teil wahrscheinlich selbst durch Alkohol in der Schwan-

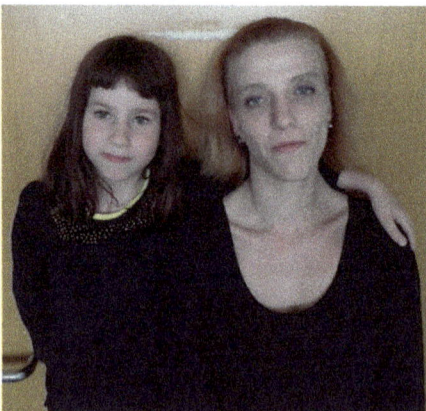

Abb. 14.10. Mutter und Kind mit einem FAS.

gerschaft geschädigt. Viele fangen bereits in der frühen Adoleszenz an zu trinken, so dass nicht selten eine Frau mit einem undiagnostizierten FAS selbst wieder ein alkoholgeschädigtes Kind zur Welt bringt.

In der großen Erwachsenen-Studie von Streissguth et al. zu den sekundären Störungen [3] waren unter den insgesamt 253 betroffenen Patienten 17 % Eltern im Durchschnittsalter von 18 Jahren. Dramatische 40 % dieser selbst vom Alkohol in der Schwangerschaft betroffenen Frauen hatten in der eigenen Schwangerschaft getrunken und 17 % dieser Kinder zeigten bei der Nachuntersuchung ebenfalls Hinweise auf eine FAS (Abbildung 14.10 und 3.11).

Zusammenfassend muss man feststellen, das Mütter von alkoholgeschädigten Kindern selbst eine hohe, bisher nicht erkannte und in der Regel undiagnostizierte Risikogruppe für ein FAS darstellen. Diese Gruppe von Betroffenen muss bei Präventionsstrategien mehr als bisher berücksichtigt werden.

14.4 Konflikte mit dem Gesetz

Jugendliche und Erwachsene mit der Diagnose eines FAS kommen häufiger als ihre nicht durch eine pränatale Alkoholexposition geschädigten Altersgenossen in Berührung mit dem Gesetz; als Kläger, Zeuge, oder Opfer und vor allem als Angeklagte. Die Justiz muss heute bei allen juristischen Schritten die vielen Behinderungen und kognitiven Einschränkungen der Fetalen Alkoholspektrumstörungen kennen und bei ihrer Beurteilung dieser Menschen mit in Betracht ziehen.

Beispiel: Aus einem Vortrag eines Richters auf dem 3. Internationalen FASD-Kongress in Vancouver 2004

Ein junger Mann wird vom Richter vernommen, weil er ein Fahrrad gestohlen hat. Der Angeklagte gibt freundlich zu, dass er das Rad habe „mitgehen lassen". Er wird mit einer wohlwollenden und eindringlichen Ermahnung durch den Richter entlassen.

Sechs Wochen später: Der gleiche junge Mann, der gleiche Richter und wieder ist ein gestohlenes Fahrrad Ursache der richterlichen Vernehmung: Jetzt wird der Richter deutlicher, der Diebstahl des Angeklagten sei ein grober Verstoß gegen das Gesetz. Der junge Mann gibt wiederum freundlich und offen zu, das Fahrrad mitgenommen zu haben. Es habe dort an einem Baum gestanden und niemandem gehört. Er wird zum Ableisten einiger Sozialstunden in einem Kinderheim verurteilt.

Sechs Wochen später kommt es erneut zur Festnahme und Vorführung bei dem gleichen Richter, weil der junge Mann nun zum dritten Mal ein Fahrrad gestohlen hatte. Auf die strenge Frage des Richters, warum er das nach den eindringlichen Mahnungen und der Verurteilung schon wieder getan habe, antwortet der Mann freundlich, dass er gerade ein Fahrrad gebraucht habe und das von ihm mitgenommene Rad ja offensichtlich niemandem gehört habe.

Da sei ihm – so der Bericht des Richters – der Kragen geplatzt; er habe sich von dem jungen Mann nicht ernst genommen gefühlt. Das uneinsichtige Verhalten dieses Mannes konnte er nicht durchgehen lassen und er habe ihn wegen Diebstahl im Wiederholungsfall zu einer empfindlichen Geldstrafe verurteilt, die der Angeklagte ohne Widerspruch lächelnd angenommen habe.

Weil der junge Mann immer freundlich geblieben war, sich auch beim dritten Mal wieder für das, was er getan hatte, entschuldigte und wenig zu seiner Verteidigung vorgebracht hatte, wollte der Richter sicher sein, dass sein auffälliges Verhalten nicht krankheitsbedingt war und schickte ihn zu einer ärztlichen Untersuchung.

In diesem Fall war das Ergebnis der Untersuchung die Diagnose eines Fetalen Alkoholsyndroms im Erwachsenenalter (FAS adult) mit den für dieses Syndrom typischen Schwierigkeiten in der sozialen Interaktion und Beeinträchtigung der exekutiven Funktionen.

Es war deutlich, dass der Patient sich seines Unrechts und den Folgen seiner Taten nicht bewusst war, dass er den Richter weder beim ersten, noch zweiten und dritten Mal in seinen Ermahnungen verstanden hatte und mit seinem freundlichen Verhalten wahrscheinlich zeigen wollte, dass er ihm zum Gefallen alles richtig machen möchte.

Der Bericht des Richters endete mit der Einsicht und Empfehlung, im Zweifelsfall vor einem Strafverfahren oder einer Verurteilung die Möglichkeit des Bestehens der Diagnose eines FAS in einem spezialisierten Zentrum überprüfen zu lassen.

Die bei diesem Syndrom bestehenden Lern- und Verhaltensstörungen sowie die Schwierigkeiten in der sozialen Interaktion machen die Betroffenen empfänglich für kriminelles Verhalten [21].

Das angeführte Beispiel zeigt, welche Probleme und Herausforderungen durch die Beeinträchtigungen der Patienten mit FAS für das Rechtssystem und die Strafverteidigung entstehen können [22]. Eine Person mit einem FAS kann im Gerichtssaal missverstanden, im Gefängnis drangsaliert und schikaniert und mit falschen Vorschlägen wieder aus dem Gefängnis zurück in die Gesellschaft entlassen werden. Deshalb ist es wichtig, dass diejenigen, die mit den Betroffenen von Berufswegen zu tun haben, das FAS kennen und mit seinen Folgen und Auswirkungen umzugehen lernen.

In einem im Januar 2013 publizierten juristischen Artikel sprechen Mela & Luther von einem „invisible disorder", einer „unsichtbaren Krankheit" und treffen damit den entscheidenden Punkt: Undiagnostizierte erwachsene FAS-Patienten wirken auf den ersten Blick unauffällig und normal, sind es aber nicht [23].

Die typischen Muster der Straftaten von Menschen mit der Diagnose eines FAS sind in der Regel keine Gewaltverbrechen, sondern Vergehen und Delikte, die aufgrund mangelnder Einsichtsfähigkeit und Gedächtnisstörungen häufig wiederholt begangen werden. Die Strafen und Auflagen haben aufgrund der genannten Beeinträchtigungen in der Regel keine Langzeitwirkung.

Wie häufig Menschen mit einer bereits bekannten FAS-Diagnose als Straftäter in den Gefängnissen einsitzen ist unklar. Die Zahlen sind sicher verschwindend klein, weil die Betroffenen überwiegend nicht diagnostiziert werden. Burd et al. [24] berechneten in einer Untersuchung von 2004 eine fast 100-fach geringere Anzahl von Straftätern mit diagnostiziertem FAS im Gefängnis im Vergleich zur Inzidenz des Syndroms in Kanada und den USA (0,087/1 000 im Vergleich zu 1–9/1 000).

In einer kanadische Studie von Popova et al. von 2011 war die Wahrscheinlichkeit, in einem umschriebenen Zeitraum ins Gefängnis zu kommen, für Jugendliche mit FAS etwa 19 mal höher als bei vergleichbaren, nicht vom FAS betroffenen Jugendlichen [25].

Streissguth et al. geben in ihrer Arbeit über die sekundären Störungen erwachsener FAS-Patienten [3] für die Inhaftierung von Straftätern mit FAS eine Häufigkeit von 35 % an. Dies entspricht auch unseren klinischen Erfahrungen in Berlin. Erwachsenen Patienten geben mit zunehmendem Alter häufiger Straftaten an, vor allem Diebstahl, Betrug und Drogenkriminalität.

Charakteristika, die Menschen mit FAS zu Straftaten prädisponieren
- Ein Mangel an Impulskontrolle;
- Ein Mangel an der Fähigkeit, über zukünftige Konsequenzen ihres momentanen Handelns und ihrem aktuellen Verhalten nachzudenken;
- Es bestehen Schwierigkeiten zu planen, Ursache und Wirkung zu verstehen, Verantwortung zu übernehmen;
- Fehlende Empathie und fehlende Frustrationstoleranz;
- Fehlende soziale Kompetenz, um ein angemessenes Urteil über das eigene Handeln zu fällen;
- Tendenz zu aggressiven Ausbrüchen („explosive episodes");
- Anfälligkeit für Gruppendruck („peer pressure") z. B. ein Vergehen verüben, um seinen Freunden zu imponieren;
- Häufig gutgläubig und damit leichter manipulierbar.

Charakteristika, die Menschen mit FAS vor Gericht zeigen
- Eingeschränkte Fähigkeit, eine Gerichtsverhandlung und eine Verurteilung zu verstehen;
- Eingeschränkte Fähigkeit, die eigene Tat zu beurteilen, z. B. machen sie ein sie belastendes Eingeständnis einer Tat, nur um dem Richter zu gefallen;
- Menschen mit FASD tendieren nicht zu immer schwereren Vergehen. Sie neigen aber zu Wiederholungen trotz Bestrafung! („I want. I take").

In einer Strafsache gegen einen Betroffenen hat das Gericht immer nur 3 Entscheidungsmöglichkeiten:
1. Verurteilung, 2. Freispruch, 3. Sicherheitsverwahrung.

Wichtig: Es sollte nicht zu einem Absehen von der Verfolgung des Verfahrens wegen Geringfügigkeit des aktuellen Deliktes nach § 153 StPO kommen, sondern wünschenswert wäre ein Freispruch aufgrund eines nachgewiesenen FAS!

Nur so wird die Diagnose in der Gerichtsakte festgehalten und falls es zu einem neuen Delikt und Gerichtsverfahren kommen sollte, wird ein nachfolgender Richter so auf die Ursache der neuerlichen Tat aufmerksam gemacht.

Empfehlungen an das Gericht bei Straftaten von FAS-Betroffenen
1. Freispruch für Patienten aufgrund einer gesicherten FAS-Diagnose!
2. Einleitung einer vollen gesetzlichen Betreuung

3. Wohnform in einer spezialisierten 24-Stunden betreuten therapeutischen Einrichtung
4. Mit Unterstützung der Agentur für Arbeit müssen für die weitere berufliche Entwicklung staatliche Leistungen zur Teilnahme am Arbeitsleben im Sinne des § 33, SGB IX, insbesondere durch Einrichtungen der beruflichen Integration, gemäß § 35, SGB IX erwirkt werden.
5. Einleitung einer möglicherweise notwendigen ambulanten psychiatrischen Behandlung

Zusammenfassend lässt sich sagen, dass es bisher nur vereinzelte Untersuchungen aus den USA und Kanada über den Zusammenhang von FAS und Kriminalität gibt sowie noch weniger Untersuchungen zum Umgang der Justiz mit straffälligen FAS-Patienten.

Auch für die Justiz in Deutschland trifft der Begriff *invisible disorder* für die Fetalen Alkoholspektrumstörungen immer noch zu. Erwachsene mit FAS werden viel zu selten diagnostiziert und weder Richter, Staatsanwälte noch das Gefängnispersonal kennen sich bislang mit diesem Syndrom hinreichend aus. Eine verstärkte allgemeine Aufklärung der Bevölkerung und die zur Kenntnisnahme dieser neuropsychiatrischen Störung in unserem Rechtssystem und besonders in der Strafjustiz sind zwingend notwendig. Vor einer möglichen Verurteilung eines Straftäters sollte auch in Deutschland bei Verdacht auf eine neurokognitive Störung, wie in Kanada, vorher eine medizinische Diagnostik erfolgen.

Teil IV: **Intervention, Prävention und sozialrechtliche Aspekte**

15 Therapeutische Aspekte und Interventionsmodelle

15.1 Allgemeine Aspekte

Wenn Eltern oder Betreuer die Diagnose eines FAS erfahren, ist eine häufig gestellte Frage: „Warum brauchen wir eigentlich eine Diagnose, wenn offensichtlich keine Therapie für unser Kind möglich ist?"

Die Diagnosestellung eines Fetalen Alkoholsyndroms ist ein kritischer, sensibler Moment für alle Beteiligten. Die betreuenden Erwachsenen haben auf dem langen Weg bis zu einer Diagnose oft befürchtet, dass etwas mit ihren Kindern „nicht stimme". Sie sind bei vielen und unterschiedlichen Ärzten gewesen, oft wurden sie beruhigt; es bestehe eine Entwicklungsverzögerung, die sich auswachse, oder das Kind habe schlechte Startbedingungen gehabt, die durch engagierte Pflege gut kompensierbar sei. Sie haben es gern geglaubt, und sich in der Erziehung und Förderung des Kindes noch mehr angestrengt. Aber je älter die Kinder wurden, desto größer wurden die Sorgen und umso weniger blieb eine Entwicklungsverzögerung als Erklärung für die kognitiven Defizite und die zunehmenden Verhaltensstörungen akzeptabel.

Oft sind es Hinweise aus dem familiären Umfeld, Internetrecherchen oder der behandelnde Arzt, die den Verdacht auf das Vorliegen eines möglichen FAS lenken. Schließlich kommt es zur Vorstellung in einem spezialisierten Zentrum, wo die Diagnose z. B. nach dem 4-Digit Diagnostic Code [1] gestellt werden kann.

Mit der Diagnose kommt die ernüchternde Prognose für die Zukunft ihres Kindes: Eine lebenslange körperliche und geistige Behinderung, wahrscheinlich mit fehlender Selbstständigkeit, verbunden mit der Notwendigkeit einer ständigen Betreuung und Begleitung.

Dies trifft viele Pflege- und Adoptiveltern unvorbereitet. Jahrelange Anstrengung, jahrelange Unterstützung, jahrelange Hoffnung auf Besserung sind umsonst gewesen. Eine tiefe Enttäuschung – und nun? Welche Therapie?

In einem Beratungsgespräch sollten folgende Botschaften die Eltern erreichen:
- **Die erste Botschaft** an die Eltern ist: „Sie sind angekommen!" Der Zweifel ist zu Ende; die Schwierigkeiten und Auffälligkeiten ihrer Kinder sind nicht Folge des erzieherischen Unvermögens der betreuenden Eltern, wie die Umwelt oft und gern vermittelt, sondern es liegt ein Krankheitsbild vor, bei dem der mütterliche Alkoholkonsum in der Schwangerschaft vor allem das Gehirn des werdenden Kindes geschädigt hat.
- **Die zweite Botschaft:** Bisher gibt es keine einzig richtige und überzeugende Behandlung und wahrscheinlich wird es nie eine geben.
  Die aufgrund ihrer erkennbaren Entwicklungsverzögerungen durchgeführten frühen Hilfen wie z. B. Physiotherapie, Logopädie und Ergotherapie einzeln oder im Rahmen von Frühförderung etc. sind sicher richtig, sie sind als symptomorientier-

te therapeutische Hilfen sinnvoll und wichtig, auch wenn die zugrunde liegenden Schädigungen dieses Syndroms damit nicht ursächlich behandelt werden können.

Psychotherapeutische Hilfen und Unterstützung sind möglicherweise im Einzelfall, v. a. wenn es traumatische Erlebnisse in der frühen Kindheit gegeben hat, zu empfehlen und sinnvoll. Für FAS-spezifische Störungen gibt es bislang keine hinreichend evaluierten psychotherapeutischen Verfahren.

Pflege- und Adoptiveltern mit ihren Familien und ihrem sozialen Umfeld tragen die Hauptlast der Therapie der betroffenen Kinder. „24 Stunden am Tag, 7 Tage in der Woche und das mindestens 18 Jahre lang!" Das mag hart klingen, aber vor allem in den ersten Lebensjahren der Kinder trifft dies zu. Nur bei den ständig für sie bereitstehende Pflegeeltern kann das oft zusätzlich vernachlässigte, möglicherweise misshandelte und missbrauchte Kind lernen, Vertrauen zu entwickeln – und wie schwer das ist, wissen alle Betreuer, die diese Aufgabe auf sich nehmen.

– **Die dritte Botschaft:** Man braucht einen langen Atem und jedes Kind ist anders. Die Variabilität der klinischen Symptome ist so vielfältig, dass eine Prognose nur individuell und mit großer Vorsicht gestellt werden kann. Die Eltern wissen oft besser als professionelle Therapeuten, was den betroffenen Kindern gut tut und welche Therapien ihre Kinder brauchen. Die betreuenden Eltern müssen „Verbündete" suchen, die sie unterstützen, die richtigen Hilfen zu finden. Dies können Jugendämter, Selbsthilfegruppen oder auch erfahrene Ärzte und Therapeuten sein.

15.2 Medikamentöse Therapie

Behandlung der ADHS bei FAS

Untersuchungen zur medikamentösen Behandlung bei Patienten mit FAS beziehen sich fast ausschließlich auf die Behandlung einer begleitenden ADHS. Die Literatur beschränkt sich auf wenige Publikationen. Nach Peadon [3] wurden bis 2009 insgesamt nur zwei randomisierte Studien mit sehr kleinen Fallzahlen publiziert. Oesterheld et al. [6] untersuchten lediglich 4 Kinder zwischen 4–12 Jahren und Snyder [7] 12 Kinder, die mit verschiedenen Medikamenten über eine kurzen Beobachtungszeitraum behandelt wurden. Insgesamt fand sich bei den kleinen Fallzahlen eine signifikante Verbesserung der Hyperaktivität und der Impulsivität, nicht aber der Aufmerksamkeit.

Doig et al. berichten 2008 in einer klinisch-retrospektiven Studie über 27 Kinder mit FASD und ADHS, die in einer FASD-Beratungsstelle des Alberta Hospitals in Calgary betreut wurden. Die Autoren untersuchten zum einen die medikamentöse Wirkung auf die ADHS allgemein und zum anderen, welcher Typ der ADHS (hyperaktiv/impulsiv, unaufmerksam, mit oppositionellem Verhalten) am besten auf die medikamentöse Behandlung ansprach. Das Ergebnis war eindeutig und zeigte bei

18/27 Patienten mit Hyperaktivität/Impulsivität eine deutliche Besserung. Das gleiches Ergebnis (19/27) fand sich bei ADHS mit oppositionellem Verhalten. Dagegen gab es nur bei (9/27) Patienten eine erkennbare Besserung bei der Unaufmerksamkeit. Als Medikamente wurden eingesetzt: Atomoxetin (6); Dextroamphetamin (10); Methylphenidat (18) [8].

Trotz der dürftigen Studienlage haben wir seit Jahren immer wieder darauf hingewiesen bei besonders hyperaktiven und impulsiven FAS-Patienten auch schon in jungen Jahren einen Behandlungsversuch mit Methylphenidat durchzuführen. Ohne dass wir dies statistisch belegen können, haben wir bei einer ganzen Reihe von betroffenen Kindern eine deutliche Verbesserung sowohl hinsichtlich der motorischen Unruhe und Impulsivität als auch, entgegen der bisherigen Studienlage, eine deutliche Verbesserung der Aufmerksamkeit erzielen können.

Tabellarisch sind nachfolgend die wichtigsten in Deutschland zugelassenen Medikamente zusammengestellt:

Stimulantien
- *Methylphenidat* (Wirkmechanismus: zentral wirksam durch Erhöhung von Dopamin und Noradrenalin im synaptischen Spalt über Hemmung der Wiederaufnahme dieser Neurotransmitter in das präsynaptische Neuron); kurzwirksame Präparate: Ritalin®, Medikinet®, Generika; Retardpräparate: Ritalin LA®, Equasym retard®, Medikinet retard®, Concerta®
- *Amphetamine* (Wirkmechanismus s. Methylphenidat): Attentin® (Dextroamphetamin), Elvanse® (Lisdexamphetamin)

Andere Substanzgruppen (Non-Stimmulants)
- *Atomoxitin* (Wirkmechanismus: zentral wirksam durch Hemmung des Noradrenalin-Transporters an präsynaptischen Nervenzellen). Strattera®
- *Guanfacin* (Wirkmechanismus: Der genaue Wirkmechanismus ist nicht bekannt. Es handelt sich um einen selektiven zentralen adrenergen Alpha2A-Rezeptor-Agonist. Guanfacin wurde aufgrund seiner blutdrucksenkenden Eigenschaften als Mittel gegen arteriellen Hypertonus entwickelt). Intuniv®: Das Medikament ist in Deutschland erst seit September 2015 zugelassen.

Wir behandeln aufgrund der oft sehr ausgeprägten Impulsivität und der schnell einsetzenden Wirkung die meisten Patienten mit Methylphenidat. Hinsichtlich der verschiedenen Retardierungsformen entscheiden wir anhand der Symptomatik, den Anforderungen im Alltag und der eventuell auftretenden unerwünschten Wirkungen. Bei jüngeren Kindern (im Einzelfall schon ab dem Alter von 3–4 Jahren) beginnen wir immer mit einem kurzwirksamen Methylphenidat in einer sehr niedrigen Dosis (0,25 mg/kg KG) und steigern vorsichtig individuell bis auf max. 1 mg/kg KG.

Inzwischen besteht bei unzureichender Wirkung von Methylphenidat seit 2013 auch in Deutschland die Möglichkeit eines Behandlungsversuchs mit Lisdexamphetamin (Elvanse®). Bei einzelnen Patienten konnten wir nach unbefriedigender Wirkung von Methylphenidat durch die Umstellung einen positiven Effekt erzielen.

Therapie bei aggressivem Verhalten und Störung des Sozialverhaltens

Eine Mehrheit der Kinder mit einem Fetalen Alkoholsyndrom leidet neben der ADHS an ausgeprägten Impulskontrollstörungen mit aggressivem Verhalten, die zu einer einer Störung des Sozialverhalten (Conduct Disorder, CD) oder einer Störung des Sozialverhaltens mit oppositionell, aufsässigem Verhalten (Oppositional Defiant Disorder, ODD) führen. Diese Patienten benötigen häufig eine medikamentöse Behandlung, um ihnen überhaupt erst die Teilnahme an der Schule oder ihren sozialen Alltagsaktivitäten zu ermöglichen. Obwohl es bisher keine Studien zur medikamentösen Behandlung von Patienten mit FAS, ADHS und zusätzlich bestehenden schweren Sozialstörungen gibt, wird heute häufiger das Neuroleptikum Risperdal® bei solchen Patienten eingesetzt, auch wenn es in Deutschland unter 18 Jahren nur zur maximal sechswöchigen Behandlung von aggressivem Verhalten bei Intelligenzminderung zugelassen ist.

Atypisches Neuroleptikum (*Risperidon*, Risperdal). (Wirkmechanismus: Das Medikament gehört zu der Klasse der hochpotenten Neuroleptika und ist ein selektiver monoaminerger Antagonist mit hoher Affinität an serotonergen 5-HT2A- und mit deutlich geringerer Affinität an dopaminergen D2-Rezeptoren. Risperidon bindet ebenfalls an α1-adrenerge und mit geringerer Affinität an H1-histaminerge und α2-adrenerge Rezeptoren.)

Eine erste Untersuchung zur Wirksamkeit von Risperidon in Kombination mit Stimulantien/Atomoxetin bei Kindern mit FASD wurde 2015 publiziert. Ozsarfat und Koren (Toronto, 2015) berichten darin über ihre Auswertung von Daten einer FASD-Klinik in Tel Aviv. Zehn Kinder mit FASD (5–16 Jahre; 3 w, 7 m), die alle unter einer ADHS litten und mit Stimulantien behandelt wurden, erhielten wegen ihrer zusätzlichen schweren Impulskontrollstörung mit aggressivem Verhalten (ODD, CD) zusätzlich Risperidon. Alle Patienten bis auf einen 10-jährigen Jungen reagierten bei einer Dosis von 0,5–1,5 mg/d erfolgreich auf die Behandlung [10]. Aufgrund ihrer Wichtigkeit wurde die Tabelle 15.1 hier vollständig dargestellt.

Zusammenfassend spielt die medikamentöse Behandlung der unterschiedlichen kognitiven Beeinträchtigungen und Verhaltensstörungen bei den Patienten mit FAS eine wichtige Rolle, da andere Interventionen oft nur geringe Effekte zeigen und es den Kindern sonst nicht möglich ist, in Gruppen integriert zu werden und am Schulleben teilzunehmen.

Es kommt zusätzlich zu den vielfältigen Störungen aufgrund der intrauterinen Schädigung des zentralen Nervensystems zu emotionalen Belastungen durch ständiges Versagen im Alltag, durch schwerwiegende Konflikte mit Eltern, Lehrern, Erziehern und Gleichaltrigen.

Tab. 15.1. Wirkung von Risperidon bei Kindern mit FASD (modifiziert nach Ozsarfati und Koren, 2015) [10].

Patient	Geschlecht	Alter	Diagnose	Tagesdosis Risperdal®	Weitere Medikamente	Risperdal® Response	UAW[1]
1	w	16 J.	ADHS, ODD, CD	1 mg	Ritalin SR®	Ja	Keine
2	m	6,5 J.	ADHS, ODD	1 mg	Concerta®	Ja	Keine
3	m	11 J.	ADHS, ODD	1 mg	Concerta® Aderall® Ritalin®	Ja	Keine
4	m	10 J.	ADHS, ODD	0,5 mg	Concerta®	Nein	Kreatininerhöhung
5	m	16,5 J.	ADHS, ODD, CD	1,5 mg	Concerta®	Ja	keine
6	m	13,4 J.	ADHS, ODD	1,5 mg reduziert auf 1 mg	Stratera®	Ja	Depression, Suizidgedanken (nicht mehr nach Reduktion auf 1 mg Risperdal)
7	m	5 J.	ADHS, ODD	Erst: 0,2 mg Dann: 0,3 mg reduziert auf 0,25 mg	Ritalin®	Ja	Sehr ruhig, depressiv bei 0,3 mg, nicht mehr bei 0,25 mg
8	m	5 J.	ADHS, ODD	Erst: 0,1 mg Dann: 0,3 mg	Ritalin®	Nein Ja	Keine
9	w	9,5 J.	ADHS, ODD	0,5 mg	Concerta® Lamictal® Zyprexin®	Ja	Keine
10	w	7,5 J.	ADHS, ODD	0,5 mg 1,5 mg	Ritalin® Concerta®	Keine Angabe	Verstärkte Wut durch Ritalin®

[1] = unerwünschte Arzneimittelwirkungen

Daher sollte trotz aller berechtigten Vorbehalte gegen eine medikamentöse Behandlung ein zielgerichteter Behandlungsversuch unter engmaschiger Überwachung und Evaluation der Wirkung eingeleitet werden.

15.3 Psychotherapeutische Maßnahmen

Die Mehrzahl der Kinder, Jugendlichen und Erwachsenen mit FAS scheinen auf Therapien und Förderungen insgesamt weniger positiv zu reagieren und werden teilweise sogar als therapieresistent eingeschätzt. Häufig liegt der mangelnde Erfolg jedoch daran, dass die Patienten mit therapeutischen Behandlungsmethoden (Interventionen) konfrontiert werden, die nicht ihren kognitiven und emotionalen Defiziten angepasst wurden [2], und dass aufgrund nicht ausreichend validierter spezifischer Interventionsmodelle und Behandlungsstrategien für das FAS lediglich allgemein symptomorientiert behandelt wird.

Neben der Kompensation und Verbesserung vorhandener Beeinträchtigungen ist es wichtig, die individuell vorhandenen positiven kognitiven und emotionalen Eigenschaften und die sozialen Kompetenzen bei den betroffenen Patienten zu fördern, damit sie ein positiveres Selbstbild und Selbstvertrauen entwickeln können.

Vor Beginn therapeutischer Maßnahmen steht zunächst die Aufklärung über die mit diesem Syndrom einhergehenden Alltagsbeeinträchtigungen und Defizite. Dies ist wichtig für das Verständnis des jeweiligen Betroffenen und es ist als Grundlage für eine Behandlungsplanung auch wichtig für den Therapeuten [2].

Es gibt inzwischen schon zahlreiche Interventionsmodelle, sie wurden bislang jedoch nur vereinzelt auf ihre Wirksamkeit hin untersucht und evaluiert.

Peadon et al. haben 2009 erstmals die wenigen in der Literatur vorhanden randomisierten und kontrollierten Interventionsstudien, die nach der Durchführung auf einen Erfolg hin überprüft worden waren, analysiert. Von 475 herausgesuchten Arbeiten entsprachen nur 12 Studien den vorher festgelegten qualitativen Voraussetzungen und nur 3 davon hatten eine ausreichend große Fallzahl (60–100 untersuchte Kinder), um eine allgemeingültige Aussage machen zu können. Die Interventionen erfolgten in Mathematik, Sprache sowie sozialer Kompetenz und wurden über 6 bzw. 12 Wochen; in einer Studie einmal wöchentlich mit einer Stunde über 38 Wochen durchgeführt. Alle 3 Interventionsstudien wiesen signifikante Verbesserungen bei den betroffenen Kindern in den zuvor genannten Bereichen auf, wobei die Nachbeobachtungszeit unterschiedlich und z. T. nur sehr kurz war [3].

Kodituwakku und Kodituwakku haben 2011 ebenfalls in einer ausführlichen Literaturrecherche insgesamt nur 12 Publikationen gefunden, die den Kriterien der evidenzbasierten Interventionsmodelle im Bereich Verhalten entsprachen und die ebenfalls zu signifikanten Verbesserungen geführt hatten. Aber auch hier fehlen längere Beobachtungszeiträume. Beispiele für Interventionen in diesen Studien waren u. a.

Trainingsmodelle für soziale Fertigkeiten, Sprache, neurokognitive Fähigkeiten, Arbeitsgedächtnis, sowie Eltern-Kind-Interaktionstherapie und Verhaltenstherapie [4].

In einer Pilotstudie führten Grant et al. 2004 mithilfe eines modifizierten PCAP-Programms (*Parent-Child Assistance Program*, Eltern-Kind-Unterstützungsprogramm) der Universität Washington eine erfolgreiche Intervention bei 19 jungen Frauen, die an einem FAS litten, über einen Zeitraum von einem Jahr durch, und evaluierten danach die Ergebnisse. Als Betreuungs- und Unterstützungspersonen kamen nichtprofessionelle „Betreuer" (*case manager*) zum Einsatz. Die Autoren konnten belegen, dass die intensive Betreuung zu Verbesserungen hinsichtlich des Alltagslebens der betroffenen Frauen geführt hatte. Sie tranken weniger Alkohol, nahmen weniger Drogen, nahmen häufiger Kontrazeptiva, nutzten intensiver die Angebote der Gesundheitsfürsorge und wurden insgesamt häuslicher [5].

Zusammenfassend muss man feststellen, dass es auch heute, mehr als 40 Jahre nach der Entdeckung des Syndroms 1973, bis auf wenige Pilotstudien keine verbindlich anwendbaren Therapie-Strategien gibt. Es besteht also weiterhin ein großer Forschungsbedarf bezüglich der Frage, welche Therapien sich bei Kindern, Jugendlichen und Erwachsenen mit FAS als effektiv erweisen könnten. Dies gilt besonders im Hinblick auf eine Verbesserung der exekutiven Funktionen, als Voraussetzung für weniger Schwierigkeiten und mehr Selbstständigkeit im Alltag.

15.4 Vitamin-A-Supplementierung

In der Zeitschrift *Medical Hypotheses* wiesen Ballard et al. 2011 auf die Möglichkeit eines therapeutischen Einsatzes von Vitamin A, Folsäure und Cholin in der Schwangerschaft zur Verhinderung der Entstehung eines FAS hin.

Es ist bekannt, dass Äthanol auf vielfältige Weise in den Metabolismus von Folsäuren, Cholin und Vitamin A bzw. der Retinoidsäure eingreift.

Es wird spekuliert, dass Äthanol nicht nur als teratogene Noxe auf den wachsenden Embryo einwirkt, sondern dass die Äthanoleinwirkung in der Schwangerschaft auch zu einem ernährungsbedingten Mangel an Folsäure, Cholin und Vitamin A führt, der mitverantwortlich für die Entstehung eines FAS sein könnte.

Ein Vitamin-A(all-transretinal)-Mangel ist häufig, besonders in Afrika und Asien in sozial schwachen Bevölkerungsschichten und vor allem auch bei alkoholabhängigen Frauen in der Schwangerschaft, anzutreffen. Alkohol hat einen direkten Einfluss auf den Retinoidsäure-Stoffwechsel, er senkt die Höhe der Retinoidsäure, die notwendig für eine normale neurale Entwicklung des Embryos ist.

Wie im Tierversuch schon vereinzelt unter anderem bei Zebrafischen nachgewiesen, könnten – so die Hoffnung der Autoren – durch eine orale Gabe von Vitamin A, Cholin und Folsäure bei alkoholabhängigen schwangeren Frauen möglicherweise die

Folgen einer intrauterinen Alkoholexposition abgemildert werden. Dies scheint zurzeit aber noch kein realistischer Therapieansatz zu sein [9].

15.5 Jugendhilfemaßnahmen

Für Kinder und Jugendliche mit FAS, die in einer Familie leben, gibt es je nach den individuellen Bedürfnissen einen Anspruch auf Betreuungs-, Einzelfall- oder Familienhilfe. Wenn es um Selbstständigkeit und Unterstützung im Alltag geht, so ist eine Betreuungs- oder Einzelfallhilfe sinnvoll. Wenn in der Familie Schwierigkeiten im Umgang mit Verhaltensproblemen des betroffenen Kindes im Vordergrund stehen, ist eher eine Familienhilfe über das KJHG (z. B. § 35a) die hilfreichere Intervention und Unterstützung.

Wenn auch die Betreuung durch Pflege- oder Adoptiveltern und wenn vertretbar durch die leiblichen Eltern immer die wünschenswerteste Lebensform ist, so wird manchmal eine stationäre Unterbringung notwendig. Wichtig dabei ist, dass sich vor allem Pflegeeltern nicht aus falsch verstandenem Pflichtgefühl überfordern und eine stationäre heilpädagogisch-therapeutische Unterbringung als Versagen erleben.

Weil Patienten mit einem FAS oft ausgeprägte Schwierigkeiten in der sozialen Interaktion haben, kann das Leben in größeren Gruppen eine Schwierigkeit darstellen, die bei der Einrichtungswahl berücksichtigt werden sollte. Wichtig und notwendig ist, dass professionelle Helfer, vor allem die Einzelfall- und Familienhelfer, aber auch Betreuer in vollstationären Einrichtungen mehr über das FAS und seine Varianten wissen, als es bislang oft der Fall ist.

Es sollte therapeutisch und pädagogisch für die Patienten mit diesem Syndrom nicht zur Überforderung kommen. Ähnlich wie bei der Behandlung autistischer Störungen sind bestimmte Defizite nicht therapierbar, können aber durch ständiges Training der Kompetenzbereiche in Grenzen verbessert werden; schrittweise und mit großer Geduld ist der therapeutischer Erfolg zu erwarten.

15.6 Betreute Wohngemeinschaften und betreutes Einzelwohnen für erwachsene Menschen

Das Fetale Alkoholsyndrom in all seinen Facetten ist eine lebenslange körperliche und seelische Behinderung. Diese bleibende Schädigung, die sich vor allem im Fehlen ausreichender Alltagskompetenzen zum selbstständigen Leben zeigt, erfordert neben einer Betreuung über das 18. Lebensjahr hinaus auch eine permanente Hilfestellung zur Förderung im Rahmen der Berufsausbildung und bei der Erwerbstätigkeit z. B. in einer Behindertenwerkstatt. Ist der betroffene Erwachsene nicht so stark beeinträchtigt, ist eine Unterstützung durch einen Betreuungshelfer oder im betreuten Einzelwohnen eine sinnvolle Ergänzung. Modellhaft bietet der Träger „Sonnenhof e. V." erstmalig in Deutschland eine betreute Wohngemeinschaft oder eine Wohngruppe für erwachsene Menschen mit einem FASD in Berlin an.

Der Träger hat es sich zur Aufgabe gemacht, ein weitgehend selbstständiges Leben und das Ausüben eines Berufs entsprechend der individuellen Beeinträchtigung zu ermöglichen (ausführlich siehe Anhang A).

Anspruch auf eine Eingliederungshilfe haben FASD-Patienten mit Zuordnung zum § 53 SGB VIII (siehe Kapitel 17). Darüber hinaus gibt es den Versuch, über Trainingsangebote Verbesserungen in den beeinträchtigten Funktionsbereichen zu erzielen und damit die Selbstständigkeit zu fördern. Die Unterstützung im Alltag durch die Betreuer beinhaltet u. a.: Individuelle Unterstützung beim Erlernen lebenspraktischer Aufgaben; tägliche Hilfestellung bei der Tagesstrukturierung; Förderung der Kontakt-, Beziehungs- und Konfliktfähigkeit; ressourcenorientierte Unterstützung der Persönlichkeitsentwicklung; außerdem Hilfen in Konflikt- und Krisensituationen und Zusammenarbeit mit Angehörigen.

16 Prävention von FAS und FASD

Jan-Peter Siedentopf und Manuela Nagel

16.1 Einleitung

Das Fetale Alkoholsyndrom bzw. angeborene Folgen eines maternalen Alkoholkonsums in der Schwangerschaft (FASD) werden oft als „häufigste vermeidbare angeborene Fehlbildung" bezeichnet.

Während diese Einschätzung bezüglich der Häufigkeit sicherlich zutrifft, muss die postulierte Vermeidbarkeit hinterfragt werden, sobald es sich um suchtkranke Schwangere handelt, deren Konsumverhalten nicht mehr von freiem Willen oder rationalen Entscheidungen gesteuert wird. Die zur Verhinderung von Alkoholfolgen in dieser Gruppe notwendigen Ansätze und Konzepte müssten die Vermeidung einer Suchtentstehung beinhalten und greifen damit weit über das eigentliche Thema hinaus.

Wie bereits in dem Abschnitt zur Epidemiologie des FAS (siehe Kapitel 7) dargestellt, besteht in vielen Ländern, so auch in Deutschland, eine Forschungs- und Wissenslücke zu Inzidenz und Prävalenz von FAS und FASD. Die geschätzte Inzidenzrate von FAS von etwa 4000/700 000 Lebendgeborenen [1] würde sehr große Studienkollektive zum Wirksamkeitsnachweis einer Präventionsmaßnahme erfordern. Dadurch wird eine wissenschaftliche Bewertung der Wirksamkeit von gezielt zur Vermeidung von FAS und FASD eingesetzten Präventionsmaßnahmen nahezu unmöglich gemacht.

Daher haben die vorgestellten Präventionskonzepte zumeist nicht die Senkung der Inzidenz und Prävalenz von FAS/FASD als Präventionsziel, sondern sind als Präventionskonzepte für Bevölkerungsgruppen konzipiert, in denen sich auch ein relevanter Anteil von Frauen im gebärfähigen Alter befindet. Dieser Ansatz entspricht dem Vorgehen neuerer Studien aus dem englischen Sprachraum, wo die Vermeidung von *alcohol-exposed pregnancies* (AEP) als Ziel der Präventionsmaßnahme angegeben wird. Da die Prävention von Alkoholkonsum in der Schwangerschaft als einzig sichere Methode zur Vermeidung von FAS und FASD anzusehen ist, haben wir dieses Ziel übernommen und uns für die Verwendung des analogen Begriffes der Prävention einer „alkoholexponierten Schwangerschaft" (AES) entschieden.

In einem „Health Technology Assessment" (HTA)-Bericht hat das Deutsche Institut für Medizinische Dokumentation und Information (DIMDI) 2012 eine Analyse von 208 Alkoholpräventionsprojekten für Kinder und Jugendliche in Deutschland vorgestellt. In der zusammenfassenden Bewertung kommt dieser Bericht zu dem Schluss, dass in Deutschland weitestgehend nicht evaluierte Alkoholpräventionsprojekte eingesetzt werden [2].

16.2 Unspezifische, gesellschaftliche Suchtprävention

Wird Alkoholkonsum als gesellschaftliches Phänomen wahrgenommen, zu dessen „Nebenwirkung" auch der Konsum von Alkohol in der Schwangerschaft gehört, so müsste die Prävention von AES auch durch eine Reduktion von Alkoholkonsum insgesamt erreichbar sein.

In diesem Sinne stellen Warnhinweise auf Getränkeverpackungen bzw. in Verkaufsstellen von Alkoholika einen Ansatz dar, dessen kurzfristiger Effekt zwar nicht sehr hoch bewertet wird, der jedoch langfristig und bei konsequenter Kennzeichnung aller Alkoholika die gesellschaftliche Akzeptanz bzw. Ignoranz gegenüber Alkohol konsumierenden Schwangeren reduzieren könnte [3, 4].

Studien unter stark kontrollierten Bedingungen in abgeschlossenen Populationen haben eine relevante Reduktion von AES durch Alkohol-Verkaufsverbote für Schwangere erzielt [5]. Eine Übertragung dieses Konzeptes auf Regionen mit leichterem Zugang zu Alkohol, als dies im ländlichen Alaska der Fall ist, dürfte jedoch scheitern.

Analog zu den Erfolgen bei der Reduktion des Zigarettenkonsums wäre von Werbeverboten und Preissteigerungen für alkoholhaltige Getränke eine Reduktion von AES zu erwarten [6].

In diesem Zusammenhang darf die Bedeutung internetgestützter Werbung für die Beeinflussung des Trinkverhaltens nicht außer Acht gelassen werden. Das europäische „AMPHORA"-Forschungsprojekt beschreibt den Einfluss von Alkoholmarketing bei Sportveranstaltungen und im Internet auf den Alkoholkonsum von Jugendlichen (http://www.drogenbeauftragte.de/fileadmin/dateien-dba/DrogenundSucht/Alkohol/Downloads/Abschlussbericht-AMPHORA-Veroeffentlichung_200114.pdf). Internetgestützte Präventionsprojekte müssen, zumeist mit geringen Finanzmitteln und unzureichender personeller Ausstattung, gegen ausgeklügelt vernetzte Werbekampagnen in Fernsehen, Straßenbild, Internet und Social-Media-Formaten um ihre Leser konkurrieren. Dieser Wettbewerb ist ohne konsequent aufeinander abgestimmte Präventionsangebote nahezu aussichtslos, denn schnell führt ein nicht mehr aktueller Link zu Interessens- oder gar Glaubwürdigkeitsverlust.

16.3 Suchtprävention im Kindesalter

Bereits in der Kindheit wird der Umgang mit Alkohol innerhalb der Familie wahrgenommen und die Auswirkungen von Alkoholkonsum beobachtet.

Rituale, wie das Zuprosten bei gemeinsamen Mahlzeiten, werden schon mit weniger als zwei Lebensjahren verfolgt und begeistert kopiert. Im günstigsten Fall kann ein Kind so schon frühzeitig gewisse Einschränkungen oder Tabus („Nur für Erwachsene", „nicht für Mama" etc.) lernen. Um darauf eine langfristige Präventionsstrategie gründen zu können, muss diese interfamiliär ggf. sehr unterschiedliche Grundlage im weiteren Leben durch allgemeine Strategien ergänzt und erweitert werden.

Langeland und Hartgers haben in einem Review dargelegt, dass Frauen, die in der Kindheit sexuellen oder physischen Missbrauch erlebt haben, häufiger problematischen Alkoholkonsum zeigten [7]. Bis zu 70 % der Frauen, die in der Schwangerschaft Alkohol trinken, haben sexuellen, physischen und/oder psychischen Missbrauch in der Kindheit erlebt. Gewalterfahrungen stellen zudem ein Risiko für das Auftreten von psychischen und psychiatrischen Störungen, insbesondere Depression, dar. Da diese wiederum das Risiko für den unkontrollierten Konsum bzw. Missbrauch von Suchtmitteln steigern, dient die Prävention von Missbrauchs- und Gewalterfahrung sowie von Vernachlässigung des Kindeswohles direkt der Prävention einer späteren AES [8, 9].

Intrauterine Alkoholexposition führt später bei jungen Erwachsenen zu einer erhöhten Rate von problematischem Trinkverhalten und psychiatrischen Erkrankungen [10]. Daraus lässt sich ein Wiederholungsrisiko für die nächste Generation ableiten [11].

16.4 Jugendliche und junge Erwachsene

Auch wenn bei den schulischen Präventionskampagnen zum Thema Alkoholkonsum der individuelle Umgang mit Alkohol im Vordergrund steht, sollte frühzeitig, z. B. im Rahmen der Sexualaufklärung, auch auf die Gefahren von Alkoholkonsum in der Schwangerschaft hingewiesen werden.

Der Ende 2012 vorgestellte HTA-Bericht des DIMDI kommt leider zu ernüchternden Ergebnissen, was die Wirksamkeit von evaluierten Präventionsprojekten betrifft [2]. Von den 208 untersuchten Projekten wurden nach Interpretation der Berichtsautoren lediglich 11 auf ihre Wirksamkeit hin evaluiert. Von diesen teilweise großflächig angelegten Projekten zeigten nur vier eine Reduktion von Alkoholkonsum/Rauschtrinken bzw. eine Verzögerung des Konsumbeginns. Bezogen auf das hier angestrebte Ziel der Verhinderung von AES kann daher lediglich von den beiden Projekten „Kribbeln im Bauch" und „Aktion Glasklar" ein relevanter Effekt erwartet werden – sofern die Wirksamkeit auch über das Ende der Präventionsmaßnahme (9. Klasse bzw. 16. Lebensjahr) hinaus weiter besteht. Für das „Projekt Glasklar" bezeichnet der HTA-Bericht die Effekte als „kurzfristig und gering".

Die Verwendung von neuen Medien stellt sicherlich eine wichtige Bereicherung der Aufklärungs- und Interventionsmöglichkeiten dar. Im Drogen- und Suchtbericht der Bundesdrogenbeauftragten von 2012 werden durch das Bundesministerium für Gesundheit (BMG) geförderte Projekte dargestellt, die auch eine Nutzung von sozialen Netzwerken beinhalten [12]. Dem HTA-Bericht zufolge geht vom größten dieser Projekte „Alkohol? Kenn Dein Limit" jedoch keine präventive Wirkung aus.

Neben diesen allgemeinen bzw. schulischen und somit nicht oder wenig geschlechtsspezifischen Präventionsstrategien drängt sich in der „Mädchensprechstunde" von Gynäkologinnen und Gynäkologen eine Thematisierung des Zusammenhanges von Alkoholkonsum und Sexualität geradezu auf. Hier sollte nicht nur das unter Alkoholeinfluss erhöhte Risiko für riskantes Sexualverhalten, sondern auch die Gefahr von Alkoholkonsum bei bestehender Schwangerschaft thematisiert werden. Dieser Ansatz wird von dem durch das BMG geförderten Projekt „Schwanger? Dein Kind trinkt mit! Alkohol? Kein Schluck – Kein Risiko!" der „Ärztlichen Gesellschaft zur Gesundheitsförderung e. V." (http://www.ÄGGF.de) verfolgt, das in Schulklassen der Jahrgangsstufen 8 bis 13 ärztliche Informationen über Alkoholkonsum in der Schwangerschaft vermittelt. Bereits erfolgte Evaluationen zu einem ähnlich aufgebauten Projekt zur Sexualaufklärung lassen langfristig Erfolge erhoffen.

Teil des Projektes „Verantwortung von Anfang an!" das vom „Arbeitskreis Alkohol und Verantwortung" des „Bundesverbandes der Spirituosen-Industrie und Importeure e. V." initiiert wurde, ist eine Broschüre mit dem Untertitel „Was Mädchen über alkoholhaltige Getränke in der Schwangerschaft wissen sollten" [13]. Da hier die Informationsvermittlung durch eine Broschüre im Vordergrund steht, wird die Effektivität der Prävention durch die Art der Bereitstellung der Broschüre beeinflusst. Erfolgt die Informationsweitergabe im Rahmen eines Aufklärungsgespräches, besteht die größte Wahrscheinlichkeit dafür, dass die Broschüre auch gelesen wird.

16.5 Erwachsene Frauen und Paare mit Kinderwunsch

Anwenderinnen von Kontrazeptionsmitteln, die eine Schwangerschaft planen, müssen sich nur im Falle der Anwendung von dauerhaften Kontrazeptiva (insbesondere der „Spirale"), an die Frauenärztin oder den Frauenarzt wenden, um den Eintritt einer Schwangerschaft zu ermöglichen. Viel häufiger wird nach der Entscheidung für eine Schwangerschaft das bisherige Kontrazeptivum (also zumeist die „Pille", seltener das Kondom) einfach weggelassen. Erst mit dem Ausbleiben der Menstruation und einem positivem Schwangerschaftstest wird wieder die Frauenärztin aufgesucht (s. u. Abschnitt 16.6 „Spezifische Präventionskonzepte für Schwangere"). Somit besteht in der Phase der Schwangerschaftsplanung bis in die Frühphase der Schwangerschaft hinein im Normalfall kaum eine Möglichkeit zur ärztlichen Intervention. Zur Vermeidung einer AES ist es daher dringend geboten, das Thema Kinderwunsch bzw. die Thematik Alkohol und Schwangerschaft z. B. bei jeder Folgeverordnung für ein Kontrazeptivum oder aber bei jeder Krebsvorsorgeuntersuchung erneut anzusprechen [14].

In der Studie „Gesundheit in Deutschland aktuell" stellten Frauen der Oberschicht im Lebensalter von 30 bis 44 bzw. 45 bis 64 jeweils die Gruppe mit dem größten Anteil an riskantem Alkoholkonsum [15]. Angesichts der Risikozunahme für eine AES und für die Geburt von Kindern mit FAS/FASD bei Müttern in höherem Lebensalter wären dringend spezifische Präventionskonzepte für diese Patientinnengruppe notwendig.

Der Konsum von Alkohol in der Frühschwangerschaft führt im Vergleich zum kompletten Alkoholverzicht zu einer erhöhten Rate an Frühaborten [16, 17]. Mit diesem Wissen erscheint es gänzlich unverständlich, weshalb dem Thema Alkohol und Schwangerschaft im Kontext von reproduktionsmedizinischen Maßnahmen so wenig Beachtung geschenkt wird [18].

16.6 Spezifische Präventionskonzepte für Schwangere

Auf der Internetseite der Bundesdrogenbeauftragten wird auf den Förderschwerpunkt „Neue Präventionsansätze zur Vermeidung von Suchtmittelkonsum in Schwangerschaft und Stillzeit" hingewiesen [19]. Sieben über ein Jahr geförderte Projekte werden dort mit ihren Abschlussberichten vorgestellt. Wichtigste Erkenntnis scheint die Notwendigkeit einer vernetzen Beratungsarbeit. Wiederholt wird auf Probleme bei der Interaktion zwischen Beratern und behandelnden Gynäkologen eingegangen. Insbesondere wurden Weiterbildungsangebote zum Thema Alkohol in der Schwangerschaft von den angesprochenen Gynäkologinnen und Gynäkologen nur wenig angenommen. Ein großes Problem stellte die Erfassung von Schwangeren mit Alkoholkonsum dar (s. u. Abschnitt 16.7 „Erfassung von Risiken in der Schwangerenberatung").

Als spezifisches Online-Angebot für Alkohol und/oder Nikotin konsumierende Schwangere ist die von der Universität Tübingen entwickelte Iris-Plattform (http://www.iris-plattform.de) zu erwähnen. Dieses sehr textbasierte Angebot wird derzeit evaluiert (Datenerfassung April 2014 bis April 2015), außerhalb der Studienbedingungen jedoch „Aufgrund der starken Nachfrage" weitergeführt.

Das oben bereits erwähnte, vom „Arbeitskreis Alkohol und Verantwortung" des „Bundesverbandes der Spirituosen-Industrie und Importeure e. V." initiierte Projekt basiert auf der Broschüre „Verantwortung von Anfang an!" und damit in erster Linie auf passiver Informationsvermittlung. Derartige Ansätze werden bei systematischer Evaluation eher als wenig effektiv bewertet, wobei sich dies im Einzelfall möglicherweise günstiger darstellen kann [20].

Von entscheidender Bedeutung ist es, dass alle an der Beratung von Schwangeren beteiligten Akteure, insbesondere jedoch Hebammen und Frauenärzte, eindeutig zu einer Alkoholabstinenz in der gesamten Schwangerschaft raten.

16.7 Erfassung von Risiken in der Schwangerenberatung

In Deutschland ist es üblich, frühzeitig nach Feststellung einer Schwangerschaft, also schon ein bis zwei Wochen nach Ausbleiben der Menstruation bzw. einem positivem Schwangerschaftstest, erstmalig das Angebot der ärztlichen Schwangerenvorsorge zu nutzen. Schwangere, die durch frühzeitige Information bereits über das Thema

FAS/FASD und das Präventionsziel der kompletten Alkoholabstinenz in der Schwangerschaft informiert sind, verzichten zumeist auf Alkoholkonsum.

Gemäß den Mutterschafts-Richtlinien soll die erste Untersuchung nach Feststellung der Schwangerschaft „möglichst frühzeitig erfolgen" [21]. Ein Inhalt bei dieser Erstvorstellung soll die Anamneseerhebung und damit (implizit) auch die Erfassung von Risikofaktoren für das Auftreten einer AES darstellen.

Im zur Dokumentation des Schwangerschaftsverlaufes vom „Gemeinsamen Bundesausschuss" (www.g-ba.de) herausgegebenem Mutterpass soll die erfolgte Beratung zu Genussmitteln und ggf. auch unter „Besondere Befunde im Schwangerschaftsverlauf" ein „Abusus" dokumentiert werden. Eine weitere Vorgabe zur Anamneseerhebung wird nicht gemacht.

Angesichts eigener Untersuchungsergebnisse erscheint es zweifelhaft, dass mit einer unstrukturierten Fragestellung zuverlässig erfasst werden kann, ob eine Patientin im Schwangerschaftsverlauf Alkohol konsumiert [22]. Für die Erhebung einer Alkoholanamnese geeignete Fragebögen wie der TWEAK, AUDIT-C oder T-ACE stammen aus dem englischen Sprachraum und wurden bisher nicht als deutschsprachige Versionen evaluiert. In einem umfangreichen Review von 2009 kommen Burns et al. zu dem Schluss, dass die gängigen Fragebögen zwar riskantes Trinkverhalten, Alkoholabhängigkeit und Alkoholmissbrauch erfassen können, ihre Anwendbarkeit zur Detektion von AES wird jedoch angezweifelt [23]. Unserer Einschätzung nach besteht die wichtigste Limitierung der genannten Fragebögen in der sehr hoch angesetzten Trinkmenge zu der die Schwangeren befragt werden. Die Einstiegsfrage nach einer Toleranzentwicklung in der deutschen Übersetzung des TWEAK-Fragebogens lautet: „Wie viele Portionen können Sie vertragen, bevor Sie betrunken sind?", Frage drei im AUDIT fragt nach Gelegenheiten, an denen sechs oder mehr Gläser Alkohol getrunken wurden [24]. Da diese Fragebögen zur Detektion von problematischem Alkoholkonsum bei Nicht-Schwangeren entwickelt wurden, ist es nachvollziehbar, dass nach Trinkmengen gefragt wird, ab denen für die Befragten die Gefahr einer alkoholbedingten Gesundheitsstörung besteht. Unter dem Gesichtspunkt der für die Schwangerschaft geforderten Abstinenz liegt diese Grenze natürlich zu hoch.

In dem von uns entwickelten Fragebogen zur strukturierten Alkoholanamnese („Berliner EvAS", Abbildung 16.1) haben wir dieser Einschätzung folgend jeglichen Alkoholkonsum als Einstieg in die Anamneseerhebung gewählt [25]. Zusätzlich zu einer individuellen Risikoabschätzung werden im Auswertungsteil des Fragebogens auch therapeutische Konsequenzen vorgeschlagen (Abbildung 16.2).

Einen Ansatz zur frühzeitigen Risikoerfassung kann die Diagnose eines FAS bei älteren Geschwisterkindern darstellen, weshalb die S3-Leitlinie zur Diagnose des Fetalen Alkoholsyndroms auch für die Prävention von FAS und FASD eine gewisse Bedeutung haben kann.

┌───┐

┌ ─ ─ ─ ─ ─ ┐   ┌ ─ ─ ─ ─ ─ ┐
│   │   (CHARITÉ   │   Datum   │
└ ─ ─ ─ ─ ─ ┘   └ ─ ─ ─ ─ ─ ┘

CharitéCentrum für Frauen-, Kinder- und Jugendmedizin mit Perinatalzentrum und Humangenetik

Fragen zum Alkoholkonsum in der Schwangerschaft
(Bitte unbedingt die Fragen so stellen wie sie hier formuliert sind)

1.) In welcher Schwangerschaftswoche sind Sie? _____
(Schwangerschaftswoche oder Entbindungstermin)

2.) Seit wann wissen Sie, dass Sie schwanger sind? _____
(Schwangerschaftswoche oder Datum)

3.) Haben sie im bisherigen Verlauf dieser Schwangerschaft Alkohol getrunken?

- nie
- einmalig
- seltener als 1 x monatlich
- 1 – 4 x monatlich
- 2 – 3 x in der Woche
- 4 x in der Woche oder häufiger

4.) Wenn Sie getrunken haben, wie viel haben Sie an einem Tag getrunken?
(Eine Einheit (10g) Alkohol entspricht etwa 0,33 l Bier, einem kleinen Glas Wein oder Sekt, einem Glas Likör oder einem kleinen Schnaps)

- 1 Einheit
- 2 Einheiten
- 3 – 4 Einheiten
- mehr als 4 Einheiten

5.) Haben Sie seit Bekanntwerden der Schwangerschaft ihren Alkoholkonsum geändert?

- Nein
- Ja, ich trinke gar nichts mehr.
- Ja, ich trinke weniger.
- Ja, ich trinke mehr.

Auswertung (Bitte zutreffendes Feld entsprechend Frage 3 und 4 ankreuzen)

nie 0	einmalig	weniger als 1x monatlich	1 – 4 x monatlich	2 – 3 x wöchentlich	4 x wöchentlich und mehr
1 Einheit (A)	1	1	2	3	4
2 Einheiten (B)	1	2	3	4	5
3 – 4 Einheiten (C)	2	3	4	5	6
mehr als 4 Einheiten (D)	3	4	5	6	6

BerlinerEvAS Version 3.0; 23. September 2015 (Dr. Jan-Peter Siedentopf, Dipl. Soz. Päd. Manuela Nagel, Dr. Dieter Hüseman)

└───┘

Abb. 16.1. Fragebogen zur strukturierten Alkoholanamnese („Berliner EvAS").

CHARITÉ

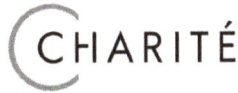

CharitéCentrum für Frauen-, Kinder- und Jugendmedizin mit Perinatalzentrum und Humangenetik

Wie geht es weiter? - Beratungsempfehlungen

Gruppe 0/1
(Ermutigung/ Beratung)

Wenn das Ergebnis der Befragung ergibt, dass in der Schwangerschaft nie Alkohol getrunken wurde, sollte die Schwangere dahingehend beraten werden, auch **weiterhin auf jeden Alkoholkonsum zu verzichten**, um keine Risiken für die Schwangerschaft und das Kind einzugehen. Es gibt keine nachgewiesene Trinkmenge, bei der Schädigungen sicher auszuschließen sind oder Schädigungen bei den Kindern auftreten. Die langjährigen Erfahrungen zeigen jedoch, dass bei einem Alkoholkonsum von maximal einer Einheit, weniger als 1x monatlich nicht von nachweisbaren Schäden auszugehen ist. Um ein Risiko, ausgehend vom Alkoholkonsum jedoch sicher auszuschließen, sollte **ab sofort vollständig auf Alkohol in der Schwangerschaft verzichtet werden.**

Gruppe 2
(gründliche Beratung)

Trinkmengen und –häufigkeiten die eine Zuordnung in Gruppe 2 ergeben, weisen nicht auf ein hohes Risiko für alkoholbedingte Schädigungen beim Kind hin. Insbesondere, wenn nach Bekanntwerden der Schwangerschaft die Häufigkeit und/oder die Trinkmengen beibehalten werden, ist jedoch ein Risiko für Beeinträchtigungen für das sich entwickelnde Kind, besonders in sensiblen Phasen der Entwicklung, nicht auszuschließen.
Nur der vollständige Verzicht auf Alkohol im weiteren Verlauf der Schwangerschaft kann ein Risiko für das Kind ausschließen.

Gruppe 3
(ausführliche Beratung/Weiterleitung)

Ohne eine bestehende Schwangerschaft bewegen sich Trinkmengen und -häufigkeiten der Gruppe 3 in einem gesellschaftlich häufig gelebten, und weitgehend akzeptiertem Rahmen. Der Konsum dieser Schwangeren liegt knapp unterhalb des Bereiches für den eine Gefährdung nachgewiesen wurde. Daher sollten Schwangere der Gruppe 3 in einer geburtshilflichen Praxis oder Ambulanz ausführlich zur Reduktion ihres Alkoholkonsums beraten werden. Um die Risiken für das Kind und für die Mutter individuell angepasst einschätzen zu können und ggf. eine angemessene Diagnostik und Therapie einleiten zu können, kann auch die Weiterleitung in eine spezialisierte Ambulanz notwendig sein. **Neben ausführlicher Risikoaufklärung zum Alkoholkonsum in der Schwangerschaft ist der sofortige Alkoholverzicht anzuraten.**

Gruppe 4 - 6
(unbedingte Weiterleitung)

Schwangere, die die Kriterien der Gruppen 4 - 6 erfüllen, sollten unbedingt in einer spezialisierten Schwangerenberatung oder Praxis, in einer Alkoholberatungsstelle oder erfahrenen Suchtberatung vorgestellt werden, da alkoholbedingte Schäden für das Kind nicht auszuschließen sind. Im Schwangerschaftsverlauf bedarf es weiterer Untersuchungen zur Entwicklung des Kindes und dringender Betreuung und Therapie für die Mutter. Nach der Geburt ist eine adäquate Diagnostik, Beratung, Behandlung und Therapie für Mutter **und** Kind dringend notwendig.
Ziel ist es, den weiteren Alkoholkonsum in der Schwangerschaft mit angemessener Unterstützung zu vermeiden oder weitestgehend einzuschränken.

Abb. 16.2. Vorschläge zu therapeutischen Konsequenzen im Auswertungsteil des Fragebogens.

16.8 Schwangere mit hohem Risiko für eine alkoholexponierte Schwangerschaft

Ein wichtiger und besonders schwieriger Aspekt der Prävention besteht in der Erkennung von Schwangeren mit einem hohen Risiko für eine AES und in der Betreuung nach Alkoholexposition in der Schwangerschaft mit einem Risiko für das Auftreten von FAS bzw. FASD. Werden die Charakteristika von Müttern von Kindern mit FAS/FASD analysiert, so zeigen sich u. a. Gewalterfahrungen in der Kindheit (s. o. Abschnitt 16.3 „Suchtprävention im Kindesalter"), psychiatrische Grunderkrankungen, Abhängigkeitserkrankungen, höheres maternales Alter, mangelnde soziale Unterstützung und Multiparität als Risikofaktoren [11]. Frauen, die bereits ein Kind mit FAS/FASD geboren haben, zeigen ein Wiederholungsrisiko [27, 28]. Mit der Diagnose eines an FAS bzw. FASD erkrankten Kindes ist daher jede weitere Schwangerschaft dieser Mutter als Hochrisikoschwangerschaft für das erneute Auftreten einer AES zu bewerten und die Schwangerenbetreuung entsprechend engmaschig zu gestalten. Da ein weiterer Risikofaktor jedoch die unzuverlässigere und spätere Wahrnehmung der Schwangerenvorsorge darstellt, sind hier auch andere Strukturen, z. B. Jugendämter, Familienhelfer und Allgemeinmediziner gefordert, frühzeitig zu intervenieren.

Therapeutische Interventionen bei Frauen mit bekanntem problematischem Alkoholkonsum sollten neben einer optimalen suchtmedizinischen Betreuung immer auch eine Beratung zur sicheren Empfängnisverhütung beinhalten, sofern diese gewünscht ist. Besteht bei diesen Patientinnen der Wunsch nach einer Schwangerschaft, muss einerseits eine bestehende Therapie auf die Anwendbarkeit in der Schwangerschaft hin überprüft werden, andererseits sollte eine sichere Rückfallprophylaxe und ggf. Kriseninterventionsstrategie etabliert werden. Für die suchtmedizinische Betreuung ist es essenziell, die Bedeutung eines Rückfalles anders zu bewerten, als dies bei nicht-schwangeren Patientinnen der Fall wäre, da von Binge-Drinking-Ereignissen, wie sie für Rückfälle typisch sind, ein hohes Risiko für das Auftreten von FAS/FASD ausgeht.

Die Anwendbarkeit medikamentöser Therapiekonzepte zur Rückfallvermeidung, z. B. mit Naltrexon, sollte nach ihrer Evaluation bei Nicht-Schwangeren auch für diese Patientinnen überprüft werden [29, 30].

Therapieansätze um nach Alkoholkonsum in der Schwangerschaft das Auftreten von FASD bzw. eines FAS zu verhindern oder die Auswirkungen zu reduzieren wurden bisher nicht über das Hypothesenstadium hinaus entwickelt [31].

17 Das Fetale Alkoholsyndrom und sozialrechtliche Aspekte in der Praxis

Im November 2011 wurde auf Veranlassung der Drogenbeauftragten der Bundesregierung ein ausführliches Gutachten zur sozialrechtlichen Situation der Patienten mit FASD in Auftrag gegeben. Unter dem Titel „Fetale Alkoholspektrum-Störungen (FASD) in der sozialrechtlichen Praxis" wurden von G. Schindler unter Mitarbeit von H. Hoff-Emden, die oft ungelösten Probleme der Betroffenen sehr ausführlich und detailliert dargestellt.

Für spezielle sozialrechtliche Probleme und Fragen kann auf der Internetseite der Drogenbeauftragten im Detail Informationen und Hilfe finden [1].

Die Drogenbeauftragte hatte u. a. folgende Fragestellungen an die Autoren:

1. Welche Maßnahmen sind notwendig, um Menschen, die von FASD betroffen sind, eine möglichst erfolgreiche Teilnahme am Leben in der Gemeinschaft zu ermöglichen?
2. Bei welchen sozialrechtlichen Leistungen spielt die Diagnose FASD eine maßgebliche Rolle?

Zu 1. Eine erfolgreiche Teilnahme am Leben in der Gemeinschaft ist nur dann sichergestellt, wenn die betroffenen Menschen auch eine entsprechende Diagnose erhalten haben. Dies ist auch heute noch ein großes und oft nicht gelöstes Problem.

Die Diagnose von Krankheiten erfolgt in Deutschland auf der Grundlage der ICD-10[1]. Im Rahmen dieser Klassifizierung von Erkrankungen gibt es eine Kategorie angeborener Fehlbildungssyndrome durch bekannte äußere Ursachen. Unter Q 86.0 wird die Alkoholembryopathie, die heute der Diagnose des FAS entspricht, eingeordnet. Da es für die Fetalen Alkoholspektrumstörungen keine eigene Klassifizierung in der ICD-10 gibt, vergeben wir die Q 86.0 auch für die Diagnose pFAS und ARND.

Ein erfreulicher erster Schritt zu einer größeren Sicherheit bei der Diagnose ist die Erstellung einer Leitlinie zur Diagnostik des FAS, also des Vollbildes des Fetalen Alkoholsyndroms auf dem S3-Niveau, die von der Drogenbeauftragten der Bundesregierung initiiert wurde.

Leider ist unter den durch Alkohol in der Schwangerschaft betroffenen Menschen nur ein geringer Teil vom klassischen FAS betroffen. Etwa 70–80 % aller alkoholgeschädigten Menschen haben keine äußerlich sichtbaren klinischen Erkennungsmerkmale (fazialen Dysmorphiezeichen) und bleiben in der Regel undiagnostiziert. Eine eigenständige Diagnosekategorie der unterschiedlichen Erscheinungsformen des FAS

---

1 *International Statistical Classification of Diseases and Related Health Problems*/Internationale statistische Klassifikation der Krankheiten und verwandter Gesundheitsprobleme, hrsg. von der Weltgesundheitsorganisation (WHO), ICD-10: Version 2010.

in Ergänzung zu der bereits bestehenden Q 86.0 in der ICD-10 wäre dringend wünschenswert und würde die Wahrnehmung und den Stellenwert der FASD-Erkrankung deutlich steigern und damit die bestehenden Wissensdefizite über diese Form des Syndroms zu verringern helfen.

Nach § 119 SGB V sind Sozialpädiatrische Zentren eine institutionelle Sonderform interdisziplinärer ambulanter Krankenversorgung. Sie sind zuständig für die Untersuchung und Behandlung von Kindern und Jugendlichen bis zum 18. Lebensjahr unter Einbeziehung des sozialen Umfelds, einschließlich der Beratung und Anleitung von Bezugspersonen und bieten damit die besten Voraussetzungen für die Diagnosestellung und aufwendige Betreuung und Behandlung dieses komplexen Krankheitsbildes. Deshalb werden sie wahrscheinlich zukünftig im wesentlichen die Diagnosestellung, Betreuung und Behandlung der Kinder mit diesem Syndrom übernehmen.

Bei den erwachsenen FASD-Patienten ist das Problem einer Diagnosestellung noch größer, da es als ein lebenslang fortbestehendes Syndrom (FAS adult) bislang nur sehr begrenzt wahrgenommen wird.

Auch hier sollte es spezialisierte Ärzte, in der Regel Psychiater, in einem überregionalen Zentrum geben. Eine Möglichkeit bestünde, in den inzwischen etablierten erwachsenen ADHS-Ambulanzen einen solchen Schwerpunkt einzurichten, da viele FASD-Patienten eine im Vordergrund stehende Hyperaktivitäts- und Aufmerksamkeits-Defizit-Störung haben und dort oft deswegen schon in Betreuung sind.

Ist eine Diagnose gestellt worden, muss sie auch von den professionellen Leistungserbringern akzeptiert werden. Bei Jugendämtern, Schulen, Versorgungsämtern, der Agentur für Arbeit und auch bei Ärzten bestehen aber noch erhebliche Akzeptanzprobleme bei dieser lebenslangen kognitiven und neuropsychiatrischen Störung.

Zu 2. Sozialleistungsansprüche zur Teilnahme am Leben der Gesellschaft haben als Voraussetzung und Inhalt den Behinderungsbegriff.

Nach § 2 Abs. 1 SGB IX gelten Menschen als behindert, wenn ihre körperliche Funktion, ihre geistige Fähigkeit oder seelische Gesundheit mit hoher Wahrscheinlichkeit länger als sechs Monate von dem für das Lebensalter typischen Zustand abweichen und daher ihre Teilnahme am Leben in der Gesellschaft beeinträchtigt ist.

Die notwendige Eingliederungshilfe wird durch den Träger der Sozialhilfe nach dem § 53 SGB XII erbracht:

Körperliche Behinderung nach § 53 SGB XII

Zur Eingliederung in die Gesellschaft gehört gemäß § 53 SGB XII, dem behinderten Menschen die Teilnahme am Leben in der Gemeinschaft zu erleichtern, ihm das Erlernen oder die Ausübung eines angemessenen Berufs oder einer Tätigkeit und ein soweit wie möglich von einer Pflege unabhängiges Leben zu ermöglichen.

Anspruch auf Eingliederungshilfe haben nach § 53 Abs. 1 SGB XII Personen, deren körperliche Funktion, geistige Fähigkeit oder seelische Gesundheit mit hoher Wahrscheinlichkeit länger als sechs Monate von dem für das Lebensalter typischen Zustand abweichen und deren Teilhabe am Leben in der Gesellschaft daher beeinträchtigt ist.

Es muss sich um

- wesentlich behinderte Menschen oder
- von Behinderung bedrohte Menschen handeln

Die Diagnose wird in der Regel von einem Arzt auf Grundlage der ICD-10 gestellt; dies ist jedoch für die Eingliederungshilfe durch den Sozialhilfegesetzträger keine Bedingung.

Die Voraussetzungen für das Vorliegen einer Behinderung mit Teilhabebeeinträchtigung erfüllt sowohl die Diagnose eines Fetalen Alkoholsyndroms als auch die der Fetalen Alkoholspektrumstörungen.

Seelische Behinderung nach § 35a SGB VIII

Die Eingliederungshilfe für seelisch behinderte Kinder und Jugendliche nach § 35a SGB VIII erfolgt nach den Leistungen der Träger der öffentlichen Jugendhilfe:
(1) Kinder oder Jugendliche haben Anspruch auf Eingliederungshilfe, wenn ihre seelische Gesundheit mit hoher Wahrscheinlichkeit länger als sechs Monate von dem für ihr Lebensalter typischen Zustand abweicht, und daher ihre Teilhabe am Leben in der Gesellschaft beeinträchtigt ist oder eine solche Beeinträchtigung zu erwarten ist.

Von einer seelischen Behinderung bedroht sind Kinder oder Jugendliche, bei denen eine Beeinträchtigung ihrer Teilhabe am Leben in der Gesellschaft nach fachlicher Erkenntnis mit hoher Wahrscheinlichkeit zu erwarten ist.
(2) Hinsichtlich der Abweichung der seelischen Gesundheit fordert der Träger der öffentlichen Jugendhilfe laut Gesetz ausdrücklich die Diagnosestellung bzw. Zuordnung durch

- einen Arzt für Kinder- und Jugendpsychiatrie und -psychotherapie
- einen Kinder- und Jugendpsychotherapeuten oder
- einen Arzt oder einen psychologischen Psychotherapeuten, der über besondere Erfahrungen auf dem Gebiet seelischer Störungen bei Kindern und Jugendlichen verfügt.

Volljährigenhilfe nach § 41 SGB VIII (Zuständigkeit für Leistungen an Erwachsene)

Menschen mit FASD sind in der Übergangsphase ins Erwachsenenalter besonders vulnerabel. Ein Problem stellt dabei oft der Übergang von der Kinder- und Jugendhilfe zur Sozialhilfe bei der Inanspruchnahme von Leistungen für junge Volljährige dar.

Bis zum 18., maximal bis zum 27. Lebensjahr sind sie im Verantwortungsbereich der Kinder- und Jugendhilfe, die in der Regel ihre Leistungspflicht nach Vollendung der Volljährigkeit beenden will. Die notwendige Anerkennung eines Leistungsanspruches nach § 41 SGB VIII durch die Sozialhilfe findet danach aber nicht regelhaft statt.

Die Volljährigenhilfe nach § 41 SGB VIII soll jungen Erwachsenen als Hilfe für die Persönlichkeitsentwicklung und zu einer eigenverantwortlichen Lebensführung gewährt werden, solange die Hilfe aufgrund der individuellen Situation des jungen Menschen notwendig ist [1]. Da es sich beim FASD um eine lebenslange Störung handelt, muss mit der Beendigung der Kinder- und Jugendhilfeleistung ein direkter Übergang in den Leistungsbereich der Sozialhilfe erfolgen. Soweit ein FASD und damit eine seelische, geistige oder körperliche Störung eindeutig diagnostiziert worden ist, wird grundsätzlich die Zuständigkeit der Sozialhilfe als Träger der Eingliederungshilfe für seelisch behinderte Erwachsene außer Zweifel stehen.

Sind die jungen Erwachsenen jedoch ohne eine eindeutige Diagnose, dann werden sie oft von den verantwortlichen Fachkräften aus Unkenntnis über diese komplexe Störung falsch eingeschätzt als Personen mit individuellen Unzulänglichkeiten, mit Verweigerungshaltung und mangelnder Motivation, deren Scheitern in der eigenen Verantwortung liegt und denen die zustehende Eingliederungshilfe nach § 53 SGB XII verweigert und abgelehnt werden muss. Es ist deshalb dringend notwendig, zuständige Fachkräfte, Behörden, Institutionen und die Agentur für Arbeit über die Auswirkungen des Fetalen Alkoholsyndroms im Erwachsenenalter aufzuklären [1]. Da es aber eine Überforderung darstellen würde, diese jungen Erwachsenen richtig einzuschätzen, ist dringend zu empfehlen, die Antragsteller bei jedem Verdacht auf das Vorliegen einer FASD zunächst in einer spezialisierten Praxis oder einem spezialisierten Zentrum ärztlich untersuchen zu lassen.

Schwerbehinderung

Als schwerbehindert gilt die Person, bei der ein Grad der Behinderung (GdB) von 50 oder mehr festgestellt wird.

Die Nachteilsausgleiche aufgrund eines anerkannten Grades der Behinderung sind in der Regel finanzielle Vergünstigungen, arbeitsrechtliche Privilegien, Steuerfreibeträge, ein vorgezogener Rentenbezug etc., alles Hilfen, die den meisten Erwachsenen mit FASD zustehen, ihnen aber in Ermangelung einer Diagnose entgehen oder die trotz einer vorhandenen Diagnose nicht beantragt werden oder die abgelehnt werden.

Besonders wichtig für Menschen mit FASD sind vor allem die Merkzeichen, die bei einer Schwerbehinderung von den Versorgungsämtern zusätzlich vergeben werden können.

Merkzeichen B

Das Merkzeichen B berechtigt, eine Begleitperson unentgeltlich in öffentlichen Verkehrsmitteln mitzunehmen. Die Begleitperson soll die bei der begleitenden Person fehlende Orientierung ersetzen und bei Stress eingreifen, um bei unvorhergesehenen Situationen die Personen mit fehlender Impulskontrolle, bei Aggression oder Panik zu schützen.

Merkzeichen H

Das Merkzeichen H wird für „hilflos" vergeben und setzt voraus, dass der/die Betroffene für die gewöhnlich regelmäßig wiederkehrenden Verrichtungen des täglichen Lebens in erheblichem Umfang und dauernd auf fremde Hilfe angewiesen ist.

Wie bei der Gewährung von Eingliederungshilfen durch die Sozialämter, so gilt das gleiche auch für die Versorgungsämter. In der Versorgungsmedizinverordnung fehlt bisher in den meisten Bundesländern die Diagnose eines Fetalen Alkoholsyndroms. Die FASD können dann nur ganz allgemein den Begriffen Schädigung des Gehirns, Entwicklungsstörungen und Einschränkungen der geistigen Leistungsfähigkeiten im Schul- und Jugendalter zugeordnet werden. Auch hier sind die Fachkräfte in den Versorgungsämtern diagnostisch überfordert und es kommt in einer Vielzahl von Fällen zu einer Ablehnung eines berechtigten Antrags [1].

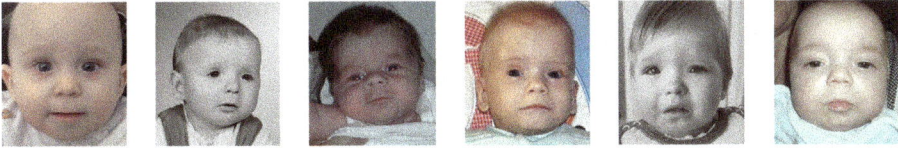

Teil V: **21 Lebensberichte über und von Patienten mit FAS**

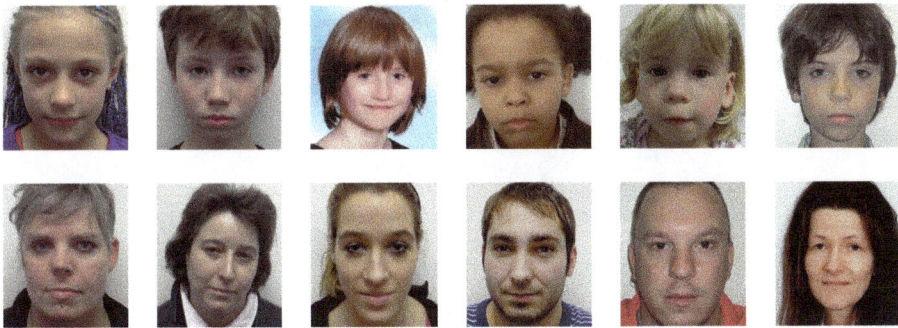

M.; geb. 2009 (m); Fetales Alkoholsyndrom (FAS); Januar 2013

Anmerkung des Autors: Der Bericht und die Leidensgeschichte von M. und seiner Pflegemutter sind sehr beeindruckend und die Energie der ganzen Familie, M. ein besseres Leben zu geben, bewundernswert. M. erhielt wegen der schweren, lang anhaltenden Schlafstörung Melatonin. und wegen der ausgeprägten hyperkinetischen Störungen schon sehr früh Methylphenidat. Beide Medikamente waren erfolgreich und ein Beispiel dafür, dass man gelegentlich auch frühzeitig medikamentös helfen sollte.

Die Pflegemutter berichtet:

„Alles begann vor knapp drei Jahren. M. war zwei Jahre alt und wechselte von meiner Mutter (Kurzzeitpflege) zu mir und meiner Tochter in die Dauerpflege. M. ist zu diesem Zeitpunkt noch völlig problemlos. Um M. das Eingewöhnen im neuen Zuhause zu erleichtern, ging ich das erste halbe Jahr noch nicht arbeiten. Zwei Monate nachdem er zu mir gekommen war, musste M. wegen einer Lungenentzündung ins Krankenhaus.

In seinem kleinen Gitterbettchen eingesperrt, damit er sich die Infusion nicht abreißt, fern von allem was ihm vertraut war, begannen seine Probleme. Nach wenigen Tagen war M. zum Glück wieder zu Hause, aber schon in der ersten Nacht machte er kein Auge zu, er weinte die ganze Nacht, wollte nur auf den Arm und ließ sich kaum beruhigen. Am nächsten Morgen: Egal was ich ihm auch anbot, M. isst gar nicht. Ihm vom Arm runterzulassen führt zu verzweifeltem Weinen. In den kommenden Wochen wird es nicht besser. Der dauerhafte Schlafentzug und auch Hunger führen dazu, dass M. völlig unausgeglichen ist. In derselben Zeit brechen auch M.'s leibliche Eltern den Kontakt zu ihm ab. Er beginnt sich zu verletzten, indem er sich kratzt. Auch uns gegenüber lässt M. nichts mehr aus, gerade seine Pflegeschwester hat sehr unter ihm zu leiden. Er beißt, haut und reißt ihr büschelweise die Haare aus. Für mich ist ein Leben ohne M. nicht mehr möglich, was aber mit der Zeit immer anstrengender wurde. Ich kann nicht mehr allein auf die Toilette gehen, geschweige denn nachts nur eine Stunde am Stück schlafen. Jeden Abend braucht M. bis zu drei Stunden Streicheleinheiten um einzuschlafen, und dann hält das nie länger als 30 min. Jeder Versuch M. auszupowern bringt nichts, er will einfach nicht schlafen. Aber die Erlösung naht, dachte ich. Sechs Monate nach M.s Einzug bei uns muss ich wieder arbeiten, und hoffe dadurch wieder ein Stück Freizeit und Ruhe zu bekommen. Denn M. soll in den Kindergarten gehen. Noch dazu setzte ich viel Hoffnung in die Kita, auf Unterstützung bei den Problemen zu Hause. Die Eingewöhnung verläuft sehr schwierig. Auf der einen Seite geht M. auf jeden zu und beachtet mich gar nicht, aber auch wenn ich mich nur auf dem Stuhl bewegte flippte M. aus schrie und brach in voller Verzweiflung zusammen. Nach ca. sechs Wochen war es dann aber doch vollbracht, M. ging tagsüber in den Kindergarten und ich wieder arbeiten!

Die Probleme zu Hause blieben jedoch weiterhin, der dauerhafte Schlafmangel und der tägliche Kampf mit M. zerrten an meinen Nerven. In der Kita war er zu diesem Zeitpunkt noch völlig unauffällig. Nach etwa vier Wochen begann aber schon beim Aufstehen, dass M. sich mit Händen und Füßen dagegen sträubte, in die Kita zu gehen. Unter großem Geschrei brachte ich M. in die Kita und verließ mich auf die Aussagen der Erzieherin, dass er nach fünf Minuten ruhig ist und zufrieden den Tag durchlebte. Im Gegensatz zu seinen Altersgenossen war es M. nicht möglich, sich allein anzuziehen oder auch an den ihm angetragenen Angeboten mitzuwirken. Wenn ich M. am Nachmittag aus der Kita abholte, saß er grundsätzlich in einer Ecke und weinte.

M. war nun fast ein Jahr bei mir, schlief nicht, aß nur unter Zwang mit großem Kampf und viel Weinen, meine Tochter litt immer mehr unter ihm und natürlich auch unter dem durch ihn bedingten Schlafentzug. Ich war am Ende meiner Kräfte. Die Kinderärztin tat es immer so ein bissel ab, die neue Situation oder eine Phase, das wird alles besser.

Im SPZ jedoch merken die Ärzte, dass M. Probleme hatte. Die Diagnose war eine frühkindliche Regulationsstörung und die Aussage war immer definitiv ADHS. Aber was sollte ich damit anfangen; laut den Ärzten sei er viel zu klein, um etwas dagegen zu tun. Was sollte ich tun um ihm zu helfen, wie konnte ich ihn unterstützen – ich wusste es nicht. Auch vom Jugendamt gab es keinerlei Hilfe, die Aussagen, es wäre ganz normal bei Pflegekindern half mir und vor allem M. nicht weiter.

Vor dem ersten Kontakt mit seinen leiblichen Eltern hatte ich große Angst – wie regiert er, was passiert, wie läuft das alles ab. Völlig unerwartet klappte es prima. M. geht das erste Mal seit Monaten ohne Weinen von meinem Arm und spielt mit seinem Papa, seine Mutter beachtet er jedoch gar nicht. Nach dem Kontakt nehme ich M. auf den Arm und wir gehen zum Auto. Er krallt sich an mir fest und zerkratzt mir dadurch die Arme. Ihn im Auto anzuschnallen dauert ewig, er schreit, weint und schlägt von innen gegen die Scheiben. Zuhause passiert dann das Unglaubliche: Während ich die Tür aufschließe, schlägt M. immer wieder mit dem Kopf gegen die Türkante, ich versuchte ihn zu halten und zu beruhigen, doch es half nichts. Er blutete und hatte unzählige blaue Flecken am Kopf. Er begann zu krampfen und zu zittern. Auch in der Wohnung war keine Besserung in Sicht; mein völlig verzweifelter Anruf beim Jugendamt stieß nur auf taube Ohren. Die Unwissenheit, was mit ihm los sei, machte mich fertig. Dies war Gott sei dank der einzige Kontakt mit seinen leiblichen Eltern.

Danach war M. wie ausgewechselt, auf der Straße konnte man ihn nicht mehr halten, er hörte gar nicht mehr auf mich, lief über die Straße und kannte keinerlei Grenzen mehr. Sobald ich aus dem Raum ging, schrie er ohne Unterbrechung. M. war mein Schatten, egal wo ich war oder wo ich hin wollte. Beim Einkaufen fing er an zu klauen, Sachen auf den Boden zu schmeißen, bis sie kaputt waren. Telefonate oder einfache Unterhaltungen waren nicht mehr möglich, weil M. darauf mit Schreien, Sich-selbst-Kratzen oder Beißen reagierte. Zu Hause nahm er alles aus einander; ein Lächeln gab es nur noch, wenn M. es geschafft hatte, etwas kaputt zu machen. Er schmiss Gläser durch die Wohnung, Blumen oder meine Post zerriss er in kleine Stücke. Der Versuch

M. an der frischen Luft auszupowern brachte gar nichts, er klettert überall rauf und springt runter, was immer wieder zu heftigen Verletzungen führte.

In völliger Verzweiflung wand ich mich wieder an das SPZ. Aber da sagte man mir nur, ich soll konsequent sein. Aber M. bekam dort Tabletten verschrieben, die ihm helfen sollten nachts besser zu schlafen. Ich konnte mir nicht vorstellen, dass sie helfen würden. Zu Hause gab ich ihm die Tabletten und nur eine halbe Stunde danach saß M. auf dem Sofa und sagte „Mama, M. Bette". Diese Worte rührten mich zu Tränen, ich war so erleichtert ich legte ihn ins Bett und er schlief einfach so ein! Die kommende Nacht war noch schlimm, ständig war ich wach, weil ich dachte er weint; aber nein, er schlief die ganze Nacht durch und war am nächsten Morgen deutlich entspannter als je zuvor.

Dieser Moment gab mir Hoffnung und auch die Kraft weiter zu kämpfen für M. und meine Familie. Ich wollte rausfinden, was er hat, und ihm helfen wieder ein glückliches und zufriedenes Kind zu sein.

Nach vielen Gesprächen mit meiner Familie und auch mit anderen Pflegemüttern und sämtlichen Ärzten wurde immer wieder der Begriff FASD in den Raum gestellt. Ich wusste zwar, dass die leibliche Mama während der Schwangerschaft getrunken hatte, aber vorstellen konnte ich es mir nicht! Er war doch bis auf seine Ausraster total normal, ein bisschen faul und hatte sehr spezielle Eigenarten, aber so was? Ich informierte mich im Internet darüber und musste leider sehr schnell feststellen, dass die Erfahrungsberichte, die dort zu finden waren, sehr „nach M. klangen". Das machte mir Angst und einige Wochen wusste ich nicht wie ich darüber denken sollte. Doch der tägliche Terror nahm kein Ende. Zwar schlief M. nun bis zu acht Stunden am Stück, aber am Tage war er nicht zur Ruhe zu kriegen. Es kamen immer wieder Situationen, die mich verzweifeln ließen. M. urinierte in sämtliche Ecken, in das Bett seiner Schwester, auch das große Geschäft machte M. immer wieder in die Hose. Nachdem es auch in der Kita nicht mehr zu ertragen war, nahm ich M. mit in die Kita, in der ich arbeitete. Er war im Raum nebenan, konnte jederzeit zu mir und ich konnte mir sicher sein, dass es ihm gut ging. Anfangs lief das prima. M. fing endlich wieder an, freiwillig zu essen und hat innerhalb von sechs Monaten sein Gewicht von 9 auf 15 kg gesteigert. Es gab keine Trennungen mehr und keine Wein- und Schreianfälle am Morgen. Eine große Erleichterung, auch wenn es natürlich anstrengend war ihn allezeit in meinem Raum zu haben und dabei trotzdem professionell zu bleiben. Zu dieser Zeit kann man M. keine Sekunde aus den Augen lassen immer wieder bringt er sich in gefährlich Situationen.

Als M. sich dann bei dem Versuch aus der Kita abzuhauen eine Platzwunde zuzog und vom Notarzt ins Krankenhaus gebracht wurde, konnte es so nicht mehr weitergehen. Ich wollte es wissen, FASD ja oder nein. Ich brauchte die Gewissheit, habe ich etwas falsch gemacht oder kann er es einfach nicht verstehen. Ich machte einen Termin bei Prof. Spohr im Berliner FASD-Zentrum. In der Zeit bis zu dem Termin informierte ich mich immer mehr über dieses Thema und wurde mir immer sicherer, dass auch M. davon betroffen ist, was die Untersuchung dann auch bestätigte. Ich konnte es nicht fassen, ich war so streng und vielleicht auch oft unfair und er konnte einfach gar nicht verstehen, was ich von ihm wollte; er war nicht böse, sondern krank.

Ich wollte es wissen, doch die Diagnose war heftig. Ich war so wütend, so enttäuscht von allen, die mich im Stich gelassen hatten, von allen, die mir die Schuld für sein Verhalten gaben und nicht glauben wollten, dass es dafür eine Ursache geben musste. Nach einem SPZ-Wechsel wird M. jetzt nach reiflicher Überlegung auf Tabletten eingestellt und es wird versucht, die passenden Therapien für ihn zu finden, damit es ihm besser geht. In diesem SPZ sind Fachkräfte, die sich Zeit für mich und M. und unsere Probleme und Sorgen nehmen. Der Alltag mit M. ist auch heute noch sehr schwierig, aber die Gewissheit lässt mich anders denken, anders handeln, einfach verstehen, wie es ihm geht, und ich kann darauf eingehen. Mit der Zeit kenne ich M. und kann seine aggressiven Anfälle abwenden, kann ihm wieder Vertrauen schenken, auch etwas allein zu machen.

M. beginnt zu spielen, er kann sich über mehrere Minuten auf etwas konzentrieren, sich für etwas begeistern und kann mittlerweile immer besser einschätzen, wann es zu viel wird und ruht sich etwas aus, ganz allein für sich. M. schläft wieder in seinem Bett, und auch für mich ist es heute möglich, ihn mal eine Stunde bei der Oma zu lassen ohne die Angst zu haben sie danach beide fix und fertig vorzufinden. Na klar gibt es auch mit den Tabletten genug Probleme und jeder Tag ist mit M. ein neues Abenteuer. Man kann nie abschätzen, was passiert oder wie er auf neue Situationen reagiert, aber es wird besser Tag für Tag. Es lässt mich hoffen, ich sehe meine Kinder lachen und wir sind endlich eine glückliche Familie!"

A.; geb. 2000 (m); partielles Fetales Alkoholsyndrom (pFAS); März 2011

Anmerkung des Autors: Bei As. leiblicher Mutter handelt es sich um eine chronisch alkoholkranke Frau, die ihren Alkoholabusus auch während der Schwangerschaft selbst zugegeben hatte. Sie sei seit dem 14. Lebensjahr alkoholabhängig und habe mehrere Entzugsbehandlungen abgebrochen. A. wurde als Früh- und Mangelgeborenes mit 1300 g postnatal zu seiner leiblichen Mutter entlassen. Als er ein Jahr alt war, wurde die Mutter völlig betrunken von der Polizei zusammen mit A. aufgegriffen, das Kind wurde in Obhut genommen und in ein Kinderheim gegeben. Mit zwei Jahren kam A. dann in seine jetzige Pflegefamilie.

Die Pflegeeltern berichten:

„A. kam in der 30. SSW zur Welt, er wog nur 1360 g. Seine Mutter ist seit dem 14. Lebensjahr alkoholabhängig; auch während der Schwangerschaft trank sie täglich Alkohol.

Im Juni 2002 wurde A. aus der mütterlichen Wohnung geholt, da diese in der Ausnüchterungszelle lag.

A. kam ins St.-Joseph-Heim in Bad Oldesloe. Ab März 2003 kam er zu uns in die Pflegefamilie. A. lief zu dem Zeitpunkt noch sehr unsicher. Sprechen konnte er auch noch kein einziges Wort. Schmerzempfinden war nicht vorhanden. Wenn er etwas nicht wollte, schlug er um sich. Traurigkeit fand immer ganz still unterm Tisch statt. Am Tage hat A. nur die Türen geöffnet und wieder geschlossen, er sammelte die Schuhe ein von der ganzen Familie und putzte mit einem Lappen das ganze Haus. Im Bett haute A. mit dem Kopf an die Wand und Gitterstäbe. Nachts schrie er ununterbrochen über teilweise zwei Stunden. Er litt auch an Schlafschreck und wir mussten des Öfteren in die Kinderklinik fahren. A. bekam schon im Kinderheim und später auch bei uns Frühförderung. Tagsüber war A. kaum zu bändigen, er spielte draußen etwas ruhiger (Sandkiste), drinnen jedoch konnte er sich nicht auf ein Spiel konzentrieren, er fing dann an zu zittern. Auf ein NEIN reagierte er mit Geschrei. Sein Kinderbett hat er zerlegt.

Mai 2004 – A. kommt in den Kindergarten (integrierte Gruppe). Ihm ist es egal, mit wem er mitgeht. Er konnte noch nicht sprechen und war noch nicht trocken. A. ging ohne Probleme mit den Erzieherinnen mit, es war ihm egal ob nun Erzieherin oder Ergotherapeutin. Als die Erzieherin ihn jedoch mit Regeln vertraut machen wollte, schlug er ihr ins Gesicht, worauf die Erzieherin zurückhaute.

A. fing erst mit 4,5 Jahren an zu sprechen. Mit 5 Jahren konnte man ihn schon verstehen, wenn auch nicht alle. Tagsüber trocken war er mit 5 Jahren, nachts mit 7 Jahren

Bis zum 6. Lebensjahr hatte A. einige Unfälle. Er fiel vom Stuhl und splitterte sich das Fingergelenk, er fiel die Treppe runter, da er sehr unkontrolliert läuft. Bei Wutanfällen schmeißt er sich einfach nach hinten. Im Alter von 5 Jahren kletterte A. aus dem Dachfenster und aufs Dach. Mit 6 Jahren legte er das erste Mal Feuer im Haus. Mit 7 Jahren legte er das zweite Mal Feuer, mit 9 Jahren das dritte Mal.

A. wurde 2007 in die Regelschule eingeschult. Er weinte sehr, sehr lange, weil er nicht in die Schule wollte. Später war er sehr schwer zu lenken. Die Pflegemutter berichtet weiter: A. störte permanent den Unterricht, er wurde aggressiv und fing an zu stehlen. Er erreichte das Ziel der ersten Klasse nicht. Es wurde ein sonderpädagogisches Gutachten erstellt. A. besucht nun seit 2009 die Förderschule.

Er kann sich an keine Regeln halten, er stört massiv den Unterricht, er raucht auf dem Schulhof, er klaut zu Hause und in der Schule. Geld, welches er zu Hause klaut, verschenkt er auf dem Schulhof. A. nimmt Sachen wie Shampoo, Verbandszeug, Kamera, Handy, Reinigungstabletten etc. und versteckt es im Zimmer, Handy und Gameboy werden verschenkt. A. denkt, alle Menschen sind gut.

Oft steht er nachts auf und stöbert durchs Haus, klaut dann auch und versteckt das Diebesgut draußen.

Er fährt per Anhalter zur Schule. Er geht an andere Autos ran und hilft dem Fahrer Einkäufe zu verstauen. A. kann noch nicht alleine draußen spielen, er geht überall mit hin und kommt dann von alleine nicht nach Hause. Er lässt sich zu allem verleiten. Letztens hat er für eine Gruppe von Rechtextremen Aufkleber aufs Auto geklebt.

Seine Mathekenntnisse sind 1. bis Anfang 2. Schuljahr, Schreiben genauso, Lesen kann er sehr gut, aber selbst das Malen ist eher Vorschule. A. kommt im Sommer in die 4. Klasse der Förderschule.

Trotz Warnungen von uns, er dürfe mit niemandem mitgehen, geht er immer wieder mit fremden Menschen mit. A. ist ein lieber Junge. Wir denken, dass A.'s Verhalten nicht eine Sache des Nicht-Wollens, sondern des Nicht-Könnens ist. Er geht einmal in der Woche reiten und einmal in der Woche zur Logopädie.

Er hatte auch schon mehrere Infarkte hinter dem Auge, was weiter vom Augenarzt kontrolliert wird. A. piescht neuerdings in seinen Kleiderschrank, er zersticht mit einem Zahnstocher das Zahnfleisch. A. ist im Besitz eines Schwerbehindertenausweises 80 % G-B-H, außerdem hat er die Pflegestufe 2.

Gespräche mit der Schule bringen keinerlei Erfolg. Der Lehrer und die Schulleiterin sind der Meinung, dass A. durchaus in der Lage ist, zu lernen und sich an Regeln zu halten. Auch sind sie der Meinung, dass A. durchaus mit dem Bus in die Schule fahren könnte. Der Lehrer und auch die Schulleitung ignorieren sämtliche Diagnosen von Ärzten und Kliniken und Psychologen.

Wir fuhren mit A. extra nach Berlin zu Dr. Spohr, aber selbst das führte nicht zu einem Verständnis der Schule."

S.; geb. 2004 (w); partielles Fetales Alkoholsyndrom (pFAS); April 2007, Fetales Alkoholsyndrom (FAS); 2012

Anmerkung des Autors: S. wurde mir das erste Mal im Alter von zweieinhalb vorgestellt; mit 8 Jahren erhielt sie die Diagnose Fetales Alkoholsyndrom. Trotz der frühen Inobhutnahme und einem Leben in stabilen Verhältnissen seit dem Alter von 5 Monaten, einer frühen Diagnosestellung, intensiver Förderung, kompetenter pädagogischer Begleitung und früher Behandlung mit Methylphenidat, werden die Defizite bei S. mit zunehmendem Alter und steigenden Anforderungen immer offensichtlicher. Die im Alter von knapp 3 Jahren gestellte Diagnose pFAS wurde später im Grundschulalter noch einmal verändert, da die fazialen Dysmorphiezeichen ausgeprägter waren und damit nun einem Code-Wert von 4 Punkten entsprachen. Damit erhielt S. die Diagnose Fetales Akoholsyndrom.

Die Pflegemutter berichtet:

„Der Anruf vom Jugendamt kam an einem sonnigen Vormittag, ein fünf Monate alter Säugling sollte in Obhut genommen werden. Also nahmen wir unseren „Trostkoffer", in welchem wir, je nach Alter des Kindes, Süßigkeiten, Malstifte und anderen Kleinkram verstauten. In diesem Fall hatten wir eine Flasche mit Milchnahrung, Rassel und Knautschbuch eingepackt. Hoffnungsvoll dachten wir, über die Flaschennahrung einen ersten Zugang zum Kind zu finden.

Als wir S. das erste Mal sahen, waren wir erschrocken. Große, ausdruckslose Augen, dünne Ärmchen und Beinchen, unnatürlich weiße Haut – und das alles steckte in viel zu kleiner Kleidung. Bei meinem ersten Versuch sie auf den Arm zu nehmen machte sie sich steif wie ein Brett. Alles, was ich zu ihr sprach, schien an ihr abzuprallen. Sie nahm keinen Blickkontakt zu mir auf, und schon gar nicht die angebotene Trinkflasche. Zu diesem Zeitpunkt wog S. 4 500 g.

Von diesem Tage an war in unserer Familie nichts mehr wie vorher. Uns wurde ein „normales" 5 monatiges Kind übergeben, jedoch nach 5 Stunden war uns klar, das hier nichts „normal" war. Zu diesem Zeitpunkt wussten wir nichts über FAS und die daraus resultierenden Folgen. Wir waren eigentlich eine Kurzpflegestelle, und somit für die Kleine eine Zwischenstation bis eine geeignete Dauerpflegestelle gefunden würde.

Nach den ersten 3 Tagen hatte ich im Schnitt 2 Stunden Schlaf bekommen, von einem Rhythmus keine Spur. Alleine die Trinkmenge war beängstigend: 40–50 ml pro Mahlzeit, dann dieses ständige Aufbäumen in meinem Arm; meine Nähe verursachte ihr sichtlich Unbehagen. Alle männlichen Mitglieder der Familie wurden noch deutlicher abgelehnt. Ich ging dazu über S. fast eineinhalb stündlich zu füttern, aus Sorge, sie könnte verhungern. Jede Mahlzeit war ein Kampf und von 10 Kämpfen verlor ich meistens 4, denn wenn ich versuchte, ihr anstatt der 50 ml, etwa 55 oder 60 ml zu geben, und dies mir mühevoll gelang, dann erbrach sie spätestens nach dem „Bäuerchen", die komplette Portion schwallartig. Dies bedeutete 20 min. zu warten bis sich der kleine, aufgeregte Magen beruhigt hatte, und alles begann von vorn. Wenn ein gesundes Kind diesen alters etwa 1 000 ml zu sich nimmt, dann überlebte die Kleine S. mit 500 ml. Dazu kam der dauerhafte Schlafentzug. Mein Mann und ich begannen uns nachts abzuwechseln, einer schlief und der Andere hielt das oft weinende Kind im Arm. Wir schafften uns einen 2 Kinderwagen an, und so wurde S. die ständige Begleitung bei allen Verrichtungen.

In den ersten 3 Monaten nahm S. keinen Kontakt zu uns auf und lächelte uns niemals an. Nie gab es einen direkten Blickkontakt. Eine vom Jugendamt geplante Vermittlung in eine Dauerpflegestelle kam nicht zu Stande, somit wurde die Kurzpflege um 3 Monate verlängert. Inzwischen war klar, dass die KM alkoholabhängig war, was das für das Kind bedeutete, wussten wir nur unzureichend.

Das Füttern war für Kind und Pflegeeltern zu einer unerträglichen Tortur geworden. Wenigstens 2 mal am Tag erbrach S., obwohl wir schon längst aufgegeben hatten, ihr mehr Nahrung zu geben. Innerlich war ich sehr besorgt, obwohl ich äußerlich versuchte die erfahrene Pflegemutter zu präsentieren. In meiner Verzweiflung rief ich anonym bei einem Berliner SPZ an. Der Ärztin schilderte ich die Situation. Nachdem sie sich alles geduldig angehört hatte, gab sie mir den Tipp, die Flaschennahrung wegzulassen, und auf Gläschen umzustellen. Auch den Tee empfahl sie, nur mit dem Löffel zu geben. Diese Idee erwies sich als ein Durchbruch. Jetzt erbrach sie nur noch jeden 3. Tag einmal. Ihr Schlafverhalten blieb weiterhin grenzwertig, maximal 3 Stunden schlief S. am Stück durch. Der Versuch, sie in unserem Bett schlafen zu lassen schlug fehl, da S. soviel Nähe nicht ertragen konnte. Auch mit 9 Monaten konnte S. keinen Körperkontakt tolerieren, nur bei mir hielt sie ihn zwangsläufig aus, da ich sie beim Füttern fest im Arm hielt.

Dann bekam S. Brechdurchfall und musste innerhalb von wenigen Stunden ins Krankenhaus eingewiesen werden. Wir informierten das Pflegepersonal über ihr Essverhalten, ihre Schlafproblematik, das anhaltende Schreien und ihre Unruhe bei körperlicher Nähe. Wir wurden von den Schwestern etwas belächelt und mit beruhigenden Worten verabschiedet. Das war unsere erste Nacht nach 4 Monaten, in welcher wir durchschlafen konnten. Als wir am nächsten Morgen um 7 Uhr auf der Station erschienen, kam uns schon eine Schwester entgegen, und berichtete von der turbulenten Nacht. S. hatte sich nicht beruhigen lassen, und nicht geschlafen. Als wir ihr Zimmer betraten, drehte sich S. zu uns um. Es war das erste Mal, dass sie uns bewusst anschaute ... und dann lächelte sie. Die restlichen Tage ihres Krankenhausaufenthaltes blieb immer jemand von uns bei ihr. Von da an hat S. kaum noch geweint. Immer wieder streckte sie ihre dünnen Ärmchen durch die Gitterstäbe um uns zu berühren. S. war endlich bei uns angekommen.

Von da an war mir klar, dass ich S. als Dauerpflegekind behalten wollte, sprach aber nicht mit meinem Mann, da ich befürchtete, er würde mich für verrückt halten. Dabei ging es ihm genauso wie mir. Es war erstaunlich, was dieses Lächeln ausgelöst hatte. Zwei Monate später wurde sie unsere Pflegetochter.

In dieser Zeit sprach ein Arzt das erste Mal den Verdacht von FAS aus. Einige Zeit später kamen wir in die Sprechstunde von Professor Spohr. Aus meiner Sicht ist er der Einzige, der uns mit der Realität von FAS vertraut machte. Keine Therapie wird sie heilen, sie wird immer auf Hilfe angewiesen sein und sie wird uns oft an unsere Grenzen bringen. Aber S. hat nur uns, und wir helfen ihr zu leben.

Mit etwa einem Jahr begannen wir mit einer sensomotorischen Integrationstherapie und hatten das Glück an eine sehr erfahrene Therapeutin, welche sich mit FAS auskannte, zu geraten. Sie wies uns in Techniken der Tiefenwahrnehmung ein, und empfahl uns mit S. sehr strukturiert umzugehen. Auch in der verbalen Kommunikation sollten wir klar und kurz mit S. reden. Gleichzeitig begaben wir uns in eine Sprechstunde für Essstörungen. S. war nach wie vor untergewichtig und viel zu klein. Hier lernten wir ganz besonders bestimmte Normen loszulassen. Da S. sehr klein und leicht ist, nimmt sie auch nur sehr kleine Mahlzeiten zu sich, welche sie aber aufisst. Und das ist bis heute (S. ist jetzt 8 Jahre alt) so geblieben. In ihrem Umfeld (Schule, Freundeskreis) gibt es oft Verwunderung und Unverständnis wegen ihrer Spatzenportionen. Interessanterweise blockiert ihr Magen noch heute, wenn ihr zu große Portionen aufgetan werden. Dann isst sie eher gar nicht.

Unsere große Familie, mit den viel älteren Pflegegeschwistern half ihr dabei, verschiedenartige Beziehungen aufzubauen. Auch im sprachlichen Bereich machte sie Fortschritte, die wir so nicht erwartet hatten, ihre Sprachfähigkeit überstieg bald deutlich ihr Sprachverständnis. Körperlich zeigte sie eine überraschende Beweglichkeit und Wendigkeit, sodass wir für S. einen Turnverein suchten. Leider nahm sich dort keiner die Zeit, mit ihr, entsprechend ihrer Fähigkeiten zu trainieren. Unausgesprochen bekamen wir vermittelt, das Mädchen ist zu klein, zu dünn, zu dumm. Glücklicherweise fanden wir einen Verein, in welchem sie, wenn sie es möchte, bis ins Erwachsenenalter hinein trainieren darf. Der Sport ist für S. inzwischen ein fester und haltender Bestandteil des Lebens geworden. Unsere Hoffnung ist, dass das Turnen ihr auch in ihrer weiteren Entwicklung Orientierung, Halt und Schutz bietet. Inzwischen stand S. bei verschiedenen Berliner Turnieren auf dem Treppchen und einmal war sie sogar die Goldmarie.

Im Zuge des FAS wurde bei ihr ADHS diagnostiziert. Aus verschiedenen Gründen fiel es uns schwer die Empfehlung einer Medikation für S. zu akzeptieren. Umso überraschender war es zu erleben, wie sich ihre Wahrnehmung veränderte. Die Tabletten helfen ihr, sich selbst, ihre Gefühle und andere wahrzunehmen. Am meisten beeindruckt uns, dass sie die unterschiedlichen Wahrnehmungen, mit und ohne Medikamente, benennen kann.

S. geht unterschiedlich gerne in die Schule. Je älter sie wird, umso mehr Defizite zeigen sich im schulischen und im Beziehungsbereich. Auch hier zeigt sich, dass sie ihre eigene Norm hat."

E.; geb. 2001 (w); Fetales Alkoholsyndrom (FAS); Januar 2006

Anmerkung des Autors: Bei E. handelt es sich um das 4. Kind einer chronisch alkoholkranken Frau, deren Alkoholabusus schon in der Geburtsepikrise bestätigt wurde. Im Alter von 34 Jahren sei die Mutter 2004 an den Folgen ihres chronischen Alkoholabusus gestorben. E. kam als hypotrophes Neugeborenes zur Welt, hatte eine Gaumenspalte und einen konnatalen Herzfehler. Da die leibliche Mutter das Kind nicht versorgen konnte, wurde E. in die jetzige Pflegefamilie gegeben.

Die Pflegeeltern berichten:

„E. wurde in der 37. Schwangerschaftswoche geboren. Sie war ein hypotrophes Neugeborenes mit einem Gewicht von 1900 g und 40 cm Länge und hatte einen Kopfumfang von 30 cm. Nach ersten Untersuchungen wurden eine Gaumenspalte in der Medianlinie, eine Pulmonalstenose, einen ASD und der Verdacht auf eine Hörschädigung festgestellt.

Aufgrund der Ergebnisse musste sie auf die Frühchenstation verlegt und ständig überwacht werden. Das war ihr Glück! Sie bekam eine fachgemäße, liebevolle Betreuung und Pflege. Grade für diese Kinder sind die ersten Wochen sehr wichtig, denn oft werden sie in den Herkunftsfamilien durch die bestehende Sucht vernachlässigt.

Dem Jugendamt war der Lebensumstand der Mutter bekannt. Schwere Alkoholabhängigkeit, Mehrfachgeburten und Obdachlosigkeit zwangen zum sofortigen Handeln. Der Sorgerechtsentzug wurde beantragt und durchgesetzt und eine geeignete Pflegefamilie gesucht.

E. trat mit 4 Wochen in unser Leben. Wir wurden im Vorfeld umfassend über den Zustand des Kindes informiert und über die Schwere der Schädigung aufgeklärt.

Zu diesem Zeitpunkt waren wir eine Familie mit 4 Kindern. Das Jüngste war 15 Monate alt. Die Erfahrungen im Umgang mit einem Baby waren also noch sehr frisch. Trotzdem war alles anders.

E. war so klein wie eine „Baby-Born"-Puppe, sie war kaum zu hören (klägliches, leises Schreien), hat ständig vor Kälte gezittert und war immer hungrig. Aufgrund der Tatsache, dass sie so klein und schwach war, schaffte sie pro Mahlzeit nur 50 g, was eine zeitliche Dauer von 30 Minuten in Anspruch nahm. Das bedeutete mindestens 12 Mahlzeiten pro Tag in den ersten 4 Monaten.

Im 5. Monat wurde ein Hörtest durchgeführt. Man stellte eine Hörminderung durch Paukenergüsse beidseits fest, welche durch eine OP (Paukendrainage beidseits) verbessert werden konnte. Trotz der OP bestand weiter Verdacht auf Hörschädigung. Es war möglich, dass sie nur bedingt ihre Umwelt wahrnahm. Dieser Verdacht bestätigte sich später und man genehmigte ihr allgemeine Frühförderung.

… Dank der regelmäßigen Physiotherapie konnte E. mit 7 Monaten sitzen, mit 10 Monaten stehen und krabbeln und mit 18 Monaten laufen. Sie entwickelte sich trotz ihrer Hemmnisse gut und war ein sehr kleines aber agiles Mädchen.

Im November 2002 konnte sie endlich kieferchirurgisch versorgt werden. Der Verschluss der Gaumenspalte wurde erfolgreich durchgeführt. Sie nahm auch diese Hürde wie immer ohne Jammern, ohne Wehen oder Klagen. Immer ganz leise und anhänglich. Ein kleines zerbrechliches Wesen mit so viel Kraft und Durchhaltevermögen!

… Ab ihrem 2. Lebensjahr besuchte E. den Kindergarten der Lebenshilfe. Sie sprach zu diesem Zeitpunkt noch kein Wort. Viele Kinder mit Behinderungen gehörten zu ihrer Gruppe, nur leider gab es keine spezielle Gruppe für hörgeschädigte Kinder. Also wechselte sie mit dem 3. Lebensjahr in eine schulvorbereitende Einrichtung des Förderzentrums F. H. Pestalozzi. Hier gab es eine Gruppe für hör- und sprachbehinderte Kinder. Mit Unterstützung der Ergotherapie und der Hör- und Sprachförderung entwickelte sie sich gut.

Im Jahr 2004 fanden wir nach intensiver Suche einen Spezialisten für FAS-geschädigte Kinder – Prof. Dr. Spohr. Unser erstes Gespräch werde ich wohl nie vergessen … Er machte uns im Gespräch auch klar, dass sie ihr ganzes Leben unsere Hilfe und Fürsorge brauchen wird. Ein Gutachten ergab den Befund eines schweren FAS-Syndroms. Daraufhin beantragten wir einen Schwerbehindertenausweis 80 % G-B-H. Da war E. 5 Jahre alt.

Aufgrund ihrer Entwicklungsverzögerungen stellte sich die Frage der Einschulung. Ein Test zur Feststellung ihres derzeitigen Leistungsstandes unter Berücksichtigung der Hör- und Sprachentwicklungsstörung ergab einen IQ von 74. Ihre Leistungen lagen klar im Lernbehindertenbereich an der untersten Grenze und sie wurde 2008 in die Förderschule eingeschult.

Der Weg war für sie mühsam – Mathematik war ein großes Problem, Lesen konnte sie gut, auch Abschreiben klappte ganz gut. Aber durch die Mehrbelastung der Schule kam sie immer mehr an ihre Grenzen.

Dinge des täglichen Lebens waren nur mit Hilfestellung und Beaufsichtigung 24 Stunden am Tag zu bewältigen. Uhrzeit, Datum, Jahreszeit – sie konnte es sich nicht merken, bzw. verstand es nicht. Und das kann sie noch immer nicht.

E. ist leicht zu verführen. Andere machen etwas vor, sie macht es sofort nach oder mit, da sie weder die Tragweite noch die Gefahr einschätzen kann.

… Wir beantragten eine Pflegestufe für E., da sie rund um die Uhr betreut werden musste. Es wurde aufgrund der stehenden Diagnose FAS und die damit verbundene „Demenz im Kindesalter" im Jahr 2011 die Pflegestufe 1 bewilligt.

Sie besucht jetzt das 5. Jahr die Förderschule. Sie kann gut lesen und abschreiben, erfasst aber den Sinn der Worte nicht. In Mathematik rechnet sie mit 12 Jahren im Zahlenraum bis 10 sicher mit den Fingern. Alle anderen Aufgaben nur mit viel Mühe, Unterstützung und Hilfe. Ab dem nächsten Schuljahr würde der Fachunterricht dazukommen. Da E. das niemals verstehen kann und wird, haben wir uns entschlossen, sie auf eine Schule für geistig Behinderte zu geben. Da wird sie ihren Fähigkeiten entsprechend lebenspraktisch beschult. Sie wird zwar nie einen Schulabschluss erreichen aber das ist auch nicht so wichtig.

Heute ist E. 11 Jahre alt (sie wirkt auf ihre Umwelt wie eine 6-Jährige) und uns begleiten Verhaltensauffälligkeiten, mit denen wir nur schwer umgehen können. Geschuldet ihrer geistigen Entwicklung versteht sie nicht, was gemeint ist – dies äußert sich in verbalen Attacken (Fäkaliensprache) oder sie erstarrt zu Stein und man kommt überhaupt nicht an sie heran. In einer solchen Situation hilft nichts. Das Beste ist man lässt sie einfach für sich. Wenn ein wenig Zeit verstrichen ist, gibt sich dies Verhalten von ganz allein wieder.

Wichtig ist, dass sie ein glückliches Leben haben kann, dass sie Menschen um sich hat, die sich liebevoll um sie kümmern und ihre schützenden Hände über sie halten. Sie ist ein so liebes anhängliches Mädchen mit einer Kraft und Ausdauer, die uns immer wieder Respekt abverlangt. Sie hat so viel schon durchgemacht und hat es verdient, ein unbeschwertes Leben zu führen.

Wir werden alles dafür tun, dass unser kleiner Engel immer gut versorgt ist, auch wenn wir irgendwann einmal nicht mehr für sie da sein werden.

Zusammenfassend kann man sagen, dass bei einem FAS-Kind grundsätzlich alles anders ist. FAS-Kinder benötigen eine optimale Betreuung und Versorgung, eine gut dosierte Förderung in allen Bereichen des täglichen Lebens und ganz besonders eine fachärztliche Betreuung.

Die Prognose, die uns Prof. Spohr vor gut 10 Jahren gab, hat sich voll und ganz bestätigt. Man kann nur versuchen, den Schaden zu begrenzen. Seine Empfehlung, Ziele ruhig etwas höher anzusetzen, aber auch in der Lage zu sein, sie wieder zurückzunehmen, haben wir uns immer vor Augen gehalten. Worte, die uns immer begleitet haben: Wichtig ist, dass es dem Kind gut geht, und dass es glücklich ist."

N.; geb. 2008 (w); partielles Fetales Alkoholsyndrom (pFAS); Mai 2012

Anmerkung des Autors: Bei N. handelt es sich um ein heute 4-jähriges Mädchen, das im Dezember 2012 aus Russland adoptiert wurde. Zuvor hatte sie eineinhalb Jahre in einem Kinderheim gelebt, nachdem den leiblichen Eltern wegen schwerer Vernachlässigung aufgrund des chronischen Alkoholismus der Mutter das Sorgerecht entzogen worden war.

Aufgrund der nicht sehr ausgeprägten fazialen Dysmorphiezeichen – sie zeigt aber sonst alle schweren Störungen und Beeinträchtigungen eines klassischen Alkoholsyndroms – erhielt sie die Diagnose eines partiellen Fetalen Alkoholsyndroms.

Die Adoptiveltern berichten:

„Stellen Sie sich eine Spielzeugente vor, die man nicht abstellen kann, die ungebremst über den Teppich surrt. Stellen Sie sich vor, dass diese Ente unaufhörlich quietscht, viel zu laut redet oder mit schriller Stimme kreischt. Stellen Sie sich vor, dass diese Ente unaufhörlich Fragen stellt, sich aber meistens für die Antworten gar nicht interessiert. Stellen Sie sich einfach ein sehr lautes, hyperaktives, viereinhalbjähriges Mädchen vor, das wirkt wie eine 2-Jährige, mit eckigen Bewegungen durch den Raum fegt, unaufhörlich redet und nicht das geringste Gefühl für Nähe und Distanz hat. Wenn Sie sich das vorstellen, haben Sie ein Bild von meiner Tochter N.

Dass N. für ihr Alter viel zu dünn und viel zu klein war, fiel mit schon bei der ersten Begegnung auf. Fast zwei Jahre lang war ich von der anerkannten Adoptionsvermittlungsstelle „Zentrum für Adoptionen Baden-Baden e. V." überprüft worden. Psychiatrische Gutachter hatten meine Motive und Erziehungskompetenz durchleuchtet; Gehalts- und Steuerbescheinigungen dokumentierten meine finanzielle Eignung. Dann war es endlich soweit: Gegen eine Verwaltungsgebühr von 10 500 € war Russland endlich bereit, mich einreisen zu lassen. Kurz vorher hatte ich einen sogenannten Kindervorschlag bekommen: N.! Ein Schnappschuss zeigte ein kleines blasses Mädchen.

Mit ihrem weinroten Samtkleid und dem weißen Spitzenkragen sah N. wie eine Käthe-Kruse-Puppe aus, als wir sie zum ersten Mal sahen. Dunkelblonde, üppige Locken, große braune Augen – ein herzallerliebstes Mädchen! Auf die Frage, warum N. mit ihren 85 cm viel zu klein für ihr Alter sei, antwortete mir die Kinderärztin des Heimes, dass ihre Eltern vermutlich sehr klein gewesen seien. Als ich nachhakte, ob die Mutter getrunken habe, sagte die Kinderärztin: „Nein, sonst wäre sie beim Drogenarzt registriert gewesen. N.s Mutter hat sich einfach nicht um ihr Kind gekümmert. Sie hat N. eine Flasche Milch am Tag gegeben."

Dass N. Vater wegen Mordes in einem Zuchthaus sitzt und der Mutter wegen schwerer Trunksucht das Sorgerecht entzogen worden war, erfuhr ich zum Teil vor Gericht, zum Teil erst nach erfolgter Adoption. Doch da lebte N. bereits bei uns.

N. brauchte jede Sekunde Aufmerksamkeit: Wenn ich auf die Toilette ging, stand sie vor der Tür, schrie markerschütternd, trommelte mit den Fäusten oder trat mit den Füßen gegen die Tür, bis ich wieder herauskam. Wenn mein Lebensgefährte und ich ein Kindervideo mit ihr schauten, hüpfte sie fröhlich quietschend und plappernd auf uns herum, stach mir in die Augen, trat meinem Lebensgefährten in den Bauch – bis wir das Video ausmachten und uns wieder mit ihr beschäftigten. Wenn wir versuchten, Grenzen zu setzen, wurde N. aggressiv.

Ähnlich verhielt es sich mit dem deutsch-russischen Privatkindergarten, wo ich sie bald nach ihrer Ankunft angemeldet hatte. Sie klebte an den Erzieherinnen und betrachtete die meisten anderen Kinder als Konkurrenz. Es gab allerdings einige wenige andere Kinder, die N. mochte. Denen fiel sie dann bei der Begrüßung kreischend um den Hals, drückte ihnen die Luft ab und umklammerte sie so fest, dass kein Kind auf Dauer etwas mit N. zu tun haben wollte. Bei der extremen Aufmerksamkeit, die N. auf der einen Seite brauchte, wirkte sie auf der anderen Seite wie ein Autist: Es fehlte ihr an Einfühlungsvermögen.

Sie war gar nicht in der Lage, tiefere Beziehungen zu andern herzustellen. Sie konnte auch auf Bildern nicht erkennen, ob Menschen fröhlich oder traurig waren.

Beim Malen kam N. über ein wüstes Krickelkrakel nicht hinaus. Basteln konnte sie gar nicht, was wir anfangs darauf schoben, dass sie im Kinderheim nicht angeleitet bzw. mit solchen Materialien möglicherweise nie in Berührung gekommen war. Das erklärte natürlich nicht, warum N. das Bild eines anderen Kindes kaputtmachte, wenn eine Erzieherin nicht ihr, sondern einem andern Kind beim Malen half. Erst später fanden wir heraus, dass N. aufgrund ihrer Alkoholschädigung eine visomotorische Störung hat. Sie konnte nicht malen, weil ihre Auge-Hand-Koordination nicht funktionierte. Sie konnte nicht basteln, weil ihre Feinmotorik beeinträchtigt war. Sie fiel auch ständig hin, weil ihre grobmotorische Entwicklung geschädigt war. Sie hatte allerdings auch eine ganz geringe Frustrationstoleranz und wollte nicht üben, sondern schnappte sofort ein und bekam einen Wein- und/oder Wutanfall, wenn etwas nicht sofort klappte. Noch mit knapp fünf Jahren meinte sie, der Tisch hätte sie getreten, wenn sie gegen den Tisch gefallen war. Genauso wenig, wie N. wuchs, reifte und entwickelte sie sich im emotionalen, geistigen und seelischen Bereich.

Ihre Spiele waren sehr einfach strukturiert. Meistens brachte N. ihre Puppen ins Bett. Wenn N. auf sich selbst oder auf uns sauer war, entwickelte sie allerdings viel Fantasie. Drei Beispiele: Als sie sich einmal im Bad eines Ferienappartements selbst eingeschlossen hatte und von einem Handwerker befreit werden musste, behauptete sie, ich hätte sie eingeschlossen. Oder sie hat sich mit der Kinderschere den Pony krumm und schief geraspelt und dann dem Babysitter erzählt ich hätte ihr zur Strafe die Haare so geschnitten. Einmal schaltete sich sogar das Jugendamt ein, weil N. erzählt hatte, ich hätte sie geschlagen. Allerdings vermute ich, dass diese Verhaltensweise nicht unbedingt Folge ihrer Alkoholschädigung, sondern schlechte Erfahrungen mit ihrer Mutter und den Erzieherinnen im Kinderheim waren.

Beeindruckend war auf der anderen Seite N.s Sprachvermögen. Sie lernte innerhalb von vier Monaten Deutsch und schnitt in den Sprachtests bei der „Ü-8" besser ab als der Durschnitt von in Deutschland aufgewachsenen Kindern. Weil N. so viel und so gut Deutsch sprach, konnte niemand meine Vermutung nachvollziehen, dass sie eine Alkoholschädigung hat.

Erst eine Untersuchung bei Prof. Dr. Hans-Ludwig Spohr in der Berliner Charité brachte Gewissheit. Prof. Spohr stellte ein partielles Fetales Alkoholsyndrom bei N. fest. Partiell nur deshalb, weil die typische FASD-Merkmale in N.s Gesicht kaum ausgeprägt waren. Stattdessen war sie kleinwüchsig und hatte – bei normaler Intelligenz – einen Mikrozephalus. Damit erfüllte sie einen Score von 4/3/4/4 – alle Kriterien für ein partielles Alkoholsyndrom!

„Partiell" machte die Sache für uns jedoch nicht einfacher. Im Gegenteil! Da man N. auf den ersten Blick nichts ansah und die meisten Menschen – selbst viele Kinderärzte – nicht die geringste Ahnung haben, wie sich eine Alkoholschädigung auswirkt, waren alle empört, dass N. nun plötzlich behindert sein sollte. Viele meinten: „Das wächst sich doch aus!" Der Privatkindergarten, der mich vorher bei meinen Schwierigkeiten rührend unterstützt hatte, vertrat nun die Auffassung, ich selber sei an den Problemen schuld: Ich würde N. krank reden und mit meinen falschen Erziehungsmethoden sogar krank machen. Vor allem, als ich dem Kindergarten mitteilte, dass N. nun von der Charité Ritalin erhält.

Mittlerweile geht N. in einen Integrationskindergarten, wodurch sich ihre Schwierigkeiten mit anderen Kindern etwas gebessert haben. Darüber hinaus macht die Gabe von 12,5 mg Methylphenidat täglich die Situation auch für uns etwas entspannter. Doch auch mit Medikamenten steht N. ständig unter Strom und setzt auch uns damit ständig unter Stress. N. kann weder abstrahieren noch flexibel auf Situationen reagieren. Alles muss immer gleich ablaufen, sonst gerät sie aus der Fassung.

Abläufe wie: reinkommen, Schuhe ausziehen, Mantel ablegen, Hände waschen, kann sie sich schlecht merken und durch ihre Konzentrationsschwäche noch weniger befolgen. N. hat von der Haustür bis zum Waschbecken vergessen, dass sie sich die Hände waschen wollte. Stattdessen rollt sie meterweise Klopapier ab, würgt den Hund und plappert dabei unaufhörlich. Für einige wenige Dinge, die sie interessieren, hat N. ein fotografisches Gedächtnis. Den Rest vergisst sie sofort.

Wie es weitergeht, wissen wir noch nicht genau. Aber eines wissen wir: dass hinter Adoptionen aus Russland ein System steckt! Der starke Kinderwunsch der Adoptionsbewerber wird ausgenutzt, um die Kosten für die Versorgung der vielen alkoholgeschädigten russischen Kinder auf gutgläubige und gut situierte Ausländer und deren medizinische und soziale Institutionen abzuwälzen. Unser Jugendamt gibt 2 550 € im Monat allein für N. Förderplatz im Integrationskindergarten aus! Adoptionsbewerber, die in geradezu entwürdigender Weise auf ihre Eignung überprüft werden, können sich einfach nicht vorstellen, so „übers Ohr gehauen" zu werden, sondern glauben schon aufgrund der strengen Auswahlprüfungen an eine gewisse Rechtssicherheit. Fair wäre es, Adoptionsbewerber darüber aufzuklären, dass das Kind, das sie gerade im Begriff sind zu adoptieren, schwer behindert ist. Es gibt jedoch weder verbindliche Auflagen noch Qualitätskontrollen für die russische Seite.

Dass so ungefähr jeder vierte Adoptionsbewerber unfreiwillig ein FASD-Kind aus der Russischen Föderation oder Kasachstan adoptiert, habe ich vom Stuttgarter Jugendamt erfahren. Nach Gesprächen mit Behörden, anderen Adoptiv- und Pflegeeltern sowie Erfahrungen in einer FASD-Angehörigengruppe bin ich überzeugt davon, dass die Dunkelziffer – vor allem in ländlichen Regionen – höher liegt. Aus Scham betrogen worden zu sein, aus Angst vor den Jugendämtern und auf Rücksicht auf die Kinder, die ja nichts für ihre Behinderung können, schweigen die Betroffenen. Weil sich niemand ernsthaft wehrt, akzeptiert die Bundesregierung die Adoptionspraxis der Russischen Föderation, obwohl Russland nicht einmal dem Haager Abkommen angehört. Auf meine Frage an den Supervisor der süddeutschen Jugendämter, warum die Bundesregierung nichts gegen die russische Adoptionspraxis unternimmt, war er selbst ratlos. Er habe genau diese Frage, beteuerte er mir, immer wieder in zahlreichen Ausschüssen des Auswärtigen Amtes und des Bildungsministeriums gestellt und schließlich folgende Antwort erhalten: „Aus Rücksicht auf die wirtschaftlichen Beziehungen zu Russland!"

F.; geb. 1996 (w); Fetales Alkoholsyndrom (FAS); August 2012

Anmerkung des Autors: Im August 2012 wurde F. von ihrer Pflegemutter zur Diagnostik vorgestellt. Aufgrund der Alkoholanamnese und der klinischen Symptome war die Diagnose eines FAS gestellt worden (4-Digit Diagnostic Code 4/4/4/4).

Ihre leibliche Mutter hatte jahrelang schweren Alkoholmissbrauch betrieben. Ihre vier älteren Geschwister waren deshalb aus der Familie genommen und wuchsen in einem Heim auf. Nach Umzug der Mutter blieben F. und ihre jüngere Schwester trotz der Alkoholkrankheit der Mutter in der Familie und wurden erst 2006 nach einem Wohnungsbrand ebenfalls fremduntergebracht.

Die Pflegemutter berichtet:

„F. kam mit 9 Jahren in unsere Familie. Sie war sehr klein und dünn. Sie trug Konfektionsgröße 122 (entspricht in etwa einem Alter von 5 Jahren).

Zunächst unterstützte ich als Pflegemutter F. bei allen anfallenden Aufgaben. Ich duschte sie ab, räumte mit ihr das Zimmer auf, machte gemeinsam mit ihr Hausaufgaben, lernte Gedichte und Lieder, das Einmaleins und vieles mehr. In der Schule wurde immer sehr konsequent kontrolliert, dass die Kinder ihre Hausaufgaben komplett eintrugen. Die nicht benötigten Schul- und Sportsachen konnten in der Schule bleiben, so dass auch selten etwas vergessen wurde. In den Ferien fuhren wir oft weg und F. wurde von allen Familienmitgliedern freundlich aufgenommen. Besonders unsere Oma konnte sie gut annehmen, weil sie bis dahin nie eine Oma kennengelernt hatte. Mit zunehmendem Alter steigerten sich auch die Anforderungen, die an sie gestellt wurden. Sie zeigte Auffälligkeiten im Verhalten in regelmäßigen Abständen. Scheinbar ohne Grund konnte sie dann sehr aggressiv sein. Wenn dann noch Druck von unserer Seite kam, sei es durch schulische Anforderungen oder dass wir sie kritisierten, konnte sie regelrecht explodieren. Am häufigsten tobte sie sich dann an mir aus. Ich reagierte zunächst heftig, weil ich meinte, ich könne derartige Respektlosigkeit nicht dulden. Diese Phasen wiederholten sich in großen Abständen immer wieder und sie lehnte mich dann offen ab und attackierte mich mit Sprüchen wie: „Du hast mir nichts zu sagen Du bist nicht meine Mutter", oder „das ist meine Sache, ich hau sowieso bald ab", u. s. w. Einmal war sie so sehr in Rage, dass sie sogar begann das Zimmer zu zerlegen. Ich ging zu ihr hinein und lenkte ihre ganze Wut auf mich ... Sie gebärdete sich wie ein wildes Tier. Sie war außer sich. Trat mich, wollte beißen, zerriss meinen Pullover, versuchte zu kneifen, zu kratzen und schrie immerzu. Ich hielt sie fest und umklammerte sie weiterhin mit meinem Körper. Ich legte meinen großen Körper auf sie. Ich wusste in diesem Moment nur, ich durfte nicht loslassen. Nach gefühlten Stunden sackte sie plötzlich zusammen. Sie weinte und schluchzte leise. Ich lockerte meinen Griff behutsam und streichelte sie sanft. Sie schmiegte sich an mich und blieb noch eine Weile in meinem Schoß liegen. Dann sah ich ihr tief in die Augen und fragte: „Na, alles wieder gut?" Sie nickte und wir standen beide auf. Solche handgreiflichen Wutausbrüche hatte F. danach nie wieder und unser Verhältnis besserte sich zusehends.

Im Umgang wurden wir beide wesentlich lockerer. Ich begann darauf zu achten, dass ich in Momenten, in denen es ihr nicht gut ging, den Druck vollständig von ihr fernhielt. Ich stellte dann nur minimale Anforderungen und bat auch oft bei nicht erledigten Hausaufgaben die Lehrerin um Verständnis. An späteren Tagen konnte F. dann die unerledigten Arbeiten mit Leichtigkeit nachholen.

Heute ist F. meist ausgeglichen, hat jedoch ab und zu immer noch Phasen, in denen dann wirklich jeder ohne Ansehen der Person sein Fett abbekommt. Aber am nächsten Tag ist es dann meist vorbei und unsere F. ist wie immer. Mithilfe einer Spieltherapie konnte ein Kinderpsychologe F.s verschlossenes Wesen langsam öffnen. Zunächst bestand der Erfolg der Therapie darin, dass F. aus den Sitzungen recht locker rauskam und diese lockere Art für eine ganze Woche anhielt. Nach ca. einem Jahr hatte er sie dann soweit, dass sie begann über Dinge zu reden, die sie beschäftigten und bewegten. Heute nach 2 Jahren Therapie kann F. offen auch mit uns und besonders mit mir über ihre Probleme sprechen.

… Sie hat heute, mit 16 Jahren, große Schwierigkeiten mit ihrem Gedächtnis. Ihre örtliche und zeitliche Orientierung sind ebenfalls stark betroffen. Besonders mündliche Absprachen und Gespräche vergisst sie schnell wieder. Mit dem Wachsen der Anforderungen wächst auch ihre Angst, ihre Aufgaben nicht zu bewältigen.

Wir versuchten mit sehr viel Struktur und Orientierungshilfen Freiräume zu schaffen, damit F. auch unabhängig von uns Erfolgserlebnisse erleben kann und nicht in jeder Situation nachfragen muss.

In ihrem Zimmer hat alles seinen festen Platz, die Schreibtischfächer sind mit dem jeweiligen Schulfach beschriftet, ein großer Jahreskalender hängt an der Wand, an dem sie jeden Tag abstreicht. Sie hat zweimal Ersatzsportzeug, einen Schreibtischkalender, in dem wöchentlich alle wichtigen Ereignisse und Termine durchgesprochen und notiert werden. Einen festen Tag in der Woche an dem ihre Wäsche gewaschen wird und einen festen Tag zum Zimmer aufräumen. Wenn wir F. allein lassen, schreiben wir immer auf, wo wir sind, weil sie auch das schnell vergisst.

Seit drei Jahren hat F. eine Liste mit genauer Zeitangabe und einen Funkwecker, die es ihr ermöglichen morgens allein aufzustehen, die Liste abzuarbeiten und pünktlich zum Schulbus zu gehen. Einen Morgen stand ich auf und sah sie in der Küche am Tisch sitzen. Ich fragte sie, warum sie noch nicht frühstückt. Sie antwortete, es ist noch nicht 5.40 Uhr. Ändert sich ihre Aufstehzeit, muss auch die komplette Liste geändert werden.

Den Weg zur wöchentlichen Spieltherapie sollte F. mit 14 Jahren lernen alleine zu bewältigen. Da wir in einem kleinen Dorf wohnen, ist F. Fahrschülerin. Die Therapieeinrichtung befindet sich aber in einer anderen Stadt. Sie musste also lernen, mehrere Etappen miteinander zu verbinden. Auch hierfür bekam sie wieder eine Liste von uns. Zuerst lernten wir die erste Etappe, also von der Schule in die Stadt mit dem Zug. Das war schon mit großen Schwierigkeiten verbunden, denn es war ein Dienstag, an dem in ihrer Schule alle Schulbusse eine Stunde später fuhren. Also war F.s Schlussfolgerung, sie bräuchte erst eine Stunde später zum Bahnhof gehen. Nach drei Wochen hatte F. begriffen, dass sie sich an die Zeiten auf ihrer Liste halten muss. Dann war die erste Etappe geschafft. Es ging weiter, auf dem Zielbahnhof die richtige Straßenbahn zu finden und in die richtige Richtung einzusteigen. Auch für diese Etappe benötigten wir mehrere Wochen. So ging es immer weiter. Ende August begannen wir mit dem Training und im Dezember konnte F. das erste Mal alleine ohne Rückrufe und ohne den kompletten Weg selbstständig bewältigen.

Sie war stolz und erlebte diesen Schritt als großen Erfolg für ihre Unabhängigkeit. Jetzt lebt F. seit sechs Jahren bei uns. Als wir endlich begriffen, was F.s Behinderung real bedeutet, konnten wir viel entspannter damit umgehen.

F. war nie mutwillig oder bewusst boshaft, aber aus verschiedenen Situationen heraus haben wir es ihr oft unterstellt. Sie fühlte sich dann falsch verstanden und reagierte wütend oder aggressiv. Wir mussten häufig mehrere Gedankenspiele durchgehen, bevor wir die Situation richtig erfassen und einschätzen konnten. Auch unsere eigene Haltung mussten wir oft überprüfen und unsere persönliche Einstellung korrigieren.

Heute ist es unser wichtigstes Ziel, F.s Zukunft auf eine solide Basis zu stellen. Sie wird nie wie andere Jugendliche ein Leben ohne Betreuung führen können, aber wir wollen ihr die bestmöglichen Startbedingungen schaffen, dass sie eine Chance hat, ein würdevolles und zufriedenes Leben zu führen."

D.; geb. 2007 (w); Fetales Alkoholsyndrom (FAS); August 2008

Anmerkung des Autors: Ds. leibliche Mutter habe nach Aussagen ihres damaligen Lebenspartners ab dem 14. Lebensjahr getrunken und war zuletzt alkoholkrank. Die drei älteren Geschwisterkinder wurden wegen schwerer Vernachlässigung aus der Familie genommen. D. lebte die ersten drei Lebensmonate in der Herkunftsfamilie, wurde weitgehend vom Vater betreut, da die Mutter infolge der Alkoholerkrankung das Kind vernachlässigte. Da auch die Großeltern mütterlicher- und väterlicherseits Alkoholprobleme hatten und daher für die Versorgung nicht infrage kamen, wurde D. im Alter von 3 Monaten in die jetzige Pflegefamilie vermittelt. Sie bekam im Alter von 11 Monaten, in der Beratungsstelle im DRK-Klinikum Westend vorgestellt, die Diagnose eines Fetalen Alkoholsyndroms.

Die Pflegemutter berichtet:

„Hiermit wollen wir einen kleinen Einblick in unser Leben mit D., 3 Jahre, geben:
,Mast du da?' (Machst du da?) Das ist zur Zeit der Lieblingssatz unserer kleinen D., genau wie ,Is des?' (Was ist das?), und wir alle sind unglaublich stolz auf diese, wenn auch noch undeutlich gesprochene Sätze.

Noch vor einem halben Jahr hatten wir große Zweifel, ob D. es schaffen würde, sprechen zu lernen. Alle Mühe schien vergeblich. Ein Kurs im SPZ, der speziell für Eltern von sprach- und größenentwicklungsverzögerten Kindern entwickelt wurde, half uns unheimlich, nicht aufzugeben. Viele kleine Dinge führen nun zu unglaublichen Erfolgen.

D. ist ein stark alkoholgeschädigtes Mädchen und kam im Alter von knapp drei Monaten zu uns. Da D. ohne Diagnose zu uns kam und wir uns durch viele Auffälligkeiten große Sorgen und Gedanken machten, kamen wir letztendlich auch zu Prof. Spohr, welcher uns sehr schnell eine klare Diagnose stellen konnte. Erschreckend waren und sind zwar die Zukunftsaussichten, was die Entwicklung anbetrifft, und doch treibt uns die Liebe und Annahme zu dem einzigartigen, süßen Mädchen total an, nicht aufzugeben, sondern wirklich dran zu bleiben. Wir wollen uns über die schönen Momente und Fortschritte freuen und nicht nur auf die Schwierigkeiten blicken. Immer wieder müssen wir neu überlegen, wie und wo wir Hilfe bekommen und Unterstützung finden können, denn alleine können wir diese Aufgabe nicht bewältigen. Zurzeit besucht D. soweit es möglich ist für drei Stunden den Kindergarten (was allerdings auch eine große Herausforderungen für sie ist). Da unsere großen Kinder sich im Vergleich zu D. ganz anders entwickelt haben, kommen wir immer wieder an Grenzen, die scheinbar nicht zu überwinden sind. Besonders ihre unsagbare Lebhaftigkeit in allen Lebenslagen kostet uns sehr viel Kraft. Sogar wildfremde Menschen sprechen uns immer wieder an, was wir für ein nettes aufgeschlossenes Kind dabei haben, das scheinbar mit jedem mitgehen würde. Auch können aus der im Moment friedlich scheinenden Spielsituation urplötzlich unsagbare Aggressionen entstehen. D. ist sehr schnell frustriert, wirft dann alles um sich oder tut sich selber weh, indem sie z. B. den Kopf gegen den Fußboden hämmert. Mithilfe einer Psychologin gelingt es uns mehr und mehr diese Situationen zu entschärfen, indem wir sie festhalten und beruhigen, anstatt wie am Anfang geschehen, sie dafür auszuschimpfen. D. braucht sehr strukturierte Abläufe, kurze klare Ansagen, viel, viel Bewegung an der frischen Luft, und sehr viel Eins-zu-eins-Betreuung um überhaupt klarzukommen. Trotzdem finden wir, dass es sich total lohnt, unser Leben mit D. zu teilen und sie zu begleiten, denn auch wir haben durch sie das Leben neu schätzen und lieben gelernt, neue Prioritäten gesetzt und können immer wieder nur staunen über die Wunder, die es gibt, wenn aus einem kleinen Baby ein junger Mensch heranwächst."

C.; geb. 1996 (m); Fetales Alkoholsyndrom (FAS); August 1996

Anmerkung des Autors: C. wurde von seiner Pflegemutter im Alter von 8 Monaten erstmalig zur Diagnostik vorgestellt. Aufgrund der gesicherten Alkoholanamnese und der ausgeprägten klinischen Symptomatik wurde ein klassisches Fetales Alkoholsyndrom diagnostiziert (4-Digit Diagnostic Code 4/4/4/4). In den Folgejahren sahen wir ihn regelmäßig und seit drei Jahren berichtet er in jedem Semester in der Vorlesung für das 2. Semester an der Berliner Charité über sein Leben mit einem FAS. Er hat große Schwierigkeiten im Umgang mit Zahlen, beeindruckt aber mit seiner charmanten Art die Studenten unter anderem damit, dass er das Berliner U-Bahnnetz auswendig kennt. C. leidet unter seinen deutlichen Wachstumsstörungen, so entsprechen Größe (145 cm) und Gewicht (39 kg) den Normwerten eines 11-Jährigen.

Die Pflegemutter berichtet:

„C. wurde im Jahre 1996 geboren, es handelte sich um die elfte Schwangerschaft einer 33-jährigen chronischen Alkoholikerin. C. wog 2 740 g und war 46 cm groß. Die Mutter trank nach eigenen Angaben in der gesamten Schwangerschaft ca. 2 Flaschen Schnaps pro Tag!

C. befand sich 12 Tage im Krankenhaus wegen eines Alkoholentzugssyndroms. Danach war C. vier Wochen bei der Mutter. Er wurde dann einer Freundin übergeben, weil sie „das Balg" nicht mehr gebrauchen konnte. Er kam über die Polizei dann wieder ins Krankenhaus. Nach zwei Wochen wurde er in eine Kurzpflegestelle entlassen.

Am 24.09.1996 kam er zu uns in die Dauerpflegestelle. C. wog jetzt 5 600 g und war 62 cm groß. Er war jetzt 5 Monate alt.

C. war erst sehr unruhig und die Nahrungsaufnahme war schlecht. Durch einen starren Rhythmus und wenig Sinnesreize wurde C. deutlich ruhiger. Er fing auffällig früh an zu sprechen. Mit 12 Monaten sprach er schon deutliche Worte. Mit 16 Monaten fing er an zu laufen.

Im August 1998 kam er mit knapp 2,5 Jahren in einen heilpädagogischen Kindergarten, dem Thomas-Haus in Berlin. C. wiegt jetzt 9 500 g und ist 82 cm groß. In der Kindergartenzeit musste ich extrem auf ihn aufpassen. Er war Fremden gegenüber sehr distanzlos. C. wäre mit jedem mitgegangen. Er ist nach wie vor ein schlechter Esser. Bis zum Sommer 2003 bleibt C. im Kindergarten. Mit jetzt 7 Jahren wird C. in die Parzival-Schule, eine waldorforientierte Förderschule, eingeschult. Er ist jetzt 102 cm groß und 15 kg schwer.

C. wirkt nach außen aufgeweckt, kann aber viele Eindrücke nicht verarbeiten. Er hat nächtliche Albträume. Mit vielen Dingen ist er überfordert. Mir, als enge Bezugsperson, fällt auf, dass er vieles imitiert. C. ist ein sehr ängstliches Kind. Alle neuen Situationen verunsichern ihn sehr. Durch verbale Ausflüchte kann er sehr gut von dem eigentlichen Geschehen ablenken und man merkt nicht unbedingt, dass er sich etwas nicht zutraut. Zahnbehandlungen waren lange nicht möglich.

Eine leichte Neurodermitis wird jetzt im Schulalter schlimmer.

C. ist weiterhin sehr distanzlos, unstrukturiert und für keine Verabredung zugänglich. Er hat keinen Zeitbegriff. Hilfreich ist hier eine immer wiederkehrende Tages- und Wochenstruktur.

Auffällig ist seine Musikalität. C. singt sehr viel. Er äußert den Wunsch Trompete zu spielen. Im Oktober 2004 erhält er Trompetenunterricht. C. ist jetzt 8,5 Jahre alt. Er ist jetzt 110 cm groß und 17 kg schwer.

C. spielt fast nur draußen. Sein Aktionsradius muss aber sehr begrenzt bleiben. Er ist sonst ganz schnell nicht mehr auffindbar.

In der Klasse ist er mit Abstand der Kleinste, ist aber dominant. Es fällt ihm schwer, auch mal andere zu Wort kommen zu lassen. In der Klasse sind neun Kinder. Der Lehrer kann sehr gut mit ihm umgehen. Er ist selbst Pflegevater. In der 3. Klasse wird die Rechenschwäche sehr deutlich. C. ist jetzt 9,5 Jahre alt, 114 cm groß.

Mit 11 Jahren wird die Trichterbrust sehr deutlich, macht aber keine Beschwerden. Eine OP hätte nur kosmetische Gründe.

C. ist weiterhin sehr unkonzentriert und distanzlos. Mit Gleichaltrigen kommt er immer weniger klar. Verabredungen bekommt er nicht koordiniert. Er verabredet sich oft mit mehreren gleichzeitig, hält aber letztendlich keine Verabredung ein. Einfache klare Anweisungen sind nötig, die unmittelbar ausgeführt werden müssen, sonst fängt man von vorn an zu erklären. Trompete spielt er immer noch sehr gern.

Mit 11 Jahren ist C. jetzt 118 cm groß und 22,5 kg schwer.

Mit 12 Jahren ist C. 125 cm groß und 23,5 kg schwer.

Die Nachmittage müssen gut gestaltet werden. Allein gelingt nichts. C. hat jetzt mit der Trompete aufgehört und bekommt stattdessen Klavierunterricht.

Mithilfe eines Handys kann ich ihn auch mal außerhalb meines Blickfeldes laufen lassen. Auf dem Handy wird eine Uhrzeit eingestellt, die ihn akustisch erinnert sich bei mir zu melden. Das klappt mehr oder weniger gut.

Bei der täglichen Körperpflege muss er unterstützt werden. Beim Duschen und Zähneputzen muss ich danebenstehen, sonst passiert gar nichts. Pflegestufe I wird bewilligt, 70 % Schwerbehinderung wird anerkannt.

Das Selbstbewusstsein ist stark beeinträchtigt. Durch verbale Stärke kann dies überspielt werden. Mit 14 Jahren ist C. 131 cm groß. Er orientiert sich an deutlich jüngeren Kindern und spielt noch sehr intensiv. Durch seine Körpergröße fällt es auch nicht auf, dass er älter als seine Spielkameraden ist.

Jetzt mit 16 Jahren ist C. 145 cm groß und 39 kg schwer. Er ist weiterhin auf viel Hilfe und Unterstützung angewiesen.

C. imitiert immer noch sehr stark. Bei einer Unterhaltung übernimmt er sofort die Meinung seines Gegenübers, dreht sich aber auch genauso schnell um 180°, wenn man ihm etwas anderes sagt. Er erfindet Ereignisse, die gar nicht stattgefunden haben oder sie werden stark übertrieben dargestellt. Intensive Erlebnisse werden nachgespielt.

C. hat an Charme nicht verloren. Er ist immer noch sehr liebenswert."

L.; geb. 2007 (w); partielles Fetales Alkoholsyndrom (pFAS); März 2013

Anmerkung des Autors: Der Bericht über L. ist bemerkenswert, da es sich bei ihr um ein sehr intelligentes Mädchen handelt, das – liebevoll von ihrer Mutter beschrieben – trotzdem sehr unter ihrer Andersartigkeit, ihrer Distanzlosigkeit und ihrer Unruhe leidet. Sie hatte über Jahre schwere Schlafstörungen und deutliche Zeichen eines Restless Legs Syndroms (s. Abschn. 6.1). Außerdem ist sie ein Beispiel für die teilweise dramatischen regressiven Reaktionen, die nach den gerichtlich verordneten Besuchen mit den leiblichen Eltern auftreten können.

Die Pflegemutter berichtet:

„L. kam im November 2007 im Alter von 11 Wochen in unsere Familie. Zu unserer Familie gehören noch 2 leibliche Kinder und ein Adoptivkind.

Bereits in den ersten Tagen fiel uns auf, dass L. am Tag schlief und fast die gesamte Nacht wach war. Die Nächte waren von ihrer großen Unruhe und ständigen Jaktationen geprägt. Sie beruhigte sich nur, wenn sie auf dem Bauch eines Elternteils liegen konnte. Sie war nicht in der Lage, größere Nahrungsmengen zu sich zu nehmen, sondern musste alle 2 Std. mit 30–50 g Nahrung versorgt werden.

Mit ca. 6 Monaten kam zu den nächtlichen Jaktionen noch verstärkte Bewegungsaktivität in den Beinen hinzu. Durch Körperkontakt wurden diese Erscheinungen leicht gemildert.

In diesen ersten Jahren waren wir um einen extrem strukturierten Tag bemüht. 14-tägige Besuchskontakte, die zum Teil in der hiesigen Landesklinik durchgeführt wurden, weil die leibliche Mutter dort eingewiesen war, unterbrachen positive Entwicklungen.

In einer längeren Besuchskontaktpause besserte sich das Schlafverhalten und die Jaktationen nahmen ab und verschwanden schließlich gänzlich.

Mit 12 Monaten wurden die Besuchskontakte wieder aufgenommen. Seit dieser Zeit entwickelte L. Neurodermitis und zahlreiche obstruktive Bronchitiden.

L. konnte mit ca. 14 Monaten frei laufen. Nach einem Besuchskontakt, wo der Großvater mütterlicherseits L. gegen ihren Willen festhielt und sich weigerte, das Kind loszulassen, stellte L. das Laufen wieder ein. Sie nahm die Jaktationen für einige Wochen wieder auf. Der Großvater wurde von den Besuchskontakten ausgeschlossen.

Mit 18 Monaten begann L. Worte nachzusprechen und fröhlich zu lautieren. Nach mehreren Besuchskontakten, wo die Großmutter alkoholisiert auftrat und ihrer Verzweiflung über die Situation mit Weinen und Schreien Ausdruck gab, stellte L. ihre aktive Sprachentwicklung ein. Zwischen den nun unregelmäßig werdenden Kontakten nahm L. die Sprache wieder auf, aber wurde nach den Kontakten wieder ‚sprachlos'.

Da sie zweisprachig aufwächst, reagierte sie in dieser Zeit mehr auf die französische Sprache.

Dies fiel auch in die Zeit der U 7, wo man ihr eine ausgeprägte Sprachentwicklungsverzögerung attestierte.

Während der gesamten Zeit fiel auf, dass L. einen extremen Speichelfluss hatte, der sich verstärkte, wenn sie Dinge berührte, die sie nicht mochte (Schmutz, Knetgummi, Schaum etc.). Wir waren zu dieser Zeit mit ihr bei der Frühförderung der Lebenshilfe. Dort machte man uns erstmals auf ein mögliches FAS aufmerksam.

L. war inzwischen 3 Jahre alt und im hiesigen Kindergarten angemeldet. Zu dieser Zeit zeigte sie vermehrten Bewegungsdrang. Sie kletterte gerne, malte gerne und zeigte eine gewisse Distanzlosigkeit. Im dörflichen Kindergarten kam die Leiterin weder mit Ls. Unruhe noch mit ihrem ausgeprägten Bewegungsdrang zurecht. Nach wenigen Wochen haben wir L. dort abgemeldet und den 12 km von uns entfernten Waldkindergarten gefunden. Dort blühte sie auf. Endlich konnte sie ihren Bewegungsdrang außerhalb des Elternhauses ausleben und man brachte ihr Respekt und Wohlwollen entgegen. Sie entwickelte ein exzellentes Sozialverhalten. Sie ist beliebt, weil sie einen großen Gerechtigkeitssinn hat und empathisch ist.

Sie ist das jüngste von 7 Vorschulkindern und hat (lt. Erzieherinnen) einen über ihr Alter hinausgehenden Wortschatz. Sie ist in der Lage zwischen Streitenden zu vermitteln und wird häufig zum Spielen und zu Kindergeburtstagen eingeladen.

Ein Handicap ist nach wie vor die sensorische Wahrnehmungsstörung. Zu manchen Zeiten erträgt L. taktile Reize nur schwer. Wir haben eine Ergotherapeutin gefunden, die eine Ausbildung in sensorischer Integration hat und erleben gute Fortschritte bei L., was die Toleranz taktiler Reize betrifft.

Die Schlafprobleme bestanden die ganze Zeit weiter, was uns als Eltern vor große Herausforderungen stellte.

Mit ca. 4 Jahren begann L. über Schmerzen in den Beinen zu klagen und zeigte das Bedürfnis ihre Beine unablässig zu bewegen. Dies war am Tag ja möglich, aber in der Nacht nahm das Bedürfnis nicht ab. Nach unproblematischem Einschlafen kam das Kind stündlich in unser Schlafzimmer und verlangte festgehalten zu werden. Gaben wir dem Bedürfnis nach, dauerte es bis zu 3 Stunden, bis sie und wir Schlaf fanden. Erlaubten wir es nicht, ging es die ganze Nacht ohne Schlaf hin und her.

In dieser Zeit nahm ich Kontakt zur Gesellschaft für Restless-Legs-Betroffene auf. Man sagte mir, dass es bei Kindern schwer nachweisbar sei und Medikamente für Kinder nicht zugelassen sind. Wir massierten Ls. Beine jeden Abend mit Lavendelöl und mit ca. 5 Jahren hörte dieses Phänomen auf.

L. ist nun 5 1/2 Jahre alt und schulpflichtig ab September dieses Jahres. Einschulungstest, Vorschule, IQ-Test (121) brachte sie locker und vor allem konzentriert hinter sich und unsere Einwände, dass sie es eventuell nicht schaffe, wurde von allen Gremien abgelehnt. L. interessiert sich für Buchstaben und setzt selbständig Wörter zusammen. Sie addiert und subtrahiert im 10er Raum. Einen Arbeitsspeicher hat sie unserer Meinung nach ganz sicher. Sie ist vollkommen autark was Körperpflege und

An- bzw. Auskleiden angeht. Sie erinnert uns, wenn wir nicht die ‚korrekte' Reihenfolge einhalten.

Ich erwähnte, dass wir auf dem Land leben und Tiere haben. Auch hier ist L. sehr strukturiert, was füttern und Pflege betrifft.

Sicher, sie ist oft ‚nervig' und unterbricht Gespräche.

…Sobald sie eine Aufgabe hat und verantwortlich ist, beschäftigt sie sich damit und kann Stunden damit verbringen. Sie reitet sehr gut und gibt ihrem Pferd vor, was es zu machen hat. Sie ist aktives Mitglied einer Tanzgruppe und präsentierte mehrfach vor Publikum einen erlernten Tanz. Wir erleben sie als intelligenten, sehr aktiven und wissbegierigen Menschen, der sein Wissen umsetzt und erweitert…sie ist empathisch und oft nervig, nachfragend und seeeehr anstrengend, charmant und fordernd, aber sehr liebenswert.

Ich hoffe, ich konnte Ihnen Ls. Wesen näher bringen. Ich denke auch, ich rede hier nichts schön, …denn es war nicht immer schön, sondern immer anstrengend und bereichernd. Wir tun unser Bestes, aber wir sind auch zuversichtlich, dass L. ihre Nische findet, weil wir und ihre Geschwister helfen werden."

Bericht der Familie S. über 4 Adoptivgeschwister mit FAS

Anmerkung des Autors: Ich lernte die Familie S. (Abbildung 17.1 und 17.2) in Erfurt 2012 kennen, wo wir gemeinsam die FASD-Tagung besuchten. Ich war sehr beeindruckt von ihrem Bericht:

„Wir sind eine ungewöhnlich große Familie, jedenfalls für deutsche Verhältnisse.

Vater und Mutter, seit 25 Jahren miteinander verheiratet, plus acht Kinder im Alter von 19 bis 24 Jahren, bestehend aus vier leiblichen und vier adoptierten Kindern, vier Mädchen und vier Jungen. Zwei Geschwistergruppen zusammen als Großfamilie aufgewachsen, gelebte Inklusion, ohne es zu ahnen. Die Behinderung unserer Adoptivkinder ist uns erst seit März 2012 bekannt.

Ich las in einer Fachzeitung einen ausführlichen Artikel über die Behinderung FAS und dachte sofort ‚sie schreiben über uns und unsere Kinder‘, alles passte zu 100 % und erklärte endlich nach so vielen Jahren die zuvor völlig unverständlichen Verhaltensweisen unserer Adoptivkinder. Das war eine sehr große Erleichterung!

Als wir 1997 diese Geschwistergruppe in Brasilien adoptierten, waren unsere Adoptivkinder schon 3, 4, 5 und 9 Jahre alt. Fertige kleine Menschen mit einer grauenvollen Kindheitsgeschichte, die wir damals noch nicht kannten. Berichte und Gerichtsakten haben wir erst in den folgenden Jahren in Eigeninitiative durch persönliches Vorsprechen in Brasilien bei den Behörden erhalten.

So traten wir unvoreingenommen und mit großem Engagement an unsere verdoppelte Kinderschar heran, Erziehungserfahrung besaßen wir reichlich, denn unsere vier waren zum Zeitpunkt der Adoption ihrer neuen brasilianischen Geschwister bereits 4, 6, 7 und 8 Jahre alt. Zudem hatten wir in den letzten Jahren drei Kinder in unserer Familie mit betreut, die wieder in ihre Herkunftsfamilie integriert wurden.

Entgegen mancher Annahme sprachen unsere ‚neuen‘ Kinder kein Portugiesisch, da sie ohne Kommunikation in einem Waldgebiet verwahrlost unter schlimmen Bedingungen gehaust hatten. Lediglich der Älteste sprach mit 10 Jahren Dreiwortsätze, kannte jedoch keine Farben, Zahlen oder Buchstaben.

Wir stellten uns dieser gewaltigen Herausforderung mit Geduld und Erfindungsgabe. Strukturen vorzugeben, die Kinder zu fördern und ein Miteinander zu leben verschmolz zu einem lebhaften Familienalltag. Vieles Selbstverständliche für ‚normal‘ aufgewachsene Kinder musste neben der Sprache mühsam erlernt werden: Toilettengänge, Tischmanieren, und all die zu beachtenden Regeln im Kindergarten und Schulalltag. Hierbei waren unsere ‚Blondis‘ (der Haarfarbe wegen) unersetzlich. Im Nachhinein ist dies die beste Peergroup, die wir hatten, alle ungefähr im gleichen Alter und bereit, miteinander zu spielen und zu leben.

Doch immer wieder traten bei unseren ‚Braunis‘ (der Haarfarbe wegen) Verhaltensweisen auf, die uns trotz unserer pädagogischen Erfahrung schachmatt setzten. Es gibt doch kein Lügen- oder Klau-Gen! Wir zogen alle miteinander nach dem gleichen Erziehungskonzept groß, doch unsere brasilianischen Kinder lernten nicht aus Folgen. Lügen, Betrügen und Stehlen wiederholte sich fortwährend. Es fehlte ihnen das Gefühl

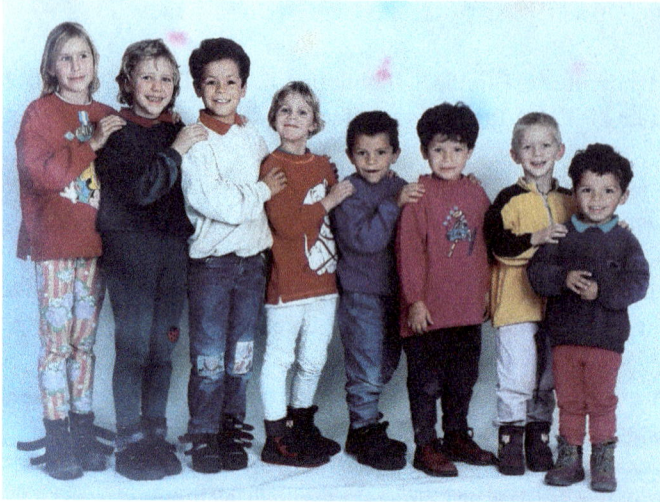

Abb. 17.1. Die Kinder der Familie F. bei der Adoption ihrer vier brasilianischen Kinder.

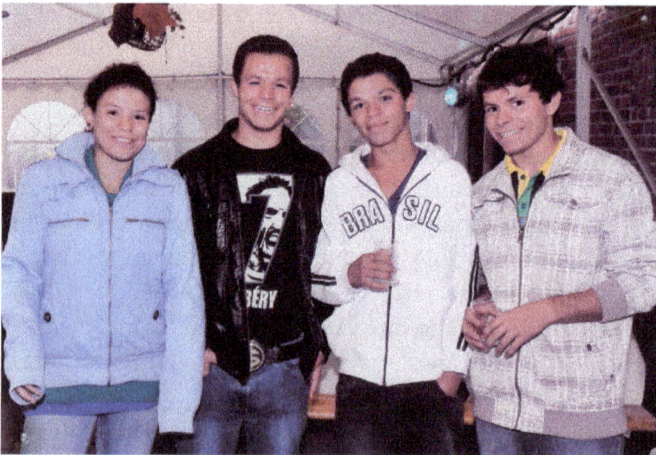

Abb. 17.2. Die Adoptionskinder heute als Jugendliche.

für die Gefühle anderer, sie mussten immer wieder an schon erlernte Strukturen herangeführt werden. Vieles Gefährliche und Verbotene geschah heimlich und ohne das Wissen der anderen Geschwister, die diese Verhaltensweisen nicht kannten. Im Laufe der Zeit kam es wiederholt zu Straftaten (Diebstähle, Sachbeschädigung, etc.), deren Verurteilung und nachfolgenden Konsequenzen ohne Wirkung auf die Kinder blieb.

Daneben entwickelten sich unsere leiblichen Kinder zu sehr guten Schülern mit ungewollt überdurchschnittlichen sozialen Kompetenzen, erprobt im Alltag mit ihren anstrengenden Geschwistern.

Wir beantragten in Deutschland eine Geburtsdatenänderung unseres ältesten Sohnes um mindestens 2 Jahre zurück, um ihn in die erste Klasse einschulen zu dürfen, denn mit dann 10 Jahren wird ein Kind sonst in die dritte Klasse eingegliedert. Nach eingehenden amtsärztlichen Untersuchungen wurde das Geburtsdatum offiziell geändert. Damals entsprach sein Kopfumfang dem eines vierjährigen Kindes. Heute weiß ich, dass alle diese körperlichen Merkmale, die meine Kinder auch heute noch aufweisen (Kleinköpfigkeit, Untergewicht, Minderwuchs usw.) typische FAS-Kennzeichen sind.

Wir haben in den vergangenen 16 Jahren viele Therapien, Kinder- und Jugendpsychatrien, fachärztliche Untersuchungen und psychologische Begutachtungen durchlaufen. Auditive Wahrnehmungsstörung, ADHS, ADS, Borderline, dissoziative Persönlichkeitsstörung, die Liste wurde lang und länger, doch niemand stellte die Diagnose FAS.

Heute haben alle vier Adoptivkinder den Nachweis der in der ICD-10 anerkannten Behinderung des Fetalen Alkoholsyndroms Q86.0, einen Schwerbehindertenausweis mit Grad der Behinderung von 70 % mit den Merkzeichen G, B und H, Pflegestufe I sowie die Anerkennung der eingeschränkten Alltagskompetenz in erhöhtem Maße.

Je nach Bundesland dauerten diese Vorgänge unterschiedlich lange und waren oft nur mit rechtsanwaltlicher Hilfe durchzusetzen. Wir sind inzwischen auch die gesetzlichen Betreuer unserer Kinder, per Einwilligungsvorbehalt verhindern wir weitere Schulden unserer Betreuten.

Unsere Familie hat sehr unter den Folgen der unerkannten FAS-Behinderung gelitten.

Ehemalige Freunde, Bekannte und Familienmitglieder zogen sich zurück und verurteilten die in ihren Augen falsche Vorgehensweise und Erziehungsmethode von uns. Obwohl diese Menschen den tatsächlichen Alltag nicht kannten, gerieten wir ständig in Rechtfertigungshaltungen.

Wir versuchten, den acht Kindern die gleichen Rechte und Verantwortungen zu geben, doch dies funktionierte im Alltag überhaupt nicht. Unsere Adoptivkinder konnten mit der von ihnen geforderten Freiheit nicht umgehen. Immer wieder scheiterten sie, trotz aller vorhandenen Hilfen gelang kein Schulabschluss, keine berufsvorbereitende Maßnahme oder Ausbildung. Sie liefen immer wieder von zu Hause weg, begingen Straftaten und gerieten auf die schiefe Bahn. Aufgrund krimineller Taten wurde der Älteste für zwei Jahre inhaftiert und wurde später obdachlos. Die zu Hause Wohnenden mussten und müssen ständig beaufsichtigt werden – ein gemeinsames Ausgehen, spontane Besuche bei Freunden oder einfach mal zum Essen ausgehen, wird zu wohlüberlegter Organisation, die ohne Mithilfe unserer leiblichen Kinder nicht machbar wäre. Diese haben inzwischen alle ein sehr gutes Abitur gemacht und studieren in verschiedenen Städten und Ländern.

Erst die Erkenntnis der FAS-Behinderung und die daraufhin erfolgte Diagnostik bei Herrn Dr. Feldmann in der Tagesklinik Walstedde im März 2012 mit all ihren sozialrechtlichen Folgen veränderte die schwierige Familiensituation.

Da die jungen Erwachsenen aufgrund ihrer dissozialen Verhaltensweisen in keiner Einrichtung (Berufsbildungswerke, Pestalozzidorf, Internat etc.) länger tragbar waren, nahmen wir sie wieder in unseren Haushalt auf. Aufgrund der Schwere der FAS-Behinderung wurde bei allen die volle Erwerbsminderung anerkannt und ein beschützter Arbeitsplatz gesucht. Heute arbeiten alle vier in verschiedenen Werkstätten für behinderte Menschen. Der Älteste wohnt zurzeit in einem eng betreuten Wohnheim, nachdem zuvor die Wohnform des ambulant betreuten Wohnens vorhersehbar gescheitert war, es war zu dem Zeitpunkt aber die einzige Möglichkeit, ihn aus der schon sieben Monate dauernden Obdachlosigkeit zu holen.

Seit mehr als einem Jahr suchen wir betreute Wohnplätze für unsere drei anderen Adoptivkinder, scheitern jedoch stets an der Unkenntnis über die Behinderung FAS und den damit fehlenden Konzeptionen, um unsere Kinder adäquat betreuen zu können.

Sie werden immer überschätzt, weil sie Fachleute und ihre Umwelt durch ihre scheinbare Stärke ‚blenden‘. Sie sind sehr gut erzogen, höflich, sprachlich gewandt und haben ausgezeichnete Manieren. Zitat eines nahen Verwandten: ‚als behindert würde ich sie nicht bezeichnen‘.

Tatsächlich gelten sie vor dem Gesetz aufgrund der IQ-Werte als geistig behindert, dadurch haben sie sozialrechtlich einen Anspruch auf einen beschützten Wohn- und Arbeitsplatz. Wir haben sie vorher nie testen lassen, denn durch ihre schlimme Herkunftsgeschichte (misshandelt, missbraucht, traumatisiert) war uns natürlich klar, dass es nicht nur schulische Probleme geben würde.

Doch ein rechtlicher Anspruch schafft noch keinen Wohnplatz, so liegt die Verantwortung für unsere jungen Erwachsenen immer noch bei uns. Das ist sehr anstrengend, denn den Bedürfnissen unserer Kinder können wir nicht gerecht werden. Sie brauchen eine soziale Gemeinschaft, in der sie leben können, und sie sollten so schnell wie möglich von zu Hause ausziehen dürfen.

Die Verzweiflung meines jüngsten Adoptivsohnes über seine Unfähigkeit, sich an Vereinbarungen zu halten, ist echt. Er kann sich das ‚warum‘ nicht erklären und ist gefangen in seiner Behinderung. Das ist bitter.

Sicherlich wären unsere Kinder ohne unsere Adoption nicht mehr am Leben, doch unser aller Traum von ihrem eigenständigen Leben, vom Führerschein, von eigenen Kindern, ist im Alkohol ertränkt worden. Das ist bitter.

Mein Sohn hinterfragte es so: ‚Heißt das, wenn diese Frau keinen Alkohol getrunken hätte, dann wäre ich nicht so?‘ Ja, das heißt das. Das ist bitter. Trotz all ihrer dissozialen Eigenschaften, ihrer Unfähigkeit, unser von ihren Verhaltensweisen verursachtes Leiden wahrzunehmen, ist es uns trotzdem gelungen, eine Familie zu werden. Wir leben mit unseren Kindern und bieten ihnen ein Zuhause an. Sie können charmant und liebenswert sein. Wir haben gelernt, uns abzuhärten, wenn sie es nicht schaffen, unsere Liebe anzunehmen.

Wir haben sie immer so genommen, wie sie sind, jetzt steht FAS dran, es sind dieselben Kinder.

Ich hoffe von ganzem Herzen, für diese, meine Kinder, Lebensorte zu finden, wo sie glücklich sein können.“

Bericht der Familie R.

Anmerkung des Autors: Der Beitrag von Familie R. beeindruckt auf der einen Seite durch die Tatsache, dass sie 3 Pflegekinder ohne eine Diagnose in die Familie genommen haben und die Diagnosen ihrer Kinder erst mühsam „durchkämpfen" mussten. Auf der anderen Seite berührt mich ihr Mut, diese unerwartete Aufgabe anzunehmen und mit einer den Beitrag durchklingenden Freude und mit viel Humor zu bewältigen

Die Pflegeeltern berichten:

„Humor und Geduld sind zwei Kamele, mit denen du durch jede Wüste kommst!" (arabisches Sprichwort)

„Im April 2014 waren wir mit unserer damals zweieinhalb jährigen Pflegetochter M. in der FASD-Sprechstunde bei Professor Spohr. Es gab Auffälligkeiten in der Entwicklung und Ähnlichkeiten mit FAS-Kindern. Allerdings war unser ursprünglicher Gedanke, dass uns Herr Prof. Spohr innerhalb der Charité an einen anderen „Fachmann" verweist, da es bei M. in der Schwangerschaft zu Psychopharmaka-Expositionen kam und wir eher hier einen Grund für ihre Auffälligkeiten in Entwicklung und Verhalten vermuteten. Hinweise auf Alkohol hatten wir zu dem Zeitpunkt noch nicht bekommen.

Die Eindeutigkeit der Diagnose – FAS Vollbild – und die Aussage, dass es für das ungeborene Kind keine so sehr schädigende Substanz wie Alkohol gibt, hat uns sehr überrascht und traf uns doch recht unvorbereitet, obwohl wir beide pädagogische Berufe haben. Das Thema Alkohol in der Schwangerschaft und FASD aber wurde (und wird) in unserer Ausbildung nur sehr am Rande behandelt. Verbreitung und Besonderheiten dieser „unsichtbaren" Behinderung werden nicht vermittelt. Es entsteht der Eindruck, es handele sich um ein Problem weniger, schwer alkoholkranker Frauen. Und die kann und darf es ja gar nicht so viele geben …

… Die Brutalität dieser Diagnose wurde uns dann in der weiteren Beschäftigung mit dem Thema FASD immer bewusster. Auch das gesellschaftliche Stigma, die Tabuisierung und Bagatellisierung von Alkohol und seinen Folgen begegneten uns bald. So dauerte es zum Beispiel ein halbes Jahr bis zur Bewilligung von Frühförderung. Die Dimension der Schwierigkeiten und der Beeinträchtigungen werden einfach nicht gesehen. Auch in unserem Umfeld und selbst im Kindergarten werden von uns beschriebene Schwierigkeiten verharmlost und relativiert.

Neben den Schwierigkeiten im Alltag mit M. ist die Tabuisierung und Bagatellisierung dieser Behinderung ein enormer Belastungsfaktor. Da hat man dann schon einen recht speziellen Alltag und dann muss man gleichzeitig auch noch „Lobbyarbeit" für die Betroffenen und die sie betreuenden Familien machen und das Jugendamt war zunächst wenig hilfreich So hatte uns eine Sachbearbeiterin Hinweise auf Alkoholkonsum der leiblichen Mutter mit dem Verweis auf deren Persönlichkeitsrechte verweigert. Zum Glück ein Einzelfall. Nach etwas Drängeln wurden die Akten gesichtet und tatsächlich eine entsprechende Aktennotiz gefunden ...

... Binnen eines Jahres hatten drei unserer fünf Kinder also eine FASD-Diagnose!

Immer wieder mussten wir uns auch für die von uns angeschobene Diagnosestellung rechtfertigen. Ihr lasst eure Kinder doch in Schubladen packen, lautete einer der Vorwürfe. Aber welche Alternative hat man? Die Hilfesysteme sind nun mal Defizit orientiert und ohne klare Diagnose gewährt kein Sachbearbeiter irgendeine Hilfe. Und selbst mit einer Diagnose muss man bei FASD um alles kämpfen ...

Für E. steht nun die Einschulung an und wirft schon jetzt – ein gutes halbes Jahr vorher – seine Schatten voraus. Mit Hilfe unseres breiten Helfersystems aus Fachberatung, Kindergarten, Supervisorin, Kinderärztin und nicht zuletzt dem FASD-Zentrum in Berlin, ist es uns gelungen, bei der Landesschulbehörde eine Sondergenehmigung zur Einschulung in einer kleinen Dorfschule in unserer Nähe zu erhalten. Die gesamte Schule beschult ca. 60 Kinder und bietet allein dadurch ein kleines, überschaubares Setting. Zudem hat die Lehrerschaft bereits Erfahrung mit FASD-Kindern.

Und dieser Alltag ist geprägt von sehr viel Struktur. Die Tage verlaufen im Grunde immer gleichförmig. Am besten ist immer alles gleich! Selbst an den Wochenenden müssen wir das Grundgerüst aus Aufsteh-, Spiel-, Draußensein- und Mahlzeiten im Grunde beibehalten, um nicht das totale Chaos entstehen zu lassen ...

... Bei aller Strukturierung, die wir Eltern unseren Kindern zu geben versuchen, sind Ausraster, Zwänge und Ängste nicht vermeidbar. Sowohl durch den Alltag, der auch immer Erschöpfung mit sich bringt, als auch durch die Tatsache, dass wir aber auch eine gewisse Flexibilität beibehalten wollen und sie immer wieder mit Veränderungen der Abläufe und des Alltags konfrontieren. Diese müssen aber gut vorbereitet und verlässlich sein. Unangekündigtes wird nur schwer verdaut.

Trotz allem ziehen wir froh und glücklich immer weiter mit unseren zwei Kamelen und können doch nur ahnen, wohin uns der gemeinsame Weg mit unseren Kindern noch führen wird. Wir freuen uns drauf!"

M.; geb. 1995 (m); Fetales Alkoholsyndrom im Erwachsenenalter (FAS adult); Februar 2013

Anmerkung des Autors: Die leibliche Mutter von M. sei an einer Borderline-Persön-lichkeitsstörung erkrankt und habe laut Aussage der Pflegemutter intensiv Alkohol in der Schwangerschaft konsumiert. M. habe bis zum 5. Lebensjahr bei der leiblichen Mutter gelebt. Die jetzige Pflegemutter habe M. als Tagesmutter betreut. Nachdem auf-grund der psychiatrischen Erkrankungen der leiblichen Mutter die adäquate Versor-gung nicht mehr gewährleistet gewesen sei, habe die damalige Tagesmutter M. als Pflegekind in ihre Familie aufgenommen.

Von Anfang an habe M. unter Schlafproblemen gelitten, mit 4 Monaten sei er des-halb mit Atosil behandelt worden, was jedoch keine Besserung erbracht habe.

Er sei als Kleinkind darüber hinaus motorisch unruhig gewesen, habe ein sehr wechselndes und risikoreiches Verhalten gezeigt.

Eine in den Jahren 2006–2007 durchgeführte Psychotherapie habe das Selbstbe-wusstsein bei M. deutlich verbessert. Die extreme Tagesmüdigkeit habe jedoch weiter bestanden. Bis heute habe M. morgens Schwierigkeiten aufzustehen und sei tagsüber durchgehend müde. Eine ausführliche Untersuchung im Schlaflabor habe kein Ursa-che und keine Diagnose der bestehenden Hypersomnie erbracht, eine angemessene Therapie sei bis heute nicht gefunden worden.

M. müsse morgens von mehreren Erwachsenen sprichwörtlich „aus dem Bett ge-zerrt" werden, sonst schlafe er sich „zu Tode". Aktuell sei noch eine leicht depressi-ve Symptomatik in Form von Antriebsminderung, Interessenverlust und gedrückter Stimmung sowie einem Gefühl von innerer Leere hinzugekommen. Eine medikamen-töse Behandlung mit Escitalopram 20 mg habe keine Verbesserung der Symptomatik erbracht. In der Kindheit sei ein ADS diagnostiziert worden; eine medikamentöse Be-handlung sei wegen der nicht tolerierbaren unerwünschten Arzneimittelwirkung wie-der abgesetzt worden.

Im Bericht der Pflegemutter heißt es weiter:

> „...Er war nach 16 Stunden Schlaf genauso müde wie nach 6 Stunden Schlaf. Wir haben ihn 4 Tage im Bett gelassen. Er ist nicht von allein aufgestanden. Er hat ‚in Flaschen gepullert' und das Essen versteckt. Er nimmt seine Medikamente nicht. Er vergisst die Körperpflege, man muss ihn jeden Morgen aus dem Bett ziehen, damit er zu seiner Arbeit geht (es ist seine ‚Traumausbildung' zum Zweiradmechaniker). Ohne unsere Hilfe wird er sein Ziel nie erreichen. Wir müssen ihn auf Schritt und Tritt kontrollieren und betreuen ..."

Fazit: Neben schweren Einschlaf- und Durchschlafstörungen bei Patienten mit FASD gibt es auch die deutlich seltener auftretende Hypersomnie als beeinträchtigende Schlafstörung bei entwicklungsneurologisch gestörten Kindern und Jugendlichen [2].

A.; geb. 1973 (w); Fetales Alkoholsyndrom im Erwachsenenalter (FAS adult); Januar 2013

Anmerkung des Autors: Wir haben den Brief und Bericht im Original abgeschrieben und dies mit der Patientin abgesprochen, nicht um sie bloßzustellen, sondern um zu zeigen, dass bei aller Eloquenz, die die Patientin wie viele andere Menschen mit FASD hat, doch erhebliche sprachliche Defizite sowie scheinbare Konzentrationsschwierigkeiten beim Schreiben, bestehen.

Brief von A.

„Sehr geehrter Dr. Spohr

… Die Reise verlief gut und alles wie forgehabt nach plan. War sehr erschöpft und froh wieder zuhause zu sein. Daher darf man mich eine Treulose Tomate zu nennen. …
Jetzt versuche ich als nächstes auf die Gefühle von Kindheit und Jugend zu schildern, was nicht sehr leicht zu schildern ist.

Es sind Ängste in verschiedener Art und weise: also wie man weis ist es die Zahlen, die keinen begriff geben, warum die Zahlen x+- u. s. w. sind.

Die kleinen Räeume und Fahrstühle, der Aufzug könnte Abstürzen oder stecken bleiben, ich werde vergessen und komme um. Die grossen Menschenmengen, die so rücksichtslos sind und nur an sich denken, z. b. ‚Cannstedter Vasen‘, Partys mit lauter Musik, krach Lärm, da zieht sich bei mir alles zusammen. Die Angst auf Menschen zuzugehen und kontakte zu schliesen. Ich schaue mir die Bürger sehr genau an, und sage ganz einfach ich bin gegen über menschen Skeptisch. Mag alles übertrieben klingen aber so ist es. Und in großen kontakt treten, danke nein.

Aber auch nicht von den Bürgern verstanden zu werden.

Mit freundlichen Grüsen

A.“

A. berichtet:

„Ich A. wurde 1973 als zu früh geborenes Baby geboren. Kurz nach der Geburt musste ich mich einer Magenoperation unterziehen. Während der Zeit im Kinderheim lernte ich die Familie kennen, die mich Adoptierte. Ich bekam ein schönes und warmes Zuhause. Ab der 1. Klasse zeigte es sich sehr schnell, das ich keine großen Schulklassen ertragen konnte. Auf dem ‚Michaelshof‘ war der nächste Platz. Dort absolvierte ich die Schule bis zur 9. Klasse und wurde entlassen. Zwischenzeitlich machte ich ein praktisches Jahr im Altersheim, wo ich noch mehr Hauswirtschaftliche dienge wie Bügeln, putzen … lernte. Dann machte ich eine Ausbildung zur Holzfachwerkerin mit gleichzeitigen abschluß des Hautschulabschlusses. Ich schaffte es auch nur mit ach und Krach, da ich Nachhilfe bekam.

Danach viele Jahre Arbeitslosigkeit und zwischenzeitlich Praktikas. Ich bekam 2 Arbeitsverträge, und nach kurzer Zeit wurde ich wieder entlassen, zu instabil. Zwischenzeitlich habe ich ein marturium von Ärzten und zuletzt einen gescheiterten Gerichtsprozess hinter mir, der mir eigentlich helfen sollte in den Diakoniewerkstätten unterzukommen. Das Arbeitsamt setzt mich unmenschlich unter Druck."

Brief der 21-jährigen Patientin A. mit FAS aus England

Anmerkung des Autors: Diesen Brief gab mir eine in England politisch sehr engagierte Pflegemutter (Susan F.), die dort die Selbsthilfegruppe NOFAS-UK gegründet hat und ein Foto ihrer 21 Jahre alten Tochter mitgeschickt hat (Abbildung 17.3 und 17.4).

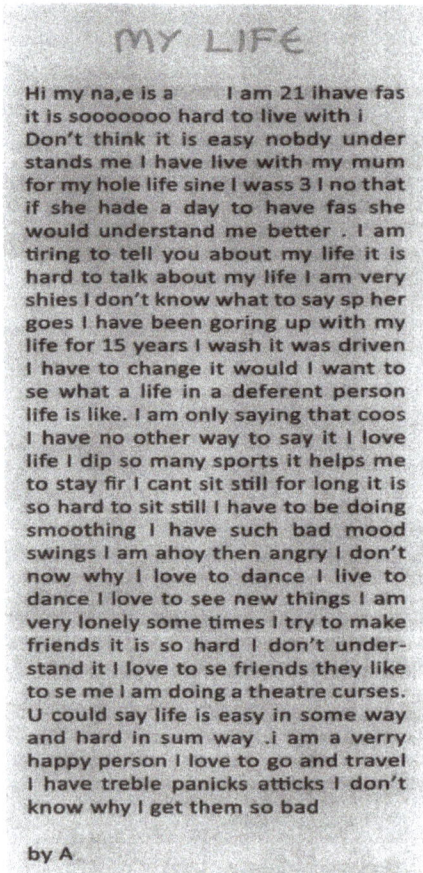

MY LIFE

Hi my na,e is a   I am 21 ihave fas
it is sooooooo hard to live with i
Don't think it is easy nobdy under
stands me I have live with my mum
for my hole life sine I wass 3 I no that
if she hade a day to have fas she
would understand me better . I am
tiring to tell you about my life it is
hard to talk about my life I am very
shies I don't know what to say sp her
goes I have been goring up with my
life for 15 years I wash it was driven
I have to change it would I want to
se what a life in a deferent person
life is like. I am only saying that coos
I have no other way to say it I love
life I dip so many sports it helps me
to stay fir I cant sit still for long it is
so hard to sit still I have to be doing
smoothing I have such bad mood
swings I am ahoy then angry I don't
now why I love to dance I live to
dance I love to see new things I am
very lonely some times I try to make
friends it is so hard I don't understand it I love to se friends they like
to se me I am doing a theatre curses.
U could say life is easy in some way
and hard in sum way .i am a verry
happy person I love to go and travel
I have treble panicks atticks I don't
know why I get them so bad

by A

Abb. 17.3. A.s Brief in Originalsprache.

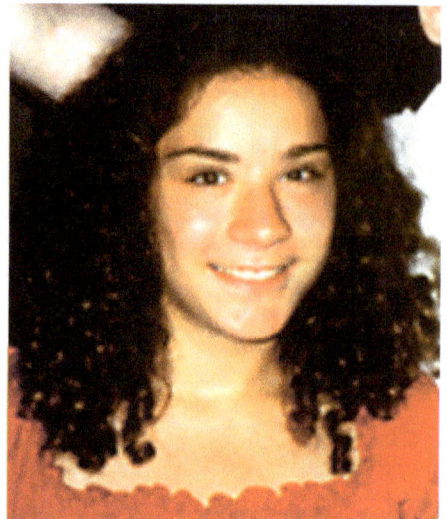

Abb. 17.4. A., FAS 21 Jahre.

A. schreibt:

(frei übersetzt)

„Hi, mein Name ist A. Ich bin 21 Jahre und habe FAS. Es ist so schwer damit zu leben. Denkt nicht, dass es einfach ist damit zu leben, denn niemand versteht mich. Ich lebe mit meiner Mum, mein ganzes Leben seitdem ich 3 Jahre alt war. Wenn sie selber nur einen Tag FAS gehabt hätte würde sie mich besser verstehen. Ich versuche euch über mein Leben zu erzählen. Ich bin sehr schüchtern und weiß nicht was ich sagen soll. Ich lebe dieses Leben seit 15 Jahren, ich muss es ändern und sehen wie sich das Leben als eine andere Person anfühlt.

Ich kann es nur so sagen, eine andere Möglichkeit habe ich nicht. Ich liebe das Leben, mache so viel Sport, da es mir Halt gibt und hilft, weil ich nicht stillsitzen kann; es ist so schwer still zu sitzen und deshalb muss ich immer etwas tun. Ich leide unter Stimmungsschwankungen, bin gut gelaunt und plötzlich ärgerlich ohne zu wissen warum.

Ich liebe es zu tanzen, ich lebe für das Tanzen, ich liebe es neue Dinge zu sehen, manchmal fühle ich mich sehr einsam. Ich versuche Freunde zu finden, es fällt mir schwer, denn ich weiß nicht wie es geht. Ich liebe es Freunde zu treffen und sie lieben es mich zu sehen. Ich mache einen Theaterkurs.

Ich könnte sagen das Leben ist auf eine gewisse Weise leicht und auf eine gewisse Weise schwer zugleich. Ich bin ein sehr glücklicher Mensch und ich liebe es zu reisen.

Ich habe schreckliche Panikattacken und weiß nicht warum ich sie so heftig bekomme.

Tschüß A."

G. W.; geb. 1973 (w); Fetales Alkoholsyndrom im Erwachsenenalter (FAS adult); November 2011

Anmerkung des Autors: Frau W. kam zusammen mit ihrem Bruder im November 2011 nach Berlin zur Diagnostik eines möglichen FASD. Die Patientin musste wegen des chronischen Alkoholismus beider Eltern und schwerer Vernachlässigung als Kleinkind aus der Familie genommen werden und wuchs bei Pflegeeltern auf. Sie entwickelte sich nicht altersgemäß, war dystroph und oft krank und leidet an einem angeborenen Herzfehler. Zur Zeit der Vorstellung lebte die Patientin in einer Einrichtung des betreuten Wohnens (Abbildung 17.5). Über ihre Erfahrungen hat sie ein Buch geschrieben[1] Im Folgenden ein Brief der Patientin an den Autor sowie eine skizzierte Selbstbeobachtung.

Brief von G. W.

„Sehr geehrter Herr Professor Spohr,

Heute möchte ich Ihnen schreiben wie es mir eigentlich geht. Ich lebe seit meiner Geburt mit FASD, deshalb muss ich jeden Tag den Kampf mit dieser Behinderung aufnehmen. In meiner schönen Wohnung bin ich sehr aktiv, koche und backe viel. Ich fühle mich rundum geborgen und wohl. Zu meinen Pflegeeltern habe ich nach wie vor ein gutes Verhältnis.

Bis Dezember wurde ich ambulant von der Diakonie betreut. Diese Betreuung habe ich wegen Unzufriedenheit meinerseits aufgelöst. Seit Januar 2013 werde ich einmal in der Woche eine Stunde von einer Mitarbeiterin der AWO besucht. Diese Betreuung tut mir gut weil wir zusammen Gespräche führen können, und es wird mir immer wieder Mut gemacht.

Meine Psyche ist oft instabil ich war im November/Dezember 2012 eine Woche lang in der stationären Psychiatrie und 4 Wochen in der ambulanten Psychiatrie. Ich bin mit der Behandlung und der Betreuung in der Klinik sehr zufrieden gewesen ich wurde wieder gut in den Alltag geschickt. Psychologisch und neurologisch werde ich weiter betreut.

Die Ärzte und Schwestern haben mit mir über mein Buch gesprochen, weil ich dort so offen über meine Probleme berichtet habe. Innerhalb der Gesundheitsakademie soll ich im Herbst darüber berichten. Das mache ich gern weil ich mithelfen will, dass niemand Alkohol in der Schwangerschaft trinkt.

… Ich habe schon viel über FASD gelesen. Viele Symptome treffen auf mich zu. Sehr geehrter Herr Professor Spohr, ich bedanke mich bei Ihnen.
Ihre G.“

---

1 Wagner G. Ich, das Kind aus der Schnapsflasche. 1. Auflage, Cogitare Verlag, 2012.

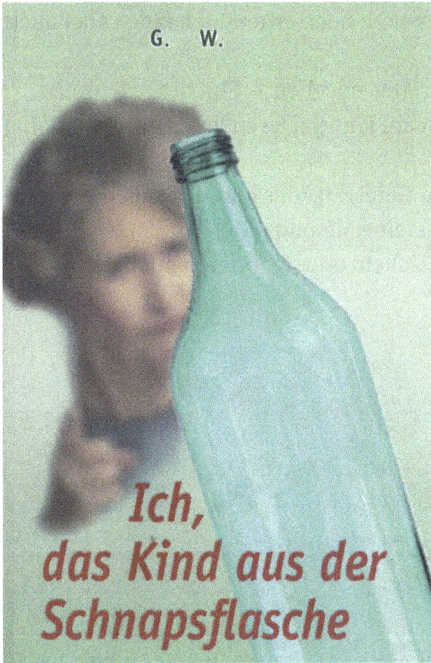

Abb. 17.5. Biografischer Bericht von G. W. 2012.

Aus dem biografischen Bericht von G. W.

Probleme und Schwächen aus meiner Sicht:

1. Angst und Panikstörung – äußern sich durch plötzliches Anschwellen des Kehlkopfes und Einengen des Brustkorbes
2. Meine Psyche insgesamt ist nicht belastbar, ich verliere schnell den Mut und die Geduld. Dazu habe ich Magenbeschwerden und der ganze Körper zittert. Ausgelöst werden diese Dinge, wenn ich ausgelacht oder verspottet werde oder wenn über mich geredet wird.
3. Zu allen Abläufen brauche ich viel Zeit. Es müssen möglichst immer die gleichen Abläufe sein. Immer erst eine Aufgabe erfüllen, dann die nächste anfangen. Meine Feinmotorik muss ich ständig trainieren. Es ist wichtig, dass ich nach einem Tagesplan arbeite.
4. Beim Ordnung halten verliere ich schnell den Überblick, deshalb ist auch hier Hilfe und Anleitung nötig, dann funktioniert es gut.
5. Orientierungssinn: In fremder Umgebung brauche ich Hilfe, ebenso beim Lesen der verschiedenen Fahrpläne: Wenn ich größere Reisen z. B. mit dem Zug durchführe, bin ich auf die Hilfe der Bahnhofsmission angewiesen. Bisher hat das gut geklappt. Das räumliche Sehen fällt mir auch schwer, oft verwechsle ich auch rechts und links.
6. Ich muss mich ständig nach der Uhr richten, weil ich kein gutes Zeitgefühl habe.

7. Emotional ist es bei mir so, ich bin sehr schnell hoch erfreut, ich fange aber auch sehr schnell zu weinen an.
8. Oft versuche ich den Problemen aus dem Weg zu gehen. – Flucht nach hinten.
9. Es fällt mir z. T. schwer, mich längere Zeit auf eine Sache zu konzentrieren, dabei werde ich schnell nervös.
10. Aus meiner Sicht habe ich einen starken Gerechtigkeitssinn. Ich möchte Veränderungen zum Guten, daher sage ich oft meine Meinung. Das kommt bei meinen Mitmenschen nicht immer gut an. Sie belächeln oder ignorieren mich dann.

L.; geb. 1989 (w); Fetales Alkoholsyndrom im Erwachsenenalter (FAS adult); 2007

Anmerkung des Autors: Der Bericht der Adoptivmutter über ihre inzwischen erwachsene Tochter ist ungewöhnlich! Zum Einen ist er sehr lang und ausführlich und sprengt den hier gesetzten Rahmen. Auf der anderen Seite ist er besonders eindrucksvoll und beschreibt die Probleme, mit denen Adoptiveltern in der Kindheit und im Erwachsenenalter konfrontiert sind. Wir nehmen aber einzelne Problemkreise wegen ihrer besonderen Wichtigkeit heraus und empfehlen interessierten Lesern den gesamten Bericht „Der lange Weg zur Erkenntnis", der beim Verfasser unter shg.moritz@fasd-moritz.de angefordert werden kann.

Die Adoptivmutter berichtet:

Schwierigkeiten und Probleme bei der Adoption
„Etwa 13 Monate nachdem wir unser erstes Adoptivkind aufgenommen hatten, wurde uns L., jetzt 23 Jahre alt, zur Adoption vermittelt. Sie war zu diesem Zeitpunkt der Vermittlung etwa acht Wochen alt.

Die mit der Vermittlung betraute Sozialarbeiterin, Frau A., teilte uns bei der Vorstellung unserer Adoptivtochter L. mit, dass die Mutter Raucherin sei. Weiterhin hat sie Vermutungen über ein eventuelles Alkoholproblem der Mutter angedeutet. Ganz pauschal merkte sie an, dass die Mütter in der Regel nicht bereit seien, hierzu genauere Angaben zu machen. Wir haben dieser Andeutung keine größere Beachtung geschenkt, da das Baby uns ja als gesundes Kind vermittelt wurde. In der uns ebenfalls im Rahmen der Vermittlung übergebenen Kopie der ärztlichen Bescheinigung über die Untersuchung des Säuglings wird L. als gut gedeihender Säugling ohne Defizite oder Entwicklungsrückstand beschrieben. Der untersuchende Kinderarzt von damals hat uns inzwischen schriftlich versichert, dass er keine Beurteilung ohne Vorbehalt abgegeben hätte, wenn er vom Alkoholmissbrauch der Mutter Kenntnis gehabt hätte. Ihm seien damals schon die Auswirkungen von Alkoholmissbrauch in der Schwangerschaft bekannt gewesen.

Unsere ursprüngliche Besorgnis, dieses Kind trage möglicherweise ein erhöhtes Risiko in sich, später einmal an einer Alkoholsucht zu erkranken, hatten wir zugunsten der Feststellung aufgegeben, dass es schließlich in vielen Familien Alkoholiker gibt. Über hirnorganische Schädigungen, verursacht durch Alkoholkonsum der werdenden Mutter in der Schwangerschaft, hatten wir hoffnungsvollen Adoptiveltern damals keine Kenntnis. Der Kinderarzt hatte L. ja eine normale Entwicklung bescheinigt.

Frau A. hatte vor der Vermittlung eine Aktennotiz über ein Gespräch mit L.s leiblicher Mutter angefertigt, in dem diese freimütig über ihren exzessiven Alkoholkonsum während der Schwangerschaft berichtete. Diese wichtigen Informationen wurden uns und den behandelnden Ärzten vorenthalten. Offensichtlich hat Frau A. in Zusammenarbeit mit ihrem neuen Kollegen Herrn B. alle Beteiligten bewusst getäuscht.

Wir sind zu keinem Zeitpunkt, bis heute nicht, vom Jugendamt über den Alkohol-missbrauch der leiblichen Mutter während der Schwangerschaft und über die zu er-wartenden Folgeschäden, das Fetale Alkoholsyndrom (FAS), aufgeklärt worden. Erst auf unsere Nachforschungen hin als unsere Tochter fast 18 Jahre alt war, wurden uns vom Kreisjugendamt, an das die Akte inzwischen übertragen wurde, die Arztberichte über Mutter und Kind sowie Notizen über den Alkoholkonsum der Mutter und ihren Aufenthalt in der Klinik für Psychiatrie während der Schwangerschaft zur Verfügung gestellt.

Wenn uns diese umfangreichen Informationen, die der Vermittlerin, Frau A., be-reits vor der Vermittlung vorgelegen haben, vorab mitgeteilt worden wären, dann hät-ten bei uns alle Alarmglocken geklingelt und wir hätten niemals erwogen, diesem Kin-dervorschlag nachzugehen, uns das Baby anzusehen, und das höchstwahrscheinlich schwergeschädigte Baby in unsere Familie aufzunehmen."

Die Diagnose, und was folgt?
„Als L. fast 18 Jahre alt war, machte eine Freundin uns auf die FAS-Problematik auf-merksam.

Wir kontaktierten umgehend Prof. Dr. Spohr in Berlin um L. untersuchen und diagnostizieren zu lassen. Prof. Dr. Spohr bat uns, beim Jugendamt nachzuforschen, ob es dort schriftliche Unterlagen über Alkoholmissbrauch der Mutter während der Schwangerschaft gebe.

Wir waren schockiert über das Ergebnis. Im Kreisjugendamt, welches inzwischen für uns zuständig war, überreichte man uns die Kopie eines Protokolls über ein Ge-spräch zwischen Frau A. und L.s Mutter. In dem Protokoll hatte Frau A. die Angaben der Mutter festgehalten, dass sie während der Schwangerschaft täglich betrunken ge-wesen und deswegen in die Psychiatrie eingewiesen worden sei. Obwohl das Jugend-amt immer über L.s erheblichen Probleme und Entwicklungsrückstände unterrichtet war, hat man uns diese wichtigen Informationen vorenthalten und uns jahrelang den Weg in eine FAS-Diagnostik und zu einer problemspezifischen Behandlung versperrt. Durch diese Vorgehensweise ist nicht nur L., sondern unserer ganzen Familie erheb-licher psychischer, physischer und nicht zuletzt materieller Schaden entstanden.

Als L. 18 Jahre alt war, haben wir aus Berlin die FAS-Diagnose erhalten. Danach erhielt sie mit dem Schwerbehindertenausweis, GdB 70 %, amtlich bestätigt, dass sie nicht unter psychischen Störungen aufgrund einer Fehlhörigkeit, wie wir immer ge-glaubt hatten, sondern viel schlimmer unter FAS leidet. Die damit verbundene fehlen-de Alltagskompetenz, gepaart mit Arglosigkeit und Verleitbarkeit sowie dem perma-nenten Drang nach Unterhaltung durch Dritte, machten die Rundum-Betreuung und Überwachung erforderlich, 24 Stunden am Tag, 7 Tage pro Woche.

Vor dem Sozialgericht kämpfen wir inzwischen seit 5 Jahren um die Anerkennung der Behinderung ab Geburt durch das Versorgungsamt. Diese Anerkennung ist wegen unserer persönlichen Nachteile beim Rentenversorgungsausgleich und bei der Steuer erforderlich."

Partnerschaften und Beziehungen

„L. schließt sehr schnell neue Freundschaften, die sie allerdings meistens nicht aufrechterhalten kann. Sie hatte häufig wechselnde Sexualpartner.

An ihrem 18. Geburtstag hatte L. ein ‚Blinddate' mit einer Internet-Bekanntschaft. Treffpunkt sollte eine leerstehende Kaserne in der Nähe sein, außerhalb der Wohnbebauung. Ich konnte L. nicht mit Argumenten von ihrem Vorsatz abbringen, im November um 19.00 Uhr zu einem einsamen, dunklen Gelände zu gehen, um einen unbekannten Mann zu treffen. Sie hat erst davon Abstand genommen, als ich ihr angedroht habe, die Polizei sei dann schon vor ihr an der Kaserne und würde sie in einer Einrichtung abliefern.

Einmal bekamen wir eine Rechnung von einem Arzt aus einer Nachbarstadt. Daraufhin haben wir L. befragt und sie hat uns ehrlich, ohne jegliches Schuldgefühl, berichtet, sie habe einen Mann kennen gelernt, (wo?) ... der habe sie am Bahnhof abgeholt. Zum Abschluss des Treffens sei er mit ihr zum Arzt gefahren und sie habe die ‚Pille danach' eingenommen.

Sexualaufklärung ist ein riesiges Problem. Wir haben bei L. schon mehrere Schwangerschafts- und AIDS-Tests machen lassen. Schließlich haben wir ihr die Spirale einsetzen lassen, was ein aufwendiges Unterfangen war, eine mitfühlende Frauenärztin sowie einen vertrauensvollen Chefarzt im Krankenhaus erforderte. Den Ausschlag für diese Aktion ergab aber die Unterstützung ihrer Schwester, die L. von der Notwendigkeit und den Vorteilen überzeugen konnte.

Inzwischen hat L. ihren dritten (festen) Freund. Die erste längere Beziehung begann, nach zahlreichen kurzen hauptsächlich sexuell motivierten Episoden, im Alter von 19 Jahren.

Der junge Mann X hatte denselben Hintergrund wie L., Mutter Alkoholikerin, engagierte Adoptiveltern. Der gleichaltrige junge Mann X hat ebenso wie L. unkontrollierte Ausbrüche. Mit viel Mühe hat er einen Hauptschulabschluss erreicht und nach 5 Jahren eine Ausbildung in einem Betrieb unter Anleitung seines Verwandten abgeschlossen. Inzwischen ist er arbeitslos. Aufgrund von Missverständnissen kam es häufig bei beiden zu Impulskontrollverlusten, die gelegentlich auch gewalttätig ausgetragen wurden. Der Freund konnte seine Bedürfnisse auch nicht angemessen steuern und erkannte L.s Grenzen nicht. L. hat natürlich die gleichen Defizite, naturgemäß allerdings mit geringeren Auswirkungen auf ihren Partner. Sie kratzt, beißt und tritt um sich zu wehren. Wir machten uns ständig Gedanken darüber, wie man derartige Verletzungen gegebenenfalls in der Unfallambulanz erklärt.

Nach 18 Monaten beendete L. wegen eines Anderen die Beziehung.

Der Andere, Y, hat eine pädagogische Ausbildung. Bei L. vermutete er Versagen der elterlichen Erziehung und wollte einen neuen Ansatz machen. L. sollte umgehend eine eigene Wohnung beziehen (‚Deine Eltern müssen die bezahlen'), den Führerschein machen und beim Amtsgericht die Beendigung der Betreuung veranlassen. In dem Zusammenhang hat das Gericht Herrn Prof. Dr. Spohr Fragen zu der Problematik gestellt und schließlich unsere ehrenamtliche Betreuung von L. in vollem Umfang bestätigt. Y intrigierte im Hintergrund gegen uns Eltern, so dass wir uns nach einem halben Jahr gezwungen sahen, ihn über L.s Problematik aufzuklären. Er, Y, beendete die Beziehung umgehend.

L. ging locker mit der Trennung um und fand schnell Trost bei verschiedenen jungen Männern. Das Herumstreunen auf der Suche nach Unterhaltung und neuen Freunden ist für uns die schlimmste Zeit. Es ist die Hölle!

Derzeit ist sie mit dem Freund ihres Freundes X zusammen. L. und ihr neuer Freund möchten heiraten und Kinder bekommen. Für uns stellt sich an dieser Stelle die Frage, was wird aus den Kindern? Sind sie gesund oder leiden sie möglicherweise auch unter FAS, wie L. und ihr jüngerer Bruder? Er ist schwer betroffen und lebt in einer Behinderteneinrichtung. Er hat ein Baby mit einer schwerbehinderten 14-Jährigen. Nach derzeitigem Stand steht zu befürchten, dass seine Adoptiveltern für die Mutter und das Baby Unterhaltszahlungen leisten müssen. An dieser Stelle haben wir verstanden, dass unsere Verantwortung nicht nur mit unserem extremen Einsatz für unsere Adoptivtochter sondern, durch den Generationenvertrag, weit darüber hinaus mit der Verpflichtung für die Versorgung der Enkelkinder festgelegt ist, § 1601 BGB.“

Beruf

„Nach dem Realschulabschluss mit viel Unterstützung an einer Förder-Realschule begann L. auf Anraten der Agentur für Arbeit eine Maßnahme zur beruflichen Integration bei einer Initiative für problematische Jugendliche. Dort begann sie zu stehlen, wurde zu Gemeinheiten verleitet, bedroht und musste aus der Klasse entfernt werden. Sie wurde in verschiedene Praktika vermittelt, von vornherein ohne Aussicht auf eine Ausbildungsstelle. Danach begann sie mit Unterstützung des Integrationsfachdienstes eine Ausbildung als Köchin. Der Ausbildungsleiter brach die Ausbildung nach nur 3 Monaten ab. Die Übernahme der Kosten für den begleitenden Blockunterricht an einem Berufskolleg für behinderte Menschen mussten wir von der Agentur für Arbeit vor dem Sozialgericht einklagen.

Schließlich bot dieses Berufskolleg L. einen Ausbildungsplatz zur Änderungsschneiderin an. An der zweijährigen reduzierten Ausbildung nahmen auch Schülerinnen ohne Schulabschluss teil. Diese konnten mit der Ausbildung zusätzlich einen Hauptschulabschluss erreichen.

In unseren verzweifelten Bemühungen, L. eine Ausbildung zu ermöglichen, haben wir einen zweiten Wohnsitz eingerichtet und lebten wochentags mit ihr vor Ort. Sie konnte nicht im Internat wohnen, weil die Betreuung dort nicht ausreichend ist. Außerdem ist ein Bahnhof in der Nähe der Schule, für L. eine ständige Verlockung auf der Suche nach Abwechslung!

L. muss beim Arbeiten ständig überwacht, aufgefordert und angeleitet werden. In ihrem Bekanntenkreis hat sie schon Erstaunen hervorgerufen mit der Aussage, ein halber Meter habe 30 cm. Da sie kein Zeitempfinden entwickelt hat, verwunderte uns ihre Aussage um Ostern nicht, als sie feststellte, die nächsten Ferien seien die Weihnachtsferien. In einer Rechenaufgabe um tägliche Medikamenteneinnahme hat L. eine vollständige Woche mit 4 Tagen eingesetzt. Diese Defizite in der Alltagskompetenz ermöglichen ihr kein selbstständiges Arbeiten.

L. schloss die intensiv betreute Ausbildung zur Änderungsschneiderin in einer Klasse mit 6 Schülerinnen erfolgreich ab. Dennoch ist sie nicht in der Lage, selbstständig eine Hose zu kürzen. Es wäre durchaus möglich, dass am Ende ein Hosenbein 3 cm und das andere 5 cm kürzer ist oder ein Hosenbein überhaupt nicht bearbeitet wurde.

Nach der Ausbildung hat L. ein Freiwilliges Ökologisches Jahr (FÖJ) begonnen. Die freiwilligen Jahre sollen auch Behinderten eine berufliche Orientierung ermöglichen. Auf der ersten Einsatzstelle wurde sie entlassen, da sie den Anforderungen nicht entsprechen konnte. Die zweite kurzfristige Einsatzstelle war von vornherein nur für 2 Monate vorgesehen. Um die dritte Einsatzstelle zu finden, baten wir schließlich den Dezernenten des Landesjugendamtes um Unterstützung. Er vermittelte L. eine Stelle im Internat einer Blindenschule. Das FÖJ wurde in ein Freiwilliges Soziales Jahr umgewandelt und schließlich um ein halbes Jahr verlängert.

L. half nachmittags bei der Betreuung der stark visuell beeinträchtigten Kinder. Sie unterstützte sie beim Spielen, beim Essen und führte sie von A nach B. Die Erzieherinnen waren mit ihrer Arbeit zufrieden. Sie waren über L.s Problematik informiert und stellten sich darauf ein. Am Ende hat die Leiterin des Internats der Blindenschule L. einen Praktikumsplatz in einem integrativen Kindergarten vermittelt, mit dem Ziel, daraus einen integrativen betreuten Arbeitsplatz zu entwickeln. L. verrichtet nun Hilfstätigkeiten im Kindergarten. Die Maßnahme läuft zunächst 2 Jahre als Eingliederungsmaßnahme auf einem Außenarbeitsplatz im Kindergarten mit Anbindung an eine Werkstatt für behinderte Menschen über die Agentur für Arbeit. Danach soll der Landschaftsverband die Kosten zu kostenneutralen Bedingungen für den Kindergarten übernehmen. Zur Durchsetzung der Maßnahme musste die Regionaldirektion der AfA eingeschaltet werden, da die lokale Stelle der AfA mit dieser Sonderregelung überfordert war. Die Gesetzeslage sieht derzeit diese Sonderregelung nicht vor.

Der sozialmedizinische Dienst der Agentur für Arbeit hat L. begutachtet und festgestellt, dass sie unter den Bedingungen des allgemeinen Arbeitsmarktes nicht arbeiten kann. Die Deutsche Rentenversicherung hat festgestellt, dass L. voll erwerbsgemindert im Sinne des § 43 Abs. 2 SGB VI ist. Somit kommt für sie nur eine Werkstatt für behinderte Menschen (WfbM) oder ein betreuter Arbeitsplatz für Hilfstätigkeiten in Betracht.

Wie bereits zuvor im FÖJ und im FSJ fahren wir nun L. täglich zur Arbeit im Kindergarten um sicher zu stellen, dass sie dort ankommt. Nach der Arbeit holen wir sie wieder ab, damit sie nicht auf der Suche nach Unterhaltung in der Stadt oder am Bahnhof umher streunt.

Im vergangenen Sommer hat L. ein Praktikum in einer Nähwerkstatt einer anthroposophischen Behindertenwerkstatt gemacht. Danach hat sie unmissverständlich erklärt, sie sei niemals bereit in einer derartigen Werkstatt (WfbM) zu arbeiten."

A.; geb. 1985 (w); Fetales Alkoholsyndrom im Erwachsenenalter (FAS adult); April 2012

Anmerkung des Autors: Bei der leiblichen Mutter von A. lag nach eigenen Aussagen ein chronischer Alkoholabusus vor. Sie habe später ihrer Tochter berichtet, dass sie in ihrer Schwangerschaft mit ihr zwar nie „besoffen" gewesen sei, aber regelmäßig täglich ihren Alkohol in Form von Bier und Schnaps zu sich genommen habe. Daneben habe sie intensiv geraucht. A. wurde als Früh- und Mangelgeborenes mit 2100 g in der 37. Schwangerschaftswoche geboren und kam nach dem Krankenhausaufenthalt in ein Kinderheim.

Die Adoptiveltern berichten:

„Mit 2½ Jahren kam A. als ‚gesundes Kind' zur Adoption seitens des Jugendamtes in unsere Familie.

Da sie im Kinderheim aufgewachsen ist, haben wir Hyperaktivität, die Ess-, Schlaf- und Konzentrationsstörungen darauf zurückgeführt. Voll Freude, ein Kind in der Familie zu haben sind wir mit sehr viel Liebe und Geduld, jedoch auch mit klaren Regeln und steter Hilfestellung und Kontrolle an die Erziehung gegangen.

Es fiel A. schwer, selbstständig aufzuräumen und sich täglich wiederkehrende Abläufe zu merken. Von Anfang an litt die Körperhygiene und die Einhaltung einer gewissen Grundordnung, so dass tägliche Kontrollen bis hin zu Merkzetteln notwendig waren.

Alles, was man mit ihr gemeinsam tat, machte ihr Spaß und fiel ihr dann auch nicht schwer. Wir mussten sie immer viel loben und Anreize schaffen, um ihre Motivation, Konzentration und Geduld zu schulen. Jeder kleine Erfolg machte uns wieder Mut und jeder Rückschlag brachte Resignation. A. brauchte von Anfang an klare Grenzen, feste Strukturen und permanente Kontrollmechanismen.

Das Leben mit einem FAS-geschädigten Kind ist sehr anstrengend, bedarf sehr viel Kraft, Geduld und stetigen Optimismus. Nur mithilfe unserer ‚Großfamilie' haben wir schwere Zeiten und ständig auftretende Eskapaden unserer Tochter überstehen können. Wenn wir mit unserem Latein am Ende waren und auch die Kräfte nachließen, hatten wir immer Unterstützung in unseren Geschwistern und unseren Eltern. Manchmal mussten wir uns eine kurze ‚Auszeit' nehmen, um unsere Ehe und unsere Gesundheit nicht auch noch zu gefährden. Wir haben jedenfalls das Gefühl, mit der Begleitung und Förderung dieses Kindes eine große Aufgabe in unserem Leben erfüllt zu haben.

Jetzt ist unsere Tochter 27 Jahre alt und bedarf weiterhin ständiger Unterstützung und Kontrolle, insbesondere bei der Körperhygiene, der Ordnung und Sauberkeit im Haushalt, dem Umgang mit Geld und dem wechselnden Freundeskreis.

A. hat bis zur 6. Klasse die Grundschule besucht und danach die Förderschule bis zur Beendigung der 9. Klasse. Sie kann also lesen, schreiben und rechnen – wenn auch nicht fehler- und problemlos. Sie hat ein freundliches und aufgeschlossenes Wesen, ist ehrlich, offen und stets hilfsbereit und wir sind stolz darauf, dass sie jetzt allein in einer Mietwohnung leben kann!"

S.; 1979 (w); Fetales Alkoholsyndrom im Erwachsenenalter (FAS adult); Februar 2012

Anmerkung des Autors: S. wurde im Februar 2012 im FASD-Zentrum in Berlin untersucht und es wurde ein Fetales Alkoholsyndrom (FASD adult) (4-Digit Diagnostic Code 4/4/4/4) diagnostiziert. Die Schwester und die Schwägerin der Mutter haben schriftlich den schweren Alkoholismus der Mutter auch während der Schwangerschaft bestätigt. Die Mutter sei an den Folgen ihrer Alkoholerkrankung bereits verstorben.

S. berichtet

„Mein Name ist S., ich bin heute 32 Jahre alt und ich habe FASD, weil meine Mutter in der Schwangerschaft getrunken hat.

Bei meiner Geburt war ich nur 28 cm und wog grade mal 1 200 g! Selbst für eine Frühgeburt im 8. Monat deutlich zu klein und zu leicht.

Dass es FASD gibt, habe ich erst 2011 erfahren und nachdem ich mich mit dem Thema auseinander gesetzt hatte, war mir auch klar, dass viele Schwierigkeiten in meinem Leben mit FASD zusammenhängen.

Meine Körpergröße war ein ständiges Problem und ist es noch heute. Ich bin und war in vielen Situationen meines Lebens auf Hilfsmittel, wie Steigleitern angewiesen um überhaupt an bestimmte Höhen ranzukommen. Kleidung kaufen ist nur in der Kinderabteilung möglich und Hosen müssen meist abgeändert werden. In den ersten Schuljahren bekam ich einen Tisch und Stuhl aus dem Kindergarten, weil Normale Plätze für mich nicht geeignet waren.

Während meiner gesamten Schullaufbahn war ich Verhaltensauffällig im negativen Sinn. Ich habe den Unterricht gestört, konnte nicht ruhig sitzen und war fortwährend in Streitigkeiten mit Mitschülern verwickelt. So hatte ich meistens eine Außenseiterposition in der Klasse und wurde regelrecht gemieden.

Bis ich mit den Folgeerscheinungen von FASD konfrontiert wurde, habe ich meine Lernprobleme mit meiner mangelnden Konzentration in Zusammenhang gebracht. Beides ist jedoch ein FASD-Symptom und geht einher! Mir ist es z. B. nur sehr schwer möglich mich zwei Aufgaben zur gleichen Zeit zu widmen. Ein vernünftiges Arbeiten ist mir nur unter speziellen Voraussetzungen möglich. In beruflicher Hinsicht kann das ganz schön problematisch werden. Auch die Tatsache, dass ich heute länger brauche, um Dinge zu verstehen und zu begreifen, wird nicht von vielen Menschen toleriert, wie ich selber erfahren musste. Man wird kurzerhand als dumm oder lernunwillig abgestempelt.

Aggressives Verhalten ist eine weitere Charaktereigenschaft, welche sich nicht verleugnen lässt. Ich kann von jetzt auf sofort unglaublich wütend werden, ohne dass es dafür einen wichtigen Grund gibt. Schon Kleinigkeiten bringen mich in Rage. Auf meine Umwelt wirkt das Verhalten kindlich und unreif. Hingegen wenn man mich negativ kritisiert, löst das keine Aggressionen aus, sondern ich neige dazu wie ein kleines Kind, das ausgeschimpft wird, in Tränen auszubrechen. Auch hier erntet man Unverständnis, weil man Kritik so persönlich nimmt."

C.; geb. 2005 (w); partielles Fetales Alkoholsyndrom (pFAS); November 2011

Anmerkung des Autors: Die leibliche Mutter von C. ist eine chronische Alkoholikerin und lebt in einem Heim für suchtkranke Frauen. Sie ist wie ihre eigene Mutter und ihr leiblicher Bruder geistig behindert. Den leiblichen Vater von C. hat ihre Mutter während ihrer Zeit als Obdachlose kennengelernt. Er sei schwer alkohol- und drogenabhängig und oft auf Entzug gewesen. Er starb mit Mitte 30 vor etwa 2 Jahren.

Die Adoptivmutter berichtet:

Erstes Lebensjahr: „C. wurde als Pflegekind im Alter von 9 Tagen bei uns aufgenommen. Wir waren erstaunt darüber, wie zart und winzig sie wirkte. Auch ihre Haut, die anfangs völlig verschuppt an ihr hing, normalisierte sich. Ich befolgte den Rat aus der Kinderklinik, ihr nur die hochwertige Milch zu füttern. Das war sehr schwierig, denn ständig erbrach sie und musste erneut ihr Fläschchen bekommen. Das wurde schnell zu mühsam, so dass wir dazu übergingen, ihr in ganz kurzen Abständen immer nur kleine Schlückchen zu geben – so blieb es besser in ihrem Bauch. Dennoch erbrach sie fast täglich, trank aber sofort danach wieder ein paar Schlückchen. C. konnte mit elf Monaten frei laufen – und sogar rennen.

Im ersten Lebensjahr dachten wir oft, sie könne nicht gut hören, weil sie sich nach Geräuschquellen nie umdrehte. Wir mussten alle paar Monate zum HNO-Arzt, der uns sagte, das linke Ohr sei in Ordnung, beim rechten war er unsicher."

Zweites Jahr: „Wir bekamen von der zuständigen Sozialarbeiterin mitgeteilt, dass C. auch ohne Zustimmung der leiblichen Eltern zur Adoption freigegeben werden könnte. Der Kindsvater, der damals im Gefängnis saß, unterschrieb wohl die Freigabe. Die Mutter war nicht auffindbar. Da wir davon ausgingen, dass sich C. mit viel Liebe und Förderung in unserer Familie zu einem normalen Kind entwickeln würde, freuten wir uns über die Adoption, die im Herbst 2006 zum Erfolg führte.

C. lernte sprechen, wenn auch undeutlich. Auffällig waren ihre extrem schnellen Bewegungen und ihre motorische Unruhe."

Drittes Jahr: „Wir bemerkten, dass sie schielte und gingen zum Augenarzt. Sie bekam eine Brille wegen Weitsichtigkeit (+3 Dpt.).

Immer noch bestand ihre Hauptnahrung in der Babymilch, später Kindermilch, da sie alle feste Nahrung erbrach, weil sie zu große Bissen hinunterschlang.

Ihre motorische Unruhe war groß. Da sie nach wie vor gefüllte Teller und Gläser herunterriss in einem Tempo, in dem man nur schwer hinterherkam, banden wir sie nach wie vor oft in ihren Kinderwagen, um mal zu verschnaufen. Sie ließ es sich gefallen.

Beim Mutter-Kind-Turnen schubste sie oft die anderen Kinder, so dass ich keinen positiven Gewinn mehr darin sah. Beim Integrativen Kinderturnen, bei dem eigentlich behinderte Kinder erwünscht waren, flog sie 'raus, weil die Erzieherin völlig fertig war, da C. immer gefährliche verbotene Turnereien unter dem Dach der Halle durchführte."

Viertes Jahr: „Der Kinderarzt fragte, ob wir noch mit C.s Entwicklung zufrieden seien, was wir bejahten, da wir immer noch fest daran glaubten, sie ,würde schon noch nachreifen'.

Durch ihre starke Unruhe war es gar nicht möglich, sie beispielsweise auf das Töpfchen zu setzen. Meist pinkelte sie gleich auf den Boden, so dass wir es für besser hielten, die Reinlichkeitserziehung noch ein wenig zu verschieben. Sie fing an, Vorhänge abzureißen und alles Mögliche kaputtzumachen. Wir mussten Urlaube vorzeitig abbrechen, weil sie auf Balkone kletterte und Mobiliar beschädigte und durch ihr Geschrei und Verhalten überall unangenehm auffiel und uns einfach die Lust auf Urlaub mit ihr verging.

Ihre Hauptnahrung war immer noch Babymilch aus dem Fläschchen und Brei. Alles andere erbrach sie sofort.

Ich absolvierte eine Ausbildung zur Entspannungspädagogin und begann, regelmäßig mit ihr die Progressive Muskelentspannung durchzuführen, was uns viel Spaß machte, aber nicht übertragbar war auf Situationen, in denen wir nicht zu zweit waren."

Fünftes Jahr: „Der Kinderarzt meinte, sie leide an schwerem ADHS und verschrieb Amphetaminsaft. C. hielt unter der erstmaligen Gabe von Amphetaminsaft ihre Stofftiere für lebendige Tiere und bekam abartige Schreianfälle, weil sie beispielsweise glaubte, ein Stoffvogel würde ihr davonfliegen. Sie schrie und schrie und war nicht zu beruhigen, bis sie plötzlich zusammenbrach und einschlief. Wir wollten ihr nie mehr diesen Saft geben, aber der Arzt riet, die Dosis zu erhöhen. Wir taten es und ich versuchte, mit ihr ihre Vorschulaufgaben zu lösen. Sie war hochkonzentriert und konnte besser Bilder ausmalen als vorher. Doch ganz plötzlich sprang sie auf und zerstörte alles Mögliche aus dem Regal. Sie wütete so sehr, dass ich ihr daraufhin nie mehr Amphetaminsaft gab. Eine Ärztin verschrieb uns Risperdal mit der Empfehlung, ihr so kleine Bröckchen wie möglich zu geben. Und wundersamerweise hatten wir so viel gewonnen und von da ab gaben wir ihr immer mal wieder Risperdal. Dadurch hatten wir Tage, die ruhiger und geordneter verliefen. Zum ersten Mal in ihrem Leben schlief sie die ganze Nacht durch.

Der Versuch, sie in einem normalen Kindergarten anzumelden, scheiterte (sie wurde nach dem Probetag nicht genommen, da sie eine Verwüstung angerichtet hatte)."

Sechstes Jahr: „Nach dem Umzug nach H. wurde von einem neuen Kinderarzt gesagt, wir würden C. durch die Gabe von Risperdal beschädigen. Nur Ritalin könnte ihr helfen. So begann eine Odyssee durch die Ärztelandschaft. Niemand war bereit, uns Risperdal zu verschreiben. Lange Zeit bekam sie dann gar nichts und ich absolvierte eine Zusatzausbildung zur ADHS-Beraterin. Ich führte monatelang mit beiden Kindern sowohl ein Sonnen- als auch ein Wolkentagebuch mit den dazugehörenden

Besprechungen und Familienkonferenzen. Das war ja alles ganz lustig, doch ändern tat sich nichts!

Wir zogen wieder zurück und gingen wieder zu unserem früheren Kinderarzt und bekamen echte Hilfe! C. bekam außerdem ein Hörgerät.

Es gab immer wieder Versuche, sie zur Reinlichkeit zu erziehen. Doch hat dies bis auf den heutigen Tag nicht geklappt.

Inzwischen trinkt sie keine Babyfläschchen mehr, sondern isst normal – allerdings bleibt ihre Lieblingsnahrung Brei. Vermutlich liegt dies daran, dass sie den Brei gleich 'runterschlingen kann, denn zum Kauen ist sie oft nicht bereit. Immer muss man sie ermahnen, ihr Essen auch zu kauen.

Zur Vorschulerziehung: Ich versuche, C. außer dem Zeichnen auch das Lesen und Schreiben beizubringen und bin erstaunt über die auftretenden Schwierigkeiten. Mir fielen Schwierigkeiten im Beherrschen der einzelnen Teilleistungen auf und ich machte weitere Zusatzausbildungen, um ihr zu helfen. Ich komme zu dem Punkt, innerlich mit Schrecken in Gedanken zu formulieren ‚C. ist geistig behindert'."

Siebtes Lebensjahr: „Bei der Einschulungsuntersuchung in der Regelgrundschule war sie außer Rand und Band. Aufgefallen sind ihre hervorragenden optischen Fähigkeiten. Auffallend war aber auch ihr komplett inadäquates Verhalten. Auf ihre hübsche Brille angesprochen, riss sie die Brille von der Nase und verbog sie, so dass sie hinterher kaputt war. Der Schulleiter fragte mich, ob ich die Lage so einschätzen würde, dass sie in einem Jahr reifer sein würde und ich bejahte dies in ehrlicher Überzeugung. Sie wurde ohne Wenn und Aber von der Einschulung zurückgestellt. Uns wurde plötzlich klar: sie wird auf eine Sonderschule gehen müssen.

Ich persönlich habe mich an das vormittägliche Leben zu zweit mit C. gewöhnt und ich fühle mich mit ihr zusammen vormittags rundum wohl. Die Probleme beginnen am Nachmittag, wenn die Familie vollständig ist. C. funktioniert dann nicht ‚mehr richtig'. Sobald sie unbeaufsichtigt ist, wird alles, was sie anfasst, auseinandergenommen. Sie braucht eine Bezugsperson für sich ganz allein, die ihr das Über-Ich ersetzt und die ständig auf sie aufpasst und ihr sagt, was richtig und was falsch ist."

Die leibliche, elfjährige Tochter N. der Adoptivfamilie berichtet über C.:

Fünf Pluspunkte: „C. spielt manchmal schön mit mir und ist dann auch lieb.

Sie denkt an mich. Sie will nicht zur Regina. Sie schmust manchmal so lustig mit mir. Über sie kann ich mir Schleichtiere kaufen."

Fünf Minuspunkte: „Sie stiehlt mir meine Edelsteine und meine Schleichtiere. Sie will mich immer kratzen und beißen, so dass ich oft große Angst vor ihr habe. Dann verschlage ich sie manchmal. Sie will immer in mein Zimmer gehen, obwohl es ihr verboten worden ist. Sie spricht manchmal wie ein Kleinkind. Wenn ich was von meinem Taschengeld kaufe, kriegt sie solche Schreianfälle, dass alle in der Familie ganz böse werden (jeder auf jeden)."

Der Adoptivvater berichtet:

Pluspunkte: „C. kann sehr kooperativ sein und gehorcht manchmal sehr gut. Manchmal ist sie auch sozial und gerecht. Sie ist pfiffig, drollig, sehr sportlich. Sie ist sehr agil. Sie ist anschmiegsam."

Minuspunkte: „Sie schmiert alles voll. Sie ist sehr impulsiv und handelt, ohne vorher nachzudenken. Sie beißt. Als Tier ist sie beim Einkaufen oft kaum zu bändigen (sie selbst hält sich plötzlich für ein Tier, geht auf allen vieren etc.). Sie ärgert ihre Schwester zu oft. Sie kommt nur in einer 1 : 1-Beziehung klar."

Die Adoptivmutter berichtet:

Pluspunkte: „Sie ist oft sehr verschmust und anhänglich. Sie sieht so süß und niedlich aus. Zu zweit vormittags mit ihr habe ich zu 99 % Freude mit ihr. Wir unternehmen sehr viel und beschäftigen uns mit unseren selbst entwickelten Vorschulaufgaben (Förder- und Schreiblernspielen – sie zeichnet inzwischen sehr gut, kann aber außer ihrem Namen ‚TALA' kein einziges Wort schreiben). Beim Einkaufen denkt sie stets daran, der Schwester etwas mitzubringen. Sie hilft mir sehr gern beim Kochen, allerdings darf man sie keine Sekunde unbeaufsichtigt lassen, sonst geschieht leicht ein großes Unglück."

Minuspunkte: „Sie klaut uns ständig Sachen (sie hat auch beim Einkaufen schon Taschenrechner, Uhren etc. ‚mitgehen' lassen) und kriegt Schreianfälle, wenn man die Sachen zurückgeben muss. Sie versteht keinerlei Zusammenhänge.

Sie kann einen heftig beißen ohne einen ersichtlichen Grund, ja ohne Streiterei vorher – sozusagen aus dem Nichts heraus. Manchmal hat sie furchtbare Schreianfälle und ist nur sehr schwer zu beruhigen – z. B. beim An- und Ausziehen (deshalb bekommt sie abends immer schon die frischen Sachen für die nächsten vierundzwanzig Stunden angezogen, um das Theater nur einmal am Tag erleben zu müssen).

Leider muss man immer alle Stifte wegräumen, weil sie sich selbst, alle Wände und Möbel sofort vollschmiert, wenn sie mal einen Stift erwischt. Während wir eine innige Beziehung zueinander haben, wenn wir nur zu zweit sind, hört sie leider ‚NULL' auf mich, sobald eine andere Person hinzukommt – das ist gepaart mit einer Distanzlosigkeit gegenüber anderen Menschen, die oft sehr unangenehm für mich ist, so dass ich dann einen großen Zorn auf sie verspüre."

J.; geb. 2000 (w); Fetales Alkoholsyndrom (FAS); August 2011

Anmerk. des Autors: Wegen schwerer Vernachlässigung wurden J. und ihre 2 jüngeren Geschwister aus der Familie genommen. J. kam zunächst in ein Kinderheim und lebt seit dem 3. Lebensjahr in der jetzigen Pflegefamilie. Bei ihrer ersten Vorstellung im August 2011 zeigte sie alle Zeichen eines klassischen FAS. Bei der Wiedervorstellung 2013 stand die Störung der Exekutiven Funktionen ganz im Vordergrund.

Die Pflegeeltern berichten:

„Unsere Pflegetochter J. lebt seit 13 Jahren in unserer Familie. Als sie uns über das Jugendamt vermittelt wurde, konnten wir noch nicht ahnen, wie viele Steine, oft auch sehr hohe Berge, uns in den Weg gelegt werden. Es fing schon damit an, dass man uns angeblich keine genauen Angaben über ihr Krankheitsbild machen konnte. Somit erkundigten wir uns über das damalige SPZ, trotz Wiederstand des Jugendamtes. Nach dem Gespräch mit dem Arzt brach für uns eine Welt zusammen, die Diagnose lautete „Fetales Alkoholsyndrom und Mikrozephalie".

Sie war mit ihren 2,5 Jahren auf einen Stand von noch nicht mal einem Jahr, konnte kaum gehen und sprechen. Sie gab nur Laute von sich.

Wir durchlebten dann ein Wochenende, verbunden mit vielen Tränen, da wir uns mit dem Thema *FAS* auseinander setzen mussten. Für uns stellte sich die Frage, sind wir dem, was da auf uns zukommt auch gewachsen und entsprechend belastbar, und haben wir auch die Kraft, immer für dieses Kind stark zu sein.

Wir entschieden uns an diesem Wochenende bewusst für ein Kind, ohne es je gesehen zu haben.

Der erste Umgangstermin war verbunden mit großer Aufregung für die Familie. Wir stellten uns die Frage: Wie reagiert dieses kleine Mädchen, sieht man ihr äußerlich die Alkoholschädigung an…? Uns wurde ein total verstörtes, für ihr Alter sehr kleines Mädchen, auf einen Stuhl sitzend, vorgestellt. Trotz kleiner anfänglicher Kontaktprobleme hatten wir alle gemeinsam einen schönen Tag, und wir haben sie sofort in unser Herz eingeschlossen. Nach nur wenigen Umgangsterminen konnten wir sie in unserer Familie aufnehmen.

Trotz vieler Probleme mit dem Jugendamt und Behörden zur Genehmigung von Therapien, Förderungen, Kindergarten, Schule, Klagen gegen Ämter, wo wir die Anwalts- und Gerichtskosten selbst zu tragen hatten, usw. können wir heute sagen, unsere Pflegetochter hat es geschafft. Nach einiger Zeit bekam sie auch noch Epilepsie, doch auf Grund der Behandlung durch einen sehr guten Epileptologen kann sie mit dem Krankheitsbild symptomfrei leben. Sie wird ihren Weg gehen, trotz zeitlebens bleibender Schäden, sie hat es gelernt, sich mit Ihrer Krankheit auseinander zu setzen, und kann sehr gut damit umgehen. Für uns als Pflegeeltern ist es absolut nicht nachvollziehbar, warum keine genauen oder sehr oft auch keine Auskunft an Pflege-

und Adoptiveltern gegeben werden, dass bei dem Kind eine Alkoholschädigung vorliegt. Es ist für sehr viele dieser Eltern ein Sprung in das eiskalte Wasser!! Es ist ein Nervenkrieg und auch ein Alptraum für uns alle, da wir das Verhalten und auch das „ANDERSSEIN" unserer Kinder somit nicht verstehen können. Für diese Kinder kann diese Nichtauskunft noch weitere Folgeschäden bedeuten, da sie von klein auf einen hohen Förderbedarf benötigen, der ihnen bei Nichtauskunft bewusst entzogen wird!! Jedes einzelne dieser Kinder ist auch trotz allem ein großes Wunder!!

Wie oft musste ich mit dem Vorwurf leben, dass ich eine überdrehte Pflegemutter wäre, dass dieses Kind nun mal behindert ist, und da kann man nicht viel machen ...!! Heute besucht sie eine Förderschule für Körperbehinderte und wird den Realschulabschluss schaffen.

Mit viel Geduld, Kampfgeist und vor allem auch Liebe kann man es schaffen, auch sehr hohe Berge zu überwinden.

Viele haben auch keine Kenntnis darüber, dass Kinder mit FAS ein Anrecht auf eine Pflegestufe und einen Schwerbehinderungsgrad haben. Ich habe durch unser Pflegekind meine Arbeit verloren und war somit viele Jahre nicht rentenversichert. Dank der sehr großen Hilfe und Unterstützung durch Prof. Spohr konnten wir auch diese Hürde bewältigen. Unsere Pflegetochter hat die Pflegestufe II, eine anerkannte 60-prozentige Schwerbehinderung und einen Schwerbehindertenausweis mit dem Merkzeichen B und H bekommen. Somit bin ich auch wieder rentenversichert. Das sind alles Probleme, die jedoch nicht sein müssen, würden unsere Jugendämter offener mit uns umgehen und vor allem für mehr Aufklärung der Pflege-und Adoptiveltern sorgen. Die Aufklärung über Alkoholkonsum in der Schwangerschaft lässt in unserem Land noch sehr zu wünschen übrig. Ohne großen Aufwand wäre es möglich, auf Flaschen mit Alkohol entsprechende Zeichen zu setzen, was für Schäden selbst schon geringer Alkoholkonsum beim ungeborenem Leben verursacht. Durch diese Aufklärung kann man unseren Kindern ein gesundes Leben ohne psychische und physische Schäden schenken."

R.; geb. 1989 (m); Fetales Alkoholsyndrom im Erwachsenenalter (FAS adult); Dezember 2012

Anmerkungen des Autors: Die Adoptiveltern stellten den jungen Mann in der Beratungsstelle vor, weil er trotz intensiver Betreuung über viele Jahre in immer wieder auftretende und zunehmend größere Schwierigkeiten zu geraten scheint. Er lebt seit dem 21. Monat in seiner Adoptionsfamilie und stammte aus einem rumänischen Kinderheim.

Die Adoptiveltern berichten:

„Gestern vor einem Jahr kam die Diagnose:
Unser 23jähriger Adoptivsohn hat FAS. Bis zu diesem Tag, dem 12. Dezember 2012, haben er und wir, seine Adoptiveltern, mit der Hoffnung und der Ratlosigkeit gelebt: Woher kommen seine Probleme und wie können sie gelöst werden?

Jetzt ist es klar: Die Probleme kommen vom Alkoholkonsum seiner minderjährigen, leiblichen Mutter und gelöst werden können sie eher nicht, nur ein wenig reduziert vielleicht.

Heute, am 29. August 2013 ist er zu einem psychiatrischen Gutachten einbestellt. Es geht um Schuldfähigkeit bzw. Schuldunfähigkeit bei einem Einbruchsdelikt, das er vor Jahren mit „Freunden" aus der Schule begangen hat. Ein Delikt von vielen, begangen mit „Freunden" bzw. solchen, die er dafür gehalten hat in seiner Gutgläubigkeit, seinem unstillbaren Verlangen nach Zugehörigkeit, nach Anerkennung, nach „Respekt", d. h. in seinem Gangjargon Macht und Überlegenheitsgefühl.

Wie ist es dazu bloß gekommen? Wir Eltern konnten uns einfach lange Zeit nicht vorstellen, dass unser oft freundlicher, oft oppositioneller, jeder Leistungsanforderung meist mit Erfolg ausweichender Sohn dazu fähig war. Dass er uns ständig belog und hinters Licht führte.

Erst als er wegen gefährlicher Körperverletzung angeklagt wurde und wir dadurch zum ersten Mal von seinen kriminellen Umtrieben erfuhren, begriffen wir, dass die Diagnosen der Experten (Kinderärzte, Psychiater, Therapeuten aller Art) in den vergangenen ZWANZIG Jahren zu kurz griffen. ADHS, Borderlinesyndrom, ... damit, so hatten wir gehofft, kann man eines Tages ein selbstbestimmtes Leben führen.

Mit FAS ist das fast unmöglich. Alle Hoffnung darauf mussten wir aufgeben. Wir: Er und seine Eltern.

Jetzt geht es darum, ihm beizustehen dabei, die Gerichtsverfahren auszuhalten, ihn vor Gefängnis, Psychiatrie und Obdachlosigkeit, wenn irgend möglich zu bewahren, vor Verschuldung, Verwahrlosung und Vereinsamung, vor weiterem Schaden für sich und andere.

Was wird aus ihm, wenn wir Adoptiveltern nicht mehr sind?

Fragen nach einer tragfähigen finanziellen und Lebens-Basis für jemanden, der nach mehreren abgebrochenen Ausbildungen den Stempel ausbildungsunfähig bekommen hat von einer ausgewiesen sorgfältig arbeitenden Berufsbildungseinrichtung. Jemand, der die verhängten Sozialstunden nach einem Tag abbricht, ohne irgendjemanden zu informieren, der an Selbstüberschätzung leidet und die Realität nicht sieht (nicht sehen kann, sehen will?), dass er kriminell gehandelt hat, dass er anderen geschadet hat.

Es ist sehr schwer für uns Eltern, all unsere Bemühungen für ihn und um ihn in diesem Licht zu sehen: Er schadet sich und anderen, er verrät die Werte, die uns wichtig sind, die wir vermitteln wollten.

Und er ist doch unschuldig an seiner Behinderung. Sie ist ihm auferlegt, durch seine leibliche Mutter verursacht. Ob sie wusste, welches Risiko sie mit dem Alkoholkonsum für ihr ungeborenes Kind einging? Die Aufklärung darüber ist noch lange nicht ausreichend.

Unsere Hoffnung: Dass er allmählich merkt, wie sehr er Hilfe braucht und dass er diese dann auch annimmt von uns Eltern und von denen, die ihm wohl wollen.

Wie können wir, wie kann unsere Gesellschaft diesen alkoholgeschädigten Kindern, Jugendlichen und Erwachsenen gerecht werden?"

Teil VI: **Anhang**

A Betreute Wohngemeinschaften und betreutes Einzelwohnen für Menschen mit Fetalen Alkoholspektrumstörungen (FASD)

Gela Becker

Seit ca. 15 Jahren werden Kinder, Jugendliche und Erwachsene mit FASD im Kinderheim Sonnenhof in Berlin Spandau betreut.

Mit unserem Engagement verfolgen wir drei Ziele:
- die uns anvertrauten Menschen mit FASD durch integrative Arbeit und Betreuung so weit zu fördern, dass sie am Gruppen- und am gesellschaftlichen Leben teilhaben können;
- durch Öffentlichkeitsarbeit und Aufklärung sowohl die Fachöffentlichkeit als auch staatliche Institutionen, caritative Institutionen und Verbände für FASD zu sensibilisieren;
- durch Fortbildungsveranstaltungen zu Fragen des Fallmanagements, der Betreuung und FASD-spezifischen Interventionsstrategien, für Träger von Jugend-, Eingliederungs- und Behindertenhilfe unsere Erfahrungen weiterzugeben und weitere Träger zu motivieren, ihr Angebot auch für FASD zu qualifizieren.

In der Weiterentwicklung unserer Arbeit als ein Träger von stationären und ambulanten Hilfen zur Erziehung (in Erziehungswohngruppen und Wohngemeinschaften, im Betreuten Einzelwohnen, durch ambulante Betreuung junger Erwachsener, durch Psychotherapie und Familientherapie) haben wir uns – konsiliarisch begleitet von Prof. Dr. Spohr – zunehmend und unter Einbeziehung ihrer Familien, auf eine Zielgruppe spezialisiert, deren vorrangig geistige Behinderungen und hirnorganische Beeinträchtigungen in unmittelbarem Zusammenhang mit fetaler Alkoholexposition stehen, die das dafür typische Spektrum von Verhaltensauffälligkeiten, kognitiven und psychischen Beeinträchtigungen sowie von Entwicklungsstörungen zeigen, die oft dauerhaft den Weg in eine selbständige Existenz unmöglich machen.

Unsere Erfahrungen, dass der größte Teil der unter FASD leidenden Kinder und Jugendlichen nach dem 18. Lebensjahr nicht in der Lage ist, eigenständig und eigenverantwortlich zu leben, werden durch die 2007 abgeschlossene Berliner Langzeituntersuchung [1] bestätigt. Darin wurde nachgewiesen, dass lediglich 12 % der durch Alkoholexposition im Mutterleib geschädigten jungen Frauen und Männer eine Arbeit finden, ihren Lebensunterhalt verdienen und selbständig leben konnten.

Die Langzeitfolgen der intrauterinen Alkoholexposition werden in Deutschland noch immer nicht ausreichend ernst genommen. Auf den offensichtlichen Betreuungs- und Förderbedarf hat der Sonnenhof e. V. durch die Einrichtung der bundesweit ersten spezialisierten Wohngemeinschaft reagiert, die mit Hilfe und Engagement des Diakonischen Werkes sowie der zuständigen Senatsverwaltung 2007 eröffnet wurde.

Mit unserer Wohngemeinschaft, dem 2009 eingerichteten Betreuten Einzelwohnen sowie unserer 2012 eröffneten zweiten FASD-Wohngemeinschaft verfolgen wir das Ziel, den bei uns im Sonnenhof groß gewordenen Kindern, die nicht im Rahmen bestehender Einrichtungen untergebracht werden können, die Hilfe und die Betreuung zu bieten, auf die sie auch als Erwachsene angewiesen sind.

Darüber hinaus streben wir in Kooperation mit anderen Trägern differenzierte Betreuungsformen im stationären Bereich an. Dabei empfehlen wir die Entwicklung von Projekten, die von einer Langzeitperspektive ausgehen: so früh wie möglich die von ihnen zu Betreuenden aufnehmen und sie möglichst wohnortnah zu begleiten, um sie dauerhaft in den oft mühselig hergestellten sozialen Bezügen zu halten.

A.1 Die Wohngemeinschaften – FASD

Eine unserer Wohngemeinschaften ist in einem Einfamilienhaus in Spandau untergebracht und bietet vier erwachsenen Menschen Platz. Eine noch intensiver betreute Wohngemeinschaft ist im zweiten Stock eines dreistöckigen Gebäudes am Rande einer von Grünflächen durchzogenen mehrstöckigen Großsiedlung mit guter Infrastruktur untergebracht. Beide Wohngemeinschaften bieten Platz für nur jeweils vier BewohnerInnen, da viele Menschen mit FASD nur begrenzt gruppenfähig sind.

Unsere Wohngemeinschaften stellen ein ambulantes Angebot für erwachsene Frauen und Männer mit geistiger Behinderung/hirnorganischen Beeinträchtigungen durch fetale Alkoholexposition und gravierende Verhaltensauffälligkeiten dar, die Anspruch auf Maßnahmen der Eingliederungshilfe gemäß § 53.1 SGB XII haben.

Die wichtigsten Betreuungsziele sind die individuelle Unterstützung in einer möglichst selbstbestimmten und selbständigen Lebensführung, die Verhütung der Verschlimmerung der Beeinträchtigungen und die Unterstützung bei der Auseinandersetzung mit ihren Folgen.

Dazu gehören u. a. Hilfen bei der Auseinandersetzung mit der eigenen lebensgeschichtlichen Entwicklung und bei der Entwicklung und Umsetzung von Perspektiven für die weitere Lebensplanung.

Jeder Bewohner hat ein eigenes Zimmer, das er nach seinen eigenen Vorstellungen mithilfe seiner Betreuer oder seiner Angehörigen einrichten kann. Es stehen Gemeinschaftsräume, eine Küche und sanitäre Einrichtungen zur Verfügung. Die Bewohner werden bei Bedarf in den hauswirtschaftlichen Arbeiten unterstützt.

Es gilt das Prinzip der ambulanten Betreuung, die wir aufgrund der Besonderheiten der Beeinträchtigungen bei FASD auch im Vormittagsbereich anbieten. Die Bewohner müssen in der Lage sein, nachts und hin und wieder auch einige Stunden am Tag ohne Betreuung zurecht zu kommen. Sie werden bei der Suche nach ihren Fähigkeiten entsprechenden Arbeits- und Beschäftigungsverhältnissen intensiv unterstützt, bei Bedarf begleitet und geduldig motiviert, immer wieder einen neuen Anfang zu wagen.

A.2 Das betreute Einzelwohnen – FASD

Das betreute Einzelwohnen ist in der Regel den Bewohnerinnen und Bewohnern unserer FASD-Wohngemeinschaften bzw. jungen Erwachsenen, die wir schon im Jugendhilfebereich integrativ betreut haben, vorbehalten, denen beim Schritt in die Selbstbestimmung die Betreuungskontinuität durch ihre Bezugsbetreuer gewährleistet bleiben soll. Aufgrund der vielfach eingeschränkten Gruppenfähigkeit von Menschen mit FASD ist diese Betreuungsform für eine ganze Reihe von Bewohnern die einzig Mögliche. Problematisch ist das in all den Fällen, in denen die Selbstständigkeitsentwicklung nicht den Anforderungen entspricht. Vorgesehen ist das betreute Einzelwohnen für Menschen mit geistiger Behinderung, die – abgesehen von Krisenphasen – keine Rund-um-die-Uhr-Betreuung benötigen, wobei allerdings in Teilbereichen Bedarfe an intensiver Förderung/Anleitung und umfassender Hilfestellung vorliegen können.

Der Standort der Einzelwohnungen liegt im Bezirk Spandau, und zwar in räumlicher Nähe zu unseren FASD-Wohngemeinschaften, die zugleich als Betreuungsstützpunkt genutzt werden.

Unsere Betreuungsleistungen umfassen:
1. individuelle Unterstützung beim Erlernen lebenspraktischer Aufgaben
2. tägliche Hilfestellung bei der Tagesstrukturierung
3. Förderung der Kontakt-, Beziehungs- und Konfliktfähigkeit
4. ressourcenorientierte Unterstützung der Persönlichkeitsentwicklung
5. Hilfen in Konflikt- und Krisensituationen
6. Pflege und Versorgung nach Bedarf
7. Zusammenarbeit mit Angehörigen.

Schwerpunkt der Betreuungsarbeit ist die Förderung jeder einzelnen Bewohnerin und jedes einzelnen Bewohners. Mithilfe neuropsychologischer Diagnostik bemühen wir uns um die alltagsorientierte besondere Förderung jedes Erwachsenen und die Entwicklung kompensatorischer Hilfen, die die hirnorganischen Funktionsbeeinträchtigungen ausgleichen.

Wir bieten Trainingseinheiten exekutiver Funktion an. Wir haben über die Jahre diverse professionelle Trainingseinheiten, z. B. Planungs- und Gedächtnistraining, Wohlfühl-Training durch externe Therapeuten etc., ausprobiert und mussten feststellen, dass unsere BewohnerInnen – häufig übertherapiert – auf Professionelles „allergisch" reagieren. Wir haben dann festgestellt, dass die gleichen Trainingseinheiten auch im Rahmen diverser Spiele zur Verfügung stehen und die Verbindung von Spaß mit Training wesentlich effizienter ist – daher wird bei uns sehr viel gespielt. Dies schließt auch Computerspiele und Spielekonsolen mit ein, die bei einigen Bewohnern für den Spannungsabbau hervorragend geeignet sind.

Wir sind auf die Beeinträchtigung im Bereich der Impulskontrolle, des Antriebs, der Affektsteuerung, der Reifung etc. eingestellt und versuchen auf die häufigsten komorbiden Störungen (Depression, Angststörungen, Bindungsstörungen, ADS, ADHS) sowie die sekundären Störungen im Bereich des Spektrums der Verhaltensauffälligkeiten therapeutisch einzugehen und dagegenzusteuern.

Gefährdungen im Bereich der Suchtentwicklung waren für uns der Anlass, im Rahmen eines Forschungsprojektes, das vom Bundesministerium für Gesundheit unterstützt wurde, neue Interventionsstrategien zu entwickeln und zu erproben, die wir perspektivisch auch weiteren Einrichtungen zur Verfügung stellen.

Aus Respekt vor den Selbstbestimmungsrechten stehen wir häufig vor der Schwierigkeit der Auseinandersetzung mit dem aus dieser Behinderung resultierenden Problem fehlender Compliance, setzen jedoch deutlich Grenzen im Bereich der Selbst- und Fremdgefährdung.

Wir versetzen keine Berge, wir ebenen gemeinsam Wege, suchen kreative Lösungen und haben das Ziel, das, was an Geborgenheit und Glück für jeden Einzelnen möglich ist, zu fördern.

B S3-Leitlinie zur Diagnostik des Fetalen Alkoholsyndroms

Mirjam N. Landgraf und Florian Heinen

B.1 Einleitung

Das Bundesministerium für Gesundheit hat 2011 ein Projekt (STOP-FAS) zur Erstellung einer diagnostischen Leitlinie des FAS für Deutschland initiiert, das von der Deutschen Gesellschaft für Kinder- und Jugendmedizin angenommen und der Gesellschaft für Neuropädiatrie übertragen wurde. Dieses Projekt wurde von Dr. med. Dipl.-Psych. Mirjam Landgraf und Prof. Dr. med. Florian Heinen im Dr. von Haunerschen Kinderspital der Ludwig-Maximilians-Universität München (Abteilung für Pädiatrische Neurologie, Entwicklungsneurologie, Sozialpädiatrie und integriertes Sozialpädiatrisches Zentrum, iSPZ Hauner geleitet.

Die S3-Leitlinie zur Diagnostik des FAS gibt erstmalig im deutschsprachigen Raum evidenz- und konsensbasierte und in der Praxis einfach und einheitlich anwendbare Empfehlungen bezüglich diagnostischer Kriterien für das *Vollbild FAS* bei Kindern und Jugendlichen (0 bis 18 Jahre).

Aus Machbarkeitsgründen beschränkt sich die Leitlinie auf das Vollbild FAS einerseits und die Diagnose andererseits. Sie versteht sich dabei als ein erster Schritt auf dem notwendigen Weg zu einer umfassenden Darstellung der (noch) nicht bearbeiteten Felder der Fetalen Alkoholspektrumstörungen und der Therapie. Die deutlichen negativen Folgen intrauteriner Alkoholexposition im Erwachsenenleben, z. B. auf die Selbständigkeit und Arbeitsfähigkeit, sind hierbei weitere wichtige Themen.

Der Bedeutung und Aktualität des Themas entsprechend, findet diese erste evidenzbasierte Aufarbeitung des Themas ihre Resonanz in weiteren Publikationen:

1. Kurz- und Langversion der Leitlinie sowie des Leitlinienberichtes auf der Homepage der Arbeitsgemeinschaft der Wissenschaftlichen Medizinischen Fachgesellschaften (AWMF) http://www.awmf.org/leitlinien/detail/ll/022-025.html
2. Drogen- und Suchtbericht 2014 des BMG.
3. Landgraf MN, Nothacker M, Kopp IB, Heinen F. The Diagnosis of Fetal Alcohol Syndrome. Dtsch Arztebl Int. 2013, 110(42), 703–710.
4. Landgraf M, Heinen F. Fetales Alkoholsyndrom. Pocket Guide zur Diagnose. Nervenheilkunde 2014, 33 (3), 164–165.
5. Landgraf MN, Heinen F. Diagnosis of Fetal Alcohol Spectrum Disorders. Neuropediatrics 09/2014; 45 (S 01).
6. Landgraf MN, Heinen F. Fetales Alkoholsyndrom: S3 Leitlinie zur Diagnostik. Reihe Padiatrische Neurologie im Kohlhammer-Verlag.

7. Backmund M. Sucht-Therapie. Grundlagen – Klinik – Standards – Leitfaden für Praxis und Fortbildung. Ecomed Medizin Verlag, 2013.

B.2 Methodik

Die Organisation der Leitlinienentwicklung übernahmen:
– Dr. med. Dipl.-Psych. Mirjam Landgraf (Leitlinienkoordination, Literaturrecherche, Moderation und Leitlinien-Sekretariat)
– Prof. Dr. med. Florian Heinen (Leitlinienkoordination und Moderation)
– Dr. med. Monika Nothacker (Literaturrecherche und Evidenzbewertung)
– Prof. Dr. med. Ina Kopp (Methodische Führung und Moderation)
– Dr. Sandra Dybowski (Organisatorische Unterstützung und Ansprechpartnerin im BMG)
– Dr. Tilmann Holzer (Ansprechpartner in der Geschäftsstelle der Drogenbeauftragten Frau Mechthild Dyckmans)

Die Leitliniengruppe beinhaltete neben den Mandatsträgern der sich mit dem Krankheitsbild FAS auseinandersetzenden deutschen Fachgesellschaften und Berufsverbänden auch Experten und Patientenvertreter (siehe Tabellen B.1 und B.2).

Tab. B.1. Am Leitlinienprojekt beteiligte Fachgesellschaften und Berufsverbände.

Beteiligte Fachgesellschaften/Berufsverbände	MandatsträgerInnen
Deutsche Gesellschaft für Kinder- und Jugendmedizin	Prof. Dr. med. Florian Heinen
Gesellschaft für Neuropädiatrie	Prof. Dr. med. Florian Heinen
Deutsche Gesellschaft für Sozialpädiatrie und Jugendmedizin	Dr. med. Juliane Spiegler
Deutsche Gesellschaft für Gynäkologie und Geburtshilfe	Prof. Dr. med. Franz Kainer
Gesellschaft für Neonatologie und pädiatrische Intensivmedizin	Prof. Dr. med. Rolf F. Maier
Deutsche Gesellschaft für Kinder- und Jugendpsychiatrie, Psychosomatik und Psychotherapie	Prof. Dr. med. Frank Häßler
Deutsche Gesellschaft für Suchtforschung und Suchttherapie	Dr. med. Regina Rasenack
Deutsche Gesellschaft für Suchtpsychologie	Prof. Dr. Dipl.-Psych. Tanja Hoff
Deutsche Gesellschaft für Suchtmedizin	PD Dr. med. Gerhard Reymann
Deutsche Gesellschaft für Hebammenwissenschaft	Prof. Dr. rer. medic. Rainhild Schäfers
Deutscher Hebammenverband	Regine Gresens
Berufsverband der deutschen Psychologinnen und Psychologen	Dipl.-Psych. Laszlo A. Pota
Berufsverband der Kinder- und Jugendärzte	Dr. Dr. med. Nikolaus Weissenrieder
Bundesverband der Ärztinnen und Ärzte des Öffentlichen Gesundheitsdienstes	Dr. med. Gabriele Trost-Brinkhues

Tab. B.2. Am Leitlinienprojekt beteiligte Expertinnen und Experten.

Expertinnen/Experten	Funktion
Dipl.-Psych. Gela Becker	Fachliche Leiterin Evangelisches Kinderheim Sonnenhof
Dr. med. Beate Erbas	Bayerische Akademie für Sucht- und Gesundheitsfragen
Dr. Dipl.-Psych. Reinhold Feldmann	FASD-Zentrum Universität Münster
PD Dr. med. Anne Hilgendorff	Neonatologie und Neuropädiatrie, Universität München (LMU)
Dr. med. Heike Hoff-Emden	Chefärztin KMG Rehabilitationszentrum Sülzhayn
Dr. med. Ulrike Horacek	Vorstandsmitglied der DGSPJ, Gesundheitsamt Recklinghausen
Prof. Dr. med. Ina Kopp	Leiterin AWMF-IMWi
Dr. med. Dipl.-Psych. Mirjam Landgraf	Neuropädiatrie, FASD-Ambulanz, iSPZ, Universität München (LMU)
Gisela Michalowski	Vorsitzende der Patientenvertretung FASD Deutschland e.V.
Veerle Moubax	Vorstand der Patientenvertretung FASD Deutschland e.V.
Dr. med. Monika Nothacker	ÄZQ
Carla Pertl	Stadtjugendamt München
Dr. Eva Rehfueß	IBE, Universität München (LMU))
Dr. med. Monika Reincke	Referat für Gesundheit und Umwelt der Landeshauptstadt München, Gesundheitsvorsorge für Kinder und Jugendliche
Andreas Rösslein	Neonatologie, Universität München (LMU)
Gila Schindler	Rechtsanwältin für Kinder- und Jugendhilferecht
Prof. Dr. med. Andreas Schulze	Leiter der Neonatologie, Universität München (LMU)
Dr. med. Martin Sobanski	Kinder- und Jugendpsychiatrie, FASD-Ambulanz, Heckscher Klinikum, München
Prof. Dr. med. Hans-Ludwig Spohr	FASD-Zentrum, Charité Berlin
Dipl.-Psych. Penelope Thomas	Kinder- und Jugendpsychiatrie, FASD-Ambulanz, Heckscher Klinikum, München
Dipl.-Psych. Jessica Wagner	FASD-Zentrum, Charité Berlin
Dr. med. Wendelina Wendenburg	Vorstand der Patientenvertretung FASD Deutschland e.V.

Die fokussierte Literaturrecherche beschäftigte sich mit Prävalenz von mütterlichem Alkoholkonsum während der Schwangerschaft und Prävalenz von FAS, Risikofaktoren für mütterlichen Alkoholkonsum während der Schwangerschaft und für die Entwicklung eines FAS und wurde durch Fr. Dr. med. Dipl.-Psych. Mirjam Landgraf, Fr. Dr. Eva Rehfueß, Hr. Peer Voss und Fr. Priv. Doz. Dr. med. Anne Hilgendorff durchgeführt.

Die systematische Literaturrecherche über diagnostische Kriterien des FAS und die Evidenzbewertung der Publikationen wurde von Fr. Dr. med. Monika Nothacker MPH vom Ärztlichen Zentrum für Qualität in der Medizin (ÄZQ) übernommen.

Die Schlüsselfrage der systematischen Literaturrecherche wurde in der ersten Konsensuskonferenz am 14.09.2011 im Bundesministerium für Gesundheit in Bonn folgendermaßen konsentiert: Welche Kriterien ermöglichen entwicklungsbezogen die Diagnose eines Fetalen Alkoholsyndroms (FAS) im Kindes- und Jugendalter (0 bis 18 Jahre)?

Die Recherche umfasste englisch- und deutschsprachige Literatur im Zeitraum von 01.01.2001 bis 31.10.2011. Nach Sichtung der Abstracts und der daraus ausgewählten Volltexte wurden insgesamt 178 Publikationen zur Evidenzbewertung eingeschlossen. Die resultierenden Volltexte über diagnostische Kriterien des FAS wurden, soweit möglich, mit dem Oxford Evidenzklassifikations-System für diagnostische Studien (2009) bewertet.

Anhand der evidenzbewerteten Studien wurden von den Leitlinienkoordinatoren Empfehlungen für die Diagnostik des FAS erarbeitet. Diese Empfehlungen wurden in der zweiten (17.02.2012) und dritten (25.05.2012) Konsensuskonferenz von der Leitliniengruppe diskutiert, je nach klinischer Relevanz, Umsetzbarkeit in die Praxis und ethischen Verpflichtungen modifiziert und graduiert. Die daraus resultierenden handlungsleitenden Empfehlungen für die Diagnostik des FAS bei Kindern und Jugendlichen in Deutschland wurden in den gleichen Konsensussitzungen mittels einer formalen Konsensfindung in Form eines nominalen Gruppenprozesses unter Moderation von Fr. Prof. Ina Kopp (AWMF) konsentiert.

Alle Empfehlungen, bis auf die Cut-off-Perzentilenkurve des Kopfumfanges, wurden im „starken Konsens" (Zustimmung von > 95 % der Teilnehmer) oder im Konsens (Zustimmung von > 75 % der Teilnehmer) verabschiedet.

Das methodische Procedere und die Literaturlisten der fokussierten und systematischen Literaturrecherche und Evidenzbewertung sind der Kurz- und Langfassung der Leitlinie zu entnehmen (frei verfügbar unter http://www.awmf.org/leitlinien/detail/ll/022-025.html).

Zur Implementierung der empfohlenen diagnostischen Kriterien wurde ein Pocket Guide für alle Beteiligten des Gesundheits- und Hilfesystems entworfen. Dieser Pocket Guide beinhaltet den Leitlinien-Algorithmus für die Abklärung des Fetalen Alkoholsyndroms bei Kindern und Jugendlichen, die diagnostischen Kriterien in Gegenüberstellung zu möglichen Differenzialdiagnosen des FAS, die möglichen Risikofaktoren für mütterlichen Alkoholkonsum in der Schwangerschaft und für die Entwicklung eines FAS sowie Web-Adressen mit Links zu weiterführenden Informationen über das Krankheitsbild FAS, zur vorliegenden Leitlinie und zur Homepage der Patientenvertretung FASD Deutschland e. V.

B.3 Kriterien für die Diagnose FAS bei Kindern und Jugendlichen

Zur übersichtlicheren Darstellung und damit besseren Anwendbarkeit in der praktischen Arbeit wurden die diagnostischen Kriterien für das Vollbild FAS bei Kindern und Jugendlichen in einem Algorithmus zusammengefasst (siehe Abbildung B.1).

Bei jeglichem Verdacht auf FAS oder bei Unsicherheit hinsichtlich der Diagnose FAS soll der betreuende professionelle Helfer, einschließlich Pflegepersonal, Heb-

ALGORITHMUS
ABKLÄRUNG FETALES ALKOHOLSYNDROM

Gesundheits-/ Hilfesystem

Mögliche Diagnose Fetales Alkoholsyndrom

Überweisung zu
FAS-erfahrenem
Leistungserbringer *

FAS-erfahrener Leistungserbringer *

Mindestens 1 ZNS-Auffälligkeit
1. Mikrocephalie
Adaptiert an Gestationsalter, Alter, Geschlecht,
dokumentiert zu einem beliebigen Zeitpunkt
oder
2. Globale Intelligenzminderung ≤ 2 Standardabweichungen
bzw. globale Entwicklungsverzögerung bei Kindern ≤ 2 Jahre
oder
3. Leistung ≤ 2 Standardabweichungen
entweder in mindestens 3 Bereichen
oder in mindestens 2 Bereichen und Epilepsie:
Sprache
Feinmotorik
Räumlich-visuelle Wahrnehmung oder räumlich-konstruktive Fähigkeiten
Exekutive Funktionen
Rechenfertigkeiten
Lern- oder Merkfähigkeit
Aufmerksamkeit
Soziale Fertigkeiten oder Verhalten

FAS-erfahrener Leistungserbringer *

Mindestens 1 Wachstumsauffälligkeit
1. Geburts- oder Körpergewicht ≤ 10. Perzentile
oder
2. Geburts- oder Körperlänge ≤ 10. Perzentile
oder
3. Body-Mass-Index ≤ 10. Perzentile
adaptiert an Gestationsalter, Alter, Geschlecht,
dokumentiert zu einem beliebigen Zeitpunkt,
nach Ausschluss anderer Ursachen einer Wachstumsverzögerung

FAS-erfahrener Leistungserbringer *

**Alle 3 für FAS typischen
facialen Auffälligkeiten**
1. Kurze Lidspalten (≤ 3. Perzentile)
und
2. Verstrichenes Philtrum
(Rang 4 oder 5 Lip-Philtrum-Guide)
und
3. Schmale Oberlippe
(Rang 4 oder 5 Lip-Philtrum-Guide)

und   und

FAS-erfahrener Leistungserbringer *

Diagnose Fetales Alkoholsyndrom ?

ja   nein

Kinder- und Jugendärztin/-arzt

Entsprechende Förderungen einleiten

Beobachtung und Dokumentation von Körpermaßen,
Entwicklung, Kognition, Verhalten und für FAS
typischen Sekundärerkrankungen des Kindes

* Definition des FAS-erfahrenen
Leistungserbringers
siehe Kapitel 2.6.

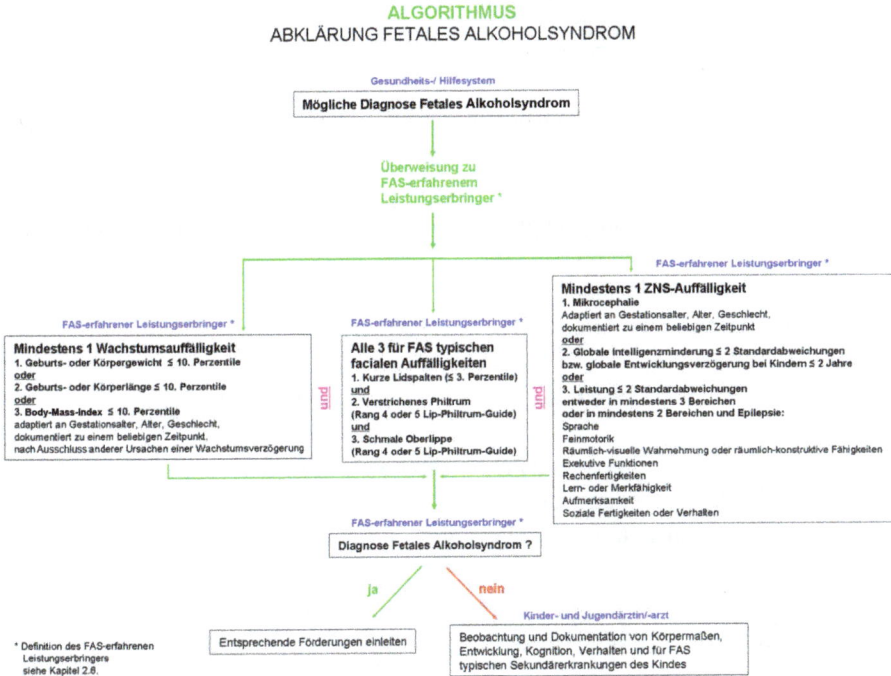

Abb. B.1. Algorithmus zur Abklärung Fetales Alkoholsyndrom.

ammen, Geburtshelfer, Psychologen, Sozialpädagogen, Sozialarbeiter, Therapeuten, klinisch oder institutionell tätige oder niedergelassene Ärzte der Gynäkologie, der Kinder- und Jugendmedizin einschließlich der Schwerpunktgebiete Neonatologie, Intensivmedizin, Neuropädiatrie, der Kinder- und Jugendpsychiatrie, Psychotherapie und Psychosomatik, der Allgemeinmedizin und des öffentlichen Gesundheitsdienstes, das Kind zur weiterführenden Diagnostik an einen FAS-erfahrenen Leistungserbringer überweisen. Die Leitliniengruppe muss explizit darauf verzichten, diesen Leistungserbringer genauer zu definieren, da bisher keine Zertifizierung zum FAS-Spezialisten und nur begrenzt spezialisierte Anlaufstellen in Deutschland existieren. Die Leitliniengruppe fordert jedoch, dass der Leistungserbringer, der die Diagnose FAS endgültig stellt, über Erfahrung mit von FAS betroffenen Kindern und Jugendlichen verfügt.

Konsentierte Kriterien und Empfehlungen für die Diagnostik des FAS bei Kindern und Jugendlichen in Deutschland

Die evidenzbewertete Literatur, auf der die konsentierten Leitlinien-Empfehlungen für die Diagnostik des FAS basieren, wird in der Kurz- und Langfassung der Leitlinie diskutiert.

Zur Diagnose eines FAS <u>sollten</u> alle Kriterien 1. bis 4. zutreffen (Empfehlungsgrad B, starker Konsens):

1. Wachstumsauffälligkeiten
2. Faziale Auffälligkeiten
3. ZNS-Auffälligkeiten
4. Bestätigte oder nicht bestätigte intrauterine Alkoholexposition

Bei Kontakt zum Gesundheits-/Hilfesystem sollten, wenn ein Kind Auffälligkeiten in einer der vier diagnostischen Säulen zeigt, die drei anderen diagnostischen Säulen beurteilt oder ihre Beurteilung veranlasst werden (Expertenkonsens).

Kriterium 1: Wachstumsauffälligkeiten

Zur Erfüllung des Kriteriums „Wachstumsauffälligkeiten" <u>soll</u> mindestens 1 der folgenden Auffälligkeiten, adaptiert an Gestationsalter, Alter, Geschlecht, dokumentiert zu einem beliebigen Zeitpunkt, zutreffen (Empfehlungsgrad A, starker Konsens):

a. Geburts- oder Körpergewicht ≤ 10. Perzentile
b. Geburts- oder Körperlänge ≤ 10. Perzentile
c. Body-Mass-Index ≤ 10. Perzentile

Da Kinder mit FAS typischerweise Wachstumsauffälligkeiten aufzeigen das Messen der Körpermaße ein nicht-invasives Verfahren darstellt und keine Nebenwirkungen auf das Kind hat (Expertenkonsens), sollen das Körpergewicht und die Körperlänge bei Verdacht auf FAS immer erhoben werden (Empfehlungsgrad A, starker Konsens). Die Ergebnisse der vorangegangenen Messungen sollen berücksichtigt und Wachstumskurven angelegt werden (Expertenkonsens). Auffälligkeiten des Wachstums reichen als alleiniges diagnostisches Kriterium nicht für die Diagnose FAS aus (Expertenkonsens).

Es sollte ausgeschlossen werden, dass die Wachstumsstörung allein durch andere Ursachen wie familiärer Kleinwuchs oder konstitutionelle Entwicklungsverzögerung, pränatale Mangelzustände, Skelettdysplasien, hormonelle Störungen, genetische Syndrome, chronische Erkrankungen, Malabsorption, Mangelernährung oder Vernachlässigung erklärt werden kann (Expertenkonsens).

Die Abklärung anderer Ursachen einer Wachstumsstörung soll klinisch erfolgen. Erst bei klinischem Verdacht auf eine andere Ursache sollten weiterführende diagnostische Schritte wie die Bestimmung von Laborparametern oder die Durchführung bildgebender Verfahren vorgenommen werden (Expertenkonsens).

Kriterium 2: Faziale Auffälligkeiten

Zur Erfüllung des Kriteriums „Faziale Auffälligkeiten" <u>sollen</u> alle drei fazialen Anomalien vorhanden sein (Empfehlungsgrad A, starker Konsens):
a. kurze Lidspalten (≤ 3. Perzentile)
b. verstrichenes Philtrum (Rang 4 oder 5 auf dem Lip-Philtrum-Guide. Astley et al. 2004, [10])
c. schmale Oberlippe (Rang 4 oder 5 auf dem Lip-Philtrum-Guide)

Das gemeinsame Auftreten der drei fazialen Auffälligkeiten kurze Lidspalten, schmale Oberlippe und verstrichenes Philtrum ist typisch für das FAS. Da diese Auffälligkeiten anhand der Perzentilenkurven für Lidspalten sowie des Lip-Philtrum-Guides objektiv messbar sind und das Messen der fazialen Merkmale ein nicht-invasives Verfahren darstellt und somit keine Nebenwirkungen für das Kind hat (Expertenkonsens), sollen die Lidspaltenlänge, das Philtrum und die Oberlippe bei Verdacht auf FAS mithilfe der Perzentilenkurven und des Lip-Philtrum-Guides beurteilt werden (Empfehlungsgrad A, starker Konsens).

Auffälligkeiten des Gesichtes reichen als alleiniges diagnostisches Kriterium nicht für die Diagnose FAS aus. Daher soll die Diagnose FAS nicht alleine anhand der fazialen Auffälligkeiten gestellt werden (Expertenkonsens).

Kriterium 3: ZNS-Auffälligkeiten

Zur Erfüllung des Kriteriums „ZNS-Auffälligkeiten" sollte mindestens eine der folgenden Auffälligkeiten zutreffen (Empfehlungsgrad B, Konsens):
3.1 Funktionelle ZNS-Auffälligkeiten
3.2 Strukturelle ZNS-Auffälligkeiten

Auffälligkeiten des ZNS reichen als alleiniges diagnostisches Kriterium nicht für die Diagnose FAS aus (Expertenkonsens).

Wenn faziale Auffälligkeiten und Wachstumsauffälligkeiten vorhanden sind, jedoch keine Mikrocephalie, soll eine psychologische Diagnostik zur Diagnose FAS eingesetzt werden (Expertenkonsens).

Funktionelle ZNS-Auffälligkeiten sollen anhand standardisierter, gut normierter psychologischer Testverfahren und einer psychologischen oder ärztlichen Verhaltenseinschätzung des Kindes für die Diagnose FAS evaluiert werden (Expertenkonsens).

Bei der psychologischen Diagnostik sollen vor allem die bei Kindern mit FAS typischerweise betroffenen Bereiche beurteilt werden (Expertenkonsens).

Kriterium 3a: Funktionelle ZNS-Auffälligkeiten

Zur Erfüllung des Kriteriums „Funktionelle ZNS-Auffälligkeiten" <u>sollte</u> mindestens 1 der folgenden Auffälligkeiten zutreffen, die nicht adäquat für das Alter ist und nicht allein durch den familiären Hintergrund oder das soziale Umfeld erklärt werden kann (Empfehlungsgrad B, Konsens):

a. Globale Intelligenzminderung mindestens 2 Standardabweichungen unterhalb der Norm oder signifikante kombinierte Entwicklungsverzögerung bei Kindern unter 2 Jahren

b. Leistung mindestens 2 Standardabweichungen unterhalb der Norm in mindestens 3 der folgenden Bereiche oder in mindestens 2 der folgenden Bereiche in Kombination mit Epilepsie:
   – Sprache
   – Feinmotorik
   – Räumlich-visuelle Wahrnehmung oder räumlich-konstruktive Fähigkeiten
   – Lern- oder Merkfähigkeit
   – exekutive Funktionen
   – Rechenfertigkeiten
   – Aufmerksamkeit
   – Soziale Fertigkeiten oder Verhalten

Welche psychologischen Testverfahren eingesetzt werden sollen, kann aufgrund der inkonsistenten Literaturlage nicht abschließend geklärt werden. Zu den Teilbereichen wurden von der Leitliniengruppe (Fr. Dipl.-Psych. Penelope Thomas, Fr. Dipl.-Psych. Jessica Wagner und Fr. Dr. med. Dipl.-Psych. Mirjam Landgraf) verschiedene psychologische Testverfahren für Kinder und Jugendliche vorgeschlagen und hinsichtlich ihrer Gütekriterien beschrieben (http://www.awmf.org/leitlinien/detail/ll/022-025.html).

Kriterium 3b: Strukturelle ZNS-Auffälligkeiten

Zur Erfüllung des Kriteriums „Strukturelle ZNS-Auffälligkeiten" sollte folgende Auffälligkeit, adaptiert an Gestationsalter, Alter, Geschlecht, dokumentiert zu einem beliebigen Zeitpunkt, zutreffen (Empfehlungsgrad B, starker Konsens):

   Mikrocephalie (≤ 10. Perzentile / ≤ 3. Perzentile)

Tab. B.3. Vorgeschlagene neuropsychologische Diagnostik bei Kindern und Jugendlichen mit Verdacht auf FAS [1].

Bereich	Testverfahren	Abkürzung	Altersbereich
Intelligenz/kognitive Leistungsfähigkeit	Snijders-Oomen Nonverbaler Intelligenztest	SON-R 2½–7 SON-R 5½–17	2;6–7;0 Jahre 5;6–17;0 Jahre
	Wechsler Preschool and Primary Scale of Intelligence –Third Edition – Deutsche Version	WPSSI-III	3;0–7;2 Jahre
	Wechsler Intelligence Scale for Children – Fourth Edition – Deutsche Version	WISC-IV	6;0–16;11 Jahre
	Wechsler-Intelligenztest für Erwachsene	WIE	16;0–89;0 Jahre
Entwicklung	Klinisch-entwicklungs-neurologische Beurteilung		
	Bayley Scales of Infant Development II	BSID II	1–24 Monate
	Bayley Scales of Infant and Toddler Development III	BSID III	1–24 Monate
Sprache	Subtests „Wortschatz-Test" und „Gemeinsamkeiten finden" (WPSSI, WISC, WIE)	WPSSI-III WISC-IV WIE	3;0–7;2 Jahre 6;0–16;11 Jahre 16;0–89;0 Jahre
	Skala „Sprachverständnis" (WPSSI, WISC, WIE)	WPSSI-III WISC-IV WIE	3;0–7;2 Jahre 6;0–16;11 Jahre 16;0–89;0 Jahre
	Sprachentwicklungstest für zweijährige Kinder	SETK-2	2;0–2;11 Jahre
	Sprachentwicklungstest für drei- bis fünfjährige Kinder	SETK 3-5	3;0–5;11 Jahre
	Sprachstandserhebungstest für Fünf- bis Zehnjährige SET 5-10	SET 5-10	5;0–10;11 Jahre
Feinmotorik	Klinisch-neurologische Beurteilung		
	Movement Assessment Battery for Children	M-ABC-2	3;0–16;11 Jahre
	Zürcher Neuromotorik		5;0–18;11 Jahre
Räumlich-visuelle Wahrnehmung und Räumlich-konstruktive Fähigkeiten	Developmental Test of Visual Perception	DTVP-2	4;0–10;11 Jahre
	Developmental Test of Visual Perception (Adolescent and Adult)	DTVP-A	11;0 -75;0 Jahre
	Abzeichentest für Kinder	ATK	7;0–12;0 Jahre
	Rey Complex Figure Test and Recognition Trial	RCFT	6;0–89 Jahre

Bereich	Testverfahren	Abkürzung	Altersbereich
	Subtests „Mosaik-Test" (SON-R, WPSSI, WISC, WIE), „Figuren legen" (WPSSI, WISC, WIE)	SON-R WPSSI WISC WIE	2;6–7;0 Jahre 3;0–7;2 Jahre 6;0–16;11 Jahre 16;0–89;0 Jahre
Lern- und Merkfähig-keit	Verbaler Lern- und Merkfähigkeitstest	VLMT	6;0 – 79;0 Jahre
	Merk- und Lernfähigkeitstest für 6- bis 16-jährige	Basic MLT	6;0 – 16;11 Jahre
	Skala „Arbeitsgedächtnis" (WISC)	WISC	6;0–16;11 Jahre
Exekutive Funktionen	Testbatterie zur Aufmerksamkeitsprüfung (Untertests: GoNogo; Arbeitsgedächtnis; Flexibilität; Inkompatibilität)	TAP	6;0–90;0 Jahre
	Testbatterie zur Aufmerksamkeitsprüfung für Kinder (Untertests: GoNogo; Arbeitsgedächtnis; Flexibilität; Inkompatibilität)	KITAP	6;0–10;0 Jahre
	Regensburger Wortflüssigkeitstest	RWT	8;0 – 15;0 Jahre und ab 18;0 Jahre
	Turm von London – Deutsche Version	TL-D	6;0–15;0 Jahre und ab 18;0 Jahre
	Wisconsin Card Sorting Test	WCST	6;5–89;0 Jahre
	Behavioral Assessment of the Dysexecutive Syndrome	BADS	16;0–87;0 Jahre
	Behavioral Assessment of the Dysexecutive Syndrome (in children)	BADS-C	8;0 – 15;11 Jahre
Rechen-fertigkeiten	Deutscher Mathematiktest	DEMAT 1+	Ende der 1. Klasse bis Anfang der 2. Klasse
		DEMAT 2+	Ende der 2. Klasse bis Anfang der 3. Klasse
		DEMAT 3+	Letzte 6 Wochen der 3. Klasse bis erste 6 Wochen der 4. Klasse
		DEMAT 4+	3 Wochen vor und nach Halbjahr der 4. Klasse bis 6 Wochen vor Ende der 4. Klasse
	Testverfahren zur Dyskalkulie bei Kindern	ZAREKI-K ZAREKI-R	5;0–7,5 Jahre 6;6–13,5 Jahre

Bereich	Testverfahren	Abkürzung	Altersbereich
Aufmerksamkeit	d2-Aufmersamkeits- Belastungstest	d2	9;0–60;0 Jahre
	Testbatterie zur Aufmerksamkeitsprüfung (Untertests: Alertness, Daueraufmerksamkeit, geteilte Aufmerksamkeit)	TAP	6;0–90;0 Jahre
	Testbatterie zur Aufmerksamkeitsprüfung für Kinder (Untertests: Alertness, Daueraufmerksamkeit, geteilte Aufmerksamkeit)	KITAP	6;0–10;0 Jahre
	Fremd- und Selbstbeurteilungsbögen zum Störungsbereich ADHS aus dem „Diagnostik- System für psychische Störungen nach ICD-10 und DSM-IV für Kinder und Jugendliche II" (DISYPS)	FBB-ADHS SBB,-ADHS	3;0–17;11 Jahre 11;0 - 17;11 Jahre
	Intelligence and Development Scales (Untertest „Aufmerksamkeit selektiv")	IDS	5;0–10;11 Jahre
	Durchstreichtest vom Wechsler Intelligence Scale for Children – Fourth Edition – Deutsche Version	WISC-IV	6;0–16;11 Jahre
Soziale Fertigkeiten und Verhalten	Elternfragebogen über das Verhalten von Kindern und Jugendlichen = Child-Behavior-Checklist	CBCL	4;0–18;0 Jahre
	Youth Self Report	YSR	11;0 -18;0 Jahre
	Verhaltensfragebogen bei Entwicklungsstörungen	VFE-E	4;0–18;0 Jahre
	Strenghts and Difficulties Questionnaire	SDQ	6;0–16;0 Jahre
	Fremd- und Selbstbeurteilungsbögen zum Störungsbereich Störungen des Sozialverhaltens aus dem „Diagnostik-System für psychische Störungen nach ICD-10 und DSM-IV für Kinder und Jugendliche II" (DISYPS)	FBB-SSV SBB-SSV	4;0–17;11 Jahre 11;0–17;11 Jahre
	Intelligence and Development Scales (Untertests „Emotionen erkennen", „Emotionen regulieren", „Soziale Situationen verstehen", „Sozial kompetent handeln")	IDS	5;0–10;11 Jahre

Da das Messen des Kopfumfanges ein nicht-invasives Verfahren darstellt und keine Nebenwirkungen auf das Kind hat, soll der Kopfumfang bei Verdacht auf FAS immer erhoben werden. Die Ergebnisse der vorangegangenen Messungen sollen berücksichtigt und Kopfumfangskurven angelegt werden (Expertenkonsens).

Es sollte ausgeschlossen werden, dass die Mikrocephalie alleine durch andere Ursachen wie eine familiäre Mikrocephalie, ein genetisches Syndrom, eine Stoffwechselerkrankung, eine pränatale Mangelversorgung, eine andere toxische Schädigung, eine Infektion, maternale Erkrankungen oder chronische Erkrankungen des Kindes bedingt ist (Expertenkonsens).

Andere Ursachen für eine Mikrocephalie sollen klinisch ausgeschlossen werden. Erst bei klinischem Verdacht auf eine andere Erkrankung, die mit der Mikrocephalie in Zusammenhang stehen könnte, sollte eine weiterführende Diagnostik mittels Laboruntersuchungen oder bildgebenden Verfahren angestrebt werden (Expertenkonsens).

Wenn faziale Auffälligkeiten, Wachstumsauffälligkeiten und Mikrocephalie vorhanden sind, ist eine bildgebende Diagnostik zur Diagnose des FAS nicht erforderlich (Expertenkonsens). Spezifische Auffälligkeiten, durch Bildgebung ersichtlich, sind bisher bei Kindern mit FAS nicht bekannt (Expertenkonsens).

Kriterium 4: Bestätigte oder nicht bestätigte intrauterine Alkoholexposition

Der Alkoholkonsum der leiblichen Mutter während der Schwangerschaft sollte bei der Diagnosestellung eines FAS evaluiert werden.

Wenn Auffälligkeiten in den drei übrigen diagnostischen Säulen bestehen, soll die Diagnose eines FAS auch ohne Bestätigung eines mütterlichen Alkoholkonsums während der Schwangerschaft gestellt werden (Empfehlungsgrad A, Konsens).

Zusammenfassung

Das FAS ist eine häufige und vollständig vermeidbare Erkrankung, die durch intrauterine alkoholtoxische Schädigung des Gehirns verursacht wird.

Ein Leitlinien-Projekt für die Diagnostik des FAS bei Kindern und Jugendlichen wurde vom BMG initiiert, von der Deutschen Gesellschaft für Kinder- und Jugendmedizin angenommen, der Gesellschaft für Neuropädiatrie übertragen und von einer multidisziplinären Leitlinien-Konsensusgruppe konkret verwirklicht.

Die hier in Kurzform dargestellte S3-AWMF-Leitlinie beinhaltet evidenzbasierte, klinisch relevante und in der Praxis einfach anwendbare diagnostischen Kriterien und Empfehlungen für die Identifikation des Vollbildes FAS bei Kindern und Jugendlichen.

Anhand der evidenzbewerteten Literatur wurden folgende Kriterien für die Diagnose des FAS bestimmt und von der Leitliniengruppe konsentiert:

- mindestens eine Wachstumsauffälligkeit,
- drei definierte faziale Auffälligkeiten und
- eine funktionelle oder strukturelle Auffälligkeit des zentralen Nervensystems.

Die Bestätigung intrauteriner Alkoholexposition wird für die Diagnose nicht gefordert.

Zur übersichtlicheren Anwendung der Empfehlungen zur Diagnostik des FAS in der Praxis wurde ein FAS-Algorithmus erstellt.

Der Bereich der funktionellen ZNS-Auffälligkeiten bei Kindern und Jugendlichen mit FAS ist am schwersten zu erfassen, jedoch für den Alltag der betroffenen Patienten und Familien sehr bedeutend. Eine komplexe ärztlich-psychologische Verhaltensbeurteilung und neuropsychologische Testung ist erforderlich. Geeignete psychologische Testverfahren wurden von der Leitliniengruppe für jeden Teilbereich funktioneller ZNS-Auffälligkeiten evaluiert und werden für die praktische Anwendung im Rahmen des diagnostischen Prozesses bei Verdacht auf FAS in der Leitlinie beschrieben.

Als Hintergrundinformationen werden, basierend auf einer fokussierten Literaturrecherche der letzten zehn Jahre, Prävalenzen für mütterlichen Alkoholkonsum während der Schwangerschaft und Prävalenzen für das FAS sowie Risikofaktoren für mütterlichen Alkoholkonsum und Risikofaktoren für die Entstehung eines FAS ausgeführt.

Differenzialdiagnosen zum FAS sind vielfältig und teils schwer abgrenzbar. Sie wurden im Rahmen der Leitlinienentwicklung jeweils für die diagnostischen Säulen Wachstumsauffälligkeiten, faziale Auffälligkeiten und Auffälligkeiten des ZNS bestimmt und sind in der Leitlinie dargestellt.

Die S3-Leitlinie zur Diagnostik des Vollbildes FAS bei Kindern und Jugendlichen ist ein erster Schritt auf dem Weg zu einer evidenzbasierten, einheitlichen und klinisch korrekten Diagnostik von kindlichen und erwachsenen Patienten mit FASD. Weitere Forschung mit dem Ziel, sinnvolle und notwendige Therapien, Förder- und Unterstützungsmaßnahmen für betroffene Patienten und ihre Familien festzulegen, ist dringend notwendig.

Zur Kurz- und Langversion der Leitlinien sowie des Leitlinienberichtes auf der AWMF-Homepage siehe http://www.awmf.org/leitlinien/detail/ll/022-025.html.

Literatur

Vorwort

[1] Löser H. Alkoholembryopathie und Alkoholeffekte. Gustav Fischer Verlag 1995, Stuttgart, Germany.
[2] May PA, Gossage JP, Kalberg WO, Robinson LK, Buckley D, Manning M et al. Prevalence and epidemiologic characteristics of FASD from various research methods with an emphasis from recent in-school studies. Dev. Disabil. Res. Rev. 2009, 15, 176–92.
[3] Clarren SK and Lutke J. Building clinical capacity for fetal alcohol spectrum disorder diagnoses in western and northern Canada. Can. J. Clin. Pharmacol (2008), 15, 2223–237.
[4] Clarren S, Salmon A, Jonsson E. What is the Economic Burden of FASD (1.4) in: Prevention of Fetal Alcohol spectrum disorder (FASD): Who is responsible. Clarren S, Salmon A, Jonsson E (eds) Wiley-Blackwell, Weinheim, Germany 2011.

Kapitel 1

[1] Jones KL, Smith DW, Ulleland CN, Streissguth AP. Pattern of malformation in offspring of chronic alcoholic mothers. Lancet 1973, 1 (815), 1267–71.
[2] Jones KL, Smith DW. Recognition of the fetal alcohol syndrome in early infancy, Lancet 1973, 2 (836), 999–1001.
[3] Streissguth AP. Fetal Alcohol Syndrome. Paul H. Brookes Publishing Co 1997, Baltimore, Maryland 21285–0624.
[4] Lemoine P, Harousseau H, Borteyru JP, Menuet JC. Les enfants des parents alcooliques: anomalies observées à propos de 127 cas. Quest Medicale (Paris) 1968, 21, 476–82.
[5] Surgeon General's Advisory on Alcohol in Pregnancy. FDA Drug Bulletin, 11 (2), 9–10. (1981). Rockville MD: U.S. Department of Health and Human Services.
[6] Clarren SK and Smith DW. The fetal alcohol syndrome: experience with 65 patients and a review of the world literature. The New England Journal of Medicine 1978, 298 (19), 1063–7.
[7] Little BB, Snell LM, Rosenfeld CR, Gilstrap LC, Grant NF. Failure to recognize fetal alcohol syndrome in newborn infants. American Journal of Diseases of children 1990, 144 (10), 1142–46.
[8] Hannigan JH, Abel EL. Animal models for the study of alcohol-related birth defects. In: Spohr HL, Steinhausen HC, eds. Alcohol, pregnancy and the developing child. Cambridge University Press, UK 1996, 77–102.
[9] Sulik KK, Johnson MC, Webb MA. Fetal alcohol syndrome: Embryogenesis in a mouse model. Science 1981, 214, 936–38.
[10] Riley EP, Hannigan JH, Balaz-Hannigan MA. Behavioral teratology on the study of early brain damage: considerations for the assessment of neonates. Neurobehavioral Toxicology and Teratology 1985, 7, 635–8.
[11] Riley EP. The longterm behavioral effects of prenatal alcohol exposure in rats. Alcohol: Clinical and experimental research 1990, 14, 670–3.
[12] Bierich JR, Majeski F, Michaelis R, Tillner I. Über das embryo-fetale Alkoholsyndrom. European Journal of Pediatrics 1976, 121, 155–77.
[13] Majewski F. Alcohol embryopathy: some facts and speculations about pathogenesis. Neurobehavioral Toxicology and Teratology 1981, 3 (2), 129–44.

[14] Majewski F. Alcohol embryopathy: experience with 200 patients. Developmental Brain Dysfunction 1993, 6, 248–65.

[15] Löser H, Majewski F, Apitz J, Bierich JR. Kardiovaskuläre Fehlbildungen bei embryofetalen Alkohol-Syndrom Klinische Pädiatrie 1976, 188, 233–40.

[16] Löser H, Majewski F. Type and frequency of cardiac defects in embryofetal alcohol syndrome: Report of 16 cases. British Heart Jornal 1977, 39: 1374–79.

[17] Kaminski M, Rumeau-Rouquette C, Schwartz D. Consommation d'alcool chez les femmes enceintes et issue de la grossesse. Revue Epidemiologique Médicale Sociale Santé Publique 1976, 24 (1) 27–40.

[18] Olegard R, Sabel KG, Aronsson M. et al. Effects on the child of alcohol abuse during pregnancy. Acta paediatrica Scandivania 1979, 275 (Suppl), 112–121.

[19] Larsson G, Bohlin AB. Fetal Alcohol syndrome and preventative strategies. Pediatrician 1987, 14, 51–6.

[20] Strömland K, Miller M, Cook C. Ocular teratology. Survey of Ophthalmology 1991, 35 (6), 429–46.

[21] Autti-Rämö I. The outcome of children exposed to alcohol in utero: A prospective follow-up study during the first three years. Helsinki Finland 1993, University of Helsinki, department of childneurology.

[22] Florey CduV, Tailor D, Bolumar F, Kaminski M, Olsen J eds. European Maternal Alcohol Consumption Study (EUROMAC). Journal of epidemiology 1992, 21 (Suppl X9).

[23] Spohr HL, Steinhausen HC. Follow-up studies of children with fetal alcohol syndrome. Neuropediatrics 1987, 18 (1) 13–17.

[24] Spohr HL, Willms J, Steinhausen HC. Prenatal alcohol exposure and long-term developmental consequences. Lancet 1993, 341 (8850) 907–10.

[25] Spohr HL, Willms J, Steinhausen HC. The fetal alcohol syndrome in adolescence. Acta Paediatrica Scand. 1994, 83 (404), 19–26.

[26] Spohr HL, Willms J, Steinhausen HC. Fetal Alcohol Spectrum Disorders in Young Adulthood. J. Pediatr 2007, 150: 175–179.

[27] Steinhausen HC, Gobel D, Nestler V. Psychopathology in the offspring of alcoholic parents. Journal of the American Academy of Child and adolescent Psychiatry 1984, 23 (4), 465–471.

[28] Steinhausen HC, Willms J, Spohr HL. Long-term psychopathological and cognitive outcome of children with fetal alcohol syndrome. Journal of the American Academy of Child and Adolescent Psychiatry 1993, 32 (5), 990–994.

[29] Spohr HL, Steinhausen HC (eds). Alcohol, pregnancy and the developing child.Cambridge University Press 1996.

[30] Abel EL, Sokol RJ. Incidence of fetal alcohol syndrome and economic impact of FAS-related anomalies. Drug Alcohol Depend 1987, 19, 51–70.

[31] Abel EL. An update on incidence of FAS: FAS is not an equal opportunity birth defect. Neurotoxicol Teratol 1995 ,17 (4): 437–443.

[32] Stratton K, Howe C, Battaglia FC, (eds). Fetal alcohol Syndrome: Diagnosis, Epidemiology, Prevention, and Treatment. Institute of Medicine 1996, National Academy Press, Washington, D.C.

[33] Schöneck U, Spohr HL, Willms J, Steinhausen HC. Alkoholkonsum und intrauterine Dystrophie. Auswirkungen und Bedeutung im Säuglingsalter. Monatschr Kinderheilk 1992, 140: 34–41.

[34] May PA, Gossage JP, Marais AS, Adnams CM, Hoyme HG, Jones KL et al. The epidemiology of fetal alcohol syndrome and partial FAS in a South African Community. Drug Alcohol Depend 2007, 88 (2–3): 259–271.

[35] May PA, Gossage JP, Kalberg WO, Robinson LK, Buckley D, Manning M et al. Prevalence and epidemiologic characteristics of FASD from various research methods with an emphasis from recent in-school studies. Dev. Disabil. Res. Rev. 2009, 15, 176–92.

[36] Clarren SK and Lutke J. Building clinical capacity for fetal alcohol spectrum disorder diagnoses in western and northern Canada. Can. J. Clin. Pharmacol (2008), 15, 2223–237.

[37] Clarren S, Salmon A, Jonsson E. Introduction: How common is FASD. Prevention of Fetal Alcohol Spectrum Disorder (FASD). Sterling, Clarren, Amy Salmon Egon Jonsson (eds) 2011, Wiley-Blackwell.

[38] Chudley AE, Conry J, Cook JL, Cook C, Rosales T, LeBlanc N. Fetal alcohol spectrum disorder: Canadian guidelines for diagnosis. CMAJ March 1, 2005; vol 172 no 5: suppl S1–S21.

Kapitel 2

[1] Jones KL, Smith DW, Ulleland CN, Streissguth AP. Pattern of malformation in offspring of chronic alcoholic mothers. Lancet 1973, 1 (815), 1267–71.

[2] Abel EL. Fetal Alcohol Syndrome and Fetal Alcohol Effects. Plenum Press 1984, New York and London.

[3] Sullivan WC. A note on the influence of maternal inebriety on the offspring. Journal of Mental Science 1899, 45: 489–503.

[4] Gahagan S, Sharpe TT, Brimacombe M et al. Paediatricians' Knowledge, Training, and Experience in the Care of children with Fetal Alcohol Syndrome. Pediatrics 2006, 118 (3): 657–668 (e).

[5] Sokol, RJ, Clarren SK. Guidelines for use of terminology describing the impact of prenatal alcohol in the offspring. Alcoholism: Clinical and Experimental Research 1989; 13 (4), 597–598.

[6] Majewski F. Clinical symptoms in patients with fetal alcohol syndrome. In Spohr HL & Steinhausen HC (eds). Alcohol, pregnancy and the developing child.Great Britain, Cambridge University Press 1996,15–39.

[7] Institute of Medicine (IOM), Stratton KR, Howe CJ, Battaglia FC (eds). Fetal alcohol syndrome: Diagnosis, epidemiology, prevention and treatment. 1996 Washington DC: National Academy Press.

[8] Hoyme HE, May PA, Kalberg WO, Kodituwakku P, Gossage JP et al. A practical clinical approach to diagnosis of fetal alcohol syndrome spectrum disorders: clarification of the 1996 institute of medicine criteria. Pediatrics 2005, Jan; 115 (1): 39–47.

[9] Chudley AE, Conry J, Cook JL, Cook C, Rosales T, LeBlanc N. Fetal alcohol spectrum disorder: Canadian guidelines for diagnosis. CMAJ March 1, 2005; vol 172 no 5: suppl S1–S21.

[10] Astley SJ. Diagnostic guide for Fetal Alcohol Spectrum Disorders: The 4-Digit Diagnostic Code. 3rd ed. Seattle WA 2004, University of Washington Publication Services.

[11] Landgraf M, Heinen F. S3-Leitlinie; Diagnostik des Fetalen Alkoholsyndroms. 2012; AWMF-Registernr: 022–025.

[12] Spohr HL, Willms J, Steinhausen HC. Fetal Alcohol Spectrum Disorders in Young Adulthood. J. Pediatr 2007, 150: 175–179.

[13] Streissguth AP, Barr HM, Kogan J et al. Understanding the occurrence of secondary disabilities in clients with fetal alcohol syndrome (FAS) and fetal alcohol effects (FAE).Final report to the Centers for Disease Control and Prevention (CDC). Seattle, University of Washington, Fetal Alcohol and Drug Unit 1996, 96–106.

Kapitel 3

[1] Astley SJ, Clarren SK. Diagnosing the full spectrum of alcohol exposed individuals: Introducing the 4-Digit Diagnostic Code. Alcohol & Alcolism 2000; 35(4):400–410.

[2] Astley SJ. Diagnostic guide for Fetal Alcohol Spectrum Disorders: The 4-Digit Diagnostic Code. 3rd ed. Seattle WA 2004, University of Washington Publication Services.

[3] Clarren SK, Smith DW. The Fetal alcohol syndrome. New Engl J Med 1978, 298:1063–1067.

[4] Castells S, Mark E, Abaci F, Schwartz E. Growth Retardation in Fetal Alcohol Syndrome. Unresponsiveness to Growth-Promoting Hormones 1981, Dev Pharmacol Ther 3: 232–241.

[5] Smith DW. Fetal alcohol syndrome and fetal alcohol effects. Neurobehavioral Toxiology and Teratology 1981, 3:127.

[6] Astley SJ. Profile of the first 1400 patients receiving diagnostic evaluation for the fetal alcohol spectrum disorder at the Washington State. Fetal Alcohol Syndrome Diagnostic & Prevention Network.Can J Clin Pharmacol 2010; 17 (1):e 132–164.

[7] Streissguth AP, Clarren KS, Jones KL. Natural History of the Fetal Alcohol Syndrome: A 10-year-Follow-up of eleven Patients. Lancet, 1985: (july 13); 85–91.

[8] Astley SJ, Stachowiak J, Clarren SK, Clausen C. Application of the fetal alcohol syndrome facial photographic screening tool in a foster care population. J Pediatrics, 2002; 141 (5): 712–717.

[9] Hall JG, Froster-Iskenius UG, Allanson JE. Handbook of Normal Physical Measurements. New York 1989, Oxford University Press.

[10] Clarren SK, Chudley AE, Wong L, Friesen J, Brant R. Normal distribution of palpebral fissure length in Canadian school age children. Can J Clin Pharmacol 2010, 17 (1): e 67–78.

[11] Stratton K, Howe C, Battaglia FC, (eds). Fetal alcohol Syndrome: Diagnosis, Epidemiology, Prevention, and Treatment. Institute of Medicine 1996, National Academy Press, Washington, D.C.

[12] Chudley AE, Conry J, Cook JL, Cook C, Rosales T, LeBlanc N. Fetal alcohol spectrum disorder: Canadian guidelines for diagnosis. CMAJ March 1, 2005; vol 172 no 5: suppl S1–S21.

[13] Dolk H. The predictive value of microcephaly during the first year of life for mental retardation at seven years. Developmental Medicine and Child Neurology 1991; 33: 974–983.

[14] Epidemiology of Alcohol Problems in the United States; National Institute on Alcohol, Alcohol Abuse and Alcoholism (NIAAA),2005; http://pubs.niaaa.nih.gov/publications/Social/Module1pidemiology/Module1.html.

[15] http://depts.washington.edu/fasdpn/htmls/4-digit-code.htm.

[16] 4q deletions: various between 4q21 and 4q31: http://www.rarechromo.org.

[17] Hempel M, Brugues N, Lederer G et al. Microdeletion syndrome 16p11.2: clinical and molecular characterization. Am J Med Genet A 2009; 10: 2106–12.

Kapitel 4

[1] Lezak MD, Howieson DB, Bigler ED, Tranel D. Neuropsychological Assessment. 5th ed. 2012, New York: Oxford University Press, Inc.

[2] Donald KA et al., Neuroimaging effects of prenatal alcohol exposure on the developing human brain: a magnetic resonance imaging review. Acta Neuropsychiatr, 2015: 1–19.

[3] Mattson SN et al. A decrease in the size of the basal ganglia in children with fetal alcohol syndrome. Alcohol Clin Exp Res, 1996, 20(6): 1088–93.

[4]   Roszel EL. Central nervous system deficits in fetal alcohol spectrum disorder. Nurse Pract, 2015, 40(4): 24–33.

[5]   Reynolds JN et al. Fetal alcohol spectrum disorders: gene-environment interactions, predictive biomarkers, and the relationship between structural alterations in the brain and functional outcomes. Semin Pediatr Neurol, 2011, 18(1): 49–55.

[6]   Astley SJ. Diagnostic guide for Fetal Alcohol Spectrum Disorders: The 4-Digit Diagnostic Code. 3rd ed. 2004, Seattle: University of Washington Publication Services.

[7]   Kodituwakku PW. Neurocognitive profile in children with fetal alcohol spectrum disorders. Dev Disabil Res Rev, 2009, 15(3): 218–24.

[8]   Mattson SN, Crocker N, Nguyen TT. Fetal alcohol spectrum disorders: neuropsychological and behavioral features. Neuropsychol Rev, 2011, 21(2): 81–101.

[9]   Vaurio L, Riley EP, Mattson SN. Neuropsychological comparison of children with heavy prenatal alcohol exposure and an IQ-matched comparison group. J Int Neuropsychol Soc, 2011, 17(3): 463–73.

[10] Glass L, Ware AL, Mattson SN. Neurobehavioral, neurologic, and neuroimaging characteristics of fetal alcohol spectrum disorders. Handb Clin Neurol, 2014, 125: 435–62.

[11] Abel EL, Sokol RJ. Fetal alcohol syndrome is now leading cause of mental retardation. Lancet, 1986, 2(8517): 1222.

[12] Streissguth AP et al. Fetal alcohol syndrome in adolescents and adults. JAMA, 1991, 265(15): 1961–7.

[13] Dalen K et al. Cognitive functioning in children prenatally exposed to alcohol and psychotropic drugs. Neuropediatrics, 2009, 40(4): 162–7.

[14] Streissguth AP, Randels SP, Smith DF. A test-retest study of intelligence in patients with fetal alcohol syndrome: implications for care. J Am Acad Child Adolesc Psychiatry, 1991, 30(4): 584–7.

[15] Spohr HL, Willms J, Steinhausen HC. Prenatal alcohol exposure and long-term developmental consequences. Lancet, 1993, 341(8850): 907–10.

[16] Steinhausen HC, Spohr HL. Long-term outcome of children with fetal alcohol syndrome: psychopathology, behavior, and intelligence. Alcohol Clin Exp Res, 1998, 22(2): 334–8.

[17] Streissguth AP, Barr HM, Sampson PD. Moderate prenatal alcohol exposure: effects on child IQ and learning problems at age 7 1/2 years. Alcohol Clin Exp Res, 1990, 14(5): 662–9.

[18] May PA et al. Maternal alcohol consumption producing fetal alcohol spectrum disorders (FASD): quantity, frequency, and timing of drinking. Drug Alcohol Depend, 2013, 133(2): 502–12.

[19] Rasmussen C et al. Neuropsychological impairments on the NEPSY-II among children with FASD. Child Neuropsychol, 2013, 19(4): 337–49.

[20] Wyper KR, Rasmussen CR. Language impairments in children with fetal alcohol spectrum disorders. J Popul Ther Clin Pharmacol, 2011, 18(2): e364–76.

[21] Streissguth AP et al. Drinking during pregnancy decreases word attack and arithmetic scores on standardized tests: adolescent data from a population-based prospective study. Alcohol Clin Exp Res, 1994, 18(2): 248–54.

[22] McGee CL et al. Impaired language performance in young children with heavy prenatal alcohol exposure. Neurotoxicol Teratol, 2009, 31(2): 71–5.

[23] O'Leary C et al. Prenatal alcohol exposure and language delay in 2-year-old children: the importance of dose and timing on risk. Pediatrics, 2009, 123(2): 547–54.

[24] Lewis CE et al. Verbal learning and memory impairment in children with fetal alcohol spectrum disorders. Alcohol Clin Exp Res, 2015, 39(4): 724–32.

[25] Mattson SN, Roebuck TM. Acquisition and retention of verbal and nonverbal information in children with heavy prenatal alcohol exposure. Alcohol Clin Exp Res, 2002, 26(6): 875–82.

[26] Pei J et al. Executive function and memory in children with Fetal Alcohol Spectrum Disorder. Child Neuropsychol, 2011, 17(3): 290–309.

[27] Crocker N et al. Comparison of verbal learning and memory in children with heavy prenatal alcohol exposure or attention-deficit/hyperactivity disorder. Alcohol Clin Exp Res, 2011, 35(6): 1114–21.

[28] Burden MJ et al. The effects of maternal binge drinking during pregnancy on neural correlates of response inhibition and memory in childhood. Alcohol Clin Exp Res, 2011, 35(1): 69–82.

[29] Wozniak JR et al. Global functional connectivity abnormalities in children with fetal alcohol spectrum disorders. Alcohol Clin Exp Res, 2013, 37(5): 748–56.

[30] Rasmussen C, Bisanz J. Executive functioning in children with Fetal Alcohol Spectrum Disorders: profiles and age-related differences. Child Neuropsychol, 2009, 15(3): 201–15.

[31] Noland JS et al. Executive functioning in preschool-age children prenatally exposed to alcohol, cocaine, and marijuana. Alcohol Clin Exp Res, 2003, 27(4): 647–56.

[32] Ware AL et al. Executive function predicts adaptive behavior in children with histories of heavy prenatal alcohol exposure and attention-deficit/hyperactivity disorder. Alcohol Clin Exp Res, 2012, 36(8): 1431–41.

[33] McGee CL et al. Deficits in social problem solving in adolescents with prenatal exposure to alcohol. Am J Drug Alcohol Abuse, 2008, 34(4): 423–31.

[34] Rasmussen C, Wyper K, Talwar V. The relation between theory of mind and executive functions in children with fetal alcohol spectrum disorders. Can J Clin Pharmacol, 2009, 16(2): e370–80.

[35] Kerns KA et al. Emotion recognition in children with Fetal Alcohol Spectrum Disorders. Child Neuropsychol, 2015: 1–21.

[36] Greenbaum RL et al. Social cognitive and emotion processing abilities of children with fetal alcohol spectrum disorders: a comparison with attention deficit hyperactivity disorder. Alcohol Clin Exp Res, 2009, 33(10): 1656–70.

[37] Rasmussen C et al. An evaluation of social skills in children with and without prenatal alcohol exposure. Child Care Health Dev, 2011, 37(5): 711–8.

[38] Stevens SA et al. Social problem solving in children with fetal alcohol spectrum disorders. J Popul Ther Clin Pharmacol, 2012, 19(1): e99–110.

[39] Kjellmer L, Olswang LB. Variability in classroom social communication: performance of children with fetal alcohol spectrum disorders and typically developing peers. J Speech Lang Hear Res, 2013, 56(3): 982–93.

[40] Green CR et al. Oculomotor control in children with fetal alcohol spectrum disorders assessed using a mobile eye-tracking laboratory. Eur J Neurosci, 2009, 29(6): 1302–9.

[41] Jirikowic T, Olson HC, Kartin D. Sensory processing, school performance, and adaptive behavior of young school-age children with fetal alcohol spectrum disorders. Phys Occup Ther Pediatr, 2008, 28(2): 117–36.

[42] Simmons RW et al. Motor response selection in children with fetal alcohol spectrum disorders. Neurotoxicol Teratol, 2006, 28(2): 278–85.

[43] Simmons RW et al. Children with heavy prenatal alcohol exposure exhibit deficits when regulating isometric force. Alcohol Clin Exp Res, 2012, 36(2): 302–9.

[44] Roebuck TM et al. Prenatal exposure to alcohol affects the ability to maintain postural balance. Alcohol Clin Exp Res, 1998, 22(1): 252–8.

[45] Domellof E et al. Goal-directed arm movements in children with fetal alcohol syndrome: a kinematic approach. Eur J Neurol, 2011, 18(2): 312–20.

[46] Kalberg WO et al. Comparison of motor delays in young children with fetal alcohol syndrome to those with prenatal alcohol exposure and with no prenatal alcohol exposure. Alcohol Clin Exp Res, 2006, 30(12): 2037–45.

[47] Paolozza A et al. Working memory and visuospatial deficits correlate with oculomotor control in children with fetal alcohol spectrum disorder. Behav Brain Res, 2014, 263: 70–9.

[48] Astley SJ, Clarren SK. Measuring the facial phenotype of individuals with prenatal alcohol exposure: correlations with brain dysfunction. Alcohol Alcohol, 2001, 36(2): 147–59.

[49] Chasnoff IJ et al. Neurodevelopmental functioning in children with FAS, pFAS, and ARND. J Dev Behav Pediatr, 2010, 31(3): 192–201.

[50] Ervalahti N et al. Relationship between dysmorphic features and general cognitive function in children with fetal alcohol spectrum disorders. Am J Med Genet A, 2007, 143A(24): 2916–23.

[51] Connor PD et al. Effects of prenatal alcohol exposure on fine motor coordination and balance: A study of two adult samples. Neuropsychologia, 2006, 44(5): 744–51.

[52] Connor PD et al. Direct and indirect effects of prenatal alcohol damage on executive function. Dev Neuropsychol, 2000, 18(3): 331–54.

[53] Kerns KA et al. Cognitive deficits in nonretarded adults with fetal alcohol syndrome. J Learn Disabil, 1997, 30(6): 685–93.

[54] Monnot M et al. Neurological basis of deficits in affective prosody comprehension among alcoholics and fetal alcohol-exposed adults. J Neuropsychiatry Clin Neurosci, 2002, 14(3): 321–8.

[55] Temple V et al. Comparing Daily Living Skills in Adults with Fetal Alcohol Spectrum Disorder (FASD) To An IQ Matched Clinical Sample. J Popul Ther Clin Pharmacol, 2011, 18(2): e397–e402.

[56] Bookstein FL et al. Corpus callosum shape and neuropsychological deficits in adult males with heavy fetal alcohol exposure. Neuroimage, 2002, 15(1): 233–51.

[57] Ma X et al. Evaluation of corpus callosum anisotropy in young adults with fetal alcohol syndrome according to diffusion tensor imaging. Alcohol Clin Exp Res, 2005, 29(7): 1214–22.

[58] Peadon E et al. Systematic review of interventions for children with Fetal Alcohol Spectrum Disorders. BMC Pediatr, 2009, 9: 35.

[59] Bertrand J. Interventions for children with fetal alcohol spectrum disorders (FASDs): overview of findings for five innovative research projects. Res Dev Disabil, 2009, 30(5): 986–1006.

[60] Wells AM et al. Neurocognitive habilitation therapy for children with fetal alcohol spectrum disorders: an adaptation of the Alert Program(R). Am J Occup Ther, 2012, 66(1): 24–34.

[61] Nash K et al. Improving executive functioning in children with fetal alcohol spectrum disorders. Child Neuropsychol, 2015, 21(2): 191–209.

[62] Kerns KA et al. Investigating the efficacy of an attention training programme in children with foetal alcohol spectrum disorder. Dev Neurorehabil, 2010, 13(6): 413–22.

[63] Adnams CM et al. Language and literacy outcomes from a pilot intervention study for children with fetal alcohol spectrum disorders in South Africa. Alcohol, 2007, 41(6): 403–14.

[64] Loomes C et al. The effect of rehearsal training on working memory span of children with fetal alcohol spectrum disorder. Res Dev Disabil, 2008, 29(2): 113–24.

[65] Kable JA, Coles CD, Taddeo E. Socio-cognitive habilitation using the math interactive learning experience program for alcohol-affected children. Alcohol Clin Exp Res, 2007, 31(8): 1425–34.

[66] O'Connor MJ et al. A controlled social skills training for children with fetal alcohol spectrum disorders. J Consult Clin Psychol, 2006, 74(4): 639–48.

[67] Paley B, O'Connor MJ. Intervention for individuals with fetal alcohol spectrum disorders: treatment approaches and case management. Dev Disabil Res Rev, 2009, 15(3): 258–67.

[68] Kodituwakku PW, Kodituwakku EL. From research to practice: an integrative framework for the development of interventions for children with fetal alcohol spectrum disorders. Neuropsychol Rev, 2011, 21(2): 204–23.

[69] Singer LT, Nelson S, Short E, Min MO, Lewis B, Russ S, Minnes S. Prenatal cocaine exposure: drug and enviromental effects at 9 years. J Pediatr 2008 , 153 (1): 105–111.

[70] 4q deletions: various between 4q21 and 4q31. Unique 2007.

[71] Hempel M, Brugues N, Lederer G et al. Microdeletion syndrome 16p11.2: clinical and molecular characterization. Am J Med Genet A 2009; 10: 2106–12.

Kapitel 5

[1] Little BB, Sell LM, Rosenfeld CR, Gilstrap LC, Grant NF. Failure to recognize fetal alcohol syndrome in newborn infants. American Journal of Diseases of children 1990, 144 (10), 1142–46.
[2] Ipsiroglu OS, McKellin WH, Carey N, Look C. „They silently live in terror". Why sleep problems and night-time related quality-of-life are missed in children with a fetal alcohol spectrum disorder. Social Science & Medicine 2012, http://dxdoi.org 10.1016. socscimed 2012.
[3] Singer LT, Nelson S, Short E, Min MO, Lewis B, Russ S, Minnes S. Prenatal cocaine exposure: drug and enviromental effects at 9 years. J Pediatr 2008 , 153 (1): 105–111.
[4] Anders TF, Halpern L, Hua J. Sleeping through the night: A developmental perspective. Pediatrics 1992; 90, 554–560.
[5] Papousek M. Störungen des Säuglingsalters. In Esser G (Hrsg.), Lehrbuch der Klinischen Psychologie des Kindes- und Jugendalters 2002: Thieme Verlag Stuttgart, New York, S. 80–101.
[6] Spohr HL, Willms J, Steinhausen HC. Prenatal alcohol exposure and long-term developmental consequences. Lancet 1993, 341 (8850) 907–10.
[7] Jones KL, Smith DW, Ulleland CN, Streissguth AP. Pattern of malformation in offspring of chronic alcoholic mothers. Lancet 1973, 1 (815), 1267–71.
[8] May PA, Gossage JP, Kalberg WO, Robinson LK, Buckley D, Manning M et al. Prevalence and epidemiologic characteristics of FASD from various research methods with an emphasis from recent in-school studies. Dev. Disabil. Res. Rev. 2009, 15, 176–92.
[9] Walloch JE, Burger PH, Kornhuber J. Was wird aus Kindern mit fetalem Alkoholsyndrom(FAS)/fetalen Alkoholsepektrumstörungen (FASD) im Erwachsenenalter. Fortschr Neurol Psychiat 2012; 80: 320–326.
[10] Schöneck U, Spohr HL, Willms J, Steinhausen HC. Alkoholkonsum und intrauterine Dystrophie. Auswirkungen und Bedeutung im Säuglingsalter. Monatschr Kinderheilk 1992, 140: 34–41.
[11] Astley SJ. Diagnostic guide for Fetal Alcohol Spectrum Disorders: The 4-Digit Diagnostic Code. 3rd ed. Seattle WA 2004, University of Washington Publication Services.
[12] Spohr HL, Willms J, Steinhausen HC. Fetal Alcohol Spectrum Disorders in Young Adulthood. J. Pediatr 2007, 150: 175–179.

Kapitel 6

[1] Carskadon MM, Acebo C, Jenni OG. Regulation of adolescent sleep: implication for behaviour. Ann N Y Acad Sci 2004; 1021: 276–291.
[2] Fricke L, Mitschke A, Wiater A, Lemkuhl G. Kölner Behandlungsprogramm für Kinder mit Schlafstörungen. Prax Kinderpsychol Kinderpsychiat 2006, 55, 146–150.
[3] Lehmkuhl G, Döpfner M, Plück J et al. Häufigkeit psychischer Auffälligkeiten und somatischer Beschwerden bei vier bis zehnjährigen Kindern in Deutschland im Urteil ihrer Eltern - ein Vergleich normorientierter und kriterienorientierter Modelle. Zeitschrift für Kinder - und Jugendpsychiatrie und Psychotherapie 1998, 26: 83–96.

[4] Papousek M. Störungen des Säuglingsalters. In Esser G (Hrsg.), Lehrbuch der Klinischen Psychologie des Kindes- und Jugendalters 2002: Thieme Verlag Stuttgart, New York, S. 80–101.

[5] Anders T, Goodlin-Jones B, Sadeh H. Sleep disorders. In C Zeanah (ed), Handbook of Infant Mental Health 2000. 2. edition, 326–338. New York, London: Guilford Press.

[6] Fegert JM, Schulz J, Bergmann R, Tacke U, Bergmann KE, Wahn U. Schlaf-Verhalten in den ersten 3 Lebensjahren. Praxis der Kinderpsychologie und Kinderpsychiatrie 1997, 46: 69–91.

[7] Jenkins S, Owen C, Bax M, Hart H. Continuities of common problems in preschool children. Journal of Child Psychology and Psychiatry 1980, 25: 75–89.

[8] Stone KC, La Gasse LL, Lester BM, Shankaran S et al. Sleep Problems in Children with Prenatal Substance Exposure. The Maternal Lifestyle Study. Arch Pediatr Adolesc Med 2010; 164 (5): 452–456.

[9] Jan JE, Wasdell MB, Reiter J et al. Melatonin therapy of pediatric sleep disorders: recent Advances, why it works, who are the candidates and how to treat. Current Pediatric Reviews 2007, Vol. 3 (3); 214–224.

[10] Stade BC, Khuu M, Bennet D, Sandor PI, Stephend R, Lanceta M. Sleep disturbances in children with fetal alcohol spectrum disorder (FASD). Paediatrics & Child Health, 2008; Vol 13.

[11] Chen ML, Olson HC, Picciano JF, Starr JR, Owens J. Sleep problems in children with fetal alcohol spectrum disorders. J Clin Sleep Med 2012 15; 8 (4): 421–429.

[12] Little BB, Snell LM, Rosenfeld CR, Gilstrap LC, Grant NF. Failure to recognize fetal alcohol syndrome in newborn infants. American Journal of Diseases of children 1990, 144 (10), 1142–46.

[13] Ipsiroglu OS, McKellin WH, Carey N, Look C. „They silently live in terror". Why sleep problems and night-time related quality-of-life are missed in children with a fetal alcohol spectrum disorder. Social Science & Medicine 2012, http://dxdoi.org 10.1016. socscimed 2012.

[14] Jan JE, Asante KO, Conry JL, Fast DK, Bax MC, Ipsiruglu OS, Bredberg E, Look CA, Wasdell MB. Sleep Health Issues for Children with FASD: Clinical Considerations. Review Article. International Journal of Pediatrics, Vol 2010, article ID 639048, 7 pages.

[15] Phillips L, Appleton RE. Systematic review of melatonin treatment in children with neurodevelopmental disabilities and sleep impairment. Dev Med Child Neurol 2004 46 (11) 771–775.

[16] Autti-Rämö I, Fagerlund A, Ervalathi N, Loimu L, Korkman M, Hoyme E. Fetal Alcohol Spectrum Disorder in Finland: Clinical Delineation of 77 Older Children and Adolescents. American Journal of Medical Genetics 2006, 137–143.

[17] Löser H, Majewski F. Type and frequency of cardiac defects in embryofetal alcohol syndrome: Report of 16 cases. British Heart Jornal 1977, 39: 1374–79.

[18] Smith DF, Sander GG, Macleod PM , Tredwell S, Wood B, Newman DE. Intrinsic defects in the fetal alcohol syndrome: Studies on 76 cases from British Columbia and the Yukon Territory. Neurobehavioral Toxicology and Teratology 1981, 3: 145–152.

[19] Burd L, Deal E, Rios R et al. Congenital Heart Defects and Alcohol Spectrum Disorders. Congenital Heart Dis. 2007, 2: 250–255.

[20] Strömland K, Miller M, Cook C. Ocular teratology. Survey of Ophthalmology 1991, 35 (6), 429–46.

[21] Strömland K. Ocular abnormalities in the featal alcohol Syndrome. Acta Ophthalmol 1985, 63 (suppl): 171–174.

[22] Strömland K, Pinazo-Durán MD. Optic Nerve Hypoplasia: Comparative Effects in Children and Rats Exposed to Alcohol During Pregnancy. Teratology 1994, 50: 100–111.

[23] Strömland K. Contribution of ocular examination to the diagnosis of foetal alcohol syndrome in mentally retarded children. Journal of Mental Deficiency Research 1990, 34: 429–435.

[24] Rössig C, Wässer St, Oppermann P. Audiologic Manifestation in Fetal Alcohol Syndrome Assessed by brainstream Auditory-evoked Potentials. Neuropediatrics 1994, 25: 245–249.

[25] Church MW, Kaltenbach JA. Hearing, speech, language, and vestibular disorders in the fetal alcohol syndrome: a literature review. Alcohol Clin Exp Res 1997, 2 (3): 495–512.

[26] Stephen JM, Kodituwakku EL, Romero L, Peters AM et al. Delays in Auditory Processing Identified in Preschool Children. Alcohol Clin Exp Res 2012, mar 28.doi: 10111.

[27] Bell HS, Stade B, Reynolds JN,Rasmussen C, Andrew G,Hwang PO, Carlen PL. The remarkably high prevalence of epilepsy and seizure history in fetal alcohol spectrum disorders. Alcohol Clin Exp Res 2010, 34 (6):1084–1089.

[28] Oberlander T, Jacobson S, Weinberg J et al. Prenatal Alcohol Exposure Alters Behavioral Reactivity to Pain in Newborns. Alcoholism:Clinical and Experimental Research 2010; 34 (4):681–692.

[29] Jones KL, Hoyme HE, Robinson LK, del Campo M et al. Fetal Alcohol Spectrum Disorders: Extending the Range of Structural Defects. Am J Med Genet Part A 2010, 152A: 2731–2735.

[30] O'Leary CM, Nassar N, Kurinczuk JJ et al. Prenatal Alcohol Exposure and Risk of Birth Defects. Pediatrics 2010, 126 (4): 843–85.

[31] Steinhausen HC, Willms J, Spohr HL. Long-term psychopathological and cognitive outcome of children with fetal alcohol syndrome. Journal of the American Academy of Child and Adolescent Psychiatry 1993, 32 (5), 990–994.

[32] O'Connor MJ, Shah B, Whaley S, Cronin P, Gunderson B, Graham J. Psychiatric illness in a clinical sample of children with prenatal Alcohol Exposure. The American Journal of Drug and Alcohol abuse 2002; 28 (4): 743–754.

[33] O'Conner MJ, Paley B. Psychiatric Conditions associated with Prenatal Alcohol Exposure. Developmental Disabilities Research Reviews 2009; 15: 225–234.

[34] Schlack R, Hölling H, Kurth BM, Huss M. Die Prävalenz der Aufmerksamkeitsdefizit-/ Hyperaktivitätsstörung (ADHS) bei Kindern und Jugendlichen in Deutschland. Bundesgesundheitsblatt - Gesundheitsforsch-Gesundheitsschutz 2007, 50: 827–835.

[35] Peadon E, Elliott E. Distinguishing between attention-deficit hyperactivity and fetal alcohol spectrum disorders in children: clinical guidelines. Neuropsychiatric Disease and Treatment 2010: 6, 509–515.

[36] Bhatara V, Loudenberg R, Ellis R. Association of Attention Deficit Hyperactivity Disorder and Gestational Acohol Exposure: An Exploratory Study. Journal of Attention Disorders 2006, 9: 505–522.

[37] Elliott EJ, Payne J, Morris A, Haan E, Bower C. Fetal Alcohol Syndrome: A prospective national surveillance study. Arch Dis Child 2008, 93: 732–737.

[38] Fryer SL, McGee CL, Matt GE, Riley EP, Mattson SN. Evaluation of psychopathological conditions in children with heavy prenatal Alcohol exposure. Pediatrics 2007, 119: e733-e741.

[39] http://dsm.psychiatryonline.org//book.aspx?bookid=22

[40] Kodituwakku P, Coriale G, Fiorentino D, Aragón AS et al. Neurobehavioral Characteristics of Children with Fetal Alcohol Spectrum Disorders in Communities from Italy: Preliminary Results. Alcohol Clin Exp Res 2006, Vol 30, No 9: 1551–1561.

[41] Oesterheld RJ, Wilson A. ADHD and FAS (Letter). J Am Acad Child Adolesc Psychiatry 1997, 36: 1163.

[42] Stevenson J. Evidence for a genetic etiology in hyperactivity in children. Behav Genet 1992, 22: 337–343.

[43] Coles CD, Platzman KA, Rashkind-Hood CL, Brown RT, Falek A, Smith IE. A comparison of children affected by prenatal alcohol exposure and attention deficit hyperactivity disorder. Alcohol Clin Exp Res 1997, 1: 150–161.

[44] O'Malley KD, Hagerman RJ. Developing clinical practice guidelines for pharmacological interventions with alcohol-affected children. In: Centers for Disease Control and Prevention, editors. Intervening with children affected by prenatal alcohol exposure: proceedings of a special

focus sessions of the interagency coordinating committee on fetal alcohol syndrome. National Institute on Alcohol Abuse and Alcoholism 1998, 145–177.

[45] O'Malley KD, Nanson J. Clinical Implication of a Link between Fetal Alcohol Syndrome and Attention-Deficit Hyperactivity Disorder. Can J Psychiatry 2002, 47 (4): 349–354.

[46] Mattson SN, Crocker N, Nguyen TT. Fetal Alcohol Spectrum Disorders: Neuropsychological and Behavioural Features. Neuropsychol Rev 2011, 21: 81–101.

[47] Mirski AF, Anthony BJ, Duncan CC, Ahearn MB, Kellam SG. Analysis of the elements of attention: a neuropsychological approach. Neuropsychology Review 1991, 2 (2): 109–145.

[48] http://elementsofmorphology.nih.gov/images/terms/Helix,Crus,Horizontal-large.jpg.

Kapitel 7

[1] Kraus L, Bloomfield K, Augustin R, Reese A. prevalence of alcohol use and the association between onset of use and alcohol-related problems in a general population sample in Germany, Addiction 2000, Vol. 95: 1389–1401.

[2] Burger M, Mensink GB. Bundesgesundheitssurvey: Alkohol Konsumverhalten in Deutschland. 2003, Robert Koch-Institut, Deutschland.

[3] Pabst A, Kraus L. Alkoholkonsum, alkoholbezogene Störungen und Trends. Ergebnisse des epidemiologischen Suchtsurveys. Sucht 2008.

[4] Jahrbuch Sucht 2013, Deutsche Hauptstelle für Suchtfragen (DHS), Verlag Neuland.

[5] Berghöfer A, Willich SN. Epidemiologie der Alkoholkrankheit bei Frauen. In Bergmann R, Spohr HL, Dudenhausen JW (Hrsg). Alkohol in der Schwangerschaft - Häufigkeit und Folgen , München: Urban & Vogel 2006, 9–18.

[6] Tripp J, Viner R. Sexual health, contraception, and teenage pregnancy. BMJ 2005, 12; 330: 500–593.

[7] Statistisches Bundesamt. Diagnosedaten der Patienten und Patientinnen in Krankenhäusern (einschließlich Sterbe- und Stundenfälle) 2011, Wiesbaden 2013.

[8] Deutsches Zentrum für Suchtfragen des Kindes- und Jugendalters, Universitätsklinikum Hamburg- Eppendorf (Ärztl. Leiter Prof. R. Thomasius); Newsletter DZSKJ-Wissenschaft für die Praxis, 19.12.2012.

[9] Bergmann RL, Richter R, Milto C, Michel B, Dudenhausen JW. Epidemiologie des Alkoholkonsums in der Schwangerschaft. In Alkohol in der Schwangerschaft; Häufigkeit und Folgen. Bergmann R, Spohr HL, Dudenhausen JW (eds).Urban & Vogel 2006, 19–32.

[10] Walker MJ, Al-Sahab B, Islam F, Tamim H. The epidemiology of alcohol utilization during pregnancy: an analysis of the Canadian Maternity Experience Survey (MES). BMC Pregnancy and Childbirth 2011, 11:52.

[11] Day NL, Cottreau CM, Richardson G. The epidemiology of alcohol, marijuana and Cocaine use among women in childbearing age and pregnant women. Clin Obstet Gynecol 1993, 36: 232–245.

[12] Morbidity and Mortality Weekly Report (MMWR). Alcohol use and binge drinking among women of childbearing age. United States 2006–2010. July 20, 2012, Voume 61: Nr 28.

[13] Sayal K, Heron J, Golding J, Alati R, Smith GD, Gray R, Emond A. Binge pattern of alcohol consumption during pregnancy and childhood mental health outcome: longitudinal population-based study. Pediatrics 2009, 123 (2): e289-e296.

[14] Valenzuela CF, Morton RA, Diaz MR, Topper L. Does moderate drinking harm the fetal brain? Insights from animal models. Trends in Neuroscience 2012, Vol 35, (5): 284–292.

[15] Nava-Ocampo AA et al. Elimination kinetics of ethanol in pregnant women. Reprod Toxicol 2004, 18: 613–617.

[16] Furtwaengler NA, De Visser RO. Lack of international consensus in low-risk drinking guidelines. Drug Alcohol Rev, 2012, Doi: 10.1111/j 1465–3362.

[17] U.S. Department of Human Services ans U.S. Department of Agriculture. Dietary Guidelines for Americans, (7th edn) 2010, U.S. Government Printing Office.

[18] Henderson J, Gray R, Brocklehurst P. Systematic review of effects of low-moderate prenatal alcohol exposure on pregnancy outcome. BJOG 2007, 114: 243–252.

[19] Kelly YJ, Sacker A, Gray R, Kelly J, Wolke D, Head J, Quigley MA. Light drinking during pregnancy: still no increased risk for socioemotional difficulties or cognitive deficits at 5 years of age? Int. J. Epidemiol. Community Health 2012, 66 (1): 41–48.

[20] Kelly YJ, Sacker A, Gray R, Kelly J, Wolke D, Head J, Quigley MA. Light drinking in pregnancy a risk for behavioural problems and cognitive deficits at 3 years of age? Int. J. Epidemiol. 2008; 1–12-doi 10.1093.

[21] Kesmodel US, Bertrand J, Stovring H, Denn CH, Mortensen EL. The Lifestyle During Pregnancy Study Group. The effect of different alcohol drinking patterns in early to mid pregnancy on the child's intelligence, attention, and executive function. BJOG 2012, 119: 1180–1190.

[22] Astley S, Grant T. Another perspective on „The effect of different alcohol drinking patterns in early to mid pregnancy on the child's intelligence attention and executive function". BJOG 2012, 119: 1672.

[23] Parker MO, Brennan CH. Low and moderate alcohol consumption during pregnancy: effects on social behaviour and propensity to develop substance abuse in later life. BJOG 2012, 119: 1670–1671.

[24] Astley S, Professor of Epidemiology and Pediatrics, WA State Fetal Alcohol Syndrome Diagnostic & Prevention Network of Clinics.(fasdpn.org) 2012.

[25] Alati R, Al Mamun A, Williams GM, O´Callaghan M, Najmann JM, Bor W. In utero alcohol exposure and prediction of alcohol disorders in early adulthood: a birth cohort study. Arch Gen Psychiatry 2006, 63: 1009.

[26] Sood B. Delaney-Black V, Covington C, Nordtrom-Klee B et al. Prenatal alcohol exposure and childhood behaviour at age 6 to 7 years: I. Dose-response effect. Pediatrics 2001, 108: E34.

[27] Bay B, Stoving H, Wimberley T, Denny CH et al. Low to moderate alcohol intake during pregnancy and risk of psychomotor deficits. Alcohol Clin Exp Res. 2012, 36, No 5: 807–814.

[28] Galindo R, Zamudio PA, Valenzuela CF. Alcohol is a potent stimulant of immature neuronal networks: implication for fetal alcohol spectrum disorder. J. Neurochem 2005, 94: 15001511.

[29] Schneider ML, Moore CF, Kraemer GW. Moderate alcohol during learning and behaviour in adolescent rhesus monkeys. Alcohol Clin. Exp. Res. 2001, 25: 1383–1392.

[30] O'Leary CM, Bower C. Guidelines for pregnancy: What is an acceptable risk and how is the evidence (finally) shaping up. Drug and Alcohol Review 2011, 31: 170–183.

[31] Mukherjee RA, Hollins S, Turk J. Low level alcohol consumption and the fetus.-Abstinence from alcohol is the only safe message in pregnancy. BJM 2005, 330: 375–376.

[32] Larsson G, Bohlin AB, Tunell R. Prospective study of children exposed to variable amounts of alcohol in utero. Arch. Dis. Childh. 1985, 60: 316–321.

[33] Sayal K, Heron J, Draper E et al. Prenatal exposure to binge pattern of alcohol consumption: mental health and learning outcomes at age of 11. Eur Child Adolesc Psychiatry 2014, 23 (10): 891–9.

[34] Jahrbuch Sucht 2015, Deutsche Hauptstelle für Suchtfragen (DHS), Verlag Neuland.

[35] Deutsche Gesellschaft für Ernährung e. V. Presseinformation: Presse, DGE intern 2/2011 vom 29. November 2011.

Kapitel 8

[1]   Wilson JG. New area of concern in teratology. Teratology 1977, 17, 227–228.
[2]   Paulus WE, Lauritzen C. Medikamente und Schadstoffe in der Schwangerschaft; Reprodukti-onstoxikologie. Spitta Verlag, 2005.
[3]   Shephard TH. Detection of human teratogenic agents. The Journal of Pediatrics 1982, 5: 810–815.
[4]   Burd L, Blair J, Dropps K. Prenatal alcohol exposure, blood alcohol concentrations and alcohol elimination rates for mother, fetus and newborn. J. Perinatol 2012, 5. 32, 652–659.
[5]   Gemma S, Vichi S, Testai E. Metabolic and genetic factors contributing to alcohol induced effects and fetal alcohol syndrome. Neurosci Biobehav Rev 2007, 31 (2) 221–229.
[6]   Driscoll CD, Streissguth AP, Riley EP. Prenatal alcohol exposure: Comparability of effects in human and animal models. Neurobehavioral Toxicology and Teratology 1990, 12, 231–237.
[7]   Kotch LE, Sulik KK. Experimental fetal alcohol syndrome: proposed pathogenic basis for a variety of assoiated facial and brain anomalies. Am J Med Genet 1992, 44: 168–176.
[8]   Livy DJ, Miller EK, Maier SE, West JR. Fetal alcohol exposure and temporal vulnerability: effects of binge-like alcohol exposure on the developing rat hippocampus. Neurotoxicol Teratol 2003, 25: 447–458.
[9]   Riley EP. The long-term behavioral effects of prenatal alcohol exposure in rats. Alcoholism: Clinical and Experimental Research 1990, 14(5): 670–3.
[10] Goodlett CR, Gilliam DM, Nichols JM, West JR. Genetic influences on brain growth restriction induced by developmental exposure to alcohol. 1989, Neurotoxicology 10: 321–334.
[11] Moore KL, Persaud TVN. Embryologie: Entwicklungsstadien - Frühentwicklung-Organogenese - Klinik. 5.Auflage. 2007, Elsevier Urban & Fischer.
[12] Day NL, Jasperse D, Richardson G et al. Prenatal exposure to alcohol: Effect on Infant growth and morphologic characteristics. Pediatrics 1998, 84 (3): 536–541.
[13] Coles CD, Brown RT, Smith IE, Platzman KA, Silverstein J, Erickson S, Falek A. Effects of prenatal alcohol exposure at schoolage. I. Physical and cognitive development. Neurotoxicol and Teratol 1991, 13 (4): 357–367.
[14] Day NL, Goldschmidt L, Robles N et al. Prenatal alcohol exposure and offspring growth at 18 months of age: The predictive validity of two measures of drinking. Alcohol clin Exp Res 1991, 15 (6): 914–918.
[15] Day NL, Zuo Y, Richardson GA, Goldschmidt L, Larkby CA, Cornelius MD. Prenatal alcohol use and offspring seize at ten years of age. Alcohol clin Exp Res 1999; 23: 863–86.

Kapitel 9

[1]   Chiriboga CA. Fetal Alcohol and Drug Effects. The Neurologist 2003; 9: 267–279.
[2]   Bergmann RL, Bergmann KE, Schumann S, Richter R, Dudenhausen JW. Rauchen in der Schwangerschaft: Verbreitung, Trend, Risikofaktoren (Stucking in pregnancy, rates, trends, risc factors). Z Geburtsh Neonatol 2008; 212: 80–86.
[3]   Luck W, Nau H. Nicotine and Cotinine concentrations in the milk of smoking mothers: Influence of cigarette consumption and diurnal variation. Eur J Pediatr 1987; 146(1): 21–26.
[4]   Lethovirta P, Forss M. The acute effects on intervillous bloodflow of the placenta.Br J Obstet Gynecol 1978, 85: 729–731.

[5]   Lambers DS, Clark KE. The maternal and fetal physiologic effects of nicotine. Semin Perinatol 1996, 20 (2): 115–126.

[6]   Meyer S, Raisig A, Gortner L, Ong MF, Bücheler M, Tutdibi E. In utero tobacco exposure: The rate of SGA/IUGR is modified by socio-economic risk factors. Eur J Ob Gyn Rep Biol 2009, 146: 37–40.

[7]   Fox SH, Koepsell TD, Daling JR. Birth weight and smoking during pregnancy effect modification by maternal age. Am J Epidemiol 1994; 139: 1008–1015.

[8]   Fried PA, Watson B. 12-and 24-month neurobehavioral follow-up of children prenatally exposed to marihuana, cigarettes and alcohol. Neurobehav Teratol 1988, 10: 305–313.

[9]   Health Canada: Fetal Alcohol Spectrum Disorder. Public Health Agency of Canada (2006).

[10]   Olds DL, Henderson CR, Tatelbaum R. Intellectual impairment in children of women who smoke cigarettes during pregnancy. Pediatrics 1994; 93: 221–227.

[11]   Freitag, CM. Hyperaktives und aggressives Verhalten bei Kindern nach Rauchexposition in der Schwangerschaft. Dudenhausen J (Hrsg). Rauchen in der Schwangerschaft; Häufigkeit, Folgen und Prävention 2009, 49–53, Urban & Vogel.

[12]   Ekblad M, Gissler M, Lehtonen L, Korkeila J. Prenatal smoking Exposure and the Risk of Psychiatric Morbidity into Young Adulthood. Arch Gen Psychiatry 2010, 67 (8): 841–949.

[13]   Piper BJ, Corbett SM. Executive Function Profile in the Offspring of Women that smoked during Pregnancy. Nicotine & Tobacco Research 2012, Vol. 14 (2) 191–199.

[14]   Orth B, Kraus L, Piontek. Illegale Drogen - Zahlen und Fakten zum Konsum. In: Deutsche Hauptstelle für Suchtfragen (Hrsg.): Jahrbuch Sucht 2012.

[15]   Ostrea EM, Brandy M, Gause S, Raymudo AL, Stevens M. Drug screening of newborns by meconium analysis: a large scale, prospective, epidemiologic study. Pediatrics 1992; 89: 107–113.

[16]   Frank DA, Zuckermann BS, Amaro H et al. Cocaine use during pregnancy: prevalence and correlates. Pediatrics (1988), 82:888–895.

[17]   Sherwood RA, Keating J, Kavvadia V, Greenough A, Peters TJ. Substance misuse in early pregnancy and relationship to fetal outcome. Eur J Pediatr 1999; 158: 488–492.

[18]   Kraus L, Augustyn R. Repräsentativerhebung zum Gebrauch psychoaktiver Substanzen bei Erwachsenen in Deutschland 2000. Sucht 2001, 47: S3–S86.

[19]   Kinder und Suchtgefahren: Risiken-Prävention-Hilfen, Klein M (Hrsg.), Stuttgart: Schattauer 2008.

[20]   Nagel M, Siedentopf JP. Schwangerschaft – Sucht – Hilfe: Ein Leitfaden zum Casemanagement. Berlin, Charité Campus Virchow-Klinikum, 2004.

[21]   Singer LT, Nelson S, Short E, Min MO, Lewis B, Russ S, Minnes S. Prenatal cocaine exposure: drug and enviromental effects at 9 years. J Pediatr 2008 , 153 (1): 105–111.

[22]   Bandstra ES, Vogel AL, Morrow CE, Xue L, Anthony JC, Severity of prenatal cocain exposure and child language functioning through age seven years: a longitudinal latent growth curve analysis. Subst Use Misuse 2004, 39: 25–59.

[23]   Frank DA, Augustyn M, Knight WG, Pell T, Zuckerman B. Growth, development, and behaviour in early childhood following prenatal cocaine exposure: a systematic review. JAMA 2001, 285 (12): 1613–1625.

[24]   Jacobson SW, Jacobson JC, Sokol RJ, Martier SS. New evidence for neurobehavioral effects of in utero cocaine exposure. J Pediatr 1996, 129: 58–59.

[25]   Meier MH, Caspi A, Ambler A et al. Persistent cannabis users show neuropsycholological decline from childhood to midlife. PNAS, Proceedings of the Academy of Sciences of he United States of America, 2012/08/22/1206820109 abstract.

[26]   Hayabakhsh MR, Flenady V, Gibbons Ks et al. Birth outcomes associated with cannabis use before and during pregnancy. Pediatric Research 2012; 71 (2): 215–219.

[27] Goldschmidt L, Richardson GA, Willford JA, Severtson SG Day NL. School achievement in 14-year-old youth prenatally exposed to marijuana. Neurrotoxicology and Teratology 2012; 34: 161–167.
[28] Hansen HH, Krutz B, Sifringer M et al. Cannabinoids Enhance Susceptibility of Immature Brain to Ethanol Neurotoxicity. Ann Neurol 2008, 64: 42–52.
[29] Smith LM, LaGasse LL, Derauf C et al. Motor and cognitive outcome through three years of age in children exposed to prenatal methamphetamine. Neurotoxicol Teratol 2011, 33(1): 176–184.
[30] Wright TE, Schütter R, Tellei J, Sauvage L. Methamphetamines and pregnancy outcomes. J Addict Med 2015, 9(2): 111–117.

Kapitel 10

[1] Wurst FM, Thon N, Weinmann W. Direkte Ethanolmetabolite in Blut und Urin: Relevanz in Diagnose und Therapie alkoholbezogener Störungen. Journal für Neurologie, Neurochirurgie und Psychiatrie 2009; 10 (3): 82–85.
[2] Hastedt M, Krumbiegel F, Gabert R, Tsokos M, Hartwig S. Fatty acid ethyl esters (FAEEs) as markers for alcohol in meconium: method validation and implementation of a screening program for prenatal drug exposure. Forensic Sci Med Pathol 2012.

Kapitel 11

[1] Peiffer J, Majewski F, Fischbach H, Bierich JR, Volk B. Alcohol embryo and fetopathy: Neuropathology of 3 children and 3 fetuses. J Neurol Sci 1979, 41: 125–137.
[2] Clarren SK. Recognition of fetal alcohol syndrome. JAMA 1981, 245(23): 2436–2439.
[3] Ciba Foundation. Mechanism of alcohol damage in utero. Pitman Publising Ltd. 1984, 128 Long Acre, London WC2E 9AN, UK.
[4] Pratt OE. Introduction: what do we know of the mechanism of alcohol damage in utero? In: Ciba Foundation Symposion 105. Mechanism of alcohol damage in utero. Pitman, London, 1984, 1–7.
[5] West JR, Hodges CA, Black Jr, AC. Prenatal exposure to ethanol alters the organization of hippocampal mossy fibers in rats. Science 1981; 211: 957–959.
[6] Band LC, West JR. Neuropathology in experimental fetal alcohol syndrome. In Spohr HL and Steinhausen HC (eds) Alcohol, Pregnancy and the Developing Child. Cambridge University Press, Cambridge 1996.
[7] Berman RF, Hannigan JH. Effects of prenatal alcohol exposure on the hippocampus: spatial behavior, electropyhsiology, and neuroanatomy. Hippocampus 2000, 10 (1): 94–110.
[8] Gil-Mohapel J, Boehme F, Kainer L, Christie BR. Hippocampal loss and neurogenesis after fetal alcohol exposure: insights from different rodent models. Brain Research Reviews 2010; 64: 283–303.
[9] Peters A, Kaisermann-Abramof IR. The small pyramidal neuron of the rat cerebral cortex. The perikaryon dentrites and spines. Am J Anat 1970, 127 (4): 321–355.
[10] Stoltenburg-Didinger G, Spohr HL. Fetal alcohol syndrome: spine distribution of pyramidal cells in prenatal alcohol-exposed rat cerebral cortex; a Golgi study. Developmental Brain Research 1983, 11: 119–123.

[11] Purpura DP. Dendritic spine 'dysgenesis' and mental retardation. Science 1974, 186: 1126–1128.

[12] Ferrer I, Galofré E. Dendritic Spine anomalies in Fetal Alcohol syndrome. Neuropediatrics 1987, 18: 161–163.

[13] Halpain S, Sprencer K, Graber S. Dynamics and pathology of dendritic spines. Progress in Brain Research 2005, 147: 29–37.

[14] Ikonomidou C, Bittigau P,Ishimaru MJ, Wozniak DF Koch C et al. Ethanol-induced apoptotic neurodegeneration and the fetal alcohol syndrome. Science 2000, 287: 1056–1060.

[15] Olney J, Tenkova T, Tikranian K, Qin Y-Q, Labruyere J, Ikonomidou C. Ethanol-induced apoptotic neurodegeration in the developing C57BL/6 mouse brain. Developmental brain Research 2002; 133 (2): 115–126.

[16] Farber NB, Creeley CE, Olney JW. Alcohol-induced neuroapoptosis in the fetal macaque brain. Neurobiol Dis 2010; 40 (1): 200–206.

[17] Johnson VP, Swayze VW II, Sato Y, Andreasen NC. Fetal Alcohol Syndrome: Craniofacial and Central Nervous System Manifestations. American Journal of Medical Genetics 1996; 61: 329–339.

[18] Hynd GW, Semrud-Clikeman M, Lorys AR, Novey ES, Eliopulos D, Lyytinen H. Corpus callosum morphology in attention deficit-hyperactivity disorder: morphometric analysis of MRI. J Learn Disabil 1990, 24: 141–146.

[19] Riley EP, McGee CL, Sowell ER. Teratogenic Effects of Alcohol. A decade of brain Imaging. American Journal of Medical Genetics Part C Semin Med Genet 2004, 127C: 35–41.

[20] Roussotte FF, Sulik KK, Mattson SN, Riley EP, Jones KL et al. Regional Brain Volume Reductions Relate to Facial Dysmorphology and Neurocognitive Function in Fetal Alcohol Spectrum Disorders. Human Brain Mapping 2012, 33: 920–937.

[21] Astley SJ, Aylward EH, Olson HC etal. Magnetic Resonance Imaging Outcomes From a Comprehensive Magnetic Resonance Study of Children With Fetal Alcohol Sprectrum Disorders. Alcoholism: Clinical and Experimental Research 2009, 33 (10): 1671–1689.

[22] Fagerlund A, Heikkinen S, Autti-Rämö I et al. Brain Metabolic Alterations in Adolescents and Young Adults with Fetal Alcohol Spectrum Disorders. Alcoholism: Clinical and Experimental Research 2006, 30 (12): 2097–2104.

[23] Spandoni AD, Bazinet AD, Fryer SL et al. BOLD Response During Spatial Working Memory in Youth with Heavy prenatal Alcohol Exposure. Alcoholism: Clinical and experimental research 2009, 33 (12): 2067–2076.

[24] Norman AL, O'Brian JW, Spadoni AD, Jones KL, Riley EP, Mattson SN. A functional magnetic resonance imaging study of spatial working memory in children with prenatal alcohol exposure: contribution of familial history of alcohol use disorders: Alcohol Clin Exp Res. 2013, 37 (1): 132–140.

[25] Wisniewski K, Cambska H, Sher JH, Qazi Q. A clinical neuropathological study of the fetal alcohol syndrome. Neuropediatrics 1983, 14: 197–201.

Kapitel 12

[1] Douzgou S, Breen C, Crow YJ et al. Diagnosing fetal alcohol syndrome: new insights from newer genetic technologies.Arch Dis Child 2012; 97: 812–817.

[2] Streissguth AP, Dehaene P. Fetal alcohol syndrome in twins of alcoholic mothers: Concordance of diagnosis and IQ. American Journal of Medical Genetics 1993, 47, 857–861.

[3] Ramsay M. Genetic and epigenetic insights into fetal alcohol spectrum disorders. Genom Medicine 2010; 2: 27–34.

[4] Haycock PC. Fetal Alcohol Spectrum Disorders: The Epigenetic Perspective. Biology of Reproduction 2009, 81: 607–617.

[5] Zhou FC, Balaraman Y, Teng M, Liu Y, Singh RP, Nephew KP. Alcohol alters DNA mythylation patterns and inhibits neural stern cell differentiation. Alcohol Clin Exp Res 2011; 35 (4): 735–746.

[6] Kobor MS and Weinberg J. Spectrum Disorders Epigenetics and FASD in Fetal Alcohol Spectrum Disorders. Alcohol Res Health 2012, 32 (4).

[7] Resendiz M, Chen Y, Oztürk NC, Zhou FC. Epigenetic medicine and fetal alcohol spectrum disorders. Epigenetics 2013, 5 (1): 73–86.

[8] Reynolds JN, Weinberg J, Clarren S et al. Fetal Alcohol Spectrum Disorders: Gene-Enviroment Interactions, Predictive Biomarkers, and the Relationship Between Structural Alerations in the Brain and Functional Outcomes. Semin Pediatr Neurol 2011, 1: 49–55.

Kapitel 13

[1] Streissguth AP, Clarren KS, Jones KL. Natural History of the Fetal Alcohol Syndrome: A 10-year-Follow-up of eleven Patients. Lancet, 1985: (july 13); 85–91.

[2] Lemoine P, Lemoine Ph. Outcome in the offspring of alcoholic mothers (study of one hundred and fifty adults and consideration with a view to prophylaxis (in French). Ann Pédiatr (Paris) 1992, 39 (4): 226–235.

[3] Streissguth A. Fetal Alcohol Syndrome. A Guide for Families and Communities. Paul H. Brookes Publishing Co 1997, Baltimore, Maryland.

[4] Rangar J, Hjern A, Stromland K et al. Psychosocial outcome of fetal alcohol syndrome in adulthood. Pediatrics 2015, 135 (1): e52-258.

[5] Spohr HL, Willms J, Steinhausen HC. Prenatal alcohol exposure and long-term developmental consequences. Lancet 1993, 341 (8850) 907–10.

[6] Streissguth AP, Randels SP, Smith DF. A test-retest study of intelligence in patients with fetal alcohol syndrome: implications for care. J Am Acad Child Adolesc Psychiatry 1991, 30: 584–587.

[7] Streissguth AP, Barr HM, Kogan J et al. Understanding the occurrence of secondary disabilities in clients with fetal alcohol syndrome (FAS) and fetal alcohol effects (FAE). Final report to the Centers for Disease Control and Prevention (CDC). Seattle, University of Washington, Fetal Alcohol and Drug Unit 1996, 96–106.

[8] Spohr HL, Willms J, Steinhausen HC. Fetal Alcohol Spectrum Disorders in Young Adulthood. J. Pediatr 2007, 150: 175–179.

[9] Streissguth AP, Aase JM, Clarren SK, Randels SP, LaDue RA, Smith DF. Fetal alcohol syndrome in adolescents and adults. JAMA 1991; 265: 1961–1967.

[10] Streissguth AP, Bookstein FL, Barr HM, Press S, Sampson PD. A Fetal Alcohol Behaviour Scale. Alcoholism: Clinical and Experimental Research 1998, 22 (2): 325–333.

[11] Dobson CC, Mongillo DL, Brien DC. Chronic prenatal ethanol exposure increases offspring adiposity and disrupts pancreatic morphology in adult guinea pig offspring. Nutrition and Diabetes, December 2012 2, e57; doi: 10.1038/nutd. 2012.31.

[12] Steinhausen HC, Willms J, Spohr HL. Correlates of psychopathology and intelligence in children with fetal alcohol syndrome. Journal of Child Psychology and Psychiatry and Allied Disciplines 1994; 35(2): 323–331.

[13] Steinhausen HC. Entwicklungsstörungen im Kindes- und Jugendalter 2001, Kohlhammer Verlag.

Kapitel 14

[1] Spohr HL, Willms J, Steinhausen HC. Fetal Alcohol Spectrum Disorders in Young Adulthood. J. Pediatr 2007, 150: 175–179.

[2] Autti-Rämö I, Fagerlund A, Ervalathi N, Loimu L, Korkman M, Hoyme E. Fetal Alcohol Spectrum Disorder in Finland: Clinical Delineation of 77 Older Children and Adolescents. American Journal of Medical Genetics 2006, 137–143.

[3] Streissguth AP, Barr HM, Kogan J et al. Understanding the occurrence of secondary disabilities in clients with fetal alcohol syndrome (FAS) and fetal alcohol effects (FAE). Final report to the Centers for Disease Control and Prevention (CDC). Seattle, University of Washington, Fetal Alcohol and Drug Unit 1996, 96–106.

[4] Lemoine P, Lemoine Ph. Outcome in the offspring of alcoholic mothers (study of one hundred and fifty adults and consideration with a view to prophylaxis (in French). Ann Pédiatr (Paris) 1992, 39 (4): 226–235.

[5] Chudley AE, Kilgour AR, Cranston M, Edwards M. Challenges of Diagnosis in Fetal Alcohol Spectrum Disorder in the Adult. Am J Med Genet Part C semin Med Genet 2007; 145C: 261–272.

[6] Freunscht I, Feldmann R. Young Adults with Fetal Alcohol Syndrome (FAS): Social, Emotional and Occupational Development. Klinische Pädiatrie 2011; 223:33–37.

[7] Walloch JE, Burger PH, Kornhuber J. Was wird aus Kindern mit fetalem Alkoholsyndrom(FAS)/fetalen Alkoholsepektrumstörungen (FASD) im Erwachsenenalter. Fortschr Neurol Psychiat 2012; 80: 320–326.

[8] Astley SJ. Diagnostic guide for Fetal Alcohol Spectrum Disorders: The 4-Digit Diagnostic Code. 3rd ed. Seattle WA 2004, University of Washington Publication Services.

[9] Hall JG, Froster-Iskenius UG, Allanson JE. Handbook of Normal Physical Measurements. New York 1989, Oxford University Press.

[10] Streissguth AP, Aase JM, Clarren SK, Randels SP, LaDue RA, Smith DF. Fetal alcohol syndrome in adolescents and adults. JAMA 1991; 265: 1961–1967.

[11] Chudley AE, Conry J, Cook JL, Cook C, Rosales T, LeBlanc N. Fetal alcohol spectrum disorder: Canadian guidelines for diagnosis. CMAJ March 1, 2005; vol 172 no 5: suppl S1–S21.

[12] Landgraf M, Heinen F. S3-Leitlinie; Diagnostik des Fetalen Alkoholsyndroms. 2012; AWMF-Registernr: 022–025.

[13] Mattson SN, Schoenfeld AM, Riley EP. Teratogenic effects of alcohol on brain and behaviour. Alcohol Res Health 2001; 25: 185–191.

[14] Temple V, Shewfelt L, Tao L, Casati J, Klevnick L. Comparing Daily Living Skills in Adults with Fetal Alcohol Spectrum Disorder (FASD) To An IQ Matched Clinical Sample. J Popul Ther Clin Pharmacol 2011, 18 (2): e 397–402.

[15] Mattson SN, Crocker N, Nguyen TT. Fetal alcohol spectrum disorders: neuropsychological and behavioral features. Neuropsychol Rev 2011; 21 (2): 81–101.

[16] Streissguth AP, Kanter J, eds. The challenge of fetal alcohol syndrome: Overcoming secondary disabilities. Seattle: University of Washington Press 1997, p. 2539.

[17] Kerns, KA, Don A, Mateer CA, Streissguth AP. Cognitive deficits in nonretarded adults with fetal alcohol syndrome. Journal of Learning Disabilities 1997; 30 (6): 685–693.

[18] Suzuki K. Adult fetal alcohol syndrome (FAS) with various neuropsychiatric symptoms.Nihon ArukoruYakubutsu Igakkai Zasshi 2004, 39 (5): 474–481.
[19] http://depts.washington.edu/fasdpn/htmls/4-digit-code.htm.
[20] Clark E, Lutke J, Minnes P, Quellette-Kuntz H. Secondary disabilities among adults with fetal alcohol spectrum disorder in British Columbia. J FAS Int 2004; 2: e13.
[21] Fast DK, Conry J. Fetal alcohol spectrum Disorders and the Criminal Justice System. Developmental Disabilities Research Reviews 2009; 15 :250–257.
[22] Fast DK, Conry J, Healthy J. The challenge of fetal alcohol syndrome in the criminal legal system. Addiction Biology 2004; 9: 161–166.
[23] Mela M, Luther G. Fetal alcohol spectrum disorder: Can diminished resposibility diminish criminal behaviour? .International Journal of Law and Psychiatry 2013; 36: 46–54.
[24] Burd L, Selfridge RH, Klug MG, Bakko SA. Fetal alcohol syndrome in the United States corrections system. Addiction Biology 2004, (9): 164–176.
[25] Popova S, Lange S, Bekmuradov D, Mihic A, Rehm J. Fetal alcohol spectrum disorder prevalence estimates in correctional systems: a systematic literature review. Can J Public Health 2011, 102 (5): 336–340.
[26] Streissguth AP, Barr HM, Kogan J et al. Understanding the occurrence of secondary disabilities in clients with fetal alcohol syndrome (FAS) and fetal alcohol effects (FAE). Final report to the Centers for Disease Control and Prevention (CDC). Seattle, University of Washington, Fetal Alcohol and Drug Unit 1996, 96–106.

Kapitel 15

[1] Astley SJ. Diagnostic guide for Fetal Alcohol Spectrum Disorders: The 4-Digit Diagnostic Code. 3rd ed. Seattle WA 2004, University of Washington Publication Services.
[2] Paley B, O'Connor MJ. Intervention for individuals with fetal alcohol spectrum disorders: treatment approaches and case management. Developmental Disabilities Research Reviews 2009; 15 (3): 258–267.
[3] Peadon E, Rhys-Jones B, Bower C, Elliott E. Systematic review of interventions for children with Fetal Alcohol Spectrum Disorders. BioMed Central (BMC) Pediatrics 2009, 9.35 doi: 10.1186.
[4] Kodituwakku PW, Kodituwakku EL. From Research to Practice: An Integrative Framework for the Development of Interventions for Children with Fetal Alcohol Spectrum Disorders. Neuropsychol Rev 2011, 21: 204–223.
[5] Grant T, Huggins J, Connor P et al. A pilot Community Intervention for young Women with Fetal Alcohol Spectrum Disorders. Community Mental Health Journal 2004; 40 (6): 499–511.
[6] Oesterheld JR, Kofoed L, Tervo R, Fogas B, Wilson A, Fiechtner H. Effectiveness of methylphenidate in Native American children with fetal alcohol syndrome and attention deficit/hyperactivity disorder: A controlled pilot study. J Child Adolesc Psychopharmacol 1998; 8: 39–48.
[7] Snyder J, Nanson J, Synder R, Block G. A study of stimulant medication in children with FAS. In: The challenge of Fetal Alcohol Syndrome: Overcoming Secondary Disabilities. Edited by Streissguth AP, Kanter J. Seattle, University of Washington Press 1997: 64–7.
[8] Doig J, McLennan JD, Gibbard WB. Medication Effects on Symptoms of Attention-Deficit /Hyperactivity Disorder in Children with Fetal Alcohol Spectrum Disorder. J Child Adolesc Psychopharmacol 2008, 18: 365–371.

[9]   Ballard MS, Sun M, Ko J. Vitamin A, folate, and choline as a possibe preventive intervention to fetal alcohol syndrome. Medical Hypothesis, 2012; 78: 489–493.

[10] Ozsarfati J, Koren G. Medications used in the treatment of diruptive behavior in children with FASD – A Guide. J Popul Ther Cin Pharmacol 2015; 22(1): e59–e67.

Kapitel 16

[1]   Pötzsch O. Geburten in Deutschland, 2012, W. Statistisches Bundesamt, Editor. 2012, Statistisches Bundesamt, Wiesbaden: Wiesbaden.

[2]   Kaskutas LG, Lee ME, Cote J. Reach and Effects of Health Messages on Drinking During Pregnancy. J. Health Educ., 1998; 29(1): 11–20.

[3]   Hankin JF, Sloan JJ, Ager JW, Sokol RJ, Martier SS. Heeding the Alcoholic Beverage Warning Label During Pregnancy: Multiparae Versus Nulliparae. J. Stud. Alcohol, 1996; 57(2): 171–177.

[4]   Korczak D. Föderale Strukturen der Prävention von Alkoholmissbrauch bei Kindern und Jugendlichen. 2012, Deutsches Institut für Medizinische Dokumentation und Information (DIMDI): Köln.

[5]   Bowerman RJ. The Effect of a Community-Supported Alcohol Ban on Prenatal Alcohol and Other Substance Abuse. Am. J. Public Health, 1997; 87(8): 1378–1379.

[6]   Stanley FD, Daube M. Should industry care for children? Public health advocacy and law in Australia. Public Health, 2009. 123: p. 283–286.

[7]   Langeland WH, Hartgers C. Child Sexual and Physical Abuse and Alvoholism: A Review. J. Stud. Alcohol, 1998. 59: p. 336–348.

[8]   Norman R, Byambaa M, De R, Butchart A, Scott J, Vos T. The Long-Term Health Consequences of Child Physical Abuse, Emotional Abuse, and Neglect: A Systematic Review and Meta-Analysis. PLOS Medicine, 2012; 9(11).

[9]   Bensley LS, Van Eenwyk J, Simmons KW. Self-reported Childhood Sexual and Physical Abuse and Adult HIV-Risk Behaviors and Heavy Drinking. Am J Prev Med, 2000; 18(2): 151–158.

[10] Baer JS, Sampson PD, Barr HM, Connor PD, Streissguth AP. A 21-year longitudinal analysis of the effects of prenatal alcohol exposure on young adult drinking. Arch Gen Psychiatry, 2003; 60(4): 377–85.

[11] Sayal K. Alcohol consumption in pregnancy as a risk factor for later mental health problems. Evid Based Ment Health, 2007; 10(4): 98–100.

[12] Die Drogenbeauftragte der Bundesregierung, Drogen- und Suchtbericht. 2012, Berlin. 168.

[13] Feldmann R. Verantwortung von Anfang an! 2012, „Arbeitskreis Alkohol und Verantwortung" des BSI e. V.: Bonn.

[14] Dudenhausen JW. Prävention fetaler Alkohol-Spektrum-Störungen durch Aufklärung. Geburtsh Frauenheilk, 2012; 72: 981–982.

[15] Lange C, Ziese T. Daten und Fakten: Ergebnisse der Studie „Gesundheit in Deutschland aktuell 2009". Beiträge zur Gesundheitsberichterstattung des Bundes. 2011, Berlin: Robert-Koch-Institut. 168.

[16] Kesmodel U, Wisborg K, Olsen SF, Henriksen TB, Secher NJ. Moderate alcohol intake in pregnancy and the risk of spontaneous abortion. Alcohol Alcohol, 2002; 37(1): 87–92.

[17] Rasch V. Cigarette, alcohol, and caffeine consumption: risk factors for spontaneous abortion. Acta Obstet Gynaecol Scand, 2003; 82(2): 182–188.

[18] Lum KJ, Sundaram R, Buck Louis GM. Women's lifestyle behaviors while trying to become pregnant: evidence supporting preconception guidance. Am J Obstet Gynecol. 205(3): 203 e1–7.

[19] Drogenbeauftragte der Bundesregierung. Förderschwerpunkt „Neue Präventionsan-
     sätze zur Vermeidung von Suchtmittelkonsum in Schwangerschaft und Stillzeit". 2015;
     Available from: http://www.drogenbeauftragte.de/drogen-und-sucht/alkohol/alkohol-
     und-schwangerschaft/kurz-und-abschlussberichte-der-zweiten-foerderphase-und-der-
     evaluation-des-foerderschwerpunkts-neue-praeventionsansaetze-zur-vermeidung-von-
     suchtmittelkonsum-in-schwangerschaft-und-stillzeit.html.

[20] Clarren S, Salmon A, Jonsson E. Prevention of Fetal Alcohol Spectrum Disorder FASD. Who is
     Responsible? 1st edn. Health Care and DIsease Management, Jonsson E. (ed) 2011; Weinheim:
     Wiley-Blackwell. 369.

[21] Bundesausschuss der Ärzte und Krankenkassen, Richtlinien des Bundesausschusses der Ärzte
     und Krankenkassen über die ärztliche Betreuung während der Schwangerschaft und nach der
     Entbindung („Mutterschafts-Richtlinien"). Bundesanzeiger AT 04. 05. 2015 B3, 2015.

[22] Siedentopf JP, Nagel M, Büscher U, Dudenhausen JW. Alkohol konsumierende Schwangere in
     der Schwangerenberatung. Prospektive, anonymisierte Reihenuntersuchung zur Abschätzung
     der Prävalenz. Deutsches Ärzteblatt, 2004; 101(39): A2623–A2626.

[23] Burns E, Gray R, Smith LA. Brief screening questionnaires to identify problem drinking during
     pregnancy: a systematic review. Addiction, 2010; 105: 601–614.

[24] Neumann T, Bergmann RL, Spies CD, Dudenhausen JW. Fragebögen zur Identifikation eines
     riskanten Alkoholkonsums in der Schwangerschaft und kurze Anleitung zur Entwöhnung, in
     Alkohol in der Schwangerschaft. Häufigkeit und Folgen. Bergmann RL, Spohr HL, Dudenhausen
     JW (eds), 2006; Urban & Vogel: München. 121–126.

[25] Nagel M, Hüseman D, Siedentopf JP. Berliner EvAS - Evaluation von Alkoholkonsum in der
     Schwangerschaft. Suchttherapie, 2011; 12(4): 186–191.

[26] Landgraf M, Heinen F. S3-Leitlinie; Diagnostik des Fetalen Alkoholsyndroms. 2012; AWMF-
     Registernr: 022–025.

[27] Mullay A, Cleary BJ, Barry J, Fahey TP, Deirdre JM. Prevalence, predictors and perinatal outco-
     mes of peri-conceptional alcohol exposure retrospective cohort study in an urban obstetric
     population in Ireland. BMC Pregnancy Childbirth. 11: 27.

[28] Cannon MJ, Dominique Y, O'Leary LA, Sniezek JE, Floyd RL. Characteristics and behaviours of
     mothers who have a child with fetal alcohol syndrome. Neurotoxicology and Teratology, 2012;
     34: 90–95.

[29] Garbutt JC, Kranzler HR, O'Malley SS, Gastfriend DR, Pettinati HM, Silverman BL et al. Effica-
     cy and Tolerbility of Lng-Acting Injectable Naltrexone for Alcohol Dependence. JAMA, 2005;
     293(13): 1617–1625.

[30] Jones HE, Chisolm CM, Jansson LM, Terplan M. Naltrexone in the treatment of opioid-
     dependent pregnant women: the case for a considered and measured approach to research.
     Addiction, 2013; 108(2): 233–247.

[31] Ballard MS, Sun M, Ko J. Vitamin A, folate, and choline as a possibe preventive intervention to
     fetal alcohol syndrome. Medical Hypothesis, 2012; 78: 489–493.

Kapitel 17

[1] Schindler G, unter Mitarbeit von Hoff-Emden H. Gutachten: „Fetale Alkoholspektrum - Störun-
    gen (FASD) in der sozialrechtlichen Praxis" Nov. 2011: http://drogenbeauftragte.de/fileadmin/
    dateien-dba/DrogenundSucht/Alkohol/Downloads/11-11-30_Rechtsgutachten_FASD.pdf.

Anhang A

[1] Spohr HL, Willms J, Steinhausen HC. Fetal Alcohol Spectrum Disorders in Young Adulthood. J. Pediatr 2007, 150: 175–179.

Anhang B

[1] Clarren SK and Smith DW. The fetal alcohol syndrome: experience with 65 patients and a review of the world literature. The New England Journal of Medicine 1978, 298 (19), 1063–7.

Stichwortverzeichnis

Namensverzeichnis

Einige Adressen in Deutschland mit spezieller Kenntnis in FAS-Diagnostik

Evangelischer Verein Sonnenhof e.V.
FASD-Beratung, Betreuung und Behandlung
Neuendorfer Straße 60, 13585 Berlin (Spandau)
Dipl.-Psych. Gela Becker
E-mail: gb@ev-sonnenhof.de
http://www.ev-sonnenhof.de/

FASD Deutschland e.V.
G. Michalowski
Hügelweg 4, 49807 Lingen
E-mail: kontakt@fasd-deutschland.de
http://www.fasd-deutschland.de

FASD-Zentrum Berlin
Zentrum für Menschen mit angeborenen Alkoholschäden
in Kooperation mit dem Sozialpädiatrischen Zentrum (SPZ) der
Charité – Universitätsmedizin Berlin, Campus Virchow Klinikum
Augustenburger Platz, 13353 Berlin
E-mail: hans-ludwig.spohr@charite.de
E-mail: heike.wolter@charite.de

Kinder- und Jugendpsychiatrie,
Heckscher Klinikum München, FASD-Ambulanz
Dr. med. M. Sobanski, Dipl. Psych. P. Thomas
Deisenhofener Straße 28, 81539 München
E-mail: martin.sabanski@Heckscher-klinik.de

SPZ Dr. von Haunersches Kinderspital,
Dr. med. Mirjam Landgraf
Universitätsklinikum München Campus Innenstadt,
Ludwig-Maximilians-Universität,
Lindwurmstr. 4, 80337 München,
E-mail: mirjam.landgraf@med.uni-muenchen.de
http://www.spz-muenchen.de

Tagesklinik Walstedde
Dr. R. Feldmann
Dorfstr. 9, 48317 Drensteinfurt
Tel: (0) 2387/9194 6100
E-mail: feldmann@tagesklinik-walstedde.de

SPZ Leipzig
Frau Dr. Hoff-Emden
Delitzscher Str. 141, 04129 Leipzig

SPZ Elisabeth Krankenhaus
Dr. med. A. Erencin
Klara-Kopp-Weg 1, 45138 Essen